B. Rollett, U. Kastner-Koller (Hrsg.)

Praxisbuch Autismus

Brigitte Rollett, Ursula Kastner-Koller (Hrsg.)

Praxisbuch Autismus

für Erzieher, Lehrer, Psychologen, Therapeuten und Eltern

5. Auflage

Mit Beiträgen von Anton Diestelberger, Martin Felinger, Augustine Gasser, Helena Hartmann, Kathrin Hippler, Ursula Kastner-Koller, Karin Mader, Sonja Metzler, Brigitte Rollett, Georg Spiel, Rudolf Winkler, Therese Zöttl

ELSEVIER

ELSEVIER
Hackerbrücke 6, 80335 München, Deutschland
Wir freuen uns über Ihr Feedback und Ihre Anregungen an books.cs.muc@elsevier.com

ISBN 978-3-437-44407-4
eISBN 978-3-437-18077-4

Wichtiger Hinweis für den Benutzer
Ärzte/Praktiker und Forscher müssen sich bei der Bewertung und Anwendung aller hier beschriebenen Informationen, Methoden, Wirkstoffe oder Experimente stets auf ihre eigenen Erfahrungen und Kenntnisse verlassen. Bedingt durch den schnellen Wissenszuwachs insbesondere in den medizinischen Wissenschaften sollte eine unabhängige Überprüfung von Diagnosen und Arzneimitteldosierungen erfolgen. Im größtmöglichen Umfang des Gesetzes wird von Elsevier, den Autoren, Redakteuren oder Beitragenden keinerlei Haftung in Bezug auf jegliche Verletzung und/oder Schäden an Personen oder Eigentum, im Rahmen von Produkthaftung, Fahrlässigkeit oder anderweitig, übernommen. Dies gilt gleichermaßen für jegliche Anwendung oder Bedienung der in diesem Werk aufgeführten Methoden, Produkte, Anweisungen oder Konzepte.

Für die Vollständigkeit und Auswahl der aufgeführten Medikamente übernimmt der Verlag keine Gewähr.
Geschützte Warennamen (Warenzeichen) werden in der Regel besonders kenntlich gemacht (®). Aus dem Fehlen eines solchen Hinweises kann jedoch nicht automatisch geschlossen werden, dass es sich um einen freien Warennamen handelt.

Bibliografische Information der Deutschen Nationalbibliothek
Die Deutsche Nationalbibliothek verzeichnet diese Publikation in der Deutschen Nationalbibliografie; detaillierte bibliografische Daten sind im Internet über http://www.d-nb.de/ abrufbar.

23 24 25 26 7 6 5 4

Um den Textfluss nicht zu stören, wurde bei Patienten und Berufsbezeichnungen die grammatikalisch maskuline Form gewählt. Selbstverständlich sind in diesen Fällen immer Frauen und Männer gemeint.

Planung: Uta Lux, München; Anne Wiehage, Fröndenberg
Projektmanagement: Martha Kürzl-Harrison, München
Redaktion: Bernd Hein, Buch am Buchrain
Satz: abavo GmbH, Buchloe; TNQ Chennai/Indien
Druck und Bindung: Rodona Industria Gráfica, S.L., Pamplona/Spanien
Umschlaggestaltung: SpieszDesign, Neu-Ulm
Titelfotografie: © Fotolia.com/Chepko Dani

Aktuelle Informationen finden Sie im Internet unter **www.elsevier.de.**

Vorwort

Das große Interesse an dem „Praxisbuch Autismus“ hat eine neue Auflage notwendig gemacht.

Als die erste Auflage 1994 erschien, war die Autismus-Spektrum-Störung noch relativ wenig bekannt. Eine wichtige Intention des Buches war damals, einschlägige Informationen zusammenzutragen und für die praktische Arbeit aufzubereiten, um jenen, die mit der Erziehung, Bildung und Ausbildung von Kindern und Jugendlichen mit Autismus befasst waren, Hilfen für ihre Arbeit an die Hand zu geben und weiterführende Diskussionen über das Störungsbild und seine Beeinflussung anzuregen. Mittlerweile gibt es eine Fülle von wissenschaftlichen Studien, die sich mit den Ursachen und Erscheinungsformen der Autismus-Spektrum-Störung beschäftigen, sowie von bewährten therapeutischen Zugängen und Fördermaßnahmen, die in entsprechenden Veröffentlichungen vorliegen.

Das Ziel der 5. Auflage ist es daher, sowohl über neue Erkenntnisse bezüglich der Entwicklungsmöglichkeiten von Kindern und Jugendlichen mit einer Autismus-Spektrum-Störung zu informieren als auch einen ausführlichen Überblick über in der Praxis bewährte therapeutische und Fördermaßnahmen zu liefern. Hier ging es uns besonders darum, die Vorstellung der Programme so durch Beispiele zu ergänzen, dass die beschriebenen Vorgehensweisen als Anregungen für die tägliche Arbeit mit den Betroffenen dienen können.

Sämtliche Kapitel wurden überarbeitet und aktualisiert. Neu sind ein ausführliches von Sonja Metzler und Katrin Hippler verfasstes Kapitel über Kinder mit Autismus-Spektrum-Störungen im Kindergarten sowie eine von Therese Zöttl und Anton Diestelberger erstellte Einführung in die Ziele und Rahmenbedingungen der schulischen Inklusion. Von Helena Hartmann stammt der aktualisierte Überblick über evidenzbasierte therapeutische Maßnahmen und Therapieprogramme, wobei kurz auch auf problematische Herangehensweisen eingegangen wird. Das Kapitel über Asperger-Autismus erhielt unter der Autorinnenschaft von Katrin Hippler und Sonja Metzler ein neues Gesicht. In diesem Zusammenhang wird besonders auf die Grundlagen und Umsetzungsmöglichkeiten einer individuellen entwicklungsbegleitenden Förderung eingegangen.

Das von der Arbeitsgruppe Georg Spiel verfasste Kapitel über Autismus in der wissenschaftlichen Fachdiskussion wurde insbesondere im Hinblick auf die mittlerweile weit fortgeschrittenen diagnostischen Möglichkeiten ergänzt.

Ein besonderes Anliegen dieser Neuauflage ist es, die Konsequenzen der einschneidenden Veränderungen der Richtlinien für die Autismusdiagnose in der 2013 erschienenen fünften Auflage des „Diagnostic and Statistical Manual of Mental Disorders“ (DSM-5) darzustellen und auf die Auswirkungen für die praktische Arbeit hinzuweisen. Es wird nämlich nicht mehr zwischen verschiedenen autistischen Störungsbildern unterschieden, sondern davon ausgegangen, dass es sich um ein einheitliches Störungsbild handelt, das in verschiedenen Schweregraden vorliegen kann. Wie entsprechende in diesem Buch angeführte wissenschaftliche Untersuchungen gezeigt haben, führt dies jedoch dazu, dass Kinder, Jugendliche und Erwachsene mit einem höheren Kompetenzniveau, die nach den alten Richtlinien die Diagnose „Autismus-Spektrum-Störung“ erhalten hätten, diese nach den neuen nicht mehr bekommen. Dies kann dazu führen, dass die auch in diesen Fällen notwendigen Therapie- und Fördermaßnahmen nicht mehr vorgenommen werden (unter anderem auch deshalb, weil sie nicht mehr von den Krankenkassen finanziert werden). Zwar wird im deutschsprachigen Raum noch nach der „International Classification of Diseases“ (ICD-10) diagnostiziert, die nach wie vor zwischen unterschiedlichen Störungsbildern unterscheidet, an einer grundlegenden Revision wird aber bereits gearbeitet.

Wie dies bei den früheren Auflagen des *Praxisbuch Autismus* der Fall war, wollen wir mit diesem Buch weiterhin dazu beizutragen, Verständnis für die so ungewöhnlich wirkenden Reaktionen und Verhaltensweisen von Kindern, Jugendlichen und Erwachsenen mit Autismus zu vermitteln und aufzeigen, wie diese durch entsprechende diagnostisch abgesicherte, gut geplante entwicklungsbegleitende Interventionsmaßnahmen beeinflusst werden können, mit dem Ziel, die Persönlichkeits- und Kompetenzentwicklung nachhaltig zu fördern.

Der Weg dorthin ist sicher nicht immer einfach und erfordert von allen Beteiligten großen Einsatz. Er bietet aber auch die einzigartige Chance, miterleben zu dürfen, wie es gelingen kann, Kindern und Jugendlichen mit Autismus aus ihrer Isolation herauszuhelfen und es ihnen zu ermöglichen, ihre Kompetenzen so zu erweitern, dass sie in die Lage versetzt werden, in ihrer ganz eigenen Art an ihrer Umwelt Anteil zu nehmen und ein für sie beglückendes Leben zu führen.

Wien, im Januar 2018
Brigitte Rollett und Ursula Kastner-Koller

Autorenteam

Dipl. paed. Dr. phil. Anton Diestelberger
Rainman's Home – Verein zur Rehabilitation autistischer und anders behinderter Menschen
Semperstraße 20/2–6
1180 Wien

Dr. rer. nat. Martin Felinger
Östereichische Autistenhilfe
Eßlinggasse 17
1010 Wien

Mag. phil. Augustine Gasser
Abteilung für Neurologie und Psychiatrie des Kindes- und Jugendalters
Klinikum Klagenfurt am Wörthersee
Feschnigstraße 11
9020 Klagenfurt

Helena Hartmann, MSc.
Social, Cognitive and Affective Neuroscience Unit
Institut für psychologische Grundlagenforschung und Forschungsmethoden
Fakultät für Psychologie der Universität Wien
Liebiggasse 5
1010 Wien

Mag. Dr. phil. Kathrin Hippler
Praxis für klinische Psychologie
Argentinierstraße 57/1
1040 Wien

Ass.-Prof. Dr. phil. Ursula Kastner-Koller
Institut für Angewandte Psychologie: Gesundheit, Entwicklung und Förderung
Fakultät für Psychologie der Universität Wien
Liebiggasse 5
1010 Wien

Mag. rer. nat. Karin Mader
Österreichische Autistenhilfe
Eßlinggasse 17
1010 Wien

Mag. rer. nat. Sonja Metzler
Dachverband Österreichische Autistenhilfe
Eßlinggasse 17, 1010 Wien und
Dampfschiffstraße 4, 1030 Wien

o. Univ. Prof. em. Dr. Brigitte Rollett
Abteilung für Entwicklungspsychologie der Universität Wien
Liebiggasse 5
1010 Wien

Univ.-Doz. Dr. med. Georg Spiel
pro mente: kinder jugend familie
Villacherstraße 161
9020 Klagenfurt

Dr. med. Rudolf Winkler
Stauderplatz 5/3
9020 Klagenfurt

Dr. phil. Therese Zöttl
Rainman's Home – Verein zur Rehabilitation autistischer und anders behinderter Menschen
Semperstraße 20/2–6
1180 Wien

Abbildungsnachweis

Der Verweis auf die jeweilige Abbildungsquelle befindet sich bei allen Abbildungen im Werk am Ende des Legendentextes in eckigen Klammern.

J787	Colourbox.com
J787-023	Colourbox.com / Phovoir French Photolibrary
J787-028	Colourbox.com / Petra D
J787-043	Colourbox.com / Sergey Novikov
J787-044	Colourbox.com / Syda Productions – media production company
J808-001	Shutterstock.com / pavla
J808-002	Shutterstock.com / Tyrannosaurus Rex
J808-003	Shutterstock.com / VGstockstudio
L157	Susanne Adler, Lübeck
M294	Bernd Hein, Buch am Buchrain
P429	Brigitte A. Rollett, Wien
P430	Sonja Metzler, Wien
V492	abavo GmbH, Buchloe

Inhaltsverzeichnis

KAPITEL

1 Autismus: Einführung in die Problematik

B. Rollett

1.1 Einleitung

Seit dem Erscheinen des international äußerst erfolgreichen Filmes „Rainman“ in den 1980er-Jahren hat das Interesse an den verschiedenen Erscheinungsformen der Autismus-Spektrum-Störung und ihren Behandlungsmöglichkeiten sowohl in der wissenschaftlichen Forschung als auch im Praxisbereich extrem zugenommen. Auf diese Weise konnten wesentliche Fortschritte im Verständnis der komplexen Ursachen des Autismus und seiner vielfältigen Varianten erzielt werden, die zu differenzierten, evidenzbasierten Behandlungsmethoden führten. Durch ihren Einsatz ist es möglich geworden, betroffene Kinder und Jugendliche dabei zu unterstützen, ihren ganz persönlichen Weg in das Erwachsenenleben zu finden. Ziel dieses Buches ist es, hierfür einen Beitrag zu leisten.

Die seither erzielten Fortschritte in der differenzierten diagnostischen Erfassung der Autismus-Spektrum-Störung hatten zur Folge, dass autismusspezifische Auffälligkeiten inzwischen bereits im Säuglingsalter erkannt werden können, sodass schon früh mit entsprechenden Interventionen begonnen werden kann. Dass dies im Einzelfall tatsächlich geschieht, hängt nicht zuletzt davon ab, dass die autismustypischen Besonderheiten im **Verhalten** von Säuglingen und Kleinkindern so weit bekannt sind, dass die Betreuungspersonen motiviert sind, entsprechende professionelle Hilfe in Anspruch zu nehmen, wenn ihnen etwas auffällig erscheint. Allerdings ist dies nicht immer einfach, weil man den Kindern **äußerlich** die Autismus-Spektrum-Störung **nicht ansieht.** Es liegt daher nahe, zunächst andere Ursachen für ihr ungewöhnliches Verhalten verantwortlich zu machen, so z. B., dass es sich um eine bloße Entwicklungsverzögerung handelt, die sich mit der Zeit „auswächst“.

Säuglinge mit einer Autismus-Spektrum-Störung können zwei völlig unterschiedliche Verhaltensweisen zeigen: Entweder neigen sie zu einem extremen, durch nichts zu beeinflussenden Schreiverhalten oder sie fallen durch ebenso extreme Passivität und Unbeeinflussbarkeit auf. Diese Verhaltensweisen können aber auch bei Säuglingen auftreten, deren weitere Entwicklung in unauffälliger Weise verläuft: In einer von uns durchgeführten 22-jährigen Längsschnittstudie bei 175 Familien, die ein Kind erwarteten (Rollett und Werneck, 2016), fanden sich, als die Kinder drei Monate alt waren, 8,7 % „Schreikinder“ und 43,5 % passive „langsam auftauende“ Kinder. Nur ein einziges Kind aus der Gesamtstichprobe erhielt jedoch später die Diagnose Autismus-Spektrum-Störung.

Charakteristisch für Säuglinge mit Autismus ist allerdings, dass sie, wenn man sie liebevoll in den Arm nimmt, kein entspanntes Ankuscheln zeigen. Im Verlauf der Entwicklung treten eine Reihe weitere, für das Störungsbild typische Verhaltensweisen auf. So fehlt bei ihnen z. B. im Kleinstkindalter das sogenannte „Zeigeverhalten“, mit dem typisch entwickelte Kinder ihre Betreuungspersonen auf etwas aufmerksam machen wollen. In vielen Fällen kommt es zu einer Beeinträchtigung der Sprachentwicklung.

Auf die klinische Diagnose der Autismus-Spektrum-Störung wird ausführlich in Kap. 2 des vorliegenden Buches eingegangen. Kennzeichnend für die Autismus-Spektrum-Störung sind eine abnorme oder beeinträchtigte Entwicklung im Rahmen der **sozialen Interaktion** und der **Kommunikation** sowie das Auftreten von **stereotyp repetitivem Verhalten.**

Auch die vorliegende 5. Auflage dieses Buches ist ein Buch aus der Praxis für die Praxis. Die wissenschaftlichen Forschungsergebnisse, auf denen die vorgestellten Befunde und Interventionsmaßnahmen beruhen, werden knapp, aber prägnant angesprochen, die Schlussfolgerungen und Problemlösungen, die sich daraus für die praktische Arbeit ergeben, aussagekräftig und nachvollziehbar dargestellt.

Wir hoffen, sowohl den Eltern und Betreuungspersonen von Kindern mit einer Autismus-Spektrum-Störung als auch den Fachleuten, die sich dem schwierigen Gebiet der Hilfe für Menschen mit einer Autismus-Spektrum-Störung widmen, einen praxisbezogenen Leitfaden in die Hand zu geben, der ihnen ihre Aufgaben erleichtert.

1.2 Autismus in der Diskussion: Chancen einer Lern- und Entwicklungsförderung

Im Jahr 1987 veröffentlichte der bekannte Autismusforscher **Ole Ivar Lovaas** von der UCLA (University of California at Los Angeles) eine Langzeitstudie über erstaunliche Lernerfolge von Kindern mit Autismus, denen man das von ihm entwickelte, genau auf die Bedürfnisse der Kinder abgestimmte Langzeittraining angeboten hatte. Nicht weniger als 45 % von ihnen konnten anschließend Regelschulen besuchen und abschließen.

Diese Ergebnisse führten zu einer erregten Kontroverse unter den Autismusforschern und -forscherinnen. **Eric Schopler,** der ebenfalls ein sehr erfolgreiches Programm zur Förderung von Kindern mit Autismus, das **TEACCH-Programm**[1], entwickelt hatte, meinte, dass die Prozentzahlen zu optimistisch seien. Dies mag für das Erreichen eines schulischen Abschlusses gelten, doch hat sich gezeigt, dass mit Intensivprogrammen (zu denen auch das TEACCH-Programm gehört) wesentliche Lern- und Entwicklungsfortschritte erzielbar sind, die auch Kindern mit Autismus, bei denen dies nicht der Fall ist, sehr viel bessere Zukunftschancen bieten. Eine Darstellung der Trainingsprogramme nach Lovaas und Schopler findet sich in diesem Buch (➤ Kap. 9).

Die nächste Frage, die sich stellt, ist die, ob entscheidende Entwicklungsfortschritte von Kindern mit Autismus auch durch entsprechend geschulte Eltern erzielbar sind. **Sallows und Graupner** (2005) führten dazu vier Jahre lang das Lovaas-Intensivtraining bei 24 Kindern mit Autismus durch, die zu Beginn der Studie drei Jahre alt waren. Die Hälfte der Kinder wurde von Therapeuten und Therapeutinnen, die andere von den Eltern, die eine fachkundige Schulung und Supervision erhielten, betreut. Überraschend – und erfreulich – war, dass beide Gruppen gleich gute Ergebnisse erzielten. Etwa die Hälfte aller Kinder konnte ihre Intelligenz und ihre sozialen Fähigkeiten so weit verbessern, dass sie problemlos in Regelschulklassen aufgenommen werden konnten. Aber auch die anderen Kinder zeigten so deutliche Verbesserungen, dass sie mit Erfolg Spezialschulen besuchen konnten.

Inzwischen haben Kinder mit Autismus zusätzlich die Möglichkeit, als Inklusionskinder in Regelschulklassen gefördert zu werden. In diesen Fällen steht eine zusätzliche fachkundige Lehrkraft zur Verfügung, die sich um die besonderen Bedürfnisse der Inklusionskinder kümmert. Aufgrund einer Empfehlung der UNESCO-Kommission im Jahr 1994 zur schulischen Inklusion von Kindern mit besonderem Förderbedarf hat diese Maßnahme eine weltweite Verbreitung gefunden. Ihr Ziel ist es, diesen Kindern nicht nur zusätzliche Entwicklungschancen, sondern auch die Möglichkeit zu bieten, soziale Erfahrungen mit sich typisch entwickelnden Kindern zu sammeln (➤ Kap. 11).

In dem vorliegenden Buch geht es darum, die Kenntnisse zu vermitteln, die es ermöglichen, **Kinder, Jugendliche und Erwachsene mit Autismus in ihrer Besonderheit zu verstehen** und sie so fördern zu können, dass sie in der Lage sind, ihren Weg in ein befriedigendes Erwachsenenleben finden zu können.

---

[1] (Treatment and Education of Autistic and related Communication handicapped Children/Therapie und Erziehung von autistischen und Kindern mit verwandten Kommunikationsbeeinträchtigungen)

1.3 Die Entdeckung des autistischen Störungsbildes und seiner Sonderformen

Bereits 1943 entdeckte der Kinderpsychiater Leo Kanner ein Störungsbild, das später als **frühkindlicher Autismus** bezeichnet wurde. Gemeinsam war den Betroffenen, dass sie extreme Formen von Zurückgezogenheit und Kontaktverweigerung zeigten und in der Regel auch Probleme mit dem Erlernen der Sprache hatten. Des Weiteren neigten sie in auffälliger Weise zu stereotypen Verhaltensweisen, wie z. B. ständiges An- und Ausschalten von Lichtschaltern, Klopfen, flatternde Bewegungen mit den Armen (➢ Abb. 1.1). Diese Stereotypien sind für das autistische Störungsbild charakteristisch. Sie ließen sich durch bloße Ermahnungen der Eltern nicht beeinflussen (➢ Kap. 9).

Ungefähr zur gleichen Zeit beschrieb der Facharzt für Kinderheilkunde Hans Asperger die Gruppe der „autistischen Psychopathen“, wie er sie – aus heutiger Sicht nicht wirklich passend – nannte. Sie wiesen zwar ähnliche Probleme in ihrem Kontakt- und Interaktionsverhalten auf, zeigten aber eine weitgehend unauffällige sprachliche und kognitive Entwicklung. Unter Umständen konnten sie sogar über ungewöhnlich hohe Fähigkeiten in bestimmten Spezialgebieten verfügen („Inselbegabungen“). Diese Form der Autismus-Spektrum-Störung wurde später zu Ehren ihres Entdeckers **Asperger-Syndrom** genannt.

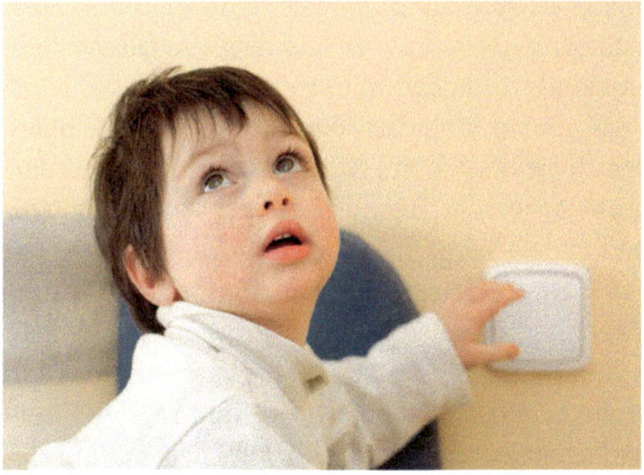

Abb. 1.1 Kinder mit Autismus neigen zu stereotypem Verhalten. [J808–001]

Noch 2003 wurde die allgemeine Auftretenshäufigkeit des autistischen Störungsbilds im „Diagnostic and Statistical Manual of Mental Disorders“ (DSM-IV-TR) mit etwa 2–20 von 10 000 Kindern angegeben (Saß u. a., 2003, S. 106). In der Folge wurden jedoch eine Fülle von Studien veröffentlicht, die **weit höhere Zahlen** berichteten: Die 2013 erschienene neue Auflage des DSM (DSM-5) geht z. B. von einem Fall unter 100 Personen aus. Es ist noch nicht geklärt, ob diese Zunahme damit zusammenhängt, dass die Diagnosekriterien genauer geworden sind, oder ob das Störungsbild tatsächlich wesentlich häufiger vorkommt, als zuvor angenommen wurde. Nach wie vor zeigte sich, dass die Autismus-Spektrum-Störung bei Jungen etwa 4-mal häufiger auftritt als bei Mädchen (Baxter u. a., 2015).

Mit modernen Untersuchungsmethoden konnten bei Menschen mit einer Autismus-Spektrum-Störung die unterschiedlichsten organische Störungen nachgewiesen werden, z. B. Defekte im Kleinhirn, das für den Bewegungsfluss zuständig ist, sowie im limbischen System, einem Bereich, der mit der emotionellen Verarbeitung verbunden ist. Des Weiteren konnte eine wenig entwickelte Glia nachgewiesen werden, die im Gehirn als Puffer zwischen den Nervenbahnen fungiert. Auf eine erbliche Mitbeteiligung deutet der Befund von Ritvo u. a. (1985) hin, dass bei eineiigen Zwillingen in 95,7 % der Fälle beide Kinder autistisch sind; bei zweieiigen Zwillingen ist dies nur bei 23,5 % der Fall. Schon früh konnten Untersuchungen zeigen, dass verschiedene Chromosomendefekte zu autistischen Behinderungen führen können (Gillberg, 1989). Genannt wurden z. B. das Chromosom 15 (Schroer u. a., 1998) und das Chromosom 22 (Assumpcao, 1998). Eine weitere kleine Gruppe von Menschen mit Autismus verfügt über ein „fragiles X-Chromosom“ (Wright u. a., 1986). Die Arbeitsgruppe um Rutter ging daher davon aus, dass es sich bei der Autismus-Spektrum-Störung nicht um einzelne, sondern um ein Zusammenwirken mehrerer Gene handelt (Bailey, Phillips und Rutter, 1996; siehe dazu auch die Ausführungen „Autismus in der Fachdiskussion: Diagnostische Aspekte und Ätiologie“ ➢ Kap. 18).

1.4 Kinder mit Autismus in der Gesellschaft

Eine Erfahrung, die Eltern von Kindern und Jugendlichen mit Autismus leider gelegentlich machen müssen, besteht darin, dass Personen, die selbst noch nie etwas mit Heranwachsenden mit einer Autismus-Spektrum-Störung zu tun hatten, vermuten, dass deren sonderbare Verhaltensweisen durch eine falsche Erziehung der Eltern bedingt sind (eine Auffassung, die in der Frühphase der Entdeckung des Störungsbildes leider auch von Fachleuten vertreten wurde). Sie fühlen sich dazu berufen, dem Kind zu „helfen“ und die Eltern auf den „rechten Weg“ zu weisen – und sind enttäuscht, wenn ihre gut gemeinten Maßnahmen, wie nicht anders zu erwarten, keinen Erfolg zeigen. Nicht selten kehrt sich ihre Bewertung dann um und sie sind überzeugt, dass es sich bei dem Kind um einen „hoffnungslosen Fall“ handle, für den sich weitere Bemühungen nicht lohnten. Beide Annahmen sind unzutreffend. Wie in diesem Buch noch ausführlich dargestellt werden wird, kann man Heranwachsende mit einer Autismus-Spektrum-Störung nämlich nur dann angemessen fördern, wenn man über entsprechende Spezialkenntnisse bezüglich ihrer Besonderheiten und deren Ursachen verfügt. Die Erziehungserfahrungen, die man mit Kindern ohne Autismus macht, geben einem so gut wie keine Hinweise für die erfolgreiche Behandlung.

Die Lage der Eltern von Kindern mit Autismus wird unter anderem dadurch erschwert, dass ein Abweichen von der Norm in der Gesellschaft sehr oft nicht geduldet wird. Zur Illustration dieser Aussage seien hier Beschreibungen einer anderen Sondergruppe von Kindern aufgeführt (Webb u. a., 1985): Auch sie sind „anders“, „nicht im Schritt mit anderen“, „eigensinnig“, „anderen gegenüber gefühllos“, „Imstande, meine Art, mein Verhalten infrage zu stellen“, „aggressiv“, „sonderbar“, „gesellschaftsfeindlich“ usw. Bei dieser Beschreibung handelt es sich nicht etwa um eine Charakterisierung von Kindern mit Autismus, sondern um eine Beschreibung hochbegabter Kinder! Es sind Aussagen von Menschen, die mit diesen beruflich zu tun hatten. Die Gesellschaft toleriert offenbar das Anderssein nur schwer. Jeder, der Kinder hat, die sich, aus welchen Gründen auch immer, anders verhalten, als es der Norm entspricht, wird Ähnliches erleben.

Aufgrund der Besonderheiten von Kindern und Jugendlichen mit einer Autismus-Spektrum-Störung ist es wichtig, durch eine geduldige Aufklärungsarbeit in ihrer sozialen Umwelt dafür zu sorgen, dass ihre Andersartigkeit nicht einfach als Mangel, sondern als Herausforderung für alle gesehen wird, die mit ihnen zu tun haben. Ziel ist es daher, die Bereitschaft zu fördern, sich vorbehaltlos für sie einzusetzen, um ihnen durch eine angemessene Förderung die besten Chancen für ein glückliches Leben zu vermitteln, auch und gerade weil dies so aufwendig ist.

1.5 Voraussetzungen einer erfolgreichen Förderung von Kindern mit Autismus

Die unverzichtbare Grundlage für eine zielführende Förderung bildet **eine genaue Diagnose** (➤ Kap. 2). Dabei ist zu beachten, dass gewisse, für das autistische Störungsbild typische Verhaltensweisen nicht nur bei Personen mit einer Autismus-Spektrum-Störung vorkommen. So wies der Kinderpsychiater Gerhardt Nissen (1986) darauf hin, dass Verhaltensweisen, die an Autismus erinnern, auch durch körperliche Erkrankungen oder schwere Vernachlässigung von Kindern und Jugendlichen entstehen können. Auch blinde Kinder, die man zu viel sich selbst überlässt, entwickeln gelegentlich Stereotypien, die den Verhaltensweisen von Kindern mit einer Autismus-Spektrum-Störung sehr ähnlich sind. Dies kann zu Verwechslungen und damit zu falschen Behandlungsmethoden Anlass geben.

Allgemein gilt, dass die Therapie eines Kindes bzw. Jugendlichen mit Autismus-Spektrum-Störung umso anspruchsvoller ist, je mehr neurologische und andere körperliche Beeinträchtigungen vorliegen: Der Aufbau neuer Funktionsbereiche dauert länger und ist aufwendiger als das einfache Neulernen in Bereichen, bei denen eine gute Ausgangslage vorliegt. Je beeinträchtigter ein Kind ist, desto umfangreicher und zeitlich beanspruchender sind die dafür notwendigen Lern- und Übungsprozesse. Hier ist darauf zu achten, dass das Kind bzw. der Jugendliche durch die intensiven täglichen Übungsperioden nicht überfordert wird. Dies gilt auch für die Personen, die diese Trainings durchführen. Für den Erfolg ist es nämlich wichtig, dass diese dabei nicht die Geduld verlieren, Verständnis zeigen und bereit sind, sich in die Lage der betroffenen Kinder und Jugendlichen zu versetzen. Heranwachsende mit einer Autismus-Spektrum-Störung brauchen, verglichen mit sich typisch entwickelnden Kindern, beim Erlernen neuer Verhaltensweisen häufig wesentlich mehr Zeit, auch wenn es sich nur um so einfache Tätigkeiten handelt, wie z. B. zu lernen, sich selbst zu waschen oder anzuziehen. Dasselbe gilt in verstärktem Maße für komplexere Lernprozesse, z. B. den Aufbau des feinmotorischen Zusammenspiels beim Erlernen des Schreibens oder die kognitiven Prozesse beim Erlernen der Grundrechnungsarten.

Allgemein gilt, dass die Auswirkungen fehlender **Lern**erfahrungen in der Regel leichter zu beeinflussen sind als Beeinträchtigungen, die auf **Fähigkeits**defiziten beruhen. Wenn ein Kind z. B. lediglich nicht weiß, wo rechts und wo links ist, kann man ihm relativ leicht dadurch helfen, dass man ein Bändchen als Erinnerungszeichen um sein rechtes Handgelenk bindet. Natürlich muss es dann ebenfalls noch üben, um in der Unterscheidung von rechts und links wirklich sicher zu werden. Hat die Unsicherheit in der Rechts- und Linkszuordnung aber ihre Ursache in einer mangelhaft ausgeprägten Fähigkeit zur Raumlagedifferenzierung, dann erfordern die notwendigen Übungen nicht nur wesentlich mehr Zeit, sondern vor allem einen sehr genauen und detaillierten Übungsplan, um das Gehirn entsprechend zu „trainieren". Auch in diesen Fällen ist es daher wichtig, eine exakte Diagnose zu erstellen, da äußerlich gleiche Symptome ganz verschiedene Ursachen haben können und dann auch unterschiedlich behandelt werden müssen.

Wie in dem vorliegenden Buch noch ausführlich dargestellt werden wird, unterscheiden sich Kinder mit einer Autismus-Spektrum-Störung außerdem in einer Reihe von weiteren Aspekten von Kindern mit einer typischen Entwicklung. Auch dies muss bei der Entwicklung von Förderplänen mitbedacht werden. So haben z. B. viele Kinder mit Autismus Probleme mit der **Generalisierung** von Gelerntem. Ein einfaches Beispiel: Wurden Additionsaufgaben in der Grundschule zuerst mithilfe von Plättchen erarbeitet, so kann es im Einzelfall zum Problem werden, wenn stattdessen plötzlich Stäbchen verwendet werden.

Auch das bei Kindern, die sich typisch entwickeln, spontan auftretende **spielerische Umgehen mit Gelerntem** und das Entdecken neuer Möglichkeiten finden bei Kindern mit einer Autismus-Spektrum-Störung in der Regel nicht oder nur in eingeschränktem Ausmaß statt. Dies führt zu einer weiteren Schwierigkeit vieler Menschen mit einer Autismus-Spektrum-Störung. Sie sind meist **keine „Selbstlerner":** Neues müssen sie sich Schritt für Schritt unter der geduldigen Anleitung einer freundlichen Betreuungsperson aneignen. Eine gewisse Ausnahme bilden nur Kinder und Jugendliche, die in der herkömmlichen Terminologie als Asperger-Autisten oder als hochfunktionale Autisten diagnostiziert wurden, allerdings in der Regel nur dann, wenn es sich um ihre besonderen Interessensgebiete handelt (➤ Kap. 13).

1.6 Angeboren oder erworben?

In der psychologischen Forschung des frühen und mittleren 20. Jahrhunderts wurde die Frage, ob menschliches Verhalten „angeboren" oder „erworben" sei, heftig diskutiert. Diese als **Nature versus Nurture-Debatte** bezeichnete Kontroverse hatte für die Praxis schwerwiegende Konsequenzen, da man fälschlicherweise „angeboren" mit „unveränderlich" gleichsetzte und außerdem davon ausging, dass man als angeboren deklariertes unerwünschtes Verhalten nicht beeinflussen könne. Selbstverständlich ist auch Angeborenes in vielen Fällen veränderbar und kann durch entsprechende Lernvorgänge weiterentwickelt werden. Auf der anderen Seite gibt es aber auch erworbene Verhaltensweisen, die nur mit großem Aufwand veränderbar sind, wie dies z. B. bei vielen autistischen Stereotypien der Fall ist. (Dies gilt z. B. auch für eine Reihe sehr einfacher Gewohnheiten: Wer sich z. B. angewöhnt hat, immer auf der rechten Seite zu schlafen, und durch einen Unfall gezwungen wird, für einige Zeit auf der linken zu schlafen, wird sich immer wieder bei dem Versuch ertappen, die Seite zu wechseln.)

Wie die entsprechenden Forschungen gezeigt haben, treffen bei der Autismus-Störung sowohl angeborene als auch erworbene Komponenten zusammen (> Kap. 18). Bei der Planung von erzieherischen oder therapeutischen Interventionen ist es daher in jedem Einzelfall notwendig zu untersuchen, **ob und wie weit ein bestimmtes Verhalten veränderbar ist,** gleichgültig, ob es als angeboren oder erworben einzustufen ist.

Mittlerweile hat sich zum Glück die Erkenntnis durchgesetzt, dass beide Komponenten, wenn auch jeweils in unterschiedlichem Ausmaß, für die Entwicklung des menschlichen Verhaltens und Erlebens von Bedeutung sind. Wichtiger als die Feststellung, ob es sich bei einem Verhalten eher um Angeborenes oder Erworbenes handelt, ist daher die **Untersuchung der Möglichkeiten, es in eine gewünschte Richtung zu verändern und weiterzuentwickeln.** So können z. B. sogar Temperamentseigenschaften, die bekanntlich auch eine angeborene Komponente aufweisen, durch ein förderliches Milieu und einen passenden Interventionsplan bis zu einem gewissen Grad beeinflusst werden (Rothbart, 2007). Dies gilt auch für den umgekehrten Fall: So haben z. B. neueste Untersuchungen zu den Auswirkungen des Botenstoffes Oxytocin (der u. a. für die Regulation des Bindungsverhaltens zwischen Mutter und Kind zuständig ist) gezeigt, dass Kinder mit Autismus, denen man diesen Stoff verabreichte, eine wesentlich bessere soziale Ansprechbarkeit zeigten (Yatawara u. a., 2016).

1.7 Introversion als Persönlichkeitseigenschaft und autistisches Verhalten

In gewisser Hinsicht stellt das Verhalten von Personen mit Autismus in sozialen Situationen eine **Extremform** des Verhaltens von Menschen dar, die dem **introvertierten Persönlichkeitstypus** angehören. Da es daher leicht zu Verwechslungen kommen kann, wird hier auf die Besonderheiten der beiden Erscheinungsbilder kurz eingegangen. Der wichtigste Unterschied besteht darin, dass es sich beim Autismus um ein klar definiertes, zwar modifizierbares, aber lebenslang wirksames Störungsbild handelt, bei der Introversion jedoch um eine Persönlichkeitseigenschaft.

Bei der Therapie von Kindern und Jugendlichen mit Autismus muss daher bedacht werden, dass auch erfolgreich in ihrem Sozialverhalten Geförderte später kaum durch besondere Kontaktfreudigkeit auffallen werden (> Abb. 1.2). Dazu kommt, dass man in Familien mit Kindern mit einer Autismus-Spektrum-Störung häufiger Menschen findet, die eher zurückgezogen leben und sich auf wenige, aber intensivere Kontakte mit anderen beschränken, wie Weissensteiner bereits 1987 in einer vergleichenden Untersuchung zeigen konnte.

Introvertierte, das heißt „nach innen gewandte" Menschen genießen das Alleinsein, sie arbeiten lieber alleine, haben lieber wenige, dafür aber gute Freunde und Freundinnen und finden eher Erholung, wenn sie sich zurückziehen können, als wenn sie mit anderen zusammen sind. Extravertierte, „nach außen gewandte" Menschen fühlen sich dage-

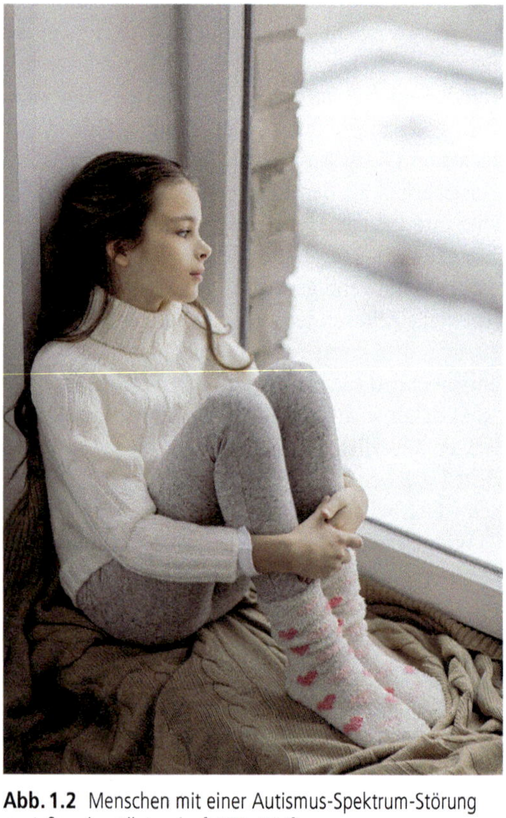

Abb. 1.2 Menschen mit einer Autismus-Spektrum-Störung genießen das Alleinsein. [J787–044]

gen wohl, wenn sie viele Kontakte mit Menschen haben. Sie ziehen daher z. B. auch Freizeitbeschäftigungen und Arbeitsplätze vor, bei denen sie mit anderen zusammenarbeiten können, und pflegen viele Freundschaften. Je mehr Jubel und Trubel um sie herum herrscht, desto angenehmer ist ihnen dies. Introvertierten Menschen sind solche Situationen unangenehm und sie ziehen sich vor ihnen zurück, wenn dies möglich ist (wie dies auch Menschen mit Autismus machen würden). Ein weiterer wichtiger Unterschied zwischen den beiden Persönlichkeitstypen besteht darin, dass bei introvertierten Personen das generelle innere Erregungsniveau eher höher liegt (Gittler, 2013). Dies ist auch bei Menschen mit Autismus häufig der Fall. Auf der einen Seite stellt die generell etwas höhere innere Anspannung einen Vorteil dar, wenn man eine Arbeit zu erledigen hat, die Energie erfordert. Auf der anderen Seite führt dies aber dazu, dass es leichter zur Überlastung kommen kann. Am Arbeitsplatz brauchen introvertierte Personen daher häufiger Erholungspausen. Bei extravertierten Menschen liegt das gewohnheitsmäßige Erregungsniveau dagegen generell niedriger, sodass sie stimulierende Anregungen durch andere bevorzugen, um optimal arbeitsfähig zu sein, und diese daher auch gezielt aufsuchen.

Wie oben erwähnt, wählen Introvertierte daher gerne Berufe, in denen sie nicht ständig mit Menschen zu tun haben, bei Extravertierten ist das Gegenteil der Fall. Zwischen diesen Extremen gibt es natürlich mildere Ausprägungsformen, es handelt sich um ein Kontinuum zwischen starker Extraversion bzw. starker Introversion.

Wie aus diesen Beschreibungen hervorgeht, besteht zwischen extrem introvertiertem und autistischem Verhalten durchaus eine gewisse Verwandtschaft. Das folgende Schemabild (➤ Abb. 1.3) kann dies noch weiter verdeutlichen. Auf der Abbildung sind die Eigenschaften dargestellt, die mit dem Persönlichkeitsbild der Introversion zusammenhängen. Wie man sehen kann, sind dies Merkmale, die auch bei Autismus-Spektrum-Störungen beobachtbar sind. Bei diesen treten sie allerdings in besonders extremer Form auf.

Unter **„Persistenz"** versteht man die Neigung, bei einer Sache zu bleiben und sich nicht davon abbringen zu lassen. Dies erinnert an die autistische Unbeeinflussbarkeit, wenn Betroffene sich mit einer Sache intensiv beschäftigen. **Rigidität** bedeutet, dass man zu festgefahrenen Verhaltensweisen neigt. Von dort ist es nur ein kleiner Schritt zum stereotypen Verhalten und zur Abwehr von Veränderungen, die man bei Menschen mit Autismus-Spektrum-Störung beobachten kann. Introvertierte Menschen neigen ebenso wie Menschen mit Autismus außerdem zu **gefühlshafter Labilität,** die sich in Stimmungsschwankungen äußert. Sie können aber äußerst konzentriert und mit hoher **Genauigkeit** bei der Sache sein, wenn sie etwas fasziniert, wobei ihnen ihr höheres inneres Aktivitätsniveau zustattenkommt. Auf der anderen Seite treten durch ihre generelle **Irritabilität** auch leichter Gefühle des Überlastetseins auf.

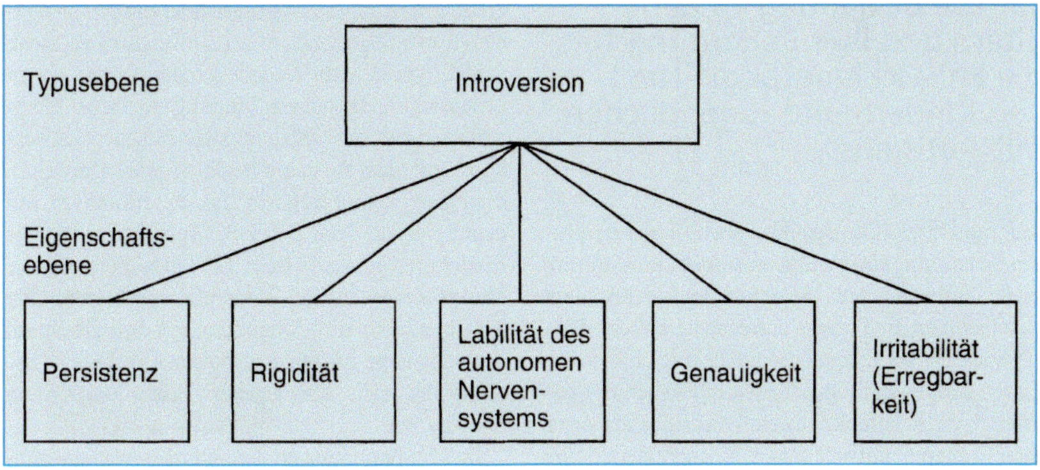

Abb. 1.3 Schema der Komponenten der Introversion (verkürzte Darstellung nach Eysenck, 1947, S. 29). [V492]

Wie diese Beschreibung zeigt, gilt sowohl für hochgradig introvertierte Menschen als auch für Menschen mit einer Autismus-Spektrum-Störung, dass sie aufgrund ihrer Eigenschaften lernen müssen, mit ihrer eigenen Persönlichkeit in guter Weise umzugehen. Dass dies schon im Kindesalter möglich ist, zeigt das folgende Beispiel:

BEISPIEL

Der damals 7-jährige Bernhard war nach 1¾-jähriger, sehr gut verlaufender Behandlung von den Eltern zu einem Volksfest mitgenommen worden. Plötzlich war das Kind verschwunden. Nach langem Suchen kamen die Eltern auf den Gedanken, zu Hause anzurufen. Die ältere Schwester, die daheimgeblieben war, sagte erstaunt: „Ja, er ist schon lange wieder zu Hause." Er hatte, was für ein Kind mit Autismus eine große Leistung ist, völlig selbstständig den Weg nach Hause gefunden. Als die Eltern ihn fragten, warum er denn zurückgegangen sei, meinte er im Brustton der Überzeugung: „Es war viel zu laut." Wie es auch bei introvertierten Menschen der Fall ist, war ihm der Volksfesttrubel zu viel geworden. Die Eltern reagierten richtig auf seine Erklärung: Sie lobten ihn, dass er so tüchtig gewesen sei, allein nach Hause zu finden, sagten ihm aber eindringlich, dass er beim nächsten Mal Vater oder Mutter Bescheid sagen solle, wenn es ihm irgendwo nicht mehr gefalle.

1.8 Die Beziehung zu den Eltern und ihre Bedeutung für die Entwicklungsbegleitung von Kindern und Jugendlichen mit Autismus

Aufgrund ihres Störungsbilds haben Kinder und Jugendliche mit einer Autismus-Spektrum-Störung große Probleme, mit Menschen soziale Kontakte aufzunehmen und diese aufrechtzuerhalten. Dies gilt auch für die Gruppe der intellektuell höher begabten Kinder und Jugendlichen mit Asperger-Syndrom bzw. „hochfunktionalem" Autismus, da sie in ihrer weiteren Entwicklung z. B. charakteristische Ausfälle im Bereich des Erkennens der Gefühle anderer Personen, aber auch bei der Identifikation ihrer eigenen Gefühle zeigen (Silani u. a., 2008).

Die Ausfälle sind bereits im ersten Lebensjahr zu beobachten. In dieser Zeit entsteht die spezifische Bindung an die Mutter und im weiteren Verlauf auch an den Vater bzw. die Personen, die diese Funktionen wahrnehmen (siehe dazu z. B. Ahnert, 2010), und es entwickelt sich ein Bindungssystem. Die spezifische Bindungsgestaltung beeinflusst nicht nur die spätere Art der Beziehung des Kindes zu seinen Eltern („sicher", „unsicher" oder „ambivalent"), sondern dient auch als „Arbeitsmodell" für die Gestaltung der Beziehungen im weiteren Leben.

Aufgrund ihrer Verhaltensbesonderheiten (extreme Passivität oder extremes Schreiverhalten) und der elterlichen Reaktionen darauf entwickelt sich die Bindung an die Eltern und damit die Beziehung von Kindern mit Autismus anders, als dies bei sich typisch entwickelnden Kindern der Fall ist (obwohl auch bei diesen ungünstigere Bindungsentwicklungen im Sinn einer unsicheren oder einer ambivalenten Bindung auftreten können).

Auch Kinder mit Autismus bauen jedoch eine **deutliche, wenn auch qualitativ andere Bindung** (und damit Beziehung) an ihre Hauptbezugspersonen auf. Es kommt daher auch bei ihnen zur Entwicklung eines Bindungssystems. Dieses stellt eine wichtige Voraussetzung für die spätere therapeutische Arbeit dar. Es ist unter anderem dadurch charakterisiert, dass das Kind zwar ein deutliches Bedürfnis nach Anwesenheit der betreffenden Person entwickelt, aber keinerlei eigene Maßnahmen ergreift, um sich diese zu sichern oder durch sein Verhalten anzuzeigen, dass es sich Zuwendung wünscht.

Sich typisch entwickelnde Kinder, die im ersten Lebensjahr eine sichere Bindung zu ihren Eltern aufbauen konnten, fallen im zweiten Lebensjahr dadurch auf, dass sie damit beginnen, ihre Umwelt in besonders kompetenter Weise zu erkunden: Auf dem Spielplatz lässt sich z. B. beobachten, dass die Kinder sich immer wieder für kurze Zeit von der Mutter entfernen, um etwas auszuprobieren, aber zwischendurch zurückkommen, um sich gleichsam Kraft für neue Ausflüge zu holen. Auf diese Weise entwickelt sich ein eigenes Erkundungssystem (➤ Kap. 4.4).

Da ihre Beziehung zu den Eltern so wenig Eigeninitiative umfasst, ist bei Kindern mit einer Autismus-Spektrum-Störung dieser wichtige Entwicklungsschritt beeinträchtigt. Es sind daher spezielle Fördermaßnahmen notwendig. Den Eltern kommt dabei eine besondere Rolle zu: Nicht selten sind sie nicht nur die ersten, sondern oft auch die einzigen Personen, zu denen die Kinder langfristig eine Bindung und damit eine tragfähige Beziehung aufbauen. Die Mütter und Väter sind daher für die Entwicklung der betroffenen Kinder und Jugendlichen von ganz besonderer Bedeutung, auch wenn den Eltern diese Tatsache aufgrund des Verhaltens ihrer Kinder nicht immer bewusst ist. Wie in der Folge noch ausführlicher dargestellt, werden der mangelnde Blickkontakt, das Rückzugsverhalten und die häufig zu beobachtende Kontaktabwehr der Kinder fälschlicherweise als Desinteresse an Kontakten interpretiert. Man glaubt daher, ihnen etwas Gutes zu tun und ihre Wünsche zu respektieren, wenn man sie sich selbst überlässt. Dies führt aber dazu, dass sie länger, als dies notwendig wäre, in ihrer Isolation verharren.

Die wichtigste Voraussetzung für das Gelingen eines langfristig angelegten, entwicklungsbegleitenden Förderprogramms für Kinder und Jugendliche mit Autismus besteht daher darin, dass es den Eltern und anderen an ihrer Erziehung und Förderung Beteiligten möglich ist, **die Kontaktschranke des Kindes abzubauen und aufeinander zuzugehen.** Dies konnte eine Studie der Arbeitsgruppe Lovaas bereits 1997 zeigen (Smith u. a., 1997).

1.8.1 Erziehung im Säuglings- und Kleinkindalter

In der frühesten Kindheit finden alle wirksamen Erziehungs- und Fördermaßnahmen in **Dyaden** statt, das heißt in intimen Zweierbeziehungen zwischen einem fürsorglichen Erwachsenen und dem Kind. Dies gilt insbesondere für das Sprechenlernen, aber auch für den Aufbau von anderen, erwünschten Verhaltensweisen, z. B. die richtige Handhaltung bei der Benutzung eines Stifts, bei denen es darauf ankommt, dass Fehler sicher vermieden werden. Es wäre allerdings verfehlt anzunehmen, dass es sich hierbei nur um eine einseitige Einflussnahme der Erziehungsperson auf das Kind handelt: Durch sein Verhalten und seine charakteristischen Reaktionen beeinflusst das Kind seinerseits auch das Verhalten der Erzieher und Erzieherinnen, es handelt sich also um echte Wechselwirkungen (Woltering u. a., 2015), die sich sowohl in produktiver als auch in dysfunktionaler Weise abspielen können. Alle Säuglinge und Kleinkinder sind in ihrer Entwicklung auf das Vorhandensein solcher intimen Zweierbeziehungen angewiesen, wenn es um förderliche Entwicklungen geht, und sie leiden darunter, wenn diese nur in eingeschränktem Ausmaß zur Verfügung stehen.

Aufgrund ihres Symptombildes sind diese Wechselwirkungsprozesse zwischen Kindern mit einer Autismus-Spektrum-Störung und ihren Eltern in charakteristischer Weise beeinträchtigt. Die dyadische Autismustheorie (Rollett, 1987) geht daher davon aus, dass es sich bei der Entwicklung der autistischen Verhaltensauffälligkeiten in der frühesten Kindheit um ein Zusammenspiel der durch die autismusspezifischen Verhaltensbesonderheiten gekennzeichneten Aktionen des Kindes einerseits und der Reaktionen der Hauptbetreuungspersonen andererseits handelt. Im ungünstigen Fall kommt es zu einem die autistische Disposition des Kindes verstärkenden Erziehungsverhalten der Mutter bzw. der Person, die diese Funktion übernimmt. So kann sich ein Erziehungsmilieu entwickeln, das das autistische Störungsbild verstärkt. Auf Grundlage einer genauen Analyse der Interaktionen zwischen Mutter und Kind und ihren Auswirkungen lässt sich aber ein therapeutisches Milieu schaffen, das auf die autistischen Symptome in positiver Weise Einfluss nimmt: Die dysfunktionalen Interaktionen werden nicht mehr verstärkt, sondern so verändert, dass sich die gesunde Persönlichkeit des Kindes entwickeln kann. Hier kann eine therapeutische Begleitung hilfreich sein.

Auch bei sich typisch entwickelnden Kindern stellt der **Aufbau einer verlässlichen Bindung an und Beziehung** zu den Eltern (bzw. den Personen, die die ständige Betreuung des Kindes übernommen haben) die wichtigste Bedingung für eine gelingende Erziehung dar: **Erziehung braucht Beziehung.** Bei Kindern mit einer Autismus-Spektrum-Störung ist sie die unerlässliche Voraussetzung für eine erfolgreiche Förderung.

Wie bereits erwähnt, findet der Bindungs- und Beziehungsaufbau auch bei Kindern mit einer Autismus-Spektrum-Störung statt. Werden bestimmte

Regeln beachtet, ist sogar eine sehr vertrauensvolle Beziehung herstellbar (➤ Kap. 7). Die wirklich gute Nachricht für Eltern von Kindern mit Autismus ist, dass dieses Vorgehen ihnen gute Chancen schafft, auf ihr Kind einzuwirken.

Die in der „normalen“ Erziehung verwendeten Methoden reichen allerdings für diese Spezialförderung nicht aus, sondern müssen durch spezielle Maßnahmen ergänzt werden (➤ Kap. 8). Ein wichtiger Hinweis: Entwicklungsförderung von Kindern mit einer Autismus-Spektrum-Störung ist immer ein Langzeitprogramm, das entwicklungsbegleitend fortgeführt werden muss.

Eltern sollten daher möglichst früh eine Beratung in Anspruch nehmen, um zu erfahren, wie sie selbst mit ihrem Kind in förderlicher Weise umgehen können und wo sie auf diesem Weg angemessene Hilfe brauchen und erhalten können. Eindringlich muss immer wieder darauf hingewiesen werden, dass Kinder mit Autismus in kritischen Erziehungssituationen **völlig anders behandelt werden müssen, als dies bei sich typisch entwickelnden Kindern der Fall ist.** So manche korrigierbedürftigen Verhaltensweisen, die man bei Letzteren durch eine einfache Ermahnung relativ rasch unter Kontrolle bekommen kann, müssen bei Kindern mit einer Autismus-Spektrum-Störung zunächst genau analysiert werden, um herauszufinden, wie man sie anschließend Schritt für Schritt durch ein speziell dafür entwickeltes Programm in die erwünschte Richtung lenken kann.

1.8.2 Zielführendes Eingehen auf das Kind in Erziehungssituationen

Im Rahmen jeder Erziehung kommt es darauf an, dass die Eltern zunehmend lernen, aufgrund des Verhaltens ihres Kindes und seiner Reaktionen herauszufinden, wie sie erzieherisch am besten mit ihm umgehen können. Besonders gut gelingt dies Eltern, die über eine entsprechende **Feinfühligkeit** verfügen, doch lässt sich das kompetente Eingehen auf Kinder auch durch Erfahrung lernen. Dies zeigt z. B. die Alltagserfahrung, dass viele Unsicherheiten, die man beim ersten Kind in Erziehungssituationen erlebt hat, beim zweiten Kind vielfach schon Vergangenheit sind. Eltern von sich typisch entwickelnden Kindern können sich in vielen erzieherisch heiklen Situationen darauf verlassen, dass ihnen die Kinder durch ihre Reaktionen brauchbare Hinweise darauf geben, was dabei helfen könnte, das Problem zu lösen, und was weniger gut ankommt und daher besser unterlassen werden sollte. Dabei gilt die einfache Regel: „Wenn etwas erfolgreich ist, wird es beibehalten, wenn es nicht erfolgreich ist, wird etwas Neues ausprobiert“. Die so gewonnenen Informationen helfen den Eltern dabei herauszufinden, welche Vorgehensweise im konkreten Anlassfall aussichtsreich ist.

Dieses Vorgehen führt bei Kindern mit Autismus aus folgendem Grund oft nicht zum Ziel: Säuglinge und Kleinkinder mit Autismus geben den Eltern nämlich, und zwar sehr nachdrücklich, häufig **falsche Hinweise.** Obwohl sie z. B. gerade sehr angespannt sind und unter diesem Zustand leiden, weisen sie beruhigende Kontakte der Eltern energisch zurück. Wenn die Eltern daher aufgrund des kindlichen Verhaltens fälschlich annehmen, dass es diese Tröstversuche auf keinen Fall wünscht, und sich zurückziehen, kann das Kind nicht die Erfahrung machen, dass die elterliche Zuwendung Erleichterungen verschafft. Langfristig verstärkt sich so das autistische Verhalten.

Kinder mit Autismus wollen in erster Linie mit aller Macht in Ruhe gelassen werden und signalisieren dies ihrer sozialen Umwelt. Es ist daher nur natürlich, dass sich die Menschen in ihrer Umgebung darauf einlassen: Wenn das Kind so offensichtlich nicht auf den Arm genommen und liebkost werden möchte, lässt man es bleiben; wenn es schreit oder sich verweigert, sobald man sich mit ihm beschäftigen möchte, hört man damit auf; wenn es offenbar nur flüssige Nahrung zu sich nehmen möchte, verzichtet man darauf, es mühsam an feste Nahrung zu gewöhnen. Wenn man daher Kinder mit einer Autismus-Spektrum-Störung so behandelt, wie sie es scheinbar wollen, führt man sie gerade **nicht** aus ihrer autistischen Welt heraus, sondern bestärkt sie darin. In vielen Einzelsituationen führen die falschen Hinweise, die man von dem Kind bekommt, dazu, dass man Konsequenzen zieht, die sich langfristig für das Kind negativ auswirken. Dazu ein Fallbeispiel.

BEISPIEL

Stefan lernte erst mit 19 Monaten gehen und sprach mit 2¾ Jahren die ersten Worte. Seine Mutter berichtete: „Wir waren auch höchst erstaunt, dass er nicht von sich aus den Löffel selbst halten wollte, es seiner Schwester Moni, die ja nur 1¾ Jahre älter war als er, gleichtun wollte. Als er dies mit 30 Monaten immer noch nicht tun wollte, fand ich einfach, wie später noch des Öfteren, nun sei es an der Zeit, dass er dies lerne, und ließ nicht locker, bis er es konnte. Ich machte die Erfahrung, dass man am besten mit einer List zum Ziel kam. So hielt er immerhin schon den Löffel in der Hand, und mit der Zeit führte er den gefüllten Löffel auch in den Mund. Aber keine Macht der Welt hätte ihn dazu gebracht, seine Hand auf dem Teller so zu bewegen, dass Essen auf den Löffel kam. Er hielt einfach den Löffel wieder in den Teller und wartete, bis ich seinen Arm führte und Essen draufschob. Er konnte lange warten (dabei aß er gerne!). Da begann ich, den Teller unter dem Löffel zu bewegen, sodass Essen draufkam. Langsam begann er mitzuhelfen. Ich verringerte die Tellerbewegungen allmählich, und endlich schob er sich das Essen selber auf den Löffel. Das war ein sehr großes Ereignis für uns. Wir hatten etwas erreicht. Er war auch glücklich dabei." (SVA, 1987 S. 17).

Dadurch, dass die Mutter in einer für sein Störungsbild angemessenen Weise quasi „therapeutische Funktionen" übernahm, konnte sie Stefan erfolgreich helfen. Therapeutenverhalten entspricht jedoch nicht dem „üblichen" Elternverhalten. Man muss es erst lernen oder selbst für sich neu entdecken. Auch dann ist es schwer, sich so anders verhalten zu müssen, als dies bei sich typisch entwickelnden Kindern geschieht.

Stefans Mutter drückte dies in dem oben erwähnten Bericht anschaulich aus: „Doch jedes Eintrichtern ging und geht mir jetzt noch sehr gegen den Strich. So hatte ich unserem ersten Kind gar nichts aufgezwängt, zeigte ihm höchstens, wie man etwas macht, wenn es danach fragte oder man sah, dass es etwas lernen wollte" (S. 17).

Die Mutter schildert hier sehr eindrucksvoll den Unterschied zwischen sich typisch entwickelnden Kindern, die Anregungen rasch und problemlos aufgreifen und weiterentwickeln können, da sie „Selbstlerner" sind, und dem Kind mit Autismus, dem jeder kleine Schritt mühsam beigebracht werden muss. Kinder mit Autismus-Spektrum-Störung lernen und entwickeln sich nicht „von selbst", sondern brauchen kompetente Führung und Unterstützung. Die Eltern müssen daher lernen, die autistischen Bevorzugungen ihres Kindes gerade nicht zu beachten, sondern es durch einfühlsames Herangehen dazu zu verlocken, sein Verhaltensrepertoire zu erweitern.

Dies bedeutet eine große Umstellung des gesamten Erziehungsverhaltens. Sind Geschwister ohne Autismus vorhanden, hat dies zur Folge, dass die Eltern lernen müssen, nach zwei völlig unterschiedlichen Erziehungsmethoden vorzugehen. Eine begleitende Beratung bzw. eine therapeutische Unterstützung der Eltern ist daher zu empfehlen.

Eine **wichtige Leitlinie für die entwicklungsbegleitende Förderung** von Kindern mit Autismus stellen die **Entwicklungsstadien** in den verschiedenen Entwicklungsbereichen (motorische und sensomotorische, sprachliche und kognitive, emotionale und soziale Entwicklung) dar, die auch sich typisch entwickelnde Kinder im Rahmen ihres Heranwachsens durchlaufen müssen. Jede Entwicklung hat einen geordneten Ablauf, den man beachten muss, wenn die Förderarbeit Erfolg haben soll. Es ist z. B. nicht möglich, das Treppensteigen zu erlernen, wenn man nicht zuvor das Gehen erlernt hat. Eine erfolgreiche Förderung muss sich daher an dem vorgegebenen Entwicklungsverlauf orientieren. Die folgenden Kapitel gehen darauf ausführlicher ein.

KAPITEL

2 Die Diagnose der Autismus-Spektrum-Störung

2.1 Probleme mit der Frühdiagnose: Entwicklungsverzögert oder Autismus-Spektrum-Störung?

B. Rollett

Je früher Kinder mit einer Autismus-Spektrum-Störung richtig diagnostiziert werden, desto rascher und problemloser kann die für ihre weitere Entwicklung so wichtige Frühförderung erfolgen. Leider sind die ersten Anzeichen des autistischen Störungsbildes noch immer nicht ausreichend bekannt. Es wird daher nicht selten eine **Entwicklungsverzögerung** diagnostiziert, wobei stillschweigend vorausgesetzt wird, dass die Rückstände durch bloßes Zuwarten nachgeholt werden – ein folgenschwerer Irrtum. So manche Eltern haben eine wahre Odyssee hinter sich, bis sie die für ihr Kind zutreffende Diagnose erhielten und eine wirksame Therapie und damit Förderung begonnen werden konnte. Ein Hauptproblem besteht somit darin, dass Kinder mit Autismus **zu spät** als solche erkannt werden.

Aber auch ein unvollständiges Wissen über die Diagnosekriterien der Autismus-Spektrum-Störung macht Probleme, da dies dazu führen kann, dass Kinder zu schnell aufgrund weniger Beobachtungen in Alltagssituationen **fälschlich** als „autistisch" abgestempelt werden. Ein Beispiel stellt die einseitige Beachtung des Merkmals „Vermeiden von Blickkontakt" dar: Dies kommt auch bei Kindern mit typischem Entwicklungsgang vor, die zu Schüchternheit neigen. Die meisten Menschen wenden außerdem den Blick ab, wenn sie jemand unfreundlich oder streng ansieht. Es gibt zudem Kulturen, in denen der direkte Blickkontakt als unhöflich gilt. Den Kindern dieser Herkunft wird daher beigebracht, ihn zu vermeiden. Es muss betont werden, dass nur eine von Fachleuten unter Einbeziehung entsprechender Diagnoseverfahren durchgeführte Diagnose ernst genommen werden kann.

2.2 Die gebräuchlichen Diagnosesysteme zur Erfassung der Autismus-Spektrum-Störung

B. Rollett

In der klinischen Diagnostik werden **zwei Diagnosesysteme** verwendet, und zwar die (derzeit in der 10. Version vorliegende) **Internationale Klassifikation psychischer Störungen** der Weltgesundheitsorganisation WHO (ICD-10, deutsche Ausgabe: Dilling, Mombour und Schmidt, 2015) und das **Diagnostische und Statistische Manual Psychiatrischer Störungen** (DSM-5) der American Psychiatric Association APA (deutsche Ausgabe: Falkai u. a., 2015). Letzteres hat seit 2013 das vorausgegangene Diagnosesystem der vierten Auflage, das DSM-IV-TR, abgelöst. Dies hat in den USA zu umfassenden Änderungen der Autismus-Diagnostik geführt, auf die weiter unten ausführlicher eingegangen wird.

An der Revision der ICD-Klassifikation (ICD-11) wird bereits gearbeitet. Im Folgenden wird jedoch das derzeit noch geltende und daher in der Praxis allgemein verwendete Diagnosesystem ICD-10 dargestellt. Dies ist unter anderem auch deshalb notwendig, da die Mehrzahl der im deutschsprachigen Raum erschienenen Veröffentlichungen, die sich mit der Therapie von Autismus-Spektrum-Störungen befassen, auf dieser Klassifikation basieren.

2.2.1 Diagnose nach ICD-10

Das Diagnosesystem der ICD-10 geht bei der Beschreibung der autistischen Störung von drei Bereichen aus, die in charakteristischer Weise beeinträchtigt sind. Die Diagnose erfolgt daher nach **drei Hauptkriterien:**

1. Die Beziehung zu Menschen und die sozialen Interaktionen mit ihnen sind in typischer Weise gestört.

2. Störungen der Kommunikation, wobei die unterschiedlichsten Ausprägungen möglich sind.
3. Eine starke Neigung, stereotype, sich wiederholende Verhaltensweisen zu zeigen.

Des Weiteren wird zwischen **verschiedenen Störungsformen** unterschieden. Zu diesen gehören u. a. der sich schon vor dem 30. Lebensmonat zeigende „frühkindliche Autismus", bei dem alle drei der oben genannten Bereiche gestört sind, sowie der „atypische Autismus", bei dem Störungen nur in einem oder zwei der drei Bereiche auftreten, und das „Asperger-Syndrom", bei dem keine auffälligen Entwicklungsverzögerungen der Sprache oder der kognitiven Entwicklung zu beobachten sind, wohl aber Beeinträchtigungen in den sozialen Interaktionen und das Auftreten eingeschränkter, sich wiederholender, stereotyper Verhaltensmuster, Interessen und Aktivitäten. Im ICD-10 werden diese Störungsbilder in die Kategorie der „tief greifenden Entwicklungsstörungen" eingeordnet.

2.2.2 Diagnose nach DSM-5

Das DSM-5 erschien 2013 erstmals in englischer Sprache. Es brachte eine dramatische Veränderung der Autismus-Diagnostik mit sich: Es wird nämlich nicht mehr, wie dies noch bei der vierten Version (DSM-IV-TR) der Fall war, zwischen verschiedenen Sonderformen des autistischen Störungsbildes unterschieden, sondern davon ausgegangen, dass es sich um **eine einheitliche Störung handelt,** die als **Autismus-Spektrum-Störung** (ASS) bezeichnet wird.

In der Beschreibung der Diagnosekriterien wurden die auch im ICD-10 aufgeführten Störungsbereiche 1 und 2 zu einem Kriterium zusammengefasst. **Kriterium A** betrifft nunmehr „Anhaltende Defizite in der sozialen Kommunikation und sozialen Interaktion über verschiedene Kontexte hinweg", **Kriterium B** erfasst „Eingeschränkte, repetitive Verhaltensmuster, Interessen oder Aktivitäten".

In beiden Fällen wird jeweils zwischen drei verschiedenen Schweregraden unterschieden. Das Ausmaß der Unterstützung, das die Person ständig benötigt, stellt die Entscheidungsgrundlage für die Einordnung dar: Unterstützung erforderlich (Schweregrad 1), umfangreiche Unterstützung erforderlich (Schweregrad 2), sehr umfangreiche Unterstützung erforderlich (Schweregrad 3).

Eine wichtige Hilfe bei der differenzierten Erfassung der individuell benötigten Unterstützungsintensität bei Jugendlichen und Erwachsenen stellt die von der Forschungsgruppe von Germain Weber an der Universität Wien erarbeitete deutsche Version der „AAMR Supports Intensity Scale" der American Association on Intellectual and Developmental Disabilities dar (Weber und Zeilinger, 2006).

Tab. 2.1 Autismus-Spektrum-Störungen und ihre Bezeichnungen in verschiedenen Diagnosesystemen (in den Klammern sind die Ordnungsnummern angegeben).

<table>
<tr><th>ICD-10</th><th>DSM-IV-TR</th><th>DSM-5</th><th>Andere Bezeichnungen</th></tr>
<tr><td>Frühkindlicher Autismus (F84.0)</td><td>Autistische Störung (299.00)</td><td rowspan="4">Autismus-Spektrum-Störung (299.00) Schweregrade: 1, 2 und 3</td><td>a) Bei niedrigem intellektuellem Niveau: „Kanner-Autismus"
b) Bei höherem Funktionsniveau: „hochfunktionaler Autismus" (High-Functioning Autism)</td></tr>
<tr><td>Atypischer Autismus (F84.1)</td><td rowspan="2">Nicht näher bezeichnete, tief greifende Entwicklungsstörung (einschließlich atypischer Autismus) (299.80)</td><td rowspan="2">PDD-NOS: Häufig auch in der deutschsprachigen Literatur verwendete engl. Abkürzung für „Pervasive Developmental Disorder – not otherwise specified" („tief greifende Entwicklungsstörung, nicht näher bezeichnet")</td></tr>
<tr><td>Tief greifende Entwicklungsstörung, nicht näher bezeichnet (F84.9)</td></tr>
<tr><td>Asperger-Syndrom (F84.5)</td><td>Asperger-Störung (299.80)</td><td>Asperger-Autismus</td></tr>
<tr><td>Rett-Syndrom (F84.2)</td><td>Rett-Syndrom (299.80)</td><td>Nicht mehr unter ASS aufgeführt, eigene Störung</td><td></td></tr>
</table>

Die Bezeichnungen der autistischen Störungsbilder fallen in den verschiedenen Diagnosesystemen und in der Fachliteratur unterschiedlich aus (➤ Tab. 2.1).

Eine weitere Neuerung besteht darin, dass davon ausgegangen wird, dass die Autismus-Spektrum-Störung **bereits im ersten Lebensjahr diagnostiziert werden kann,** auch wenn sie zu diesem Zeitpunkt noch nicht klar zutage tritt.

Diese Veränderungen der Diagnostik führten z. T. zu schwerwiegenden praktischen Konsequenzen (➤ Kap. 2.3).

2.3 Veränderungen der Autismus-Spektrum-Störungs-Diagnostik durch das DSM-5

B. Rollett

2.3.1 Überblick

Wie dargestellt unterschied die vierte Version des DSM (DSM-IV-TR) noch zwischen drei Diagnosekriterien des autistischen Störungsbildes: „Beeinträchtigungen der sozialen Kommunikation", „Beeinträchtigungen der sozialen Interaktion" und „restriktive, repetitive Verhaltensmuster, Interessen oder Aktivitäten".

Im DSM-5 finden sich dagegen nur mehr zwei Hauptdiagnosekriterien, da die ersten beiden Kriterien wie folgt zusammengefasst wurden: „anhaltende Defizite in der sozialen Kommunikation und sozialen Interaktion" (Kriterium A) und „eingeschränkte, repetitive Verhaltensmuster, Interessen oder Aktivitäten" (Kriterium B) (Falkai u. a., 2015).

Hinzu kamen ergänzende Diagnosekriterien: Es wird verlangt, dass die Symptome der unter den Kriterien A und B angeführten Störungen bereits in der frühen Entwicklung des Kindes auftreten (Kriterium C) und dass die Symptome in klinisch bedeutsamer Weise zu Leiden oder Beeinträchtigungen in sozialen, beruflichen oder anderen wichtigen Funktionsbereichen führen (Kriterium D).

Wie bereits erwähnt (➤ Kap. 2.2.2), wird anstelle des in den vorausgegangenen Auflagen des DSM üblichen **kategorialen** Diagnoseansatzes im DSM-5 nunmehr eine **dimensionale Form** der Diagnostik verwendet. Es wird nicht mehr zwischen unterschiedlichen autistischen Störungsbildern differenziert, wie dies noch im DSM-IV-R der Fall war (➤ Tab. 2.1), sondern von einem einzigen autistischen Störungsbild, der **Autismus-Spektrum-Störung** (ASS), ausgegangen. Diese kann in verschieden starker Ausprägung vorliegen, wobei zwischen **drei Schweregraden** unterschieden wird. Als generelles Kriterium dient, **wie viel gezielte Unterstützung** die Betroffenen in ihrem Leben dauerhaft benötigen.

Auf **Ebene 1** ist eine entwicklungsbegleitende Unterstützung zwar unbedingt nötig, hält sich aber noch in Grenzen. Auf **Ebene 2** ist ständig eine umfangreiche und auf **Ebene 3** eine sehr umfangreiche Unterstützung erforderlich.

Personen, die man früher in die Kategorie „frühkindlicher Autismus" eingeordnet hätte, sind aufgrund des Schweregrades ihres Störungsbildes meist entweder in Ebene 2 oder 3 einzuordnen. Personen mit Asperger-Autismus finden sich eher auf Ebene 1 wieder. Bei der Diagnose der letzteren Gruppe besteht die Schwierigkeit darin, dass das Störungsbild meist relativ spät entdeckt wird, da die Betroffenen zunächst eine für Laien eher unauffällige sprachliche und kognitive Entwicklung zeigen. Auch die bei ihnen häufig zu beobachtende motorische Ungeschicklichkeit wird als „altersgemäß" fehlinterpretiert. Die Gruppe der High-Functioning-Autisten zeigt in ihrer motorischen Entwicklung meist weniger Rückstände, hat aber verglichen mit der Asperger-Gruppe eine etwas ungünstigere Sprachentwicklung, was sich auch auf ihr Sozialverhalten auswirken kann. Letzteres kann als bloße Verzögerung der Sprachentwicklung fehlgedeutet werden.

2.3.2 Probleme mit den neuen DSM-5-Diagnoserichtlinien in der praktischen Anwendung

Mittlerweile existiert bereits eine umfangreiche Literatur darüber, zu welchen Auswirkungen die Veränderung der Diagnoserichtlinien im DSM-5 in der Praxis führt. Eine der wichtigsten Konsequenzen besteht darin, dass durch ihre Anwendung offenbar manche Personen nicht mehr die Diagnose einer Autismus-Spektrum-Störung erhalten.

Harstad u. a. (2015) untersuchten an einer Stichprobe von 227 Kleinkindern (mittleres Lebensalter = 3,95 Jahre, wobei die Mehrheit einen IQ > 70 hatte), wie weit die Diagnoseumstellung von DSM-IV-TR auf DSM-5 die Diagnosevergabe beeinflusste. Sie kamen zu dem Schluss, dass das DSM-5 zwar generell ein robustes Diagnosemodell darstellt, aber z. T. eine andere Patientengruppe identifiziert, als dies mithilfe der DSM-IV-TR-Diagnostik der Fall war (a. a. O., S. 1437 f.). Sie stellten fest, dass vor allem Kinder auf einem höheren, intellektuellen Niveau unter Zuhilfenahme der DSM-5-Diagnostik nicht mehr als ASS-Betroffene diagnostiziert wurden. Ein Grund dafür könnte sein, dass diese ihre durchaus vorhandenen Interaktions- und Kommunikationsdefizite durch selbst entwickelte Kompensationsstrategien teilweise ausgleichen konnten, sodass sie durch die neuen Diagnoserichtlinien nicht mehr erfasst werden.

Matson, Kozlowski, Hattier, Horovitz und Sipes (2012) kamen aufgrund ihrer Untersuchungen sogar zu dem Schluss, dass von den Kleinstkindern, die nach dem DSM-IV-TR-Richtlinien die Diagnose „Autismus" bekommen hätten, 47 % diese nach den neuen Richtlinien nicht mehr erhalten würden. Dies ist bedauerlich, da hierdurch unter Umständen wichtige Fördermaßnahmen, von denen auch die nicht mehr als Kinder mit Autismus-Spektrum-Störung Diagnostizierten profitieren könnten, nicht oder zu spät eingesetzt werden.

Aufgrund eines systematischen Vergleichs von 25 einschlägigen Studien konnten Smith, Reichow und Volkmar (2015) feststellen, dass nur mehr zwischen 50 und 75 % der Personen, die früher eine Diagnose aus dem Autismus-Spektrum-Bereich erhalten hatten, diese auch nach den neuen Richtlinien bekommen würden. Vor allem Menschen mit einem Intelligenzquotienten > 70 und einer früheren Diagnose „Asperger-Syndrom" oder „nicht näher bezeichnete tief greifende Entwicklungsstörung" (PDD-NOS) wurden nach den neuen Richtlinien nicht mehr als Personen mit einer Autismus-Spektrum-Störung diagnostiziert. Ein Grund dafür war, dass der Schweregrad ihrer Einschränkungen und damit die von ihnen insgesamt ständig benötigten Unterstützungsmaßnahmen im alltäglichen Leben für die neue Autismus-Diagnose nicht ausreichten. Dies hat zur Folge, dass diese Personen von Interventionsmaßnahmen ausgeschlossen werden, die in einzelnen Bereichen durchaus erforderlich sind, um ihnen die besten Entwicklungs- und damit Lebenschancen zu eröffnen. Ein weiterer Nachteil besteht darin, dass die Krankenkassen die Bezahlung der Therapiemaßnahmen nicht übernehmen, wenn keine Diagnose einer Autismus-Spektrum-Störung vorliegt.

Für die Praxis ergeben sich daraus folgende Konsequenzen: Da sich herausgestellt hat, dass die DSM-5-Diagnostik dazu führt, dass bestimmte Klient/innengruppen nicht mehr die Diagnose Autismus-Spektrum-Störung erhalten, sollte in jedem Fall auch eine Diagnose nach den derzeit gültigen ICD-10-Richtlinien erstellt und als Grundlage für notwendige Interventionsmaßnahmen herangezogen werden.

Insbesondere bei Diagnosen, die als Grundlage für den Aufbau eines entwicklungsangemessenen, individuell gut angepassten Förderprogramms für Kinder und Jugendliche dienen sollen, ist neben Verhaltensbeobachtungen der Einsatz **testpsychologischer Untersuchungsverfahren,** soweit sie im Einzelfall anwendbar sind, erforderlich (➤ Kap. 2.4, ➤ Kap. 18). Diese Untersuchungen müssen von einer geschulten psychologischen Fachkraft durchgeführt werden, die Erfahrungen im Umgang mit Kindern und Jugendlichen mit Autismus hat, da diese Klient/innengruppe wegen ihrer Neigung zu Kontaktverweigerung leicht für „nicht testbar" gehalten und daher in ihren Fähigkeiten und Entwicklungsmöglichkeiten unterschätzt wird. Es versteht sich von selbst, dass Kinder, die nicht über die Sprache verfügen, mit nonverbalen Testverfahren geprüft werden müssen.

2.4 Autistische und andere Störungen: Verwechslungsmöglichkeiten

K. Hippler, S. Metzler, B. Rollett, G. Spiel

Die folgende Checkliste weist auf Symptome hin, die zwar bei Autismus-Spektrum-Störungen häufig zu beobachten sind, aber auch im Rahmen der normalen Entwicklung oder bei anderen Störungsbildern auftreten und daher zu Verwechslungen führen können. Zu beachten ist hierbei, dass einzelne Symptome, z. B. fehlender Blickkontakt oder spezielle Interessen, niemals alleine eine Autismus-Diagnose rechtfertigen. Es müssen ausreichend Symptome aus den Bereichen „Beeinträchtigung der sozialen Kommunikation“ sowie „restriktive, repetitive Verhaltensweisen, Interessen und Aktivitäten“ vorhanden sein. Goldener Standard in der Diagnostik von Autismus-Spektrum-Störungen sind die Verfahren ADOS-2 (Diagnostische Beobachtungsskala für Autistische Störungen-2, deutsche Version von Poustka u. a., 2015) zur Beurteilung des/der Betroffenen und ADI-R (Autismus Diagnostisches Interview-revidiert, deutsche Version von Bölte u. a., 2006), ein semi-strukturiertes Interview mit den Eltern bzw. Erziehungsberechtigten. Zu einer umfassenden Diagnostik gehören auch eine medizinische Abklärung, autismusspezifische Screening-Verfahren, Intelligenz-und/oder Entwicklungstests sowie neuropsychologische Verfahren.

Da eine Auflistung aller diagnostischen Verfahren zur Erfassung der unten angegebenen einzelnen Symptome den Rahmen sprengen würde, wird vor allem auf ADI-R und ADOS-2 zur differentialdiagnostischen Absicherung dieser Bereiche verwiesen.

Die Reihenfolge der in der Checkliste genannten Symptome orientiert sich weitgehend am kindlichen Entwicklungsverlauf, das heißt am erstmaligen Auftreten im Baby- und Kleinkindalter bis hin zum Schulalter.

Bei der Diagnosestellung sehr junger Kinder ist zu beachten, dass ein nicht unerheblicher Prozentsatz von Kindern mit Autismus-Spektrum-Störungen einen Verlust von Fertigkeiten (insbesondere der Sprache) zwischen dem 15. und dem 30. Lebensmonat zeigt (Falkai u. a. 2015).

In der folgenden Checkliste (➤ Tab. 2.2) sind jene autistischen Symptome zusammengestellt, die auch bei anderen Störungsbildern oder im Laufe der normalen Entwicklung auftreten und damit zu Verwechslungen führen können.

Wie die Checkliste zeigt, muss auch bei Symptomen bzw. Verhaltensauffälligkeiten, die beim autistischen Störungsbild häufig zu beobachten sind, untersucht werden, ob nicht andere Ursachen für ihr Auftreten verantwortlich sein könnten, um Fehldiagnosen zu vermeiden.

Tab. 2.2 Checkliste (K. Hippler, S. Metzler, B. Rollett und G. Spiel).

Symptome (bei Kindern und/oder Erwachsenen)	Möglichkeiten der Diagnostik	Verwechslungsmöglichkeiten mit anderen Störungsbildern	Mögliches Auftreten des Verhaltens in der typischen Entwicklung
1. Frühe Auffälligkeiten in der Entwicklung			
Regulationsstörungen, z. B. schwer zu beruhigende Babys, passive Babys, „Steifmachen“ bei Körperkontakt Abweichungen bzgl. Aktivierungsniveau, Schlafrhythmus, Nahrungsaufnahme	Anamnese mit den Bezugspersonen Beobachtung	Begleitsymptome vieler psychosomatischer und anderer Störungen Organische Erkrankungen Syndrom des „difficult baby“ Regulationsstörungen des Säuglingsalters	„Schwieriges“ Temperament, Stress
2. Frühe Auffälligkeiten oder Verzögerung der Sprache			
Keine Sprache bzw. verzögerter Sprachbeginn	Beobachtung (kein Kompensieren verbaler Sprache durch Mimik, Gestik, Deuten) ADI-R, ADOS-2 Sprachliche Subtests aus Intelligenz- und Entwicklungstests Sprachentwicklungstests Logopädische Abklärung Analyse von Videos	Elektiver Mutismus Umschriebene Entwicklungsstörung des Sprechens und der Sprache Kinder mit Hörbeeinträchtigung	Kinder < 3 Jahre Bilingualität Spätentwickler („Late Talkers“)

Tab. 2.2 Checkliste (K. Hippler, S. Metzler, B. Rollett und G. Spiel). *(Forts.)*

Symptome (bei Kindern und/oder Erwachsenen)	Möglichkeiten der Diagnostik	Verwechslungsmöglichkeiten mit anderen Störungsbildern	Mögliches Auftreten des Verhaltens in der typischen Entwicklung
Verlust sprachlicher Fähigkeiten (v. a. zwischen 18.–30. LM) Echolalie und stereotype Äußerungen	Siehe oben	Landau-Kleffner-Syndrom Rett-Syndrom, desintegrative Störung des Kindesalters, andere organische Grunderkrankungen	
3. Auffälligkeiten in der (nonverbalen) Kommunikation und Sprechweise			
Mangelnde Wechselseitigkeit in der Kommunikation (Fehlen von Plappern bei jungen Kindern bzw. Small Talk bei Älteren) Einschränkungen bezüglich Gestik/Deuten/Zeigen, Mimik, Blickkontakt Pronominale Umkehr (z. B. Verwechseln von „du" und „ich") Besonderheiten der Sprachmodulation und Aussprache	ADI-R, ADOS-2 Beobachtung	Soziale (pragmatische) Kommunikationsstörung (DSM-5) Kinder mit (vorübergehender) Hörbeeinträchtigung, Störung der rezeptiven Sprache oder kognitiver/körperlicher Einschränkung Elektiver Mutismus Sozialphobie	
Verbale Rituale Neologismen, Konkretismus (Wörtlichnehmen von Gesagtem)		Zwangsstörung Schizophrenie (im Jugendalter)	
4. Auffälligkeiten der sozialen Interaktion			
Rückzugsverhalten (passive oder aktive Abwehr von Kontakt) Probleme im Aufbau und Halten von Beziehungen (z. B. Freundschaften)	Beobachtung/Interview ADOS-2, ADI-R Störungsspezifische Fragebögen und Interviewleitfäden zur Differenzialdiagnostik	Elektiver Mutismus Depression Angststörungen und phobische Störungen (v. a. Sozialphobie) Schizophrenie (Negativsymptome) Bindungsstörungen	Sehr gehemmte oder schüchterne Kinder
Unpassende, der Situation nicht angemessene Kontaktaufnahme und Reaktion auf Kontakt Mangelnde sozio-emotionale Wechselseitigkeit (z. B. kaum Teilen, Trösten, wenig geteilte Freude)	Siehe oben	Störung des Sozialverhaltens Bindungsstörungen	Kinder in der Trotzphase
5. Auffälligkeiten im Spielverhalten			
Eingeschränktes/fehlendes oder auffälliges Spielverhalten bei den folgenden Spielformen: **a) Funktionsspiel** (z. B. Klötzchen aneinanderschlagen, Rasseln)	Beobachtung ADOS-2, ADI-R	Kinder mit kognitiven Beeinträchtigungen Deprivierte Kinder Motorisch eingeschränkte Kinder	Kinder < 3 Monate

Tab. 2.2 Checkliste (K. Hippler, S. Metzler, B. Rollett und G. Spiel). *(Forts.)*

Symptome (bei Kindern und/oder Erwachsenen)	Möglichkeiten der Diagnostik	Verwechslungsmöglichkeiten mit anderen Störungsbildern	Mögliches Auftreten des Verhaltens in der typischen Entwicklung
b) Konstruktionsspiel (z. B. Puzzles, Kneten, Steckspiele, Lego)	Siehe oben	Siehe oben	Kinder < 1 ½ Jahre
c) symbolisches Spiel, inkl. mangelnde Imitationsfähigkeit (z. B. So-tun-als-ob-Spiel in der Puppenküche) **d) Rollenspiel** (z. B. Vater-Mutter-Kind, Piraten, Prinzessin)	Siehe oben	Siehe oben	Kinder < 2 Jahre
6. Motorische Stereotypien			
Automatisierte repetitive Bewegungsmuster (z. B. im Kreis gehen) Zehenspitzengang Schaukelbewegungen Klopfen, Hüpfen Fingerspiele (v. a. vor den Augen) Flattern mit den Händen/Armen	Beobachtung ADI-R, ADOS-2 Fragebögen, Diagnosechecklisten (z. B. DISYPS-II, SRS, FSK, Y-BOCS)	Tics Zwangsstörungen Blinde Kinder Tourette-Syndrom (Differenzialdiagnose: Beginn in der Regel **erst** nach dem 3. Lj.) Leichtgradige Paraspastiken Umschriebene Entwicklungsstörung der motorischen Funktionen Vorübergehend bei hospitalisierten und deprivierten Kindern (Bindungsstörungen)	Kleinkinder mit geringer Häufigkeit bei … • Nervosität • Langeweile bzw. Unter-/Überforderung • (Freudiger) Erregung
7. Restriktive, repetitive Verhaltensweisen und Interessen			
Unflexible Spezialinteressen („Expertentum" auf einem bestimmten Gebiet)	Interview ADI-R, ADOS-2 Freies Spiel		„Sammler"/Leidenschaft für ein bestimmtes Spezialgebiet Hochbegabung
Stereotypien mit Objekten (z. B. Lichtschalterspiel, Kreiseln von Objekten) Beschäftigung mit Teilobjekten/Zweckentfremdung von Materialien	Siehe oben Beobachten der Reaktion bei Störung und Unterbindung einer Aktivität	Kognitive Beeinträchtigungen	Automatismen in Leerlaufsituationen
Rituale und zwanghafte Verhaltensweisen (z. B. Anordnen von Dingen, Handlungen auf bestimmte Art und Weise ausführen müssen)	Siehe oben	Zwangsstörungen	„Normale" Rituale im Laufe der kindlichen Entwicklung (z. B. Abendritual)

2

Tab. 2.2 Checkliste (K. Hippler, S. Metzler, B. Rollett und G. Spiel). *(Forts.)*

Symptome (bei Kindern und/oder Erwachsenen)	Möglichkeiten der Diagnostik	Verwechslungsmöglichkeiten mit anderen Störungsbildern	Mögliches Auftreten des Verhaltens in der typischen Entwicklung
8. Auffälligkeiten der Wahrnehmung und Reizverarbeitung			
Hyposensitivität (Unterempfindlichkeit) Scheinbare Schmerzunempfindlichkeit Keine sichtbare oder auffällige Reaktion auf Objekte oder Stimuli mit hoher Intensität	Beobachtung ADI-R, ADOS-2 Elternfragebögen und -interviews Ergotherapeutische Abklärung	Störung der sensorischen Integration Organische Sinnesbeeinträchtigung (vor allem Hör- oder Sehbeeinträchtigung) Schwer vernachlässigte oder misshandelte Kinder (Bindungsstörungen)	Fallweise unter Stress, bei intensiver Beschäftigung
Hypersensitivität (Überempfindlichkeit) Übermäßige Reaktion auf taktile, akustische oder visuelle Reize	Siehe oben	Störung der sensorischen Integration Kinder mit Konzentrationsschwächen ADHS	Bei zu hoher Belastung durch Umweltreize (z. B. hoher Lärmpegel)
Sensorische Interessen Beriechen, Befühlen, Suche nach wiederholten visuellen oder akustischen Reizen	Siehe oben	Kinder mit schwerer kognitiver Beeinträchtigung	Kinder < 1 ½ Jahre
9. Wiederholte Selbstverletzungen			
Kopfschlagen Kratzen Haare ausreißen Andere selbstverletzende Handlungen	Beobachtung ADI-R, ADOS-2 Störungsspezifische Interviews, Diagnosechecklisten und Fragebögen	Kinder mit schwerer kognitiver Beeinträchtigung Traumatisierte Kinder Schizophrenie, Borderline-Persönlichkeitsstörung Zwangsstörungen Trichotillomanie Störungen der Impulskontrolle vor allem im Jugendalter	
10. Auffälligkeiten der Emotionen und Emotionsregulation			
Zornanfälle, Impulsdurchbrüche	ADI-R, ADOS-2 Störungsspezifische Fragebögen und Diagnosechecklisten Strukturierte (Kinder-)psychiatrische Interviewleitfäden	Störung des Sozialverhaltens ADHS Bindungsstörungen	Stark frustrierende Situationen
Hohe Angstneigung	Siehe oben	Angststörungen Bindungsstörungen Emotionale Störungen	Schüchterne, gehemmte Kinder
Negativismus Flacher Affekt (emotionale „Kühle")	Siehe oben	Persönlichkeitsstörungen (v. a. Narzissmus, schizoide Persönlichkeitsstörung) Schizophrenie	

KAPITEL

3

B. Rollett

Trauerbewältigung

Betrachtet man das Problem der Geburt eines Kindes mit einer Autismus-Spektrum-Störung einmal von der Elternseite, bedeutet es für die Mutter, dass sie sich nach einer anstrengenden Schwangerschaft entweder mit einem sehr schwierigen **Schreikind** oder mit einem extrem passiven sogenannten **Muschelkind,** das auf sie so gut wie gar nicht reagiert, auseinandersetzen muss. Beides ist **äußerst belastend.** Im weiteren Verlauf ist die immer deutlicher zutage tretende und für die Eltern unverständliche Abwehr des Kindes Zärtlichkeiten gegenüber enttäuschend und kränkend.

Besonders stressreich ist natürlich das ständige und durch nichts zu beeinflussende Schreien. Leider ist die Tatsache viel zu wenig bekannt, dass für eine Mutter das Schreien des Säuglings nicht nur ein unangenehmes Geräusch darstellt, wie für die anderen Familienangehörigen, sondern ein **Signal** bedeutet, das hormonelle Veränderungen in ihrem Körper auslöst, da das Schreien des Babys reflexartig dazu führt, dass sich die Brust der Mutter mit Milch füllt. Die Natur hat es so eingerichtet, dass die Mutter automatisch alarmiert und zum Nähren des Babys bereit wird, wenn ihr Kind schreit (Schell und Hall, 1984). Aber welche Mutter hält es aus, ununterbrochen alarmiert zu werden? Verständlicherweise schottet sie sich schließlich dagegen ab und sagt sich „Ich kann nicht mehr". Für die anderen Familienmitglieder bedeutet ständiges, unbeeinflussbares Schreien natürlich ebenfalls eine Belastung, die das Familienleben beeinträchtigt. Dies wirkt sich wieder als zusätzlicher Stress für die Mutter aus – ein Teufelskreis entsteht.

Für die Eltern eines passiven Muschelkindes ist die Situation zunächst etwas leichter. Die Sorgen kommen jedoch, wenn sie entdecken, dass ihr Kind offenbar gegenüber seinen Altersgenossen in der Entwicklung deutlich „zurück" ist. Oft beginnt ein langer Leidensweg von einem Experten zum anderen, ein Auf und Ab von neuen Hoffnungen und bitteren Enttäuschungen, es sei denn, dass die Familie das Glück hat, an jemand zu gelangen, der die richtige Diagnose stellt. So wichtig die Diagnose „Autismus-Spektrum-Störung" für die frühzeitig beginnende Förderung des Kindes ist, bedeutet sie allerdings für die Eltern zunächst einmal eine große Belastung: Sie müssen sich von vielen Vorstellungen über den gemeinsamen Lebensweg mit dem Kind und seine Zukunft verabschieden. Sie müssen lernen, das Kind, so wie es ist, anzunehmen und zu lieben und sich der neuen Herausforderung zu stellen, alles zu tun, um ihm die bestmöglichen Lebenschancen zu bieten – nicht nur im Interesse des Kindes, sondern auch im eigenen Interesse.

Dies bedeutet, dass zunächst einmal ein erhebliches Maß an **Trauerarbeit** zu leisten ist, ein Problem, das in der Praxis viel zu wenig beachtet wird. Die Enttäuschung, ein sehr schwieriges Kind in der Familie zu haben, muss **verarbeitet und akzeptiert** werden – **nicht resignativ, sondern als neue, bereichernde Aufgabe.** Therapeutische Unterstützung kann diesen Prozess erleichtern. Die Eltern sollten sich daher nicht scheuen, entsprechende Hilfen in Anspruch zu nehmen, wenn sie den Eindruck haben, dass ihnen die Aufgabe zu schwer wird.

Die **Geschwister** des Kindes mit Autismus sind ebenfalls betroffen, da die Aufmerksamkeit der Eltern von dem Kind besonders beansprucht wird. Eifersucht, Gefühle des Zurückgesetztseins, aber auch tatsächliches Zu-kurz-Kommen können die Folge sein, wenn den überlasteten Eltern die Arbeit und Fürsorge zu viel wird.

Eine der wichtigsten Aufgaben jeder Therapie von Kindern mit einer Autismus-Spektrum-Störung ist es daher, der Familie zu helfen, trotz der großen Belastungen zu einem guten Familienleben zurückzufinden. Dazu ist einerseits Verständnis notwendig, andererseits konkrete Hilfe.

In einem ersten Beratungsschritt müssen mit der betroffenen Familie daher alle Möglichkeiten besprochen und in Angriff genommen werden, um die Haus- und Familienarbeit auf vernünftige Weise zu reduzieren bzw. in entlastender Weise neu zu organisieren. Besonders wichtig ist es, Konfliktpunkte in der Familie aus dem Weg zu schaffen und für tatkräftige Unterstützung von außen zu sorgen. Am besten wird dies im Rahmen einer **Familienkonferenz** beraten und beschlossen, an der alle Familienmitglieder teilnehmen. Eine fachkundige Unterstützung ist dabei von großem Vorteil (➤ Kap. 5).

Die nächste wichtige Aufgabe der Eltern und anderen Familienmitglieder besteht darin, eine **gute Beziehung zu dem Kind aufzubauen.** Bei Kindern mit einer Autismus-Spektrum-Störung ist dies besonders schwer. Bei vielen anderen Behinderungsformen, z. B. bei Kindern mit Downsyndrom, ist das Kontaktverhalten des Kindes nicht beeinträchtigt. Die Eltern können sich daher durch die Liebe und Anhänglichkeit ihres behinderten Kindes entschädigt fühlen. Dies erleichtert die Bewältigung der Situation. Bei Kindern mit Autismus erleben die Familienangehörigen jedoch anfangs nur (scheinbar!) unbedankte Mühe.

In einer Untersuchung von Weissensteiner (1987) wurden einerseits Mütter von Kindern mit Autismus, andererseits Mütter, die Kinder mit anderen Behinderungen hatten, und schließlich Mütter von sich typisch entwickelnden Kindern befragt. Dabei zeigte sich, dass die Mütter der Kinder mit Autismus sich im Gegensatz zu den beiden anderen Müttergruppen sowohl durch die Pflege des Kindes als auch durch die Haushaltsarbeit weit mehr angestrengt fühlten. Sie kamen damit auch schlechter zurecht. Die Pflege eines Kindes mit Autismus verlangt sehr viel Einsatz. Entlastung und Hilfe für die Mutter und die gesamte Familie stellen daher eine wichtige Voraussetzung für das Gelingen einer Autismustherapie dar.

Ebenso wichtig ist es, den Eltern und Geschwistern eines Kindes mit Autismus zu zeigen, dass das Kind sie nur scheinbar ablehnt, in Wirklichkeit aber eng an sie gebunden ist und sie liebt. Es geht daher darum, die versteckten Anzeichen dafür zu erkennen. Diese können z. B. darin bestehen, dass das Kind bei Abwesenheit der geliebten Person besonders „unleidlich" ist. Bei ihrer Rückkehr kann es aufgrund des Kummers bzw. Ärgers über ihre Abwesenheit entweder zu extremem Rückzug oder im Gegenteil zu unangemessener Erregung kommen. Es fällt naturgemäß schwer, diese Verhaltensweisen als Zeichen einer positiven Bindung zu erkennen und entsprechend zu reagieren. Gelegentlich kann es aber auch zu überschwänglicher Freude kommen. Dazu ein Beispiel:

BEISPIEL

Ein erwachsener, kaum sprachfähiger Zwanzigjähriger mit Autismus, der bei einer Verwandten lebte, da seine Eltern mit ihm nicht zurechtkamen, traf anlässlich eines Beratungsgesprächs – für ihn überraschend – mit seiner Mutter zusammen. Seine unbändige Freude war eindrucksvoll: Er lachte, lief im Zimmer herum, griff sich immer wieder mit beiden Händen an den Kopf (eine angeborene Überraschungsgeste) und hatte größte Schwierigkeiten, sein seelisches Gleichgewicht wiederzuerlangen. Die Mutter war äußerst erstaunt, da sie nicht geahnt hatte, wie viel sie ihrem Sohn bedeutete.

Die positiven Gefühle, die gelegentlich durch die überraschende Anwesenheit einer geliebten Bezugsperson bei einem Menschen mit Autismus-Spektrum-Störung ausgelöst werden, können so stark sein, dass Betroffene damit überfordert sind und sich dagegen innerlich abgrenzen müssen. Auch hierzu ein Beispiel:

BEISPIEL

Als Bernhard (Beispiel ➤ Kap. 6) gerade die Grundschule begonnen hatte, kam er einmal aus dem Schulhaus heraus, als zufällig seine Mutter über den Schulhof ging. Er strahlte über das ganze Gesicht und begann auf sie zuzulaufen, plötzlich blieb er jedoch stehen und betrachtete angelegentlich die Wolken, ohne sich weiter um seine Mutter zu kümmern. Für die Mutter war es einerseits sehr wichtig, die positive Reaktion als Zeichen einer vorhandenen Beziehung zu erkennen und gleichzeitig einen Eindruck davon zubekommen, wie schwer es Bernhard aufgrund seiner starken emotionalen Reaktion fiel, seine Liebe zu ihr zum Ausdruck zu bringen.

Eltern und Geschwister von Kindern mit Autismus müssen lernen, die seltenen Augenblicke, in denen diese ihre Zärtlichkeit und Liebe zeigen können, auch wahrzunehmen und sich daran zu freuen, um dann darauf angemessen reagieren zu können. Dies erleichtert es, die gewohnheitsmäßig gezeigte Abwehrhaltung zu ertragen (➤ Abb. 3.1).

Ist es den Eltern gelungen, die Autismus-Diagnose und die damit verbundenen Aufgaben als neue Herausforderung zu akzeptieren sowie die notwendigen Umorganisationen ihres Familienalltags in kompetenter Weise durchzuführen, führt der weitere Weg dahin zu lernen, wie sie ihr Kind in bester Weise fördern können, ohne sich selbst und eventuell vorhandene Geschwister zu vernachlässigen oder zu überfordern. Gerade für Familien mit einem Kind mit Autismus-Spektrum-Störung ist es wichtig zu erfahren, wie sie sich trotz aller Belastungen am Leben erfreuen können.

Eine solche lebensbejahende Haltung erleichtert auch Geschwistern den Umgang mit der Situation. Ein behindertes Kind in der Familie bedeutet immer, dass Zeit und Kraft, die sonst allen zugutekommen würde, vor allem dem betreffenden Kind gewidmet werden muss. Für die Geschwister ist es wichtig, dies nicht als Zurücksetzung zu empfinden. Je mehr es den Eltern gelingt, auch für die anderen Kinder da zu sein und diese in guter Weise in die Verantwortung für das Geschwister mit einzubeziehen, desto leichter wird es allen fallen, konstruktiv mit den neuen Problemen umzugehen.

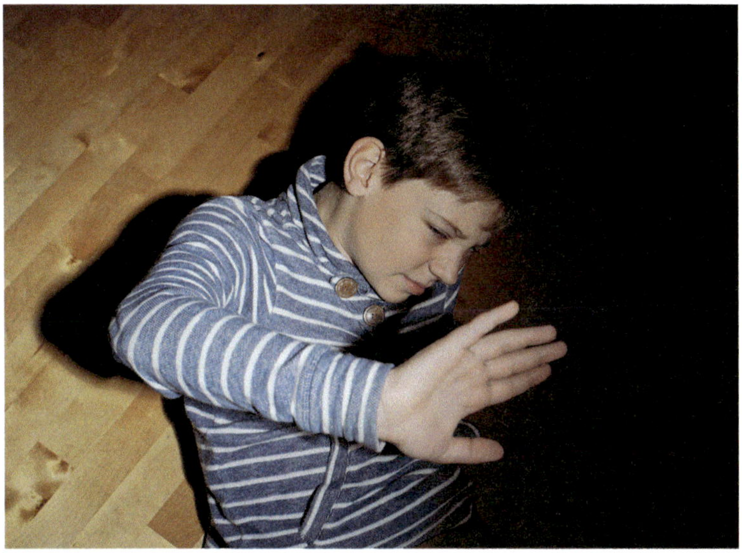

Abb. 3.1 Eltern fällt es oft schwer, die Abwehrhaltung des Kindes zu akzeptieren. [J787]

KAPITEL 4

B. Rollett

Kinder mit Autismus und sich typisch entwickelnde Kinder im Vergleich

4.1 Bedeutung der Orientierungsfähigkeit und der Kontaktbereitschaft für die Entwicklung

Wie verläuft die Entwicklung von Kindern mit Autismus verglichen mit sich typisch entwickelnden Kindern? Ein entscheidender Unterschied besteht in der **zunehmenden Kontaktbereitschaft** der Letzteren, die dazu führt, dass sie sich immer mehr ihrer Umwelt zuwenden und, was besonders wichtig ist, immer mehr von ihr lernen. Dies hat weitere Auswirkungen. Durch den liebevollen Kontakt mit seinen Bezugspersonen erhält das Kind mächtige Verbündete im Bemühen um einen ausgeglichenen, positiven Innenzustand: Es wird getröstet und beruhigt, wenn es ihm nicht gut geht, oder zum fröhlichen Spiel verlockt, wenn es schlecht gelaunt ist und zu nichts Lust hat. Dieser Weg, mithilfe seiner vertrauten Personen in einen angenehmen, ausgeglichenen Gefühlszustand versetzt zu werden, ist Kindern mit Autismus durch ihre gewohnheitsmäßige Kontaktabwehr (zunächst) versperrt. Die Arbeit am Abbau der autistischen Kontaktschranke und am Beziehungsaufbau stellt daher einen wichtigen Schritt jeder Autismustherapie dar.

Auch die **kognitive Entwicklung** (d. h. die Wahrnehmungs-, Sprach- und Denkentwicklung) ist durch die autistische Kontaktstörung beeinträchtigt. Menschen lernen in erster Linie durch die Vermittlung ihrer sozialen Umwelt. Wer sich den Kontakten mit Menschen verweigert oder es nicht versteht, sie aufzunehmen, kann auch nichts von ihnen lernen. Die Kontaktbereitschaft hängt daher eng mit der Entwicklung der Lernbereitschaft zusammen. Eine frühe Voraussetzung für diese Entwicklung ist die „Orientierungsfähigkeit", die bei sich typisch entwickelnden Säuglingen schon in den ersten Lebenswochen beobachtet werden kann. Wenn Babys nicht gerade müde sind, schauen sie mit großen Augen in die Welt hinein, bereit, sich Neuem zuzuwenden. Es handelt sich um einen Zustand, der als „ruhiges Aufmerksamkeitsstadium" („Quiet Alert State") beschrieben wird. Dieser deutet an, dass das Baby bereit ist, sich der Umwelt zuzuwenden und auf sie zu reagieren. Er ist mit einem ganz charakteristischen, entspannt aufmerksamen Gesichtsausdruck verbunden (den man im Übrigen auch bei Erwachsenen beobachten kann). Wenn etwas für das Baby Interessantes geschieht, ist es vorbereitet, darauf zu reagieren. Auf diese Weise entstehen die ersten Orientierungsversuche im Rahmen seiner neuen Umwelt.

Man kann die beginnende Orientierungsfähigkeit von Säuglingen überprüfen, indem man ihnen ein gedämpftes Licht zeigt (z. B. eine Taschenlampe, über die man ein Taschentuch gelegt hat) und vor ihren Augen langsam hin und her führt. Sogar Neugeborene sind schon in der Lage, dem Licht mit den Augen zu folgen, wenn man ihnen eine entsprechende Anlaufzeit gestattet (und sie weder hungrig noch schläfrig sind).

Hier gibt es allerdings auch bei sich typisch entwickelnden Säuglingen gewisse individuelle Unterschiede. Die „guten Orientierer" machen schon kurz nach der Geburt einen besonders wachen und interessierten Eindruck. Sie sind neugierig und lernbereit. Im Laufe des ersten Lebensjahres fallen sie außerdem durch ihre gut entwickelte Fähigkeit auf, ihre Betreuungspersonen durch ihr Verhalten dazu zu motivieren, sich mit ihnen zu beschäftigen. Diese Kinder benutzen z. B. das gegen das Ende des ersten Lebensjahres auftretende „gezielte Zeigen" sehr kompetent, um ihre Mutter oder andere Personen auf etwas aufmerksam zu machen oder ihre Wünsche auszudrücken. Wenn sie z. B. möchten, dass ihre Mutter ihnen etwas gibt, zeigen sie auf den Gegenstand. Sie haben es gelernt, ihre Wünsche schon früh so auszudrücken, dass sie von ihren Eltern oder auch anderen Personen erfüllt werden. Selbstverständlich profitieren auch diese Kinder von anregenden Spielangeboten vonseiten ihrer Bezugspersonen, doch sind sie nicht in dem Maß darauf angewiesen, wie dies bei Kindern der Fall ist, die zu den „schlechten Orientierern" gehören. Zu Letzteren zählen vor allem auch Kinder mit einer Autismus-Spektrum-Störung. Bei ihnen fällt z. B. das frühe gezielte Zeigen so gut wie vollständig aus. **Es muss daher eindringlich darauf hingewiesen werden, dass sie in besonderem Maß auf freundliche Spiel- und Förderangebote angewiesen sind.** Man darf sich daher durch ihre Abwehr oder Passivität nicht dazu verleiten lassen, sie sich selbst zu überlassen.

4.2 Frühe Kontaktsignale

Eine wichtige Voraussetzung für einen gelingenden Austausch zwischen dem Säugling und seinen Betreuungspersonen besteht daher darin, dass Letztere erkennen, wann das Kind zu einem Kontakt bereit ist oder wenigstens nicht in einer ablehnenden Stimmung ist. Die großen, wachen Augen, die Babys bereits kurz nach der Geburt machen, wenn sie kontaktbereit sind, haben aus diesem Grund eine wichtige Funktion. Sie wirken auf die Personen in der Umgebung des Kindes als **Kontaktsignale.** Sie stellen sozusagen eine Botschaft dar: „Ich möchte etwas erfahren, beschäftige dich mit mir." Was tun Eltern in so einem Fall? Falls die Zeit dafür vorhanden ist, reagieren sie erfreut und spontan auf diese Aufforderung, bieten dem Baby etwas an, sprechen und spielen mit ihm. Weit geöffnete Augen gelten allgemein als Signal, auf das Menschen ganz natürlich mit Kontaktangeboten antworten. Aus ebendiesem Grund macht man unwillkürlich die Augen weiter auf, wenn man mit jemandem in einen intensiveren Kontakt treten möchte.

Bei Säuglingen mit einer Autismus-Spektrum-Störung fehlt dieses wichtige Kontaktsignal meist völlig. Die Personen in ihrer Umgebung glauben daher, dass die Kinder in Ruhe gelassen werden wollen. Durch dieses naheliegende Missverständnis erhalten Säuglinge mit Autismus viel weniger Kontaktangebote von ihren Mitmenschen und damit auch viel weniger Anregungen. Dies bedeutet, dass sie auch weniger lernen können und daher in ihrer sozialen und/oder kognitiven Entwicklung zu wenig gefördert werden.

Ein zweiter Entwicklungsschritt im Rahmen der Kontaktaufnahme tritt bei Säuglingen mit einer Autismus-Spektrum-Störung ebenfalls nicht oder nur eingeschränkt auf. Es handelt sich um das **soziale Lächeln,** das bei sich typisch entwickelnden Babys bereits mit etwa zwei Monaten zu beobachten ist: Sie lächeln automatisch jeden an, der sich lächelnd über ihr Bettchen beugt. Dies führt natürlich dazu, dass man mit ihnen liebevoll spricht und spielt. Das soziale Lächeln stellt das zweite angeborene Kontaktsignal menschlicher Säuglinge dar. Dass es sich um einen **angeborenen** Auslöser handelt, wird dadurch deutlich, dass auch eine lächelnde Maske von ihnen angelächelt wird, aber kein Lächeln erfolgt, wenn das Baby die Person nur im Profil sieht. Dies ist sogar dann der Fall, wenn es sich um die Mutter handelt.

Ein drittes Kontaktsignal fehlt ebenfalls häufig bei Kindern mit Autismus: Hebt man ein sich typisch entwickelndes Baby sanft hoch, **kuschelt es sich meist an** und zeigt so, dass es den Kontakt angenehm findet. Ganz anders Säuglinge mit einer Autismus-Spektrum-Störung: Für sie sind Kontakte eher unangenehm. Statt sich anzuschmiegen, machen sie sich steif oder reagieren überhaupt nicht. Für die Eltern bedeuten diese ungewöhnlichen Reaktionen eine arge Enttäuschung. Wieder liegt es nahe, dies so misszuverstehen, dass das Kind keine Körperkontakte wünscht und man ihm daher entgegenkommt, wenn man sie ihm nicht mehr anbietet.

BEISPIEL

Eine Mutter berichtet, dass sie zufällig beim Telefonieren entdeckt habe, dass ihre Tochter das Fläschchen schneller leer trank, wenn sie sie nicht in den Arm nahm, sondern mit ausgestrecktem Arm fütterte, während das Baby im Bettchen lag. „Das waren schlimme Kränkungen für mich. Natürlich fragte ich mich, ob ich etwas falsch machte. Ich wünschte mir, dass sie sich auf meinem Arm wohlig entspannte.

Diese Schilderung zeigt auch, dass in diesem Fall die Mutter ebenfalls gewisse Schwierigkeiten bei der Kontaktaufnahme mit ihrem Kind hatte. Sie konnte sich offenbar nicht gegen das Klingeln des Telefons abgrenzen, obwohl sie gerade mit ihrem Baby beschäftigt war. Gleichzeitig ein Baby zu füttern und zu telefonieren ist zumindest ungewöhnlich. Da das Kind keine Freude an der Fütterung zeigte, war es ihr offenbar auch wichtig, dass es „schnell" gehen sollte. Sie reagierte auf einen „falschen Hinweis" des Kindes. Auf diese Weise kann aber die innige, zugewandte Atmosphäre nicht entstehen, die beide, Mutter und Kind, bei der so intimen Situation des Fütterns brauchen. In einem solchen Fall ist es besonders wichtig, der Mutter zu vermitteln, wie sie es mit viel Geduld schaffen kann, ihre Tochter Schritt für Schritt an körperliche Nähe nicht nur zu gewöhnen, sondern sie auch als angenehm zu erleben.

Derartige Missverständnisse zwischen Mutter und Kind (und allgemein zwischen Bezugspersonen und Menschen mit Autismus-Spektrum-Störung), dass Kontakt unerwünscht sei, sind eher die Regel als die Ausnahme. Wenn man jedoch auf die scheinbare Kontaktverweigerung von Personen mit Autismus mit Rückzug und Alleinlassen reagiert, überlässt man sie ihrem Schicksal. Wer dagegen geduldig auf sie eingeht und sich durch die falschen Signale, die sie ihren Bezugspersonen übermitteln, nicht beirren lässt, entdeckt, dass sich hinter ihren Verweigerungen die Sehnsucht nach Nähe verbirgt.

In dem von uns erarbeiteten Entwicklungsprogramm für Kinder mit einer Autismus-Spektrum-Störung wird aus diesem Grund als wichtigste vorbereitende Maßnahme die erzieherische **Erreichbarkeit des Kindes** durch ein intensives **Interaktions- und Kontakttraining der Eltern** (bzw. Betreuungspersonen) hergestellt (➤ Kap. 7). Nicht nur das Kind, sondern auch die Eltern müssen lernen, die autistische Kontaktschranke zu überwinden, damit sie zu echten Partnern des Kindes bei der gemeinsamen Bewältigung der vielfältigen Entwicklungsaufgaben werden können, die auf das Kind im Laufe seines Heranwachsens zukommen.

4.3 Bedeutung des Lernens durch Nachahmung und seine Förderung

Ein weiteres Defizit, das Kinder mit Autismus mitbringen, ist ihre eingeschränkte Fähigkeit, das Verhalten ihrer Bezugspersonen nachzuahmen. Auch dies ist durch ihr fehlendes Interesse an den Menschen in ihrer Umwelt mitbedingt. Sich typisch entwickelnde Kinder haben dagegen bereits in den ersten Tagen und Wochen ganz erstaunliche Fähigkeiten, das Verhalten der Personen ihrer Umgebung zu imitieren. Dies bedeutet, dass sie schon zu einem frühen Zeitpunkt Verhaltensweisen von anderen durch bloßes Zuschauen direkt übernehmen können, und zwar ohne bewusst darüber nachzudenken, wie sie dies im Einzelnen machen müssen.

Wie die Untersuchungen von Meltzoff von der University of Washington (Meltzoff und Moore, 1983) gezeigt haben, kann man schon ein neugeborenes Baby sehr leicht dazu bringen, z. B. den Mund zu spitzen oder ihn aufzumachen und die Zunge herauszustrecken, wenn man ihm dies entsprechend eindrucksvoll vormacht und sich dabei genügend Zeit nimmt. Später erlernen Kinder, die sich typisch entwickeln, durch gezielte Nachahmung auch so schwierige Handlungsabfolgen wie die Kunst, selbstständig zu essen, sich anzuziehen, jemanden angemessen zu begrüßen und vieles mehr.

Kinder mit einer Autismus-Spektrum-Störung sind damit zunächst überfordert. Sie sind so mit sich selbst, das heißt mit der Stabilisierung ihrer überschießenden Gefühle beschäftigt, dass sie kaum neugierig oder lernbereit sind und z. B. später auch kein typisches Spielverhalten zeigen. Auch ihre sinnentleerten Stereotypien, z. B. wippen, Haare drehen, mit Gegenständen in immer gleicher Weise hantieren, sind kein echtes „Funktionsspiel", bei dem man etwas lernen kann, sondern haben nur den Zweck, durch immer gleiche Bewegungsabfolgen eine angenehme Gefühlsstabilisierung zu erreichen.

Der **Aufbau der Fähigkeit zum Nachahmen** stellt daher einen weiteren, wesentlichen Programmpunkt jeder Autismustherapie dar. Er führt über das konsequente Anbieten von gezielten Hilfen beim Erlernen neuer Verhaltensweisen. Soll das Kind z. B. die richtige Benutzung des Löffels lernen (wobei natürlich die motorischen Kompetenzen bereits vorhanden sein müssen), zeigt man ihm zuerst die notwendige Bewegungsabfolge unter Verwendung einer eingängigen sprachlichen Anweisung langsam vor. Anschließend hilft man dem Kind durch Handführung, die Bewegungsfolge Schritt für Schritt nachzumachen, wobei dieselbe sprachliche Begleitung erfolgen muss. Dieser Wechsel vom Vorzeigen des Verhaltens zum selbstständigen Ausführen (wobei die Handführung schrittweise zurückgenommen wird) wird so lange durchgeführt, bis die Verhaltensabfolge sicher beherrscht wird.

Als Folge des weitgehenden Ausbleibens des spontanen Imitationslernens kommt es bei Kindern mit einer Autismus-Spektrum-Störung zu einem erheblichen Entwicklungsrückstand, da ihnen wichtige Lernmöglichkeiten nicht zur Verfügung stehen. Sie bleiben gleichsam „Fremde im eigenen Land“. Dieser Rückstand kann sicher nicht durch bloßes Zuwarten, sondern nur durch ein **gezieltes Training** aufgeholt werden, wobei, wie oben geschildert, jeweils Vorzeigen und sofortiges angeleitetes Nachahmen zur Anwendung kommen.

Durch das kompetente Nachahmen werden viele für das Leben bedeutungsvolle Verhaltensweisen gelernt. Das Kinderspiel hat dabei eine wichtige Funktion. Wenn das Kind seinen Teddybären „füttert“ oder ins Bettchen legt, so wie es dies bei der Mutter beobachtet und selbst erlebt hat, lernt es die betreffenden Verhaltensabfolgen. Auch ein Großteil der entwickelteren Spielformen bis hin zu den Rollenspielen größerer Kinder (z. B. „Einkaufen“, „Vater, Mutter, Kind spielen“) beruht anfangs auf Nachahmung. Durch diese Spiele, die bei den Kindern auf der ganzen Welt vorkommen, lernen die Heranwachsenden auch, wie man sich in der Gesellschaft, in die sie hineingeboren wurden, verhält. Kinder mit Autismus-Spektrum-Störung brauchen dazu anfangs die gut geplante Unterstützung ihrer Betreuungspersonen.

Dass das so wichtige spontane Imitieren bei Kindern mit Autismus nicht oder nur eingeschränkt stattfindet, hat weitere ungünstige Konsequenzen in einem ganz anderen Bereich: **Sie haben aus diesem Grund große Probleme, den Gesichtsausdruck von anderen Menschen zu entschlüsseln.**

Ohne dass es sich um einen bewussten Vorgang handelt, lernt man im Laufe des Lebens durch Nachahmen des Gesichtsausdrucks anderer, Gesichter rasch danach zu beurteilen, ob sie z. B. freundlich oder unfreundlich sind, ob der Betreffende dabei ist, die Geduld zu verlieren, ob er etwas ernst meint oder nur Spaß macht. Dies hilft, die Handlungen der Kontaktpersonen vorherzusehen. Wenn man die Mimik eines Menschen nachahmt, stellen sich außerdem **ganz spontan die Gefühle ein,** die jemand hat, der ein solches Gesicht macht. Durch diesen Vorgang lernen Menschen, sich in andere einzufühlen und sie dadurch zu verstehen. Es entwickelt sich die Fähigkeit zur **Empathie** (Einfühlung). Mit der Zeit erwerben Menschen auf diese Weise sozusagen ein „Alphabet“ von Gesichtsausdrücken, das es ihnen möglich macht, sich rasch und ohne nachzudenken auf andere einzustellen. Bei Kindern und Jugendlichen mit Autismus müssen diese Kompetenzen im Zuge entsprechender Trainingsprogramme gezielt aufgebaut werden.

!

Vorsicht vor Fehlern, wenn man die gelernten Routinen anwendet, ohne zu überprüfen, ob sie im konkreten Fall richtig sind (➤ Abb. 4.1). Wichtig: Die Abbildung ist mit Absicht **verkehrt herum abgedruckt.** Beurteilen Sie, **ohne** das Buch umzudrehen, ob die abgebildete Person einen *freundlichen* oder *unfreundlichen* Gesichtsausdruck zeigt. Anschließend drehen Sie bitte das Buch um.

Sie werden wahrscheinlich überrascht feststellen, dass Sie sich geirrt haben. Die Mundform „Mundwinkel nach oben gerichtet“ hatte „freundlich“ signalisiert. Nach dem Umdrehen des Bildes wird aber klar, dass es sich in Wirklichkeit um ein recht „verdrießliches“ Gesicht handelt: Sie haben sich von einem **gelernten Schema** irreführen lassen. Dieses Beispiel zeigt, dass gelernte Routinen (zu denen

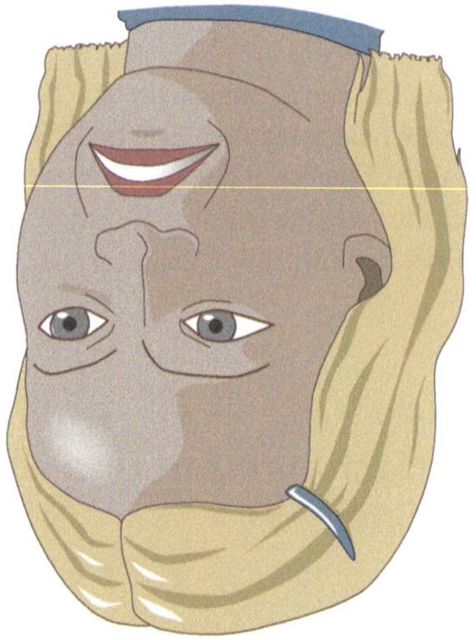

Abb. 4.1 Wenn eine Abbildung auf dem Kopf steht, wirkt die Mimik vollständig anders. In diesem Fall assoziiert der Betrachter ein Lächeln. Dreht man das Bild herum, zeigt sich die tatsächliche Stimmung. [L157]

auch die Schemata gehören, die es in vielen Inhaltsbereichen gibt) überprüft werden müssen, um festzustellen, ob sie im konkreten Fall angemessen sind.

Im Alltag stellt das rasche und richtige Beurteilen des emotionellen Ausdrucks von Gesichtern eine wichtige Hilfe dar, um sich auf die soziale Umwelt einzustellen und angemessen reagieren zu können. Man muss sich aber dessen bewusst sein, dass dies gelegentlich in die Irre führen kann. Es ist daher notwendig, routinemäßig zu überprüfen, ob der erste Eindruck zutreffend ist.

Nicht zuletzt aufgrund ihrer eingeschränkten Nachahmungsfähigkeit haben Menschen mit einer Autismus-Spektrum-Störung daher allgemein **Probleme mit der differenzierten Beurteilung des Ausdrucksverhaltens anderer Personen.** Sie sind z. B. überrascht, wenn jemand ungeduldig auf sie reagiert, obwohl jeder andere gemerkt hätte, dass ihr Verhalten schon seit Längerem für Ärger gesorgt hat. Diese Tatsache ist mit dafür verantwortlich, dass es so schwierig ist, Kinder und Jugendliche mit Autismus erzieherisch zu beeinflussen. Durch Mimik oder Gestik vermittelte emotionelle Appelle verstehen sie in der Regel nicht, diese bleiben daher wirkungslos. So musste die Mutter des 5-jährigen Rafael (Name geändert) sich z. B. angewöhnen, ihren Sohn einfach vor jeder Mahlzeit durch Worte daran zu erinnern, dass es jetzt Zeit sei, sich die Hände zu waschen. Zuvor hatte es immer wieder Missstimmungen gegeben, da sie und ihr Ehemann der Meinung gewesen waren, dass es ausreichen müsse, Rafael „auffordernd anzusehen", wenn er sich zu Tisch setzen wollte, ohne vorher die Hände gewaschen zu haben. Dies würde zwar bei (entsprechend erzogenen) sich typisch entwickelnden Kindern ausreichen, nicht aber bei Kindern mit Autismus.

4.4 Der Aufbau des Erkundungsverhaltens

Wie in Kap. 1 bereits ausgeführt, führen die Probleme von Kindern mit Autismus beim Aufbau der Bindung an ihre Betreuungspersonen dazu, dass auch ihr Erkundungsverhalten beeinträchtigt ist. Ihnen fehlt die sichere Basis, die Kinder brauchen, um ihre Gefühle so regulieren zu können, dass sie den Mut entwickeln, neue Umgebungen unter dem Schutz einer vertrauten Bezugsperson selbstständig zu erforschen.

Wenn sich typisch entwickelnde Kleinkinder mit ihrer Mutter oder einer anderen vertrauten Person in einer neuen Umgebung befinden, suchen sie zunächst deren Nähe. Sobald sie sich aber sicher genug fühlen, machen sie erste Anstalten, die neue Umgebung zu erkunden. Erschreckt sie etwas, laufen sie zu ihrer Mutter zurück, um sozusagen „Sicherheit zu tanken", bis sie sich mutig genug fühlen, einen neuen Erkundungsgang zu wagen.

In neuen Situationen brauchen Kinder mit Autismus daher eine besonders einfühlsame Begleitung und Unterstützung, die so lange angeboten werden muss, bis sie sich in der betreffenden Umgebung sicher fühlen. Wird darauf verzichtet, kann dies zur Folge haben, dass sich das Kind standhaft weigert, bestimmte neue Umgebungen aufzusuchen. Dieses Verhalten darf nicht als „Unfolgsamkeit" oder „Bockigkeit" missverstanden werden, sondern stellt eine Folge der Angst vor der neuen Situation dar.

4.5 Autistische Wahrnehmungsstörungen: Entstehung Intervention

Bei vielen Kindern mit einer Autismus-Spektrum-Störung können bestimmte Wahrnehmungsdefizite beobachtet werden. Auch diese sind unter anderem eine Folge ihrer Scheu, die Umgebung selbstständig zu erkunden. Dies gilt sowohl für die nähere als auch die fernere Umgebung. Durch das spielerische Erkunden der Umwelt, wie dies bei sich typisch entwickelnden Kindern erfolgt, werden sowohl die einzelnen Sinnesbereiche als auch ihre Integration geschult. Das Desinteresse der Kinder mit Autismus am lustvollen Erkunden ihrer Umwelt bedeutet daher, dass ihre Wahrnehmung Einschränkungen erleidet.

Die geordnete Auseinandersetzung mit der wahrgenommenen Umwelt fällt Personen mit einer Autismus-Spektrum-Störung auch aus einem weiteren Grund besonders schwer. Sehr oft fühlen sie sich durch die vielen Informationen überfordert, die auf jeden Menschen ununterbrochen einstürmen. Sie blocken sie daher einfach ab. Dadurch kann sich aber das **geordnete Wahrnehmen der Außenwelt** nicht entwickeln. Besonders betroffen sind die **Fernsinne,** nämlich das **Sehen** und **Hören,** da der Umfang der Informationen, die durch diese Sinneskanäle ankommen und mit denen man sich auseinandersetzen muss, natürlich viel größer ist als bei Informationen, die durch die Nahsinne, z. B. durch Betasten, Beriechen, In-den-Mund-Stecken von Gegenständen, vermittelt werden. Letztere bieten nur einen kleinen, leicht überschaubaren Ausschnitt der Wirklichkeit an. Alle Babys bevorzugen anfangs die Nahsinne beim Erkunden von Gegenständen, gehen dann aber dazu über, sie durch Betrachten und die Erzeugung von typischen Geräuschen kennenzulernen. Menschen mit einer Autismus-Spektrum-Störung bevorzugen meist noch längere Zeit die Erkundung von Gegenständen mithilfe der Nahsinne.

Die Außenwelt bietet ständig eine so große Fülle von Wahrnehmungseindrücken, dass man lernen muss, **eine vernünftige Auswahl daraus zu treffen.** So haben typisch entwickelte Erwachsene z. B. gelernt, sich in einem Restaurant mit den Leuten am Tisch zu unterhalten, ohne sich durch den Lärm der Gespräche an den anderen Tischen stören zu lassen: Sie filtern sie einfach weg. Erst wenn man versucht, ein solches Gespräch mit einem Aufnahmegerät aufzuzeichnen, bemerkt man beim Wiederabhören erstaunt, wie laut es in der Gaststätte und wie undeutlich und schlecht verständlich die eigene Unterhaltung in Wirklichkeit war.

Dieser „Cocktailparty-Effekt", wie er in der Psychologie bezeichnet wird, funktioniert bei vielen Personen mit einer Autismus-Spektrum-Störung nicht. Sie werden daher durch die vielen Informationen, die ständig da sind, überlastet. Ähnlich geht es übrigens auch Menschen, die im Alter schwerhörig geworden sind und zu lange warteten, bis sie sich einen Hörapparat anschafften, sodass sie das Herausfiltern der für sie wichtigen Informationen aus dem ständigen Geräuschangebot verlernt haben und daher auch oft keine Lust haben, ihr Hörgerät zu verwenden, da es ihnen „zu mühsam" geworden ist.

Auch im Sehbereich gibt es einen ähnlichen Vorgang. Typisch entwickelte Erwachsene haben gelernt, sich auf die Sehdinge zu konzentrieren, die wichtig sind. Dabei helfen unter anderem auch die vorstellungsmäßigen Schemata, von denen bereits berichtet wurde, da sie eine vereinfachte, rasch zur Verfügung stehende Darstellung liefern, die in vielen Fällen ausreicht. Dieses **gezielte Wegfiltern** jener Seheindrücke, die **im Augenblick nicht relevant sind,** fällt vielen Menschen mit einer Autismus-Spektrum-Störung äußerst schwer. Sie reagieren darauf, indem sie sich **vollständig abschotten** und daher wichtige Informationen nicht zur Kenntnis nehmen. Diese ungünstige Reaktion kommt übrigens auch bei Kindern vor, bei denen eine Fehlstellung der Augen (Strabismus, Schielen) zu spät erkannt wurde, durch die es in der Ferne zu Doppelbildern kommt. Sie reagieren darauf, indem sie einfach nur mehr die Sehdinge in ihrer Nähe beachten. Wird die Fehlstellung operativ behoben, müssen sie erst mühsam lernen, auch weiter Entferntes bewusst wahrzunehmen.

Ein gutes Trainingsprogramm für Kinder und Jugendliche mit Autismus-Spektrum-Störung muss daher auf jeden Fall auch eine Diagnose der Wahrnehmungsleistungen umfassen, um im Fall von charakteristischen Beeinträchtigungen entsprechende Trainings anbieten zu können.

4.6 Umgehen mit Veränderungen und neuen Erfahrungen

Jedes Neulernen bedeutet Veränderung. Eine der auffälligsten Eigenschaften von Kindern mit einer Autismus-Spektrum-Störung ist aber, dass sie sich sehr schwer an etwas Neues gewöhnen können. Ihr emotionales Gleichgewicht ist so labil, dass sie die kleinste Veränderung vollständig irritieren kann.

Der Alltag ist aber voll von Anlässen, die Lerngelegenheiten darstellen können, wenn man sie richtig nutzt. Wenn ein typisch entwickeltes Kind z. B. an einem heißen Tag seine Hände in den kalten Wasserstrahl der Wasserleitung hält, ist dies nicht nur sehr angenehm, sondern vermittelt ihm auch wichtige Einsichten darüber, was das Wasser für Eigenschaften hat. Für ein Kind mit einer Autismus-Spektrum-Störung kann dagegen die überraschende Konfrontation mit dem kalten Wasser ein Schock sein: „Wasser! Etwas Kaltes, etwas unheimlich Bewegtes."

In solchen Situationen ist es daher notwendig, dem Kind durch geduldiges, langsames Heranführen zu helfen, seine Angst zu überwinden. Hier haben sich besonders verhaltenstherapeutische Programme, die mit Belohnungen arbeiten, bewährt (➤ Kap. 9). So kann die Erfahrung mit dem Wasser zu einem positiven Erlebnis werden.

Allerdings kann es unter Umständen geschehen, dass man dann Bekanntschaft mit der nächsten ungewöhnlichen Reaktion von Menschen mit Autismus-Spektrum-Störung macht. Wenn die neue Erfahrung für sie emotionell sehr aufregend ist, kann dies zur Entwicklung einer neuen Stereotypie führen. Auf das Beispiel bezogen bedeutet dies Folgendes: Wenn der Kontakt mit dem Wasser für das Kind eine sehr dramatische, positive Erfahrung darstellt, kann es vorkommen, dass man es vom Spielen mit dem Wasser kaum mehr wegbekommt.

4.7 Von der Kindheit zum Erwachsenenalter

Wie bereits in den einleitenden Abschnitten dargestellt, besteht eine wesentliche Entwicklungsaufgabe im ersten Lebensjahr darin, eine tragfähige Bindung an die Eltern bzw. jene Personen aufzubauen, die deren Funktion einnehmen.

Parallel zum Bindungsverhalten entstehen im ersten Lebensjahr die Grundlagen der Motorik und der Wahrnehmung, wobei sich jedes einzelne System zunächst getrennt entwickelt. Ab etwa dem vierten Lebensmonat, wenn das gezielte Greifen möglich wird, werden beide Bereiche im „Funktionsspiel" zu einer Einheit verbunden. Die Kinder greifen nach interessanten Objekten, sie bewegen sie hin und her, sie betasten sie und stecken sie in den Mund, um sie genau kennenzulernen. Bei Säuglingen mit Autismus fehlen diese Spielformen. Die Nahsinne (Tasten, Schmecken, Riechen) spielen bei der Erkundung von Gegenständen zunächst eine große Rolle. Sie treten im Laufe des ersten und anfangs des zweiten Lebensjahres immer mehr zurück. Im Rahmen dieser Entwicklung entsteht außerdem eine neue Rangordnung der Sinne. In den ersten Lebenstagen wendet sich ein Kind eher Geräuschen als Lichtreizen zu. Mit etwa vier Monaten kehrt sich diese Rangfolge um: Gesehenes wird nun bevorzugt beachtet.

Eine Besonderheit der Kinder mit Autismus-Spektrum-Störung ist es, dass bei ihnen die Nahsinne noch längere Zeit an erster Stelle stehen. Dies erschwert ihre Orientierung im Raum und schränkt die wahrnehmungsgestützten Lernprozesse in gewissen Bereichen ein. Hier können Wahrnehmungsübungen helfen (➤ Kap. 10, siehe dazu z. B. Affolter, 1987).

Ab etwa acht Monaten **erkennen Kinder jene Menschen, die mit ihnen häufig Kontakt haben, als ihre eigene „Familie"** und lehnen Fremde ab. Gleichzeitig beginnt die Entwicklung der „Trennungsangst", wenn die vertrauten Personen abwesend sind. Beides ist für die Entwicklung echter sozialer Beziehungen notwendig. Wer jedem Menschen kritiklos Vertrauen schenkt, wird keine engen, tiefen Beziehungen aufnehmen können. Säuglinge mit Autismus zeigen die „Achtmonatsangst" und die Angst vor Trennungen aber in übersteigertem Maße.

Mit dem Ende des ersten Lebensjahres lernen Kinder zu **stehen** und in der Folge zu **gehen.** Ungefähr mit einem Jahr kommt es zum ersten Wort (z. B. „Mama"): Die **Sprachentwicklung** beginnt. Gleichzeitig entwickelt sich die **innere Vorstellungswelt:** zwei wichtige neue Aufgaben!

In den ersten Monaten des zweiten Lebensjahres bauen Kinder Schritt für Schritt ihren Wortschatz auf, sodass sie mit ca. 18 Monaten die **50-Wort-Marke** erreichen (Grimm, 2012). Sie können nunmehr durchschnittlich ca. 19–20 Worte **sprechen** und insgesamt ca. 50 Worte **verstehen.** Dies leitet einen weiteren äußerst wichtigen neuen Entwicklungsschritt ein. Es erfolgt eine sehr rasche Zunahme des Wortschatzes. Diese Entwicklung wird in der Fachliteratur unterschiedlich benannt. Es finden sich die Bezeichnungen „Wortexplosion" (Grimm, 2012), „Wortschatzspurt" (Niebuhr-Siebert und Chilla, 2012) oder „Naming Explosion" (Shaffer und Kipp, 2013). Bis zum Beginn des dritten Lebensjahres kommen nun in schneller Folge insgesamt ca. 200 Wörter neu hinzu. Dies ist deshalb möglich, da die kognitive Entwicklung von sich typisch entwickelnden Kindern mittlerweile so weit fortgeschritten ist, dass sie Vermutungen über die Bedeutung von gehörten Worten und Wortverbindungen anstellen können und ihre Richtigkeit im Gespräch dann ausprobieren. Durch die Reaktionen und Rückmeldungen der Eltern und anderer Gesprächspartner können sie diese Vermutungen korrigieren. Auf diese Weise entsteht relativ rasch eine „innere Landkarte“ von Wortbedeutungen sowie den Bedeutungen von einfachen Wortverbindungen. Dieser Prozess wird als **Fast Mapping** bezeichnet. Als Folge dieser in Entwicklung werden nun erste „Zwei-Wort-Sätze“ gebildet (z. B. „Mama komm“). Findet die Wortschatzexplosion bis zur Vollendung des zweiten Lebensjahres nicht statt (spät Sprechende, **Late Talkers**), kann dies ein Kennzeichen einer möglichen behandlungsbedürftigen Sprachentwicklungsstörung darstellen und sollte auf jeden Fall Anlass für eine gezielte Förderung sein. Hier muss allerdings darauf hingewiesen werden, dass es gelegentlich auch Kinder gibt, bei denen die Wortschatzexplosion zwar verzögert ist, die diese Verzögerung dann aber problemlos aufholen. Für diese Gruppe hat sich die Bezeichnung **Late Bloomers** (spät Aufblühende) eingebürgert. Nach der Wortschatzexplosion kommt es bei sich typisch entwickelnden Kindern relativ bald zu Drei- und anschließend zu Mehrwort-Sätzen. In der Regel beherrschen sich typisch entwickelnde Kinder bis zum Beginn des fünften Lebensjahres die in ihrem sozialen Umfeld gesprochene Alltagssprache.

Wenn diese Entwicklungsschritte verspätet auftreten, sollte auf jeden Fall eine diagnostische Abklärung erfolgen, um eine zielführende Frühförderung anbieten zu können (Anregungen zur Sprachförderung ➤ Kap. 9).

In diesem Zusammenhang muss darauf hingewiesen werden, dass die Sprachentwicklung bei Kindern mit einer Autismus-Spektrum-Störung auch so stark gestört sein kann, dass sie weitgehend ausbleibt. Mit besonderen methodischen Zugängen ist es aber möglich, mit den Betroffenen alternative Formen der Kommunikation zu entwickeln (➤ Kap. 9.4).

An dieser Stelle ist ein Hinweis notwendig: Sehr oft entdecken Eltern einen Rückstand in der Sprachentwicklung zu spät, da sie den subjektiven Eindruck haben, dass das Kind **„alles“** versteht, obwohl es noch kaum ein Wort spricht. Den Eltern ist meist nicht klar, wie sehr sie dem Kind unbewusst Verstehenshilfen geben, und sie überschätzen daher die Verstehensleistung ihres Kindes. Wenn z. B. ein Teller mit Kuchen auf dem Tisch steht und die Mutter das Kind fragt: „Willst du ein Stück Kuchen?“, dann ahnt das Kind, dass vom Kuchen gesprochen wird, und zeigt durch sein Verhalten an, ob es den Kuchen gern haben möchte. In diesem Fall hat aber die Situation das Verstehen der Frage der Mutter ermöglicht. Legt man aber z. B. 10 verschiedene Gegenstände auf den Tisch und bittet das Kind, z. B. das „große rote Ding“ herauszusuchen, kann es die Aufgabe nur dann lösen, wenn es die Worte „groß“ und „rot“ bereits versteht und den allgemeinen Begriff „Ding“ bereits gebildet hat.

Dazu kommt, dass **Sprache verstehen** und selbst **sprechen können** zwei verschiedene Fähigkeiten sind, die im Gehirn an zwei völlig unterschiedlichen, weit auseinanderliegenden Stellen verortet sind. In einem eigenen Lernprozess muss die Verbindung zwischen diesen beiden Orten (dem Wernicke- und dem Broca-Zentrum) aufgebaut werden. Das Verstehen entwickelt sich daher auch früher als das Sprechen. Dies gilt sogar dann, wenn man als Erwachsener eine Fremdsprache lernt. Das Verstehen tritt früher auf als die Fähigkeit, selbst zu sprechen. Bei der Förderung der Sprachentwicklung muss daher darauf geachtet werden, dass nicht nur das Verstehen, sondern auch das **Sprechen** aufgebaut wird.

Ein weiterer Hinweis: Gelegentlich sind Kinder mit Autismus-Spektrum-Störung durchaus schon in der Lage, einige Worte zu sprechen, vermeiden dies aber als Folge ihrer allgemeinen Kontaktabwehr. In so einem Fall muss man sie taktvoll und einfühlsam aus ihrer Reserve herauslocken.

BEISPIEL

Bernhard (Beispiel ➤ Kap. 6) hatte anfangs einen großen Rückstand in der Sprachentwicklung. Eine Bekannte, bei der er mit seinen Eltern zu Besuch war, fragte ihn, ob er Saft möchte. Am Aufleuchten seiner Augen merkte sie, dass er dies wohl wollte. Sie nahm sein Glas und begann Saft einzugießen. Dazu sagte sie: „Sag ‚stopp!‘, wenn es genug ist.“ Sie goss langsam weiter, bis das Glas voll war und überzulaufen begann, als Bernhard laut „stopp!“ rief. Die Geschichte zeigt, wie man in einer Situation, in der das Verstehen bereits funktioniert, das Kind zum Sprechen verlocken kann.

Die Entwicklung der inneren **Vorstellungswelt** stellt einen wesentlichen Bestandteil jeder Entwicklungstherapie von Kindern mit einer Autismus-Spektrum-Störung dar. Als Fördermethode hat sich hier vor allem das therapeutische Spiel bewährt. Hier muss allerdings erwähnt werden, dass das altersgemäße **sinnvolle Spiel** bei Kindern mit Autismus zunächst ausbleibt und erst im Rahmen entsprechender Interventionen entwickelt werden muss. Die alterstypische Entwicklung des Spiels sieht folgende Etappen vor:

- Im ersten Lebensjahr tritt zunächst das **Funktionsspiel** auf, durch das bestimmte Funktionen spielerisch gelernt werden (z. B. Betasten, Greifen, Bewegen, Schauen, Hören sowie das Zusammenführen unterschiedlicher Sinnesbereiche).
- Im zweiten Lebensjahr folgt das **Konstruktionsspiel:** Die Kinder beginnen, Freude am Bauen, an Steck- und Aufreihspielen, an Sandspielen usw. zu haben. Parallel dazu entwickelt sich das **symbolische** oder **Als-ob-Spiel:** Die Kinder tun so, als ob sie z. B. eine Puppe füttern würden, oder sie spielen, dass ihr Teddy müde sei und daher schlafen gelegt werden müsse. Diese führen schließlich zu den weiter unten aufgeführten **Rollenspielen.**

Bei Kindern mit einer Autismus-Spektrum-Störung sind alle diese Spielformen beeinträchtigt. Allgemein gilt daher, dass man ihnen das fröhliche Spielen geduldig, in kleinen Schritten und mit viel Einfühlungsvermögen vermitteln muss, wobei die dargestellte entwicklungsgemäße Aufeinanderfolge der einzelnen Spielformen beachtet werden muss. Die Stereotypien von Kindern mit Autismus sehen auf den ersten Blick zwar wie Spiele aus, doch fehlt eine wichtige Eigenschaft, die sinnvolle Spiele haben: das lustvolle Entdecken neuer Möglichkeiten und Spielvariationen.

Die Mutter Stefans (➤ Kap. 1.8.2) beschreibt anschaulich den Unterschied zwischen den stereotypen Spielen von Kindern mit Autismus und sinnvollem Spiel:

BEISPIEL

„Aber da war die Nachkontrolle für Stefan gewesen, als er 1¾-jährig war. Ob er sinnvoll spiele, hatte man uns gefragt, was uns sehr verdutzte. Was hieß das schon? Er spielte schön für sich, oft mit erstaunlicher Ausdauer, war immer zufrieden, räumte Sachen in eine Büchse, leerte sie aus, räumte sie aufs Bett, warf sie lachend runter. Aber er versuchte nicht, zwei Büchsen aufeinanderzustellen oder verschieden große Becher ineinanderzustellen. Das wäre ‚sinnvoll' gewesen. Wir begannen, zwar immer noch etwas verwirrt und unsicher, ihn beim Spielen mehr zu beobachten. Es fiel uns auf: Er versuchte nie, die Welt von sich aus zu erobern, er probierte nie etwas Neues aus, er wollte nie das Gleiche machen wie Moni (seine Schwester). Man müsse ihm wohl immer ein Schüpfli geben, sagten sie uns bei dieser Nachkontrolle. Das war mir in den Ohren geblieben. Von Autisten oder autistischen Zügen hatte aber niemand etwas gesagt." (Schweizerischer Verein der Eltern autistischer Kinder und weiterer am Autismus Interessierter, S. 17)

Eine wichtige Entwicklungsaufgabe betrifft das **Toilettentraining:** Mit ungefähr zwei bis zweieinhalb Jahren können viele der sich typisch entwickelnden Kinder tagsüber sauber sein, vor allem, wenn es die Eltern verstehen, jeweils die richtige Zeit abzupassen, zu der das Kind „muss"; mit ca. drei bis dreieinviertel Jahren sind die meisten Kinder auch in der Nacht sauber. Bei Jungen dauert es erfahrungsgemäß etwas länger als bei Mädchen. Manche der sich typisch entwickelnden Kinder brauchen allerdings bis zu einem Alter von 5 Jahren, um diese Entwicklungsaufgabe zu bewältigen. Bei Kindern mit Autismus kann dies in Einzelfällen noch länger dauern. Spätestens dann muss mit einer entsprechenden Therapie begonnen werden.

Etwa zwischen zwei und zweieinhalb Jahren tritt die **Trotzphase** auf, die eine bedeutende **Funktion für die Entwicklung des Ichs** einnimmt (➤ Kap. 4.8). Es kommt zu teils heftigen Trotzanfällen (englisch: Temper Tantrum).

Eine der wichtigsten erzieherischen Maßnahmen stellt in diesen Situationen die **gezielte Ablenkung** bei drohenden emotionalen Entgleisungen dar, z. B. durch Situationswechsel, Anbieten eines attraktiven Spielzeugs oder eine entwicklungsangemessene sportliche Tätigkeit. In diesem Zusammenhang ist das frühe Erkennen einer möglichen Problemsituation von besonderer Relevanz, um schon vor dem Trotzanfall für entsprechende Ablenkungen zu sorgen. Kommt es trotz aller Bemühungen zu dem Trotzanfall, sollte man alle Erziehungsversuche einstellen und stattdessen dafür sorgen, dass das Kind sich zunächst einmal beruhigt. Sobald sich das Kind entsprechend nachhaltig beruhigt hat, lohnt es sich zu überprüfen, ob es möglich ist, den Konfliktanlass nunmehr auf gute Weise zu erledigen, da die Kinder oft bereit sind einzulenken, wenn man ihnen dies in entsprechend einfühlsamer Weise präsentiert.

BEISPIEL

Der dreijährige Maxi (Name geändert) wollte den von ihm sonst sehr geliebten Grießbrei absolut nicht essen und protestierte lautstark. Die Mutter holte ihn aus dem Hochstuhl heraus und sagte: „Die Mimi (sein Lieblings-Stofftier) sagt ganz laut ‚miau'. Sie will gerne gestreichelt werden." Sie ging mit ihm zu seiner Spielecke im Zimmer und sagte zu ihm: „Wir müssen jetzt die Mimi streicheln, sonst wird sie ganz traurig." Maxi ging darauf ein und beruhigte sich. Nach einer Weile war er ohne Weiteres bereit, seinen Grießbrei zu essen.

Vielen Eltern ist nicht bewusst, dass die Kinder **über ihre eigenen Trotzanfälle oftmals höchst erschrocken** sind und darunter leiden. Sie sind daher in der Regel für eine verständnisvolle Hilfe bei der Beruhigung dankbar, auch wenn sie dies nicht zeigen.

In diese Zeit fallen auch die ersten (meist eher fehlgeleiteten) **Versuche des Kindes, sich mit seiner Meinung bei den Eltern durchzusetzen.** Eine wichtige Entwicklungsaufgabe dieser Phase besteht daher darin zu lernen, wie man bei Konflikten in guter Weise **Kompromisse schließen kann.** Aufgrund ihrer Probleme, sich auf andere Personen einzustellen, fällt dies Kindern mit Autismus äußerst schwer. Dieser Entwicklungsschritt ist ihnen daher erst sehr viel später und in der Regel nur mit therapeutischer Unterstützung möglich.

Nach der Überwindung der Trotzphase und der Meisterung der diesbezüglichen Entwicklungsaufgaben ist bei sich typisch entwickelnden Kindern mit etwa drei Jahren ein **erster Abschluss der frühen Persönlichkeitsentwicklung** erreicht, sie wirken ausgeglichen und mit sich im Reinen.

Eine neue Entwicklungsaufgabe dieser Zeit besteht in der **Entdeckung der Besonderheiten der eigenen Geschlechtsrolle.** Viele Kinder sind jedoch noch der Meinung, dass man sein Geschlecht ändern könne.

Im Zuge der weiteren Spielentwicklung entdecken die Kinder die selbst ausgedachten **Rollenspiele** (z.B. Mutter-Vater-Kind) und erwerben auf diese Weise grundlegende Kenntnisse der in der Gesellschaft üblichen Rollenvorschriften.

Mit etwa vier Jahren ist bei Kindern, die keinen Rückstand der Sprachentwicklung aufweisen, ein **erster Abschluss der Sprachentwicklung** erreicht. Die Kinder können sich nunmehr in der Alltagssprache angemessen ausdrücken. Viele Kinder mit Autismus-Spektrum-Störung sind allerdings in der Sprachentwicklung zurück oder haben die Sprache nicht entwickelt. Sie benötigen daher entsprechende Förderungen (➤ Kap. 8).

Parallel zum Erwerb der Alltagssprache entwickeln sich die **Fantasie** und damit die **innere Welt** weiter, da die Kinder sich nun auch selbst Geschichten erzählen und „tagträumen" können – ein weiterer wichtiger Entwicklungsschritt. Gelegentlich führt dieser Entwicklungsschritt allerdings kurzfristig zu schlechten Träumen, wenn die noch ungeordnete Fantasie zu sehr ausufert. Die Einsicht, dass es Unterschiede zwischen Vorstellungen, Traumerlebnissen und Wirklichkeit gibt, stellt daher ebenfalls eine wichtige Entwicklungsaufgabe dar, deren Bewältigung auch sich typisch entwickelnden Kindern erst zu Beginn der Grundschulzeit gelingt.

Zwischen fünf und sechs Jahren warten neue Entwicklungsaufgaben auf die Kinder: Viele beginnen, **sich für schulische Anforderungen zu interessieren.** Vorübungen für das Lesen, Schreiben, Rechnen machen Spaß, wenn sie in spielerischer Form angeboten werden. Außerdem wird die Teilnahme an komplizierteren **Regel- und Gesellschaftsspielen** möglich.

Freunde und Freundinnen werden immer wichtiger, mit denen man spielen und toben kann. Hier brauchen Kinder mit einer Autismus-Spektrum-Störung besondere Unterstützung, und zwar sowohl vonseiten der Eltern als auch der Kindergartenpädagoginnen und später der Lehrkräfte, da sie selbst kaum auf andere Menschen zugehen. So hat es sich bewährt, dass die Eltern des Kindes mit Autismus von sich aus gute Kontakte zu den Eltern der anderen Kinder im Kindergarten bzw. der Schulklasse aufbauen und so die Voraussetzung schaffen, dass diese bereit sind, das Kind auch einmal einzuladen oder eine Einladung (z.B. zum Geburtstagsfest) anzunehmen.

Wenn die Erziehungspersonen die neu erwachenden Interessen des Kindes an schulbezogenen Inhalten freundlich unterstützend begleiten, entwickeln Kinder zunehmend ihren **Leistungswillen** und zeigen **Arbeitseifer.** Im Grundschulalter erwerben die Kinder außerdem die Fähigkeit, sicher zwischen **Fantasie und Wirklichkeit** zu unterscheiden. Kinder, die in einer freundlichen Umgebung aufgewachsen sind, bemühen sich nun besonders, ihren Eltern und Lehrern zu gefallen und für sie Leistungen zu erbringen. Es entsteht die **„Moral des braven Kindes“** (siehe dazu Kohlberg, 1996). Erwachsene, die es verstehen, geschickt darauf einzugehen, können in dieser Altersstufe erzieherisch besonders gut auf das Kind einwirken. Die Entstehung der „Moral des braven Kindes“ unterstützt die **prosoziale Entwicklung,** das heißt die Bereitschaft, anderen zu helfen oder etwas für sie zu tun. Dies gilt auch für Kinder mit einer Autismus-Spektrum-Störung.

BEISPIEL

Ein gut geförderter siebenjähriger Junge mit Autismus war zu einem Spaziergang mit der Familie eines Schulfreundes mitgenommen worden, an dem auch die etwas gehbehinderte Großmutter seines Freundes teilnahm, die er sehr gernhatte. An einer besonders engen und steinigen Stelle nahm er die alte Dame bei der Hand, um ihr zu helfen, und sagte: „Ich helfe dir.“ Sie reagierte richtig, indem sie seine Hilfe freundlich annahm und sich bedankte.

Mit ungefähr sieben Jahren beginnt außerdem eine entscheidende neue Phase der Denkentwicklung: Es handelt sich um die Entstehung des **konkret-operationalen Denkens** nach Piaget. Sich typisch entwickelnde Kinder sind nun in der Lage, **logische Schlüsse** zu ziehen, allerdings nur, wenn sie zusätzlich **konkrete Anschauungshilfen** angeboten bekommen. Im Erstrechenunterricht werden daher die ersten Rechenoperationen zunächst z. B. mithilfe von bunten Kugeln eingeübt. Diese Hilfen müssen für Kinder mit Autismus besonders sorgfältig vorbereitet werden.

Auf dem Gebiet der Moralentwicklung kommt es mit ungefähr acht Jahren ebenfalls zu Neuentwicklungen: Da viele Kinder erleben, dass die Personen ihrer Umgebung unterschiedliche Vorstellungen davon haben, welches Verhalten erwünscht ist, entdecken sie, dass es nützlich ist, wenn allgemeingültige Regelungen existieren, auf deren Einhaltung man sich verlassen kann. Manche Kinder werden förmliche „Gerechtigkeitsfanatiker“. Sie sind daher für entsprechende Abmachungen empfänglich, an die sie sich aber auch selbst gebunden fühlen (Beispiel: „Versprochen ist versprochen und wird auch nicht gebrochen!“). Für Kinder mit einer Autismus-Spektrum-Störung ist das Vorhandensein verlässlicher Verhaltensregeln eine große Hilfe.

Es fällt Kindern dieser Altersstufe aber generell noch schwer, berechtigte Ausnahmen von der Regel zuzulassen. Ein häufiges Problem, das Lehrende in der Grundschule haben, besteht daher darin, den Kindern ihrer Klasse begreiflich zu machen, dass ein Kind, das längere Zeit krank war, die Klassenarbeit nicht mitschreiben muss. Das Verstehen und Zulassen von Ausnahmen wird erst nach Erreichen der Stufe des abstrakten Denkens ab etwa elf bis zwölf Jahren möglich.

Eine weitere Entwicklungsaufgabe, die bei sich typisch entwickelnden Kindern mit etwa acht Jahren bewältigt werden kann, besteht darin, dass die Kinder erkennen, dass es vorteilhaft ist, eher langsam, dafür aber genau zu arbeiten, weil man dann weniger Fehler macht. Der bei jüngeren Kindern allgemein übliche **impulsive Denkstil** wird durch einen **reflexiven Denkstil** ersetzt. Tritt diese Entwicklung verzögert auf, so lässt sie sich durch entsprechende Übungen gut therapieren, und zwar auch, wenn es sich um Kindern mit einer Autismus-Spektrum-Störung handelt: Kleinschrittig wird darauf hingearbeitet, dass bei konkreten Aufgaben langsamer und sorgfältiger vorgegangen wird. Es kann es sich aber auch um ein als „ADHS“ (Aufmerksamkeitsdefizit-Hyperaktivitäts-Syndrom) bekannt gewordenes Störungsbild handeln, zu dessen Therapie spezielle Verfahren eingesetzt werden müssen.

Mit etwa elf Jahren bildet sich das **abstrakte Denkvermögen** heraus. Langfristig ist dies auch bei sich gut entwickelnden Heranwachsenden mit einer Autismus-Spektrum-Störung der Fall. Sie können nun zunehmend **kompliziertere Schlüsse ohne Anschauungshilfe** ziehen. Die Kinder werden außerdem **selbstständiger** und zunehmend **unabhängiger vom Urteil ihrer Umgebung.**

Die Entwicklung des abstrakten Denkens bedeutet einen wesentlichen Fortschritt: Es ermöglicht die Ausbildung der **Metakognitionen** und des **Metagedächtnisses,** das heißt des Nachdenkens über die eigenen Denkvorgänge und über das eigene Gedächtnis. Beides erleichtert das Lernen-lernen, da man nun über die beste Lernmethode nachdenken und auf diese Weise die eigene Lerneffizienz steigern kann.

Die zwischen zehn und fünfzehn Jahren erfolgende körperliche Entwicklung bedeutet für die Heranwachsenden und ihre Familien eine besondere Herausforderung. Die auch bei sich typisch entwickelnden Jugendlichen im Zuge der Pubertät häufiger werdenden Konflikte erfordern neue Problemlösungskompetenzen. Je verständnisvoller und kompetenter die Eltern dabei vorgehen, indem sie Konflikte nicht als Kritik auffassen, sondern als Lerngelegenheiten für neue Problemlösungen behandeln, desto rascher werden diese beigelegt. Jugendliche mit einer Autismus-Spektrum-Störung brauchen in dieser Phase besonders viel Förderung und Geduld vonseiten der Erziehungspersonen. Im Jugendalter stehen drei Entwicklungsaufgaben im Vordergrund: das Finden einer **neuen Ich-Identität** und eines **neuen Selbstbewusstseins, die schrittweise Ablösung von den Eltern,** die begründete **Entscheidung für eine Berufslaufbahn** bzw. eine entsprechende Ausbildung und das **Erlernen des Umgangs mit dem anderen Geschlecht.** Für Jugendliche mit Autismus und ihre Familien stellen diese Aufgaben besonders hohe Anforderungen dar (➤ Kap. 15).

Dieser kurze Überblick zeigt die bedeutendsten Entwicklungsschritte auf, die allgemein bis zum Erwachsenenalter zu bewältigen sind. Kinder und Jugendliche mit Autismus-Spektrum-Störung brauchen dabei sachverständige Unterstützung, um ihren ganz persönlichen Weg in ein befriedigendes Erwachsenenleben zu finden.

4.8 Entwicklung des eigenen „Ich"

Eine für die Entfaltung der späteren Persönlichkeit besonders wichtige Entwicklung betrifft die Entstehung **des eigenen, unverwechselbaren „Ich".** Auf sie wird daher in diesem Kapitel ausführlicher eingegangen.

Die Ich-Entwicklung beginnt bereits gegen Ende des ersten Lebensjahres und baut auf einigen der bereits dargestellten Entwicklungen auf. Schon mit etwa einem Jahr begreifen sich typisch entwickelnde Kinder z. B., dass **das Bild, das sie im Spiegel sehen,** nicht ein anderes Kind, sondern **sie selbst sind.** Bei Kindern mit einer Autismus-Spektrum-Störung tritt diese Erkenntnis aber meist verspätet auf. Aufgrund ihrer Kontaktabwehr wollen sie daher ihrem eigenen Spiegelbild ebenso wenig begegnen wie anderen Menschen. Gar nicht so selten entwickeln sie eine förmliche Angst vor ihrem Spiegelbild. Es ist daher ein Zeichen einer günstigen Entwicklung, wenn sie erkennen, dass das Kind im Spiegel nicht jemand anderes, sondern sie selbst sind. Aber Vorsicht, die Freude am eigenen Spiegelbild kann unter Umständen für das Kind emotional so eindrucksvoll sein, dass daraus eine neue Stereotypie entsteht, da es die damit verbundenen positiven Gefühle immer wieder erleben möchte.

BEISPIEL

Ein zweijähriges Mädchen mit Autismus hatte sich einmal zufällig mit einer auffälligen Mütze im Spiegel erblickt und erkannt, dass das Spiegelbild sie selbst zeigte. Dies hatte sie so beeindruckt, dass sie das Bedürfnis entwickelte, sich immer wieder im Spiegel anzusehen, und dabei laut lachte. Um zu verhindern, dass daraus eine Stereotypie entstand, wurde den Eltern empfohlen, den Blick in den Spiegel einerseits kurz zu erlauben, um die Ich-Entwicklung zu fördern, aber andererseits durch anschließend erfolgende Ablenkungen zu verhindern, dass er zur Stereotypie werden konnte.

Bereits mit etwa eineinhalb Jahren kommt es bei sich typisch entwickelnden Kindern zu einem wichtigen Vorläufer der späteren Leistungsmotivation, nämlich der **Freude am „Selbermachen"** (Heckhausen und Heckhausen, 2006). Sie möchten selbst essen, sich anziehen, Bausteine aneinanderreihen, Sand in eine Sandform füllen und vieles mehr (➤ Abb. 4.2). Auf diese Weise erfahren sie etwas über ihre eigene Selbstwirksamkeit in verschiedenen Bereichen. Derartige Selbsteinschätzungen stellen eine nicht unbedeutende Komponente der Ich-Entwicklung dar. Für diesen so wichtigen Entwicklungsschritt brauchen Kinder mit einer Autismus-Spektrum-Störung sehr viel Unterstützung, da sie zunächst kaum eigene Initiativen in Anforderungssituationen zeigen.

Die nächste Etappe der Ich-Entwicklung besteht darin, dass typisch entwickelte Kinder zunehmend er-

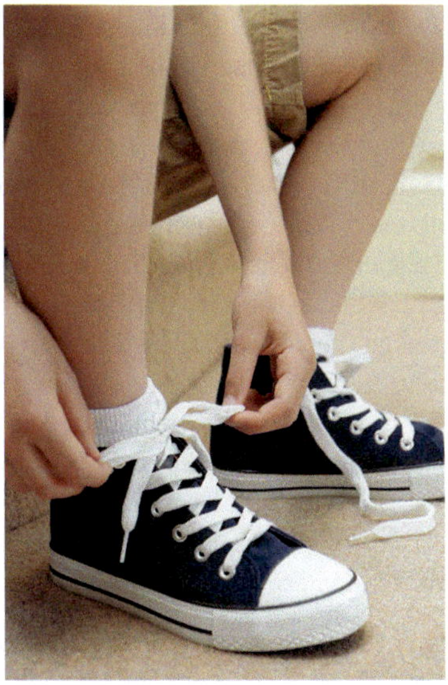

Abb. 4.2 Die Erfahrung von Selbstständigkeit wirkt fördernd. [J787]

kennen, dass ihre eigenen Wünsche und Absichten nicht immer mit jenen der Eltern zusammentreffen, und damit beginnen, sich deutlich gegen die Anforderungen zu wehren. Es kommt mit etwa zwei bis zweieinhalb Jahren zur „Trotzphase" (➤ Kap. 4.7). Die Kinder bekommen aus scheinbar nichtigen Anlässen Trotzanfälle, die recht eindrucksvoll ausfallen können. Dies sind die ersten Anzeichen, dass sie einen **eigenen Willen entwickeln und eigene Handlungspläne durchzusetzen versuchen.** Im Prinzip handelt es sich also um eine durchaus wünschenswerte Entwicklung, die nur durch geeignete erzieherische Maßnahmen in die richtigen Bahnen gelenkt werden muss. Es ist bezeichnend, dass sich typisch entwickelnde Kinder als Folge dieser Auseinandersetzungen ein bedeutendes neues Wort zu gebrauchen lernen, nämlich das Wort **ich.** Damit ist ein wichtiger Schritt getan, der sie befähigt, ihre Entscheidungen als ihre eigenen zu bezeichnen („**Ich** will das!") und sie von jenen ihrer Erziehungspersonen zu unterscheiden.

Eine weitere wichtige Entwicklungsaufgabe dieser Phase besteht daher darin, dass das Kind im Zuge dieser Auseinandersetzungen mit den Eltern (bzw. anderen Erziehungspersonen) den richtigen Umgang mit Konflikten lernt. Nachzugeben, wenn es notwendig ist, aber auch, sich in vernünftigem Rahmen durchsetzen zu lernen. Eltern sollten dem Kind zu diesem Zweck einen gewissen Spielraum einräumen. Dies ist sicher nicht einfach und verlangt von den Eltern sehr viel Einfühlungsvermögen und erzieherische Kompetenz. Viele Kinder mit einer Autismus-Spektrum-Störung sind aufgrund ihres Störungsbildes mit einem so schwierigen Entwicklungs- und Erziehungsprogramm überfordert und brauchen daher Unterstützung.

Bei Kleinkindern mit Autismus, die über eine entwicklungsangemessene Sprache verfügen, tritt in dieser Phase ein weiteres, für sie sehr charakteristisches Symptom auf: Sie schaffen die **pronominale Umkehr** (Fay, 1979) nicht. Dies kommt auch bei manchen sich typisch entwickelnden Kindern gelegentlich kurzfristig vor, verschwindet dann aber meist von selbst. Die Störung besteht darin, dass der Wechsel vom „Du" zum „Ich" nicht gelingt. Wenn das Kind z. B. selbst ein Eis am Stiel haben möchten, sagt es nicht etwa „**Ich** will ein Eis am Stiel!", sondern: „**Du will** ein Eis am Stiel!". Bei Kindern mit Autismus-Spektrum-Störung bleiben die Probleme mit der pronominalen Umkehr oft hartnäckig bestehen.

Solange Kinder dieses Symptom zeigen, sollte man sie daher immer **mit ihrem Namen anreden** (und auch von sich selbst in dieser Form sprechen): „**Mutti hat für Susi** ein Eis gekauft" „**Will Susi** ein Eis?" Geht das Kind in den Kindergarten, muss man auch dort darauf drängen, dass diese Vorgehensweise beachtet wird.

Gleichzeitig muss mit dem Kind das Erlernen der richtigen Verwendung des Wortes „Ich" (bzw. aller persönlichen Fürwörter) geübt werden. Dies kann wie folgt durchgeführt werden: Das vom betroffenen Kind gewünschte Eis am Stiel liegt bereits auf dem Tisch. Man fragt das Kind „Will Susi ein Eis?". Wenn das Kind zustimmt, gibt man ihm die Anweisung „Sag: **Ich** will ein Eis". Erst wenn das Kind diesen Satz ausspricht, bekommt es das Eis und wird sehr gelobt. (Kommentar: Hier geht es nur um die wichtige Aufgabe, den Gebrauch des Wortes „Ich" zu erlernen! Würde man hier das Wort „Bitte" voranstellen, wäre dies für ein Kind mit Autismus viel zu verwirrend.) Ein wichtiger Hinweis: Da Kinder mit einer Autismus-Spektrum-Störung große Probleme beim Verallgemeinern von Gelerntem haben, muss diese Übung im Rahmen einer ganzen Reihe unterschiedlicher Situationen durchgeführt werden (Übungsanleitung für Jugendliche, die noch immer Probleme mit dem Gebrauch der persönlichen Fürwörter haben ➤ Kap. 16).

4.9 Autismustherapie als lebensbegleitende Entwicklungstherapie

Aufgrund der Besonderheiten des Entwicklungsverlaufs von Kindern und Jugendlichen mit einer Autismus-Spektrum-Störung muss jede Therapie bei ihnen immer auch **Entwicklungstherapie** und außerdem lebensbegleitend angelegt sein. Es ist zu beachten, dass Kinder mit Autismus so gut wie immer Entwicklungsrückstände aufweisen, die sich entweder auf bestimmte Teilbereiche oder auf die gesamte Entwicklung beziehen können. Sie benötigen daher eine differenzierte, durch entsprechende Diagnosen gestützte individuelle Förderung.

Bei der Entwicklung des Förderplans muss zunächst aufgrund einer genauen Entwicklungsdiagnose festgestellt werden, **in welchem Entwicklungsstadium** sich das Kind in den für seine weitere Förderung maßgeblichen Kompetenzbereichen befindet. Es kann durchaus vorkommen, dass ein Sechsjähriger sich in bestimmten Bereichen noch im Stadium eines zwei- oder dreijährigen Kindes befindet.

Man darf sich dabei nicht durch Spitzenleistungen in einzelnen Teilbereichen irreleiten lassen, die vor allem bei Kindern mit einem Asperger-Autismus vorkommen können. Es handelt sich in diesen Fällen um „Inselbegabungen". Hohe musikalische, wahrnehmungsbezogene oder technische Fähigkeiten kommen z. B. recht häufig vor; nicht wenige Menschen mit Autismus-Spektrum-Störungen verfügen über sehr eindrucksvolle Kenntnisse in einem eng begrenzten Spezialgebiet, neigen aber dazu, jene Aspekte zu ignorieren, die sie nicht interessieren. So konnte ein Junge mit Autismus, der die 1. Klasse der Grundschule besuchte, die Namen sehr vieler Spinnenarten aufzählen, war aber zur Verwunderung seiner Lehrerin nicht in der Lage, die einfache Frage zu beantworten: „Was bauen alle Spinnen?" Dies bedeutet, dass oftmals auch in den besonderen Begabungsbereichen bestimmte Einzelkompetenzen fehlen, die im Rahmen der Förderung aufgebaut werden müssen. Die klinische Entwicklungspsychologie beschäftigt sich mit den Förder- und Interventionsmaßnahmen, die eine geordnete Entwicklung unterstützen (Carr, 2015).

Zur Erfassung des **allgemeinen Entwicklungs- bzw. Intelligenzniveaus** sowie der Ausprägungen in den **einzelnen Teilbereichen** können Entwicklungs- und Intelligenztests herangezogen werden. Für die Entwicklungsdiagnose bei Kindern von 3–6 Jahren steht z. B. der Wiener Entwicklungstest (WET) von Kastner-Koller und Deimann (2012) zur Verfügung. Einen guten Überblick über die Diagnostik in den ersten sieben Lebensjahren bietet das Buch von Irblich und Renner (2009). Bei Schulkindern ist es außerdem immer notwendig, den Entwicklungsstand im Bereich der schulischen Basiskompetenzen im Lesen, Schreiben und Rechnen sowie des schulischen Lernens allgemein diagnostisch zu erfassen, um zielführende Förderpläne entwickeln zu können (siehe dazu z. B. Lauth, Grünke und Brunstein, 2014).

Im Rahmen der Gespräche mit den Eltern im Zuge der Erhebung der Anamnese (Vorgeschichte) lassen sich in der Regel eine Reihe zusätzlicher Problembereiche in der Alltagsbewältigung des Kindes ermitteln, die eine therapeutische Intervention erfordern. Bei einem dreijährigen Kind könnte z. B. die Klärung der folgenden Fragen für die Entwicklung des individuellen Förderplans von Relevanz sein:

- Kann das Kind selbstständig essen, trinken, sich anziehen?
- Ist es am Tag und in der Nacht bereits sauber?
- Wie weit ist die Grobmotorik, wie weit die Feinmotorik entwickelt?
- Welchen Differenzierungsgrad haben die visuelle und die akustische Wahrnehmung erreicht?
- Wie weit ist sein Spielverhalten entwickelt?
- Wie weit ist seine Sprache entwickelt?

Bei einem älteren Kind könnten Fragen bezüglich seiner räumlichen und zeitlichen Orientierung und seiner emotionalen und sozialen Entwicklung von Bedeutung sein:

- In welchem Raum kann es sich orientieren und selbstständig bewegen (eigene Wohnung, nächste Wohnumgebung, kennt es einzelne wichtige Wege zur Schule, zum Einkaufen, den eigenen Wohnort)?
- Könnte es sich in einem fremden Ort zurechtfinden, bzw. wie viel Hilfe würde es dabei benötigen?
- Hat es einen Zeitbegriff?
- Auf welcher Stufe befindet sich seine emotionale Entwicklung?

- Wie weit hat das Kind gelernt, in angemessener Weise mit Gleichaltrigen Kontakt aufzunehmen?
- Wie fortgeschritten ist sein prosoziales Verhalten?
- Hat es gelernt, sich in angemessener Weise durchzusetzen?

Jede erfolgreiche Therapie von Kindern und Jugendlichen mit Autismus-Spektrum-Störung muss sich zunächst an der „typischen" Entwicklung und ihren Gesetzlichkeiten orientieren, um Rückstände und damit Förderbedarfe feststellen zu können. Die in diesem Zusammenhang in jeder Altersstufe zu bewältigenden „Entwicklungsaufgaben" stellen dabei mögliche Zielvorgaben dar. Sie müssen erledigt werden, damit die Aufgaben der nächsten Entwicklungsstufe bewältigt werden können. Treten dabei Probleme auf, ist es notwendig, entsprechende Kompensationsmaßnahmen anzubieten (> Kap. 8).

KAPITEL

5 Der systemische Ansatz in der Autismustherapie

B. Rollett

5.1 Einführung und Überblick

Kindern mit Autismus-Spektrum-Störung kann geholfen werden – doch nur, wenn der therapeutische Zugang ebenso umfassend und gleichzeitig differenziert ist, wie es die autistischen Störungsbilder sind.

In jedem Fall stellt die **Miteinbeziehung der unmittelbaren sozialen Umwelt** des Kindes in die Planung und Umsetzung der Interventionen eine unabdingbare Voraussetzung für den Erfolg dar (siehe dazu Attwood, 2008). Aus diesem Grund haben sich **systemische Vorgehensweisen** besonders bewährt, bei denen das relevante soziale Umfeld (der Kontext) des Kindes systematisch bei der Interventionsplanung berücksichtigt und in die Umsetzung einbezogen wird. (Eine Darstellung der systemischen Therapie- und Beratungsansätze und ihrer Wirksamkeit bieten Sydow u. a., 2007, eine praxisnahe Einführung in das systemische Vorgehen zur Bewältigung von Problemen im Familienalltag das Buch von Schwing und Fryszer, 2016.)

Auf diese Weise wird gesichert, dass den Eltern und eventuell vorhandenen Geschwistern vermittelt wird, wie sie mit dem Kind erfolgreich spielen und lernen können, sodass es sowohl außer Haus als auch in der Familie nach einem einheitlichen Plan gefördert wird. Außerdem wird es auf diese Weise möglich, sich gegenseitig zu unterstützen und notfalls zu entlasten.

Durch ein langfristig angelegtes, diagnostisch abgesichertes, entwicklungsbegleitendes Therapiekonzept, in das nicht nur die therapeutische Einzelarbeit mit dem Kind, sondern auch die systemische Zusammenarbeit mit der Familie sowie den beteiligten Institutionen eingebunden ist (Kindergarten, Schule, berufliche Ausbildungsinstitutionen), gelingt es, Kindern bzw. Jugendlichen mit Autismus optimale Entwicklungschancen zu bieten.

Bei der Umsetzung eines derartigen Interventionskonzepts sind eine Reihe von Planungsschritten notwendig: Wie in den Kapiteln 2 und 4 bereits dargestellt wurde, bildet eine sorgfältige Diagnose die Grundlage jeder Therapie. Dies gilt insbesondere für die so komplexen und vielschichtigen autistischen Störungsbilder. Ausgangspunkt ist daher immer eine umfassende diagnostische Erfassung aller für die Erstellung und Umsetzung des Therapie- bzw. Förderplans relevanten Informationen, wobei ein multiprofessioneller Zugang empfehlenswert ist.

Neben der Eingangsdiagnose des Kindes bzw. Jugendlichen erfordert der systemische Zugang die zusätzliche Erfassung der wichtigsten förderlichen bzw. belastenden Einflüsse in der familiären und außerfamiliären sozialen Umwelt des Kindes. Dazu zählen insbesondere die vorhandenen Ressourcen und Unterstützungsmöglichkeiten sowie die zu überwindenden Belastungen. Auf dieser Grundlage wird dann der vorläufige Behandlungsplan erstellt, der sowohl die Nahziele als auch die angestrebten langfristigen therapeutischen Ziele beinhalten muss.

Einen zentralen Therapiebaustein bildet in diesem Zusammenhang das individuelle entwicklungsbezogene Förderprogramm für das Kind, dessen generelles Ziel es ist, problematische Entwicklungen zu behandeln, Entwicklungsrückstände aufzuholen und die Entwicklung der Kompetenzen des Kindes in angemessener Weise therapeutisch zu begleiten und zu fördern. Für eine umfassende Kompetenzentwicklung des Kindes ist die Kombination von Einzeltherapie und dem Besuch von speziell für die Mitbetreuung von Kindern mit Autismus eingerichteten Kindergärten bzw. Schulen zu empfehlen.

Den wichtigsten Schritt bei der Initiierung eines systemisch aufgebauten therapeutischen Vorgehens stellt die konsequente Einbeziehung der Familie des Kindes (Eltern und Geschwister sowie weiterer wichtiger Betreuungs- und Bezugspersonen) dar. Um optimale Bedingungen für eine gute Zusammenarbeit zu schaffen, hat es sich bewährt, mit der Familie einführende Beratungsrunden in Form von **Familienkonfe-**

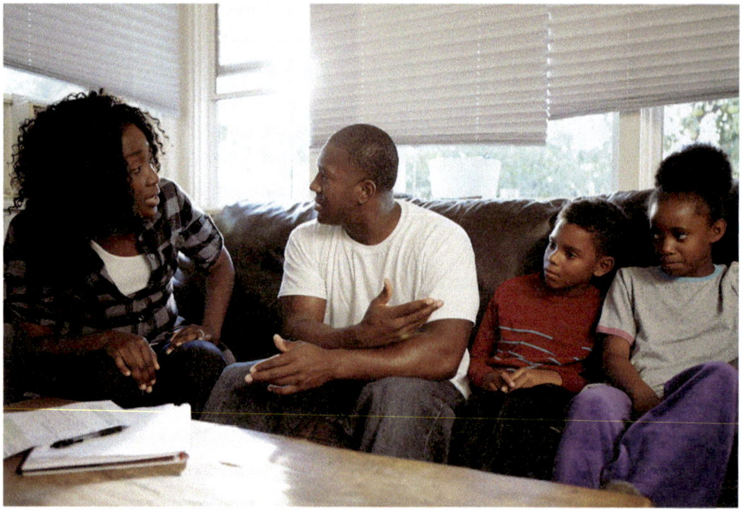

Abb. 5.1 Familienkonferenz. [J787]

renzen durchzuführen, an denen zumindest die Eltern, aber auch ältere Geschwister und andere für die Familie wichtige Personen teilnehmen (➤ Abb. 5.1). Ziel dieser ersten Beratungsrunden ist es, ein alle Familienmitglieder bindendes Einverständnis (Commitment) zu erwirken, die geplanten Maßnahmen mitzutragen. Es hat sich als günstig erwiesen, die Ergebnisse in schriftlicher Form festzuhalten.

In diesem Rahmen werden die Anwesenden zunächst genau über die diagnostisch ermittelte Situation des Kindes im Zuge einer Psychoedukation (➤ Kap. 9.2) aufgeklärt, die kurzfristigen und die langfristigen Therapieziele dargelegt und die dazu notwendigen Maßnahmen erläutert. Für die Familie muss klar sein, dass das systemische Vorgehen zwar mit Anforderungen verbunden ist, letztlich aber allen Beteiligten Entlastungen bringt, da das Konzept vorsieht, dass auftauchende Probleme gemeinsam bearbeitet und mögliche Lösungen gefunden werden, die von allen Familienmitgliedern mitgetragen werden können. Wenn sich die Familie im Verlauf der sich daran anschließenden Diskussionen entschließt, das Konzept mitzutragen, kann damit begonnen werden, gemeinsam die ersten Realisierungsschritte in Angriff zu nehmen.

Ein wichtiger Schritt im Rahmen der Anfangsphase der systemischen Begleitung der Familie eines Kindes mit Autismus-Spektrum-Störung besteht darin, den Familienmitgliedern zu vermitteln, wie sie durch eine **Veränderung ihres Interaktionsverhaltens** ihren persönlichen Kontakt zu dem Kind verbessern und so seine kommunikative und erzieherische Erreichbarkeit sichern können. Falls hier Defizite bestehen, die durch eine diesbezügliche Beratung nicht behoben werden können, sollten Einzeltrainings angeboten werden. Zu diesem Zweck entwickelten wir das „Wiener Interaktions- und Kontakttraining" für Eltern und andere Bezugspersonen von Kindern und Jugendlichen mit einer Autismus-Spektrum-Störung (➤ Kap. 7).

Der Überblick über die einzelnen Bausteine einer systemisch aufgebauten Entwicklungsbegleitung macht das Vorgehen deutlich (➤ Abb. 5.2).

5.2 „Wellentäler" im Interventionsverlauf und wie man mit ihnen umgeht

Das dargestellte komplexe Interventionskonzept erfordert nicht nur von den Familienangehörigen, sondern auch von den Kindern bzw. Jugendlichen mit Autismus sehr viel Einsatz. Die Teilnahme an einem so umfassenden Therapieprogramm ist für die Kinder sehr anstrengend. Es kommt daher in Abständen immer wieder vor, dass „Anpassungsenergie" (Selye, 1976; Rollett, 2017) erschöpft ist. Erschwerend können Belastungen sein, z. B. Krankheit des Kindes oder eines anderen Familienmitgliedes, Wechsel der Betreuungspersonen, Umzug der Familie.

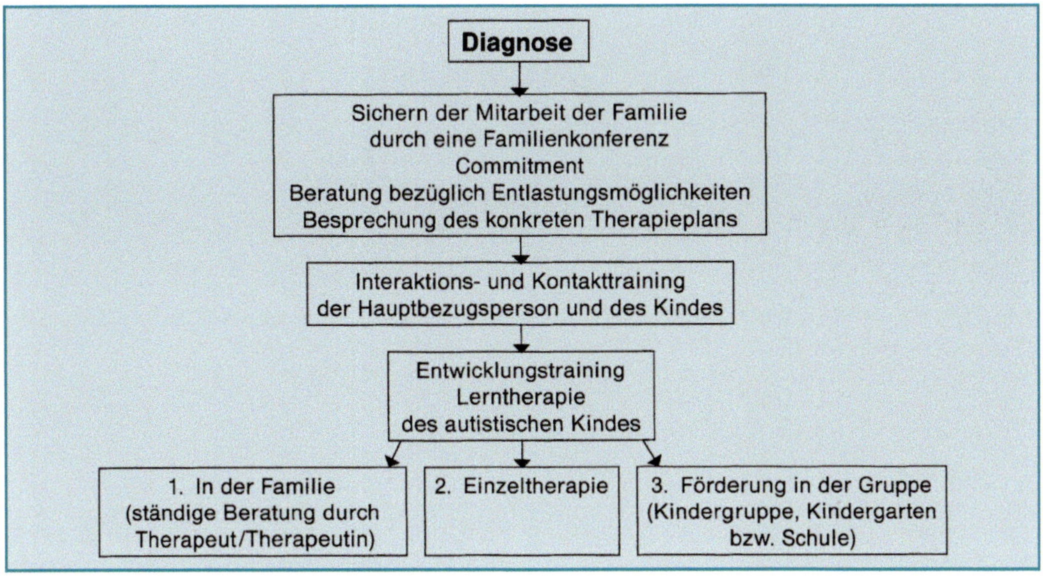

Abb. 5.2 Therapiebausteine und Therapieablaufplanung. [V492]

Für eine gewisse Zeit verschlechtern sich dann scheinbar das Verhalten und die Mitarbeit des Kindes an dem Interventionsprogramm. Solche „Wellentäler" dürfen von der Familie **keinesfalls** zum Anlass für eine, wenn auch nur zeitweilige, resignative Rücknahme der Förderbemühungen werden, da man dann die bisherigen Erfolge riskiert. Die Familienmitglieder brauchen in dieser Zeit die besondere Unterstützung durch die Therapeuten. Es muss ihnen vermittelt werden, dass die Wellentäler einen integralen Bestandteil jeder anspruchsvollen und damit energiekonsumierenden therapeutischen Intervention bilden. Aus diesem Grund ist es wichtig, sie gemeinsam zu überwinden. Langfristig lernen das Kind und seine Bezugspersonen auf diese Weise, mit derartigen schwierigen Perioden umzugehen und sie zu überwinden.

Oft hilft es, jene Methoden wieder einzusetzen, die man in früheren Phasen der Intervention benutzt hat. Günstig ist es auch, wenn man dem Kind in diesen anstrengenden Phasen gewisse Erleichterungen verschafft, indem man gezielt für Entspannung und Entlastung sorgt. Die Erfahrung zeigt, dass als Folge eines kompetenten Umgangs mit dem Wellental anschließend ein langer „Wellenberg" mit entsprechenden Erfolgen kommen wird.

KAPITEL

6

B. Rollett

Die Einbeziehung der Eltern in die therapeutische Arbeit: Ein Fallbeispiel

Therapeutische Interventionen bei Kindern mit einer Autismus-Spektrum-Störung profitieren davon, wenn es gelingt, das familiäre Umfeld des Kindes in systemischer Weise in die Behandlung einzubeziehen (➤ Kap. 5). Es handelt sich um einen das Heranwachsen des Kindes begleitenden, laufend durch entsprechende Diagnosen abgesicherten Prozess, dessen Ziel es ist, eine für das Kind optimale Förderung zu realisieren. In dem in diesem Kapitel berichteten Fallbeispiel geht es daher darum, exemplarisch die **systemische Einbeziehung der Familie** in die Initiierung und Umsetzung eines langfristig angelegten therapeutischen Gesamtplans bei einem Kind mit Autismus darzustellen. Die Interventionen begannen, als das Kind 5 Jahre alt war, und wurden bis in das Erwachsenenalter des Kindes weitergeführt.

Wegen der Komplexität des autistischen Störungsbildes ist es für den Behandlungserfolg wesentlich, dass der therapeutische Prozess von den Eltern und anderen im Familienhaushalt lebenden Personen als „Hilfstherapeuten" im Alltag mitgetragen wird (Attwood, 2008). Es ist jedoch notwendig, dass die Familie dabei regelmäßig professionelle Unterstützung erhält. Zu diesem Zweck sind **regelmäßige Hausbesuche** durch den Therapeuten bzw. die Therapeutin und entsprechende, möglichst auch **schriftlich erfolgende Rückmeldungen** über die beobachteten Fortschritte bzw. Probleme und die weiteren im Familienkontext durchzuführenden Maßnahmen erforderlich. Sie stellen eine wertvolle Ergänzung und Unterstützung der einzeltherapeutischen Intervention dar.

Im Folgenden geht es um die exemplarische Darstellung der Vorgehensweise beim Aufbau der Zusammenarbeit mit der Familie anhand eines Fallbeispiels.

6.1 Vorgeschichte

Als Bernhard (Name geändert) als jüngstes von vier Geschwistern geboren wurde, freuten sich alle über den kleinen Nachzügler. Doch schon im ersten Lebensjahr konnte man beobachten, dass die Kontaktaufnahme und die Interaktionen mit ihm anders waren als bei anderen Kindern seines Alters. Im Laufe der Zeit wurden die autismusspezifischen Verhaltensweisen immer deutlicher, z. B. Kontaktverweigerung, Rückzugsverhalten, fehlendes Spielverhalten, Ausbleiben der Sprachentwicklung, stereotype Verhaltensweisen und anderes mehr. Zunächst wurde dies als Entwicklungsverzögerung diagnostiziert.

Zur Entlastung der Mutter verbrachte Bernhard von Anfang an viel Zeit mit einer Babysitterin. Erst später stellte es sich heraus, dass sie bei unerwünschtem Verhalten, das aufgrund der später diagnostizierten autistischen Störung des Kindes relativ häufig auftrat, als einziges „Erziehungsmittel" Strafen anwandte. Da diese in der Regel erfolglos blieben, neigte sie dazu, die Dosis zu verstärken, was aber nur dazu führte, dass das Kind sich immer mehr zurückzog und schließlich keine Reaktionen mehr zeigte (was sie aber als Erziehungserfolg ansah). Zunehmend entwickelten sich weitere autismustypische Besonderheiten. Mit fünf Jahren konnte Bernhard weder sinnvoll spielen noch sprechen. Gelegentlich verwendete er zwar einige Floskeln, die aber völlig sinnentleert waren, da sie nicht zum Kontext passten. Er saß stundenlang am Boden und ließ ein Auto Kreise ziehen. Häufig verweigerte er die Nahrung, war noch nicht sauber und hatte Schreianfälle, die für ihn und andere extrem belastend waren, da er um sich schlug und durch nichts ansprechbar war. Die Eltern entschlossen sich daher, professionelle Hilfe in Anspruch zu nehmen.

6.2 Beginn der Arbeit mit der Familie

Als erster Schritt der Intervention wurde eine **Familienkonferenz** einberufen, an der außer den Eltern auch die drei älteren Geschwister teilnahmen (➤ Kap. 5.1). Ihr Ziel war es, der Familie das Interventionsprogramm zu erklären, und, falls sie sich dazu entschließen sollte, dieses mitzutragen, ein eindeutiges, alle zur Mitarbeit verpflichtendes „Commitment", d. h. eine bindende Zusage aktiver Beteiligung, zu erreichen.

Dazu war es notwendig, die jeweiligen Konsequenzen für den Fall aufzuzeigen, dass die Familie zustimmte, sich auf die Unterstützung des therapeutischen Langzeitprogramms einzulassen. Insbesondere wurde angesprochen, dass die Therapie eines Kindes mit Autismus für die ganze Familie zunächst einmal eine große Belastung bedeutet. Dazu gehörte z. B. die Verpflichtung, bei Schreianfällen und anderen Formen von unerwünschtem Verhalten nicht zu autoritären Maßnahmen zu greifen, sondern mit Verständnis zu reagieren und dem Kind dabei zu helfen, sein Verhalten langfristig zu ändern. Den Familienmitgliedern wurde dargelegt, dass die in solchen Fällen zielführenden Vorgehensweisen ihnen im Vorfeld, aber auch anlassbezogen vermittelt würden.

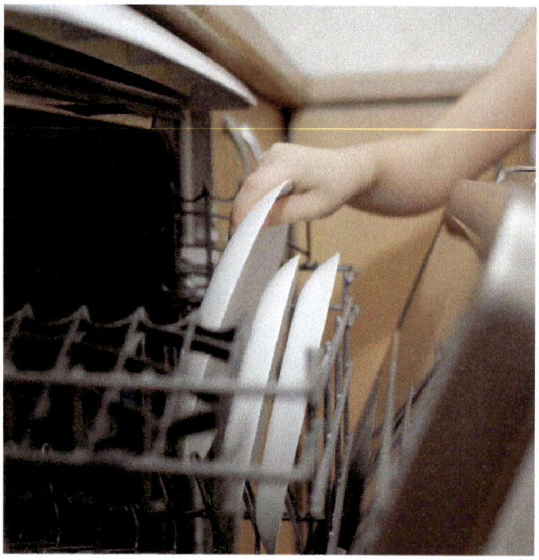

Abb. 6.1 Alle Familienmitglieder sind Teil des therapeutischen Prozesses. Kinder können Aufgaben im Haushalt übernehmen, um den Eltern mehr Zeit zu verschaffen. [J787]

Den Geschwistern wurde erklärt, dass es notwendig sein würde, die Mutter mehr im Haushalt zu unterstützen (➤ Abb. 6.1), da sie als wichtigste Bezugsperson des Bruders die Hauptlast der Intervention zu tragen hätte; sie müssten es außerdem akzeptieren, dass die Eltern für sie nicht immer so da sein könnten, wie sie es gerne wollten, da sie zumindest in der Anfangsphase sehr viel mehr Betreuungsarbeit für den Bruder zu leisten hätten. Auch die Mühen, die das weitere jahrelange Durchziehen des Interventionsprogramms und hier vor allem der Fördermaßnahmen im Alltag für alle Beteiligten bedeuten, wurden angesprochen. Außerdem wurde die Familie darauf vorbereitet, dass es notwendig sein würde, mit den für die Therapie bzw. Förderung des Kindes zuständigen Fachleuten gut zusammenzuarbeiten. In regelmäßigen Abständen würde es notwendig sein, die weitere Vorgehensweise diagnostisch abzusichern. Immer dann, wenn pädagogische Entscheidungen (Besuch eines geeigneten Kindergartens bzw. einer geeigneten Schule) zu treffen wären, sei es besonders wichtig, diese sorgfältig gemeinsam vorzubereiten. Die therapeutischen und pädagogischen Interventionen müssten von der Familie immer mitgetragen werden. Dabei wurde auch darauf verwiesen, dass Kinder mit einer Autismus-Spektrum-Störung in der Regel bis zum Erwachsenenalter therapeutisch begleitet werden müssen, da in jeder Altersstufe neue Entwicklungsaufgaben zu lösen sind, für die sie gezielte Unterstützung benötigen.

Nach genauem Abwägen aller Argumente dafür und dagegen entschied sich die Familie für das Therapieprogramm. Es konnte daher mit der Planung der Interventionen begonnen werden.

6.3 Das weitere Vorgehen

Besonders wichtig war es, die Aufenthalte Bernhards bei der autoritären Babysitterin sofort aufzugeben, um diese Quelle ständiger Ängste zu verschließen. Der nächste Schritt bestand darin, die Familie mit dem **Kontakt- und Interaktionstraining** vertraut zu machen (➤ Kap. 7). Vor allem galt es, das konkrete Vorgehen an Beispielen einzuüben, die sich im Alltag ergaben. Auf diese Weise erhielt Bernhard die

Chance, eine neue Basis des Vertrauens zu seiner Familie und vor allem zur Mutter als seiner wichtigsten Bezugsperson aufzubauen.

Des Weiteren wurde eine genaue **Analyse der täglich im Haushalt anfallenden Arbeiten** durchgeführt und konkrete Entlastungsmöglichkeiten besprochen, um die Belastung der Mutter, die sich ja nun vermehrt um Bernhard kümmern musste, zu reduzieren. Dazu gehörten Maßnahmen, die eine effizientere Erledigung bzw. Umverteilung dieser Arbeiten ermöglichten. In diesem Zusammenhang war es besonders wichtig, den Familienangehörigen die große Überlastung der Mutter durch den Haushalt und die Pflege Bernhards nochmals deutlich zu machen, sodass die Bereitschaft zunahm, sie zu unterstützen. Durch eine klare Regelung, wer in Zukunft für die Erledigung welcher Aufgaben zuständig war, konnten in weiterer Folge ressourcenkonsumierende Konflikte vermieden werden.

Der für die weitere Entwicklung Bernhards wichtigste Förderbereich betraf den Sprachaufbau. Eine für die Behandlung von Kindern mit Autismus-Spektrum-Störung speziell ausgebildete Heilpädagogin übernahm die regelmäßige Einzeltherapie, wobei ein besonderer Schwerpunkt auf die Anbahnung und den Aufbau der Sprache gelegt wurde.

Zur Unterstützung von Bernhards Sprachentwicklung im häuslichen Umfeld wurde eine bewährte, für die Mutter als Hauptbetreuungsperson aber recht stressreiche Methode eingeführt, nämlich das betonte Monologisieren (Agin, Geng und Nicholl, 2004). Die Mutter wurde gebeten, **alle ihre Aktivitäten durch moduliertes Sprechen zu begleiten,** wenn Bernhard anwesend war, wie zum Beispiel: „Jetzt *holt* die Mama das *Brot* heraus; sie *legt* das *Brot* auf das *Brett;* sie *nimmt* ein *Messer* aus der *Lade;* sie *schneidet* eine *Scheibe Brot* ab." Natürlich wurden auch die anderen Familienmitglieder ermuntert, es ihr gleichzutun.

Als weiterer Schritt wurde ein guter Kindergarten gesucht und gefunden, der bereit war, Bernhard aufzunehmen und im Rahmen des Programms individuell zu fördern. Des Weiteren galt es, die Eltern laufend **bei der familiären Förderung des Kindes beratend zu begleiten.** In der Folge fanden daher in regelmäßigen Abständen jeweils mehrtägige Hausbesuche bei der Familie statt, um den erreichten Entwicklungsstand zu diagnostizieren, neu aufgetretene Probleme ausfindig zu machen und Maßnahmen zu ihrer Lösung zu besprechen. Bei diesen Treffen wurden jeweils die nächsten Interventionsschritte geplant und die Vorgehensweise bei ihrer Durchführung besprochen. Bei diesen Gelegenheiten erfolgten auch Besprechungen mit der Kindergartenpädagogin und der Fachkraft, die die Einzeltherapie übernommen hatte. Als Bernhards Entwicklung so weit fortgeschritten war, dass er die Grundschule als Integrationskind besuchen konnte, wurden die Grundschullehrerin und der Sonderpädagoge in die Besprechungen einbezogen.

Im Anschluss an jeden dieser Besuche wurde für die Eltern ein **Elternbrief** geschrieben, in dem das Erreichte dargestellt und die Durchführung der nächsten Schritte erklärt wurde (➤ Kap. 6.4).

6.4 Beispiele für Elternbriefe

Die ersten Monate waren dem Sprachaufbau und dem Aufbau der neuen Form der Kontaktaufnahme mit dem Kind gewidmet, die durch die Erarbeitung der Regeln des Interventions- und Kontakttrainings durch die Eltern möglich geworden war. Dies führte bereits zu Erfolgen, wie der folgende Elternbrief ausweist.

Elternbrief vom 20. Januar

Der erste wichtige Schritt ist schon geschafft: Bernhard hat gelernt, **zu seiner Familie Vertrauen zu fassen.** Er kann auch schon gut Kontakt mit Leuten aufnehmen, die ihm sympathisch sind. Dies ist sehr wichtig, weil er dadurch für soziale Bekräftigungen zugänglicher geworden ist. Diese muss man ihm nun geben.

Ihr müsst ihn **sehr viel loben,** und zwar besonders, wenn er ohne Aufforderung etwas „Braves" tut. Dies ist nicht ganz leicht, weil man dazu neigt, im Drang der Geschäfte solche „Bravheitsperioden" zu übersehen. Auffällig wird dies erst, wenn dem Kind das viele Bravsein, ohne dafür gelobt zu werden, zu langweilig wird und es durch irgendeine Störaktion versucht, die Aufmerksamkeit auf sich zu ziehen.

Bernhard ist von seinen stereotypen ersten Sprachäußerungen schon weitgehend abgekommen. Er kann sich jetzt schon in einfacher Form angepasst an die Situation ausdrücken. Dies ist ebenfalls ein großer Fortschritt! Als ich vor zwei Monaten bei euch war, sagte er z. B. nur: „Mm, das ist gut!", wenn ihm etwas schmeckte. Zu der damaligen Zeit war dies schon ein großer Fortschritt. Heute ist er aber noch viel weiter gekommen, da er verschiedene Wörter gebraucht, um seine Freude auszudrücken, wenn ihm etwas schmeckt.

Zum Umgang mit Aggressionen: (Erläuterung: Als neues Problem war ein unerwünschtes Verhalten bei Bernhard aufgetreten. Er trat gelegentlich am Spielplatz nach anderen Kindern; in der Ausdrucksweise seiner Familie „kickte" er nach ihnen.) Das Problem bei allen „schwierigen" Kindern ist, wie man unerwünschtes Verhalten angemessen einschränkt. Aggressive Strenge würde das Kind wieder in seine selbst gewählte Isolation zurückdrängen. Ebenso wenig ist Laissez-faire-Erziehung (Nichteingreifen als Erziehungsprinzip) zweckmäßig, weil dadurch das unerwünschte Verhalten **überlernt,** das heißt durch übermäßige Wiederholung besonders stark eingeprägt wird. Überlernte Verhaltensweisen sind jedoch sehr schwierig abzubauen. Eine bewährte Regel besteht daher darin, dass man möglichst alle Gelegenheiten, unerwünschtes Verhalten zu zeigen, aus der Situation entfernt. Daher darf Bernhard z. B. einige Zeit gar nicht in die Nähe anderer Kinder kommen, wenn ihr feststellt, dass er wieder einmal das Bedürfnis zeigt, sie zu „kicken". Falls dies nicht möglich ist, sollte man bei Begegnungen mit anderen Kindern ständig ein wachsames Auge auf ihn haben, damit man schnell eingreifen und ihn aus der Situation entfernen kann, wenn er wieder einmal Anzeichen dazu zeigt. In freundlichem, aber bestimmtem Ton sollte man dabei sagen: „Nein, du darfst nicht kicken!" (Verhaltenstherapeutische Hintergründe ➤ Kap. 12)

Aufbau eines Verständnisses für Vergangenheit und Zukunft: Ihr müsst euch bewusst sein, dass wir erst vor acht Wochen begonnen haben, Bernhard zu helfen, einen Begriff von Vergangenheit und Zukunft aufzubauen, indem ich euch riet, mit ihm z. B. beim Spielen darüber zu sprechen, **was schon fertig** (und daher schon vergangen ist) ist und **was im nächsten Schritt getan werden wird** (und daher in Zukunft passiert). Da ihm ein fester Begriff von Vergangenheit und Zukunft noch fehlt, wird Bernhard noch längere Zeit Schwierigkeiten haben, aus Erfahrungen zu lernen und die Folgen seiner Handlungen vorauszusehen. Gerechterweise muss man allerdings dazu sagen, dass dies auch für andere Kinder seines Alters nicht einfach ist. Selbst manche Erwachsene haben damit noch Probleme.

Ihr solltet daher weiter mit ihm über vergangene Erlebnisse, die er hatte, sprechen und auch alles, was ihr vorhabt, mit ihm vorbesprechen. Eine wichtige Einschränkung gibt es hier allerdings: Die zukünftigen Ereignisse dürfen nicht zu weit voraus liegen und sie müssen ganz sicher eintreffen. So war es z. B. gut, dass ihr über die bevorstehende Reise vorbereitend mit ihm gesprochen habt, aber vielleicht etwas weniger günstig, ihn seine Sachen dafür zu früh packen zu lassen, da er den Zusammenhang mit der Reise nicht mehr herstellen konnte, die viel später erfolgte. Es wird daher auch noch eine geraume Zeit brauchen, bis er so etwas wie eine **Vorstellung von Zeit** entwickeln wird.

Eine Übung zum Aufbau des Verständnisses für zeitliche Abläufe: Ihr könnt bereits mit der folgenden Übung beginnen: Zwei große, schöne, bunte Uhren aus Pappe, auf denen die Ziffern groß und deutlich geschrieben sind und zwar eine für die Zeit von Mitternacht bis Mittag, die andere für die nächsten zwölf Stunden. Auf jede kommt nur ein Zeiger, der Stundenzeiger, der verschiebbar sein muss. Zu jeder Zahl kommt ein Bildchen, das ein häufiges Ereignis darstellt, das zu dieser Zeit stattfindet, z. B. für 12 Uhr Mitternacht und 1–6 Uhr jeweils ein Schlafbild, 7 Uhr aufstehen, 8 Uhr frühstücken, 9 Uhr zum Kindergarten gehen.

Wie wir schon besprochen haben, ist der selbstständige Aufbau von **Sozialkontakten zu fremden Personen** im Augenblick noch kein vorrangiges Lernziel. Mit diesem werden wir uns ganz am Schluss des Programms systematisch zu beschäftigen haben. (…) Er hat ja gerade erst gelernt, mit gut bekannten Erwachsenen und Familienangehörigen Kontakt aufzunehmen, d. h. mit Leuten, die er kennt und die bereit sind, auf ihn Rücksicht zu nehmen.

Umgang mit Belastungskrisen: Vergesst bitte nicht, dass Bernhard in Belastungssituationen, die ihn überfordern, oder auch wenn er Angst hat, wieder in ein **Wellental** fallen kann und dann manche der problematischen Verhaltensweisen zeigt, die er an und für sich bereits überwunden hat. Solche Wellentäler sind notwendige Krisen, denn sie vermitteln Bernhard, dass seine Familie ihn wirklich lieb hat, auch wenn er sich einmal „unmöglich" benimmt. Auch Schüler und Schülerinnen erproben gelegentlich ihre Lehrpersonen in dieser Weise. Bestehen sie diese Prüfung, dann hat sich das Verhältnis zu Ihnen auf einer höheren Ebene gefestigt, die Vertrauensbasis ist verlässlicher geworden.

Überforderung vermeiden: Noch etwas sehr Wichtiges – ihr werdet sehen, dass jetzt gleichsam kleine **Inseln des guten und erwünschten Verhaltens** entstehen. Macht nicht den Fehler, daraus einen „Standard" abzuleiten, den ihr von ihm erwartet. Wenn Kinder etwas Neues lernen, das ihnen sehr schwerfällt, machen sie ähnliche Erfahrungen, wie es kein Geringerer als Goethe anlässlich der Entzifferung von schwierigen alten Textstellen beschreibt: An einem guten Tag gelingt es ganz leicht, an schlechten Tagen quält man sich und bringt trotzdem nichts zustande. Habt Geduld mit Bernhard, wenn es einmal nicht so gut geht, dann wird auch Bernhard Geduld mit sich selbst lernen können. Entscheidend ist, dass ihr selbst – und Bernhard! – wisst, dass man ein Ziel, das man sich gemeinsam vorgenommen hat, auch sicher erreichen kann.

Elternbrief vom 27. Juni

Nun zu den nächsten Etappen in der Arbeit mit Bernhard: Dazu muss man wissen, dass Kinder mit Autismus einige Besonderheiten zeigen, die man berücksichtigen muss, wenn man mit ihnen erfolgreich arbeiten möchte.

Förderung der Fähigkeit, sich situationsangepasst selbst beruhigen sowie selbst aktivieren zu können: Schon bei Neugeborenen gibt es zwei Prozesse, die richtig zusammenspielen müssen, damit das Kind die Anpassung an seine Umgebung leisten kann. Dazu gehört einmal **die Fähigkeit, eine zu hohe Stimulation abzubauen und sich zu beruhigen.** In emotional wenig belasteten Situationen geschieht dies automatisch, da wiederholte Reize eine immer geringere Reaktion auslösen (Gewöhnung, engl. Habituation). Erst dann, wenn der Reiz verändert wird, wird darauf wieder in voller Stärke reagiert. Diese Gewöhnung kann aber auch in aktiver Weise geschehen. In einer frühen Veröffentlichung nannte der Neugeborenenforscher Brazelton (1973) dies die Fähigkeit „to shut down" (abschalten können). ... Ein gesichertes Ergebnis der Autismusforschung ist, dass viele Kinder mit Autismus ein zu hohes Erregungsniveau zeigen. Es fällt ihnen aus diesem Grund äußerst schwer, ihre Gefühle in guter Weise unter Kontrolle zu bringen. Sie sind ständig bemüht, sich durch Rückzugsverhalten vor einem zu großen Informationsangebot von außen zu schützen, das ihren Gefühlszustand stören könnte, und lernen so nicht, sich selbst zu beruhigen. ... Schon bei Neugeborenen gibt es einen antagonistisch wirkenden, zweiten Prozess, der im weiteren Leben immer weiter ausgebaut wird. Es handelt sich um das **Sich-selbst-aktivieren-Können,** um notwendige Anpassungs- oder Problemlösungsaufgaben optimal durchführen zu können. In vielen Situationen funktioniert dies ebenfalls automatisch: Ein plötzliches, lautes Geräusch führt z. B. zu einer raschen Aktivierung. Damit ist ein wacher Zustand erreicht, der bessere Voraussetzungen für aktives Handeln bietet, wenn es sich herausstellt, dass dies erforderlich ist. Bei Kindern mit Autismus kann man oft feststellen, dass diese Reaktion zu massiv ausfällt, sodass sie auf neue Anforderungen übererregt reagieren. Auch bei sich typisch entwickelnden Kindern und Erwachsenen führt eine zu hohe Aktivierung dazu, dass man sich mehr mit der Reduzierung des unangenehmen Aufgeregtheitszustands beschäftigt als mit der Lösung der entstandenen Probleme. Bei Kindern mit Autismus hat fast jede Stimulation zur Folge, dass sie anstelle von Problemlösungsverhalten nur Selbstberuhigungsmaßnahmen wählen.

Ihr könnt ermessen, **wie viel Bernhard schon gelernt hat,** wenn ihr euch einfach anseht, wie oft er bereits angemessene Problemlösungen bringt, statt sich durch Rückzug, Stereotypien oder auch durch Affektdurchbrüche emotionelle Erleichterungen zu verschaffen. Bernhard braucht zwar immer noch Zeit, bis er sich auf eine neue Situation eingestellt und die notwendige **Umstellung seiner Gefühlswelt** geleistet hat, aber er ist dazu schon immer öfter in der Lage. Allerdings ist dazu noch eure Unterstützung notwendig. Um diese Fähigkeit zu festigen, solltet ihr folgende Regeln einhalten:

- Immer eine freundliche **Vorwarnung** geben, **wenn irgendetwas Neues auf ihn zukommt.** Dies muss rechtzeitig geschehen (was rechtzeitig ist, müsst ihr durch Erfahrung herausfinden!).
- **Verlangt nicht,** dass Bernhard **immer kontrolliert und geordnet reagiert.** Auch Erwachsene können dies nicht ständig leisten. Macht es vielmehr so, dass ihr ihn auf jeden Fall begeistert lobt, wenn es ihm gelingt, sich zu beherrschen; beruhigt ihn aber, wenn ihm dies einmal nicht gelingt, und erklärt ihm, dass es zwar diesmal nicht geklappt hat, dass es aber nächstes Mal bestimmt klappen wird. Bernhard muss **Geduld mit sich selbst** lernen, damit er bei dieser schwierigen Aufgabe nicht entmutigt wird.

Weiterer Ausbau der sprachlichen Welt durch „Monologisierung": Alles, was Bernhard getan hat und tun wird, alles, was man mit ihm gemeinsam macht, sollte von euch **in einem freundlichen, begeisterten, interessierten Ton sprachlich kommentiert und begleitet** werden. Dadurch entsteht ein sprachliches Netz, das Bernhard hilft, eine kognitiv gut geordnete Konzeption von sich selbst und von seiner Umwelt zu entwickeln. Wie ich euch erklärte, reagiert das limbische System im Gehirn, das für die Gefühle und damit für das Interesse an der Außenwelt zuständig ist, besonders auf die modulierte Sprechweise. ... Wann immer man die Aufmerksamkeit für irgendetwas erzielen möchte, dann sollte man bei kleinen Kindern (und natürlich vor allem auch bei Kindern, die sich von allem zurückziehen möchten) die geschilderte Sprechmelodie einsetzen. Dabei muss man daran denken, dass Kinder mit Autismus sehr sensibel auf Überstimulation reagieren. Also: Nicht immer nur Aufmerksamkeit erregen wollen, sondern auch Pausen setzen, gelegentlich in beruhigendem Ton reden, der dann auch tiefer liegt.

Umgang mit Aggressionen: Bei allen schwereren Interaktionsstörungen gibt es eine Phase, in der die Kinder ausprobieren wollen, ob es wirklich stimmt, dass die Erwachsenen ihnen liebevoll gesonnen sind. Durch Störverhalten versuchen sie, ihre Umgebung auf die Probe zu stellen. Auch hierfür gibt es einige Regeln, wie damit umzugehen ist. Der erste Schritt besteht darin, das unerwünschte Verhalten **möglichst überhaupt nicht stattfinden zu lassen.** Daher dürfen z. B. körperliche Aggressionen, wenn irgend möglich, ihr Ziel nicht erreichen. Stichwort: „Aus der Schusslinie gehen." Einem um sich schlagenden Kind sollte man sich z. B. immer von hinten nähern, nie von vorn. Es muss außerdem unbedingt vermieden werden, dass einem „die Hand ausrutscht", da dies das Kind nur in der Überzeugung bestärkt, dass körperliche Aggressionen eine zulässige Art des Verhaltens seien. Am besten ist es, mit beruhigender Stimme auf es einzureden, ihm zu sagen, dass man es sehr lieb habe, dass es aber leider, leider nicht gehe, dass es einen schlage, weil dies wehtue, und dass man deshalb aus dem Zimmer gehen müsse (oder dass das Kind aus dem Zimmer gehen muss). Wenn das Kind sprachlich dazu in der Lage ist, kann man hinzufügen: „Ruf mich, sobald du dich beruhigt hast!" Natürlich geht das nicht so einfach, wie das hier steht, sondern es erfordert Geduld und Kreativität, um auf die verschiedenen Aktionen des Kindes richtig einzugehen. Ein weiterer Tipp: Bewegung baut übermäßige Gefühle ab! Wenn man kräftig genug und das Kind noch klein genug ist, kann man auch einfach den kleinen Menschen schnappen und lachend spielerisch in die Luft werfen oder von hinten um die Brust fassen und sich drehen und mit ihm „Ringelspielfahren" machen. Bei diesen Maßnahmen ist es wichtig, dass man den Zornausbruch erwischt, bevor er zu sehr hohen Stimulationsgraden geführt hat. Wenn sich das Kind aber bereits „eingeschrien" hat, sind beruhigende Interventionen im Sinn einer Auszeit notwendig. Diese darf keinesfalls als Bestrafung erfolgen, sondern als Angebot, sich zu beruhigen und sich dann wieder besser zu fühlen.

Eine wichtige Regel, die für alle Kinder gilt, ist, dass man **nicht erziehen kann,** solange ein Kind **in einem emotionellen Aufgeregtheitszustand** ist. Man wartet, bis dieser abgeklungen ist und man mit dem Kind wieder vernünftig reden kann. Sehr oft verschwindet dann jeder Widerstand gegen die Wünsche der Erwachsenen von selbst. Bei Aggressionsdurchbrüchen sollte man sich daher **zunächst nur mit dem Beruhigen des Kindes befassen** und die **erzieherische Einwirkung auf später verlegen.** Sie muss dann aber auch **erfolgen!**

Oft kündigen Kinder eine beginnende Aggression an, indem sie kleinere Aggressionsakte zeigen oder ungeduldig reagieren. Wenn man darauf achtet, kann man sie in eine andere Stimmung bringen, indem man sie entweder ablenkt oder fragt, was los ist, und dieses bespricht. Damit lässt sich mancher Aggressionsanfall verhindern. An diesem Beispiel seht ihr auch, weshalb das Erlernen des Sprechens und Verstehens eine so wichtige Hilfe bei der Erziehung darstellt.

Verhaltensmodifikation durch die Methode des „Monologisierens“: (Im Elternbrief vom 27. Juni wurde bereits auf den Einsatz des Monologisierens beim Sprechenlernen hingewiesen. Die Methode lässt sich aber auch im Zuge der Beeinflussung der Gefühle des Kindes einsetzen.) Da so viel durch Umstimmung des Kindes erreicht werden kann, ist die Methode des Monologisierens ein wichtiges Mittel in der Kindererziehung. Dabei redet man als Erzieher nicht zu dem Kind, sondern spricht neben dem Kind scheinbar zu sich selbst. Da das Kind sieht, dass man nicht zu ihm spricht, baut sich kein Widerstand auf. Auf der anderen Seite hört es das, was es hören soll. Diese Methode könnt ihr z. B. anwenden, um Bernhard langsam dazu zu bringen, die Katzen weniger zu malträtieren (Bernhard hatte begonnen, mit den Katzen der Familie in aggressiver Weise zu spielen). Ihr sprecht dabei scheinbar zu euch selbst: „Na, ich glaube, der Bernhard hat sich über die Katzen geärgert. Vielleicht will er die Katzen gar nicht mehr haben. Sonst würde der Bernhard die Katzen doch nicht so plagen. Sicher wird er sie nicht mehr wollen. Aber wer soll die Katzen jetzt nehmen? Vielleicht will die Oma die Katzen haben. Ich muss sie gleich anrufen und fragen. Der Bernhard will sicher die Katzen nicht mehr haben. Er hat sie ja jetzt so geplagt. Der mag die Katzen sicher gar nicht“, usw., usw. Die Idee, die dabei übermittelt werden soll, ist: „Wenn ich die Katzen plage, dann verschwinden sie eines Tages.“ Natürlich muss man dieses Monologisieren immer wieder neu durchführen, bevor es zu dauerhaften Wirkungen kommt. Was man aber in der Regel sofort erreicht, ist, dass das Kind auf neue Gedanken kommt und damit abgelenkt wird.

Sehr wichtig: Es darf sich nicht der leiseste aggressive oder sarkastische Ton in das Monologisieren mischen. Wenn das Kind das Gefühl bekommt, dass man gar nicht zu sich selbst spricht, sondern zu ihm und dass man damit etwas erreichen möchte, wirkt das Monologisieren nicht mehr!

Dies wären wieder einige Regeln für die Weiterarbeit. Man könnte sie selbstverständlich noch sehr viel genauer beschreiben. Aber ich meine, dass es besser ist, wenn wir dies im persönlichen Gespräch machen. Ruft also bitte an, wenn etwas nicht funktioniert!

Elternbrief vom 10. Oktober

Hier ist der versprochene „Bernhard-Brief“. Ich kann nur wiederholen, was ich euch bei meinem Besuch schon gesagt habe: Ihr könnt auf Bernhards Fortschritte wirklich stolz sein. … Dass er z. B. unter den vielen Autos, die er hat, sofort das passende Auto zu dem Geschenkauto dazu fand, das ich ihm mitgebracht hatte, ist eine wirklich große Leistung. Er kann sich bereits **Vorstellungsbilder von der Wirklichkeit** machen und sie in Gedanken miteinander vergleichen. Dass es sich dabei nicht um einen Zufallstreffer handelte, wird dadurch bewiesen, dass er außerdem, ohne zu zögern, zu dem richtigen Ort im Zimmer ging, wo ein passendes Männchen versteckt war, und es holte, als ich ihm vorschlug, doch jemand in das Auto hineinzusetzen.

Kinder mit Autismus zeigen zwar stereotype Verhaltensweisen, die oft als normales Spiel missverstanden werden, aber sie können zunächst nicht variabel und sinnvoll spielen. Auch diesen wichtigen Schritt hat Bernhard mittlerweile getan. Er zeigt, dass er zu **symbolischem Spiel** und zu **Fantasiespiel** in der Lage ist und Spaß daran hat. Natürlich muss Bernhard noch viel fröhliches Spiel allein und mit anderen erleben dürfen, damit er die versäumte Zeit nachholen kann. Er ist aber auf einem guten Weg.

Umgang mit „Unfolgsamkeit“: Erinnern möchte ich euch auch an das, was wir als Regel zur Beherrschung unerwünschten Verhaltens besprochen haben. Die **niedrigste Stufe** ist, dass man dafür sorgt, dass **das Verhalten aus äußeren Gründen gar nicht stattfinden kann.** Dies ist wichtig, da jedes Auftreten eines unerwünschten Verhaltens auf dieses verstärkend wirkt. Da Bernhard, wie ihr erzählt habt, im Augenblick zu anderen Kindern öfter aggressiv ist, wenn er auf sich aufmerksam machen möchte, solltet ihr ihn zunächst einmal für einige Zeit nicht unbeaufsichtigt mit Kindern spielen lassen und ihn sofort aus der Situation herausnehmen, wenn ihr feststellt, dass er beginnt, sie zu plagen. Die nächste Stufe besteht darin, dass man versucht, **eine Variante der Situation zu finden, in der das unerwünschte Verhalten durch ein erwünschtes ersetzt wird.** So waren meine Vorschläge gemeint, Bernhard irgendein attraktives Spielzeug, z. B. Seifenblasen, zu geben, das er den anderen Kindern zeigen kann, um das aggressive Verhalten zu unterbinden, da er so in guter Weise für die Kinder interessant wird. Klappt es, dann ist es gut, klappt es nicht, dann muss man **sich etwas Neues einfallen lassen,** z. B. gemeinsam Luftballons aufblasen oder den anderen Kindern einen schönen Sticker zeigen oder ihnen vielleicht sogar schenken. Also keine Angst vor Experimenten!

Diese **experimentelle Einstellung** werdet ihr in Zukunft noch sehr häufig brauchen, damit ihr herausfinden könnt, auf welche Weise Bernhard unmerklich in die richtige Richtung gelenkt werden kann. Diese Art des Vorgehens ist bei Kindern mit Autismus besonders wichtig, da sie immer die Neigung haben, Negativismus zu zeigen, d. h. sich aus Prinzip gegen Anforderungen der Außenwelt zur Wehr zu setzen. **Ablenken** und **Alternativen anbieten** ist daher im gegenwärtigen Zustand die richtige Erziehungsform. **Eine gelegentliche Übung im Ausführen eines Befehls** kann natürlich nicht schaden, doch sollte man darauf achten, dass ihr damit Erfolg habt, das heißt, dass Bernhard **ihn wirklich ausführt.** …

Die letzte Stufe besteht darin, dass man **neue Verhaltensvorschläge** mit dem Kind **vorher bespricht.** Dies ist natürlich erst dann möglich, wenn kein zu großes Bedürfnis mehr besteht, sich in der betreffenden Situation in unangemessener Weise zu verhalten. Bernhard ist erfreulicherweise in seiner Sprachentwicklung schon so weit fortgeschritten, dass dies möglich ist, wenn ihr darauf achtet, dass ihr nur Wörter verwendet, die er schon kennt. Die **verbale Planung künftigen Verhaltens** stellt eine sehr hochstufige Form dar und kann erst erfolgen, wenn in der betreffenden Situation keine eingefahrenen Verhaltensgewohnheiten mehr bestehen. Dasselbe Verfahren könnt ihr natürlich bei jedem problematischen Verhalten anwenden.

An ein Prinzip möchte ich noch erinnern: Das „Leichter-machen" von Aufgaben. Stellt man fest, dass etwas nicht funktioniert, dann ist es oft möglich, durch kleine Variationen doch einen Erfolg zu erreichen. So wollte Bernhard bei meinem letzten Besuch z. B. noch weiter mit dem Fahrrad fahren, obwohl die Zeit schon etwas knapp geworden war. Als ich ihm sagte, dass wir nun zurückmüssten, stellte er sich völlig taub. Als ich ihm jedoch sagte: „Aha, Bernhard, du willst noch ein bisschen weiterfahren. Weißt du was, zeig mir noch, ob du schon Bogen fahren kannst. Dann gehen wir wieder nach Hause", war er kompromissbereit. Dadurch, dass er einerseits noch weiterfahren durfte und sogar etwas Besonderes zeigen konnte, war er andererseits bereit, eine Begrenzung zu akzeptieren.

Bemerkungen zum Fallbeispiel

Nach einem zusätzlichen Jahr im Kindergarten wurde Bernhard als Integrationskind in eine reguläre Grundschulklasse eingeschult. Seine Fortschritte in diesem Jahr können dem Zeugnisbericht entnommen werden (➤ Kap. 12.5). Die weitere soziale und schulische Entwicklung Bernhards bis zur Beendigung der Schulpflicht zeigte, dass seine Fortschritte anhielten.

Besonders eindrucksvoll war seine Entwicklung im sozialen Bereich; in der Schule hatte er viele Freunde und Freundinnen, die er gerne besuchte. Die Eltern unterstützten diese Entwicklung, indem sie ihrerseits immer wieder Anlässe fanden, um Kinder (und später Jugendliche), mit denen Bernhard befreundet war, nach Hause einzuladen. Durch ein gut vorbereitetes und von ihnen begleitetes Programm sorgten sie dafür, dass es eine möglichst gut gelungene Veranstaltung wurde. Eine Voraussetzung war, dass sie auch zu den Eltern der Freundeskreises ihres Sohnes gute Beziehungen aufbauten und so auch ihren eigenen Freundeskreis erweiterten.

Nach Beendigung der Schulzeit absolvierte Bernhard eine Lehre im Bereich Holzverarbeitung an einem geschützten Arbeitsplatz, an dem er noch immer erfolgreich tätig ist (➤ Abb. 6.2). Es macht ihm besondere Freude, für seine Familie kleine Geschenke herzustellen. Er lebt bestens integriert in einem betreuten Wohnumfeld, wo er gute Freundschaftsbeziehungen aufbauen konnte. Seine Familie besucht er regelmäßig und hat gute Beziehungen zu

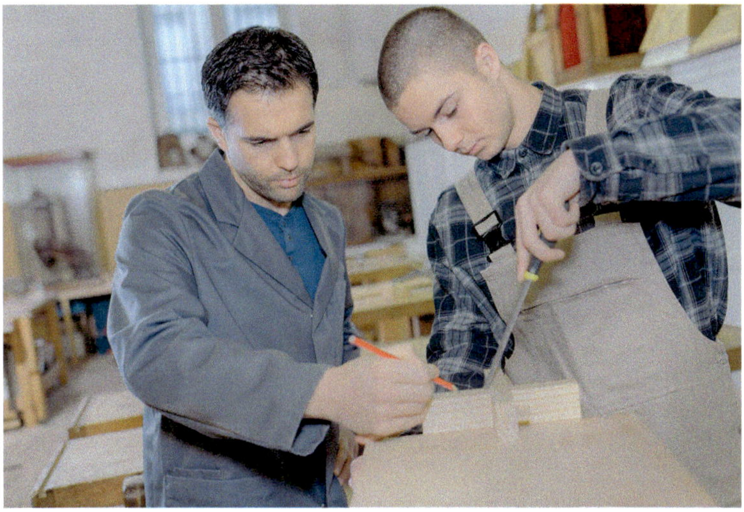

Abb. 6.2 Schreinerwerkstätten eignen sich zur Gestaltung geschützter Arbeitsplätze. [J787–023]

ihr. Immer wieder nimmt er an kürzeren Ferienreisen seiner Familie teil und ist dabei ein zwar zurückhaltender, aber fröhlicher Begleiter. Bei Familienfesten ist er ein gern gesehener Gast und trägt auch gerne etwas dazu bei. Als sein Vater zum Beispiel einen runden Geburtstag feierte, hatte die Mutter als „musikalisches Geburtstagsgeschenk" die Aufführung eines Musikstücks durch die jüngeren Familienangehörigen arrangiert, wobei er sehr kompetent das Schlagzeug übernahm. Insgesamt kann davon ausgegangen werden, dass Bernhard seinen Platz im Leben gefunden hat und bei entsprechender Unterstützung in der Lage ist, mit Herausforderungen in guter Weise fertig zu werden.

KAPITEL

7 Das Wiener Interaktions- und Kontakttraining

B. Rollett, U. Kastner-Koller

7.1 Ziele und Voraussetzungen

Das Ziel des Wiener Interaktions- und Kontakttrainings ist es, die Voraussetzungen für die Entwicklung einer vertrauensvollen Beziehung des Kindes zu Bezugspersonen zu schaffen, indem **das Verhalten der Eltern bzw. anderer Betreuungspersonen, die mit dem Kind zu tun haben, seinen besonderen Bedürfnissen angepasst wird.** Kinder mit einer Autismus-Spektrum-Störung sind nur dann wirklich lernfähig, wenn sie eine tragfähige Beziehung zu ihren „Trainern" und „Trainerinnen", z. B. Eltern, Erziehungspersonen, Lehrer und Lehrerinnen, Therapeuten und Therapeutinnen, aufgebaut haben (Überblick über bewährte Interventionsmethoden ➤ Kap. 9).

In den meisten Therapien wird daher zumindest die von Lovaas eingeführte Aufforderung „Schau mich an" verwendet, wenn mit Kindern mit Autismus gearbeitet wird. Was dabei jedoch oft übersehen wird, ist die Tatsache, dass dies nur dann funktioniert, wenn der Trainer oder die Trainerin es verstehen, das Kind **in freundlicher Weise** anzublicken. Ein wenig freundlicher oder auch nur desinteressierter Blick regt Personen in der Regel eher dazu an, den direkten Blickkontakt zu vermeiden bzw. sich gegen Beeinflussungen abzuschotten, da er unangenehme Gefühle auslöst. Auch ist eine freundliche Blickkontaktaufnahme vonseiten der Bezugsperson außerdem nur dann wirklich wirksam, wenn sie auf einem echten Beziehungsangebot beruht.

Das von uns im Rahmen eines vom österreichischen Familienministerium geförderten Forschungsprojektes entwickelte **Interaktions- und Kontakttraining** (IKT) ist besonders geeignet, die charakteristische Kontaktabwehr von Kindern und Jugendlichen mit einer Autismus-Spektrum-Störung zu überwinden, da die Bezugspersonen lernen, ihr Kommunikationsverhalten in einer förderlichen Weise an besondere Bedürfnisse anzupassen. So kann es langfristig gelingen, eine lebensgerechte, tragfähige Beziehung des Kindes zu seinen Eltern und anderen Erziehungspersonen aufzubauen, die durch ein wechselseitiges Geben und Nehmen geprägt ist. Der durch das Training vermittelte Beziehungsaufbau stellt daher eine wichtige Voraussetzung für die Förderarbeit dar und unterstützt vor allem auch den Lernwillen des Kindes während der Arbeit mit ihm.

Auch bei sich typisch entwickelnden Kindern stellt das Vorhandensein einer guten, vertrauensvollen Beziehung zu den Erziehungs- und Lehrpersonen eine wesentliche Voraussetzung erfolgreichen Lernens dar. Bei Kindern und Jugendlichen mit einer Autismus-Spektrum-Störung ist der aufgrund ihres Störungsbilds besonders schwierige Beziehungsaufbau für den Erfolg aller Interventionen von entscheidender Bedeutung.

Wie Goethe sagte: „Man lernt eigentlich nur von dem, den man liebt." Das hier vorgestellte Interaktions- und Kontakttraining ermöglicht es den Eltern und anderen Bezugspersonen von Kindern mit Autismus, diesen **zu vermitteln, dass sie auf ihr freundliches Entgegenkommen zählen können.** Auf diese Weise wird die Bereitschaft des Kindes gefördert, mitzumachen und zu lernen; es bemüht sich, sich länger zu konzentrieren und an den gestellten Aufgaben zu arbeiten, und es lernt, sich über das Lob der Bezugsperson zu freuen.

Kinder mit einer Autismus-Spektrum-Störung sind außerdem, wie bereits dargestellt wurde, im Unterschied zu sich typisch entwickelnden Kindern zunächst meist nicht in der Lage, etwas ohne Hilfe von außen zu lernen. Sie sind keine **Selbstlerner.** Wenn andere Kinder sich im Spiel z. B. Farben, Formen, Wörter und Zahlen erarbeiten, ohne dass man sehr viel mitmachen und helfen muss, ist dies bei ihnen in der Regel nicht möglich. Sie brauchen nicht nur ein gut aufgebautes Spiel- bzw. Arbeitsprogramm, sondern auch eine ständige einfühlsame helfende Unterstützung und eine viel intensivere, detaillierte Anleitung bei Arbeits- und Lernaufgaben. Dies gilt bis zu einem gewissen Maß auch für die intellektuell höher begabten Kinder mit einem Asperger-Autismus bzw. auf einem hohen allgemeinen Funktionsniveau.

Das Wiener Kontakt- und Interaktionstraining wurde entwickelt, um Eltern und anderen Betreuungspersonen von Kindern mit einer Autismus-Spektrum-Störung Hinweise zu geben, wie sie durch eine Veränderung ihres eigenen Kontaktverhaltens die erzieherische Erreichbarkeit des Kindes sichern können.

Der erste Schritt besteht darin, das eigene nonverbale Verhalten und damit die Wirkung auf andere Menschen genauer kennenzulernen und, wenn notwendig, zu verbessern. Mithilfe der Analyse von **Videoaufnahmen** von Interaktionen mit Kontaktpersonen ist dies besonders rasch möglich, da man sich so ein Bild von der möglichen eigenen Wirkung machen kann (➤ Kap. 9). Gelegentlich kommt es dabei zu Überraschungen: Niemand weiß z. B., wie die eigene Stimme klingt, da man sich selbst immer nur über die „Knochenleitung" hört, nicht aber, wie die anderen in der Umgebung, über die „Luftleitung". Erst durch eine Tonaufnahme erfährt man, wie sich die eigene Stimme anhört: freudig, aufmunternd oder monoton, vielleicht auch traurig oder genervt. Dasselbe gilt für das Erscheinungsbild. Selbst wenn man sich im Spiegel anschaut, sieht man sich immer nur von vorn oder bestenfalls von der Seite. So weiß man z. B. nicht, wie die eigene Körperhaltung von hinten betrachtet wirkt oder welche mimischen Äußerungen man bei verschiedenen Gelegenheiten wirklich macht.

Im Rahmen des Interaktions- und Kontakttrainings wird daher die Hauptbezugsperson des Kindes mit Autismus (bzw. die Person, mit der eine neue Beziehung aufgebaut werden soll) bei einer gemeinsamen Spiel- und einer Lernsituation gefilmt. Anschließend wird die Aufnahme ohne Anwesenheit des Kindes gemeinsam mit dem Trainer bzw. der Trainerin betrachtet, Verbesserungsmöglichkeiten besprochen und in der Folge eingeübt. Im ersten Schritt geht es darum zu lernen, welche mimischen und sprachlichen Ausdrucksformen freundliche Kontaktbereitschaft signalisieren und bei welchen das Gegenteil der Fall ist. Während der nächsten Trainingseinheit mit dem Kind wird das neue Erzieherverhalten ausprobiert. Auch diese Sitzung wird auf Video aufgenommen und anschließend gemeinsam analysiert, um weitere Verbesserungsmöglichkeiten zu ermitteln und einüben zu können.

Wie wir feststellen konnten, ist es am günstigsten, wenn das Interaktions- und Kontakttraining in der dem Kind vertrauten Wohnumgebung durchgeführt werden kann, da der Erfolg dann wesentlich größer ist (vgl. Rollett und Kastner-Koller, 1990).

7.2 Die Elemente des Wiener Interaktions- und Kontakttrainings

Im Folgenden werden die einzelnen Bausteine des Trainings in der Reihenfolge dargestellt, die sich bei der Erarbeitung am besten bewährt hat. Dies heißt jedoch nicht, dass man sich immer an dieses Schema halten muss. Gelegentlich ist es günstiger, einen Schritt vorzuziehen. Wenn z. B. eine Mutter recht ungeduldig ist und dadurch das Kind blockiert, ist es zu empfehlen, zunächst den Teilbaustein „Warten können und Geduld" zu erarbeiten.

Wenn es den Eltern und anderen Personen, die mit dem Kind arbeiten, gelingt, die einzelnen Bausteine des Trainings in ihrem Verhalten zu verwirklichen, dann ermöglicht dies nicht nur den Zugang zu dem Kind in den Trainingssituationen, sondern erleichtert auch die Kontaktaufnahme und Interaktion mit ihm im Alltag allgemein.

7.2.1 „Anstrahlen" als Kontaktsignal

Entwicklungspsychologische Untersuchungen haben gezeigt, dass Menschen in erster Linie auf zwei Wegen miteinander Kontakt aufnehmen: freundlicher Augenkontakt und Anlächeln. Das **Anstrahlen,** d. h. strahlende, geöffnete Augen und ein strahlendes Lächeln, regen die soziale Umwelt an, von sich aus mit dem oder der Betreffenden Kontakt aufzunehmen.

Sich typisch entwickelnde Kinder antworten daher sehr rasch auf derartige Kontaktangebote. Was viele Menschen nicht wissen: Auch Kinder (und Erwachsene) mit Autismus reagieren auf das Anstrahlen, wie wir auf unseren Videoaufnahmen beobachten konnten. Der Unterschied zu anderen Kindern besteht allerdings darin, dass Kinder mit Autismus ungewöhnlich lange brauchen (10 Minuten bis zu einer halben Stunde), bis sie auf dieses Kontaktsignal zu antworten beginnen. Auch dann schauen sie einen nur groß an, scheinbar ohne einen Funken des Erkennens. Sie haben einen aber sehr genau gesehen! Manche verwenden auch das **periphere Sehen,** das heißt, sie schauen einen nur aus den Augenwinkeln an, damit der andere nur ja nicht merkt, dass er oder sie eigentlich Interesse an der Kontaktaufnahme hat. Anzudeuten, dass man vielleicht bereit wäre, mit jemandem in Kontakt zu treten, fällt Personen mit Autismus-Spektrum-Störung anfangs äußerst schwer, nicht zuletzt deshalb, weil sie damit das Risiko eingehen, dass darauf abweisend reagiert wird.

Der Kunstgriff, den wir in den Trainingssitzungen verwenden, besteht daher darin, dass wir die Bezugsperson bitten, das Kind immer wieder freundlich anzulächeln und zurückzublicken, ganz gleichgültig, ob es reagiert oder nicht, und ohne Rücksicht darauf, wie lange es dauert, bis es zu antworten beginnt.

Dies ist sicher nicht leicht. Eine solche Hartnäckigkeit entspricht nämlich dem Normalverhalten im Alltag in keiner Weise. Dieses Vorgehen ist jedoch bei Menschen mit einer Autismus-Spektrum-Störung außerordentlich wirksam: **Es signalisiert freundliche Zuwendung ohne Zwang.** Dazu ein Beispiel:

BEISPIEL

In einem Kinderheim, das wir einmal mit einer Seminargruppe aufsuchten, befand sich auch ein sechsjähriges Mädchen mit Autismus. Als wir ihre Gruppe besuchten, lag sie zusammengekauert in Embryonalhaltung in ihrem Bettchen. Ich stellte mich freundlich daneben und wartete ruhig 20 Minuten, als sie sich mir plötzlich zuwandte und mich groß anschaute. Nach weiteren 10 Minuten war sie bereit, aufzustehen und sich anzuziehen.

Dass Kinder und Jugendliche mit einer Autismus-Spektrum-Störung eine derartig lange „Aufwärmphase" brauchen, um auf Blickangebote, gepaart mit einem freundlichen Lächeln, antworten zu können, ist leider kaum bekannt. Menschen mit Autismus erleben daher immer wieder, dass sich die anderen von ihnen viel zu rasch abwenden, und sind dann enttäuscht und zunehmend weniger motiviert, sich auf Kontakte einzulassen.

7.2.2 Modulierte Sprechweise

Das zweite Mittel, mit dem Menschen untereinander Kontakt aufnehmen, ist die **modulierte Sprechweise.** Es handelt sich um eine besonders betonte, durch bedeutungsvolle Pausen gegliederte, oft langsamere Sprechweise, als man sie normalerweise verwendet. Sie ist außerdem melodischer und gefühlvoller. Mütter verwenden ganz spontan eine Form dieser modulierten Sprechweise, wenn sie die Aufmerksamkeit ihres Babys erwecken, es loben, ermahnen, zärtlich beruhigen oder auf etwas aufmerksam machen wollen. Sie wird im Englischen als „Motherese" (Muttertonfall) bezeichnet. Es handelt sich um eine bei Müttern in allen Kulturen verwendete Sprechweise.

So haben vergleichende Untersuchungen bei deutschen, US-amerikanischen und chinesischen Müttern (…) gezeigt, dass diese besondere Sprechweise auch von chinesischen Müttern verwendet und in ihrem jeweiligen Gefühlswert von den Babys unmittelbar verstanden wird, ohne dass dies gelernt werden muss (Papoušek & Papoušek, 1987). Das ist besonders beweiskräftig, da die chinesische Sprache in gewisser Weise einem modulierten Singsang gleicht, da dasselbe Wort, in verschiedenen Tonhöhen ausgesprochen (von denen es vier gibt), etwas ganz Unterschiedliches bedeuten kann. Das Motherese stellt daher eine frühe, sehr effiziente Verständigungsform dar, die sich von der Normalsprache unterscheidet. Die modulierte Sprechweise ist ein universell einsetzbares Mittel, um andere gefühlsmäßig anzusprechen und ihre Aufmerksamkeit für das Gesagte zu wecken. Sie eignet sich daher besonders für die Kontaktaufnahme mit Menschen mit Autismus-Spektrum-Störung.

Die modulierte Sprechweise erweckt bei Menschen ein **unmittelbares, emotionales Interesse für die Sprechenden und ihre Botschaft.** Man ist dann eher bereit, zuzuhören und sich beeinflussen zu lassen (sie wird z. B. auch in der Fernsehwerbung eingesetzt, wenn es darum geht, die Vorteile einer Ware anzupreisen).

Die besondere Wirkung des modulierten Sprechens ist **angeboren.** Am Max-Planck-Institut für Psychiatrie in München stellte man schon früh im Rahmen von Untersuchungen fest, dass im limbischen System des Gehirns, das der grundlegenden Gefühlsverarbeitung dient, ein Zentrum existiert, das für die Kontaktlaute zwischen Mutter und Kind zuständig ist (Martinius, 1984).

Es ist allerdings besonders schwierig, diese modulierte Sprechweise Kindern mit Autismus gegenüber anzuwenden, da sie zunächst darauf nicht reagieren. **Wenn man sich jedoch angewöhnt, mit ihnen prinzipiell nur moduliert zu sprechen,** wird man feststellen, dass sie schließlich darauf eingehen und viel bereitwilliger, als sie dies sonst tun, auf ihre Gesprächspartner und -partnerinnen reagieren. (Ein einfacher Trick, um sich eine bestimmte Art dieser modulierten Sprechweise, nämlich „Aufforderung", bewusst zu machen und dann auch anwenden zu können, ist der folgende: Man wählt den Tonfall, den man gebrauchen würde, wenn man ein Kätzchen locken möchte. Diese Hilfe ist jedoch nur als Einstieg gedacht.)

7.2.3 Warten können und Geduld

7

Eine weitere Eigenschaft von Kindern mit Autismus-Spektrum-Störung macht die Lernarbeit mit ihnen besonders anstrengend: Sie brauchen meist **extrem viele Übungsschritte,** bis sie etwas gelernt haben.

Dies ist allerdings auch bei sich typisch entwickelnden ein- bis zweijährigen Kindern der Fall. Auch sie brauchen weit mehr Übungsschritte als ältere Kinder, um z. B. das Essen mit dem Löffel zu lernen oder zu verstehen, dass man, wenn man unter den Tisch gekrabbelt ist, nicht einfach aufstehen kann, weil man sich sonst den Kopf stößt. Im Durchschnitt benötigen sie dafür je nach Aufgabe etwa 200 bis 400 Wiederholungen. Viele Eltern merken dies aber nicht, weil die Kinder sich eine ganze Reihe dieser Wiederholungen selbstständig, ohne Unterstützung der Eltern oder anderer Betreuungspersonen spielerisch erarbeiten. Sie spielen z. B. mit ihrem Puppengeschirr „den Löffel in den Mund führen" und üben damit die entsprechende Bewegung ein. Kinder mit Autismus brauchen aber in der Regel jemanden, der die zu lernende Aufgabe in kleine Schritte unterteilt und strukturiert mit ihnen einübt. So wird jedes Erlernen eines neuen Verhaltens für die Familienmitglieder sehr belastend, da sie dem Kind helfen müssen, sich jeden dieser Schritte durch viele Wiederholungen einzuprägen.

Aus diesem Grund haben wir als weiteren Baustein des Interaktions- und Kontakttrainings die Bereitschaft der Betreuungspersonen aufgenommen, im Umgang mit dem Kind **Geduld zu üben und sich Zeit zu lassen.**

Wieder ist der Unterschied zu den sich typisch entwickelnden Kindern nur ein gradmäßiger. Schon früh haben Untersuchungen in Schulklassen (z. B. von Tobin, 1986) gezeigt, dass Schüler und Schülerinnen sehr viel häufiger richtige Antworten geben, wenn die Lehrenden ihnen für die Antwort mehr Zeit lassen. Dazu genügt es, dass sie dem Kind ungefähr **5 Sekunden Wartezeit** bis zur Antwort einräumen – gewiss kein großer Aufwand. Dieses Warten muss allerdings ein **freundliches Warten** sein, es darf nicht gehetzt und ungeduldig wirken. Auch hier gibt es einen Trick, um diese Zeit richtig abzuschätzen: Man zählt insgeheim für sich von 21–25. Das innere Aussprechen einer zweistelligen Zahl nimmt nämlich etwa eine Sekunde in Anspruch.

Bei Kindern und Jugendlichen mit einer Autismus-Spektrum-Störung dauert diese „Denkpause" natürlich wesentlich länger. Man muss bei jedem Kind herausfinden, **wie lange seine ganz persönliche Wartezeit ist.** Mithilfe von Videoaufnahmen ist es leichter, die richtige Länge der Wartepause zu ermitteln. Allerdings muss man bei dieser Gelegenheit überprüfen, ob es sich bei der Wartepause tatsächlich um eine Nachdenkpause handelt oder ob das Kind die Antwort einfach nicht kennt bzw. noch Hilfen braucht. Man erkennt dies daran, dass derartige Pausen viel länger dauern und dass das Kind nach der Wartepause zu keiner Lösung kommt. In einem solchen Fall kann es helfen, die Frage umzuformulieren oder die Aufgabe etwas leichter zu gestalten.

7.2.4 Richtig Rückmeldung (Feedback) geben

Ein weiterer Baustein des Interaktions- und Kontakttrainings besteht im Erlernen der Kunst, **richtig Rückmeldung** (Feedback), z. B. Hilfen und Lob, zu geben.

Menschen mit Autismus-Spektrum-Störung haben ständig mit unangenehmen Gefühlen zu kämpfen. Ein autoritärer, durch Kritik und Tadel gekennzeichneter Erziehungsstil bewirkt daher, dass ihre Angstspannung steigt. An seine Stelle sollte ein Erziehungsstil treten, den wir mit **„freundliche Konsequenz"** bezeichnet haben: **Liebevolles Eingehen und Verständnis, gepaart mit Festigkeit und Unerschütterlichkeit, was das Erreichen von Zielen und den Abbau von unerwünschten Verhaltensweisen betrifft.** Die folgenden Feedbackregeln haben sich dabei als besonders wirksam erwiesen.

Regeln für das Feedback geben:

Menschen mit einer Autismus-Spektrum-Störung sind Fremdlinge in der Welt. Sie wissen häufig selbst nicht, wann sie etwas richtig und wann sie etwas falsch machen. Es ist daher sehr wichtig, dass man ihnen dies **sofort mitteilt,** wenn man mit ihnen lernt und arbeitet. Dies muss aber in der richtigen Weise geschehen. Wenn sie **etwas gut gemacht** haben, sollte man ihnen sofort lobend sagen, dass es richtig ist, und auch hinzufügen, **was** sie gut gemacht haben: „Sehr gut, das hast du ganz richtig zusammengesetzt." „Fein, du hast den Buchstaben gefunden." „Tüchtig, du hast das Muster ganz sauber und ordentlich gelegt." Diese Form zu loben wird als **differenziertes Lob** bezeichnet. Es erleichtert das Lernen wesentlich – nicht nur für Kinder mit Autismus, sondern für alle Kinder, da sie dann wissen, **was** an ihrer Leistung **richtig war** und dass es lohnt, sich diese Lösung **zu merken.**

Was aber, wenn das Kind **etwas falsch gemacht** hat? Nicht nur für Kinder mit Autismus, sondern auch für andere Kinder ist es sehr ungünstig, wenn man sie tadelt. Dies erzeugt nur negative Gefühle, ohne dass sie einen Hinweis bekommen, wie sie es besser machen könnten. Das Kind weiß dann nur, dass diese Art, die Aufgabe zu lösen, falsch war, aber nicht, welche von den vielen anderen Möglichkeiten zur richtigen Lösung führt.

Man sollte stattdessen eine **hilfreiche Rückmeldung** geben (Rollett, 1997, S. 137). Diese besteht darin, dass man dem Kind in einem engagierten, freundlichen Ton sagt, wo ein kleiner Fehler aufgetreten ist, und – was besonders wichtig ist – ihm die Hilfen gibt, den **Fehler sofort auszubessern.** Ebenso wichtig ist es, **das Kind anschließend zu loben.** Durch die Freude über das Lob wird das Kind angespornt, es beim nächsten Mal gleich richtig zu versuchen. Gelingt es ihm, ist dies ein besonderes Lob wert, wenn nicht, **erhält das Kind wieder eine hilfreiche Rückmeldung.** Selbstverständlich ist dabei die oben beschriebene modulierte Sprechweise zu verwenden.

In den Anfangsphasen des Förder- und Therapieprogramms wird man außerdem zur Unterstützung der Ausformung des gewünschten Verhaltens verschiedene verhaltenstherapeutische Bekräftigungsmöglichkeiten heranziehen (z. B. Tokenprogramme, Verstärkerwirkung von emotional besetzten Stereotypien, Abbau von Verhaltenskonsequenzen, die das falsche Verhalten unterstützen ➤ Kap. 9).

Ebenso wichtig ist es, bei den erzieherischen Interventionen in freundlicher Weise **Konsequenz zu zeigen,** das heißt, zwar dem Kind bei der Erledigung der Lernaufgabe alle notwendigen Hilfen zu bieten, aber an der endgültigen Bewältigung der Lernaufgabe konsequent festzuhalten, auch wenn es dazu notwendig ist, gewisse Zwischenetappen einzuschalten oder vielleicht sogar einen Umweg zu wählen.

Dieser **Erziehungsstil der freundlichen Konsequenz** hat sich sowohl beim schulischen Lernen wie bei der Bewältigung von Alltagssituationen bewährt. Sosehr man dem Kind entgegenkommt, muss man doch gleichzeitig darauf achten, **dass es seine Lernaufgaben wirklich ausführt.** Gerade bei etwas älteren Kindern mit Autismus kann es sonst passieren, dass nicht die Eltern das Kind, sondern das Kind die Eltern „erzieht", indem es alles verweigert oder sich in unangemessener Weise Vergünstigungen erkämpft.

Dazu ein Beispiel:

BEISPIEL

Ein Junge mit Autismus wollte ständig auf den Arm genommen werden. Wenn man ihn auf die Erde stellte, schrie er so lange, bis die Eltern ihn wieder hochhoben. Durch dieses Nachgeben wurde das unerwünschte Verhalten quasi „belohnt". Mithilfe einer einfachen verhaltenstherapeutischen Intervention konnte das Muster geändert werden: Er wurde nur dann kurz hochgenommen, wenn er zu schreien aufhörte.

7.2.5 Anderes Angebot machen

Wenn das Kind eine Aufgabe nicht lösen kann oder will, verhält man sich am besten so, dass man das Kind beruhigt und die Aufgabe entweder gleich in einer (leicht) **veränderten Form** wieder vorlegt oder zunächst **ein anderes Angebot macht** und die Aufgabe zu einem günstigen Zeitpunkt erneut vorlegt. Es ist sehr wichtig, dass die Szene **nicht** damit endet, dass das Kind das Gefühl hat, gescheitert zu sein oder sich mit einem unerwünschten Verhalten durchgesetzt zu haben. Es soll vielmehr den Eindruck vermittelt bekommen, dass die Betreuungsperson genau weiß, was sie tut, und dass dies zu seinem Besten ist. Was immer das Kind aufgrund der Aufforderung der Betreuungsperson dann tatsächlich leistet, muss natürlich gelobt werden.

Um ein Gefühl dafür zu entwickeln, wie man dabei am besten vorgeht, ist hier wieder die Analyse des eigenen Verhaltens und der typischen Reaktionen des Kindes darauf anhand von Videoaufnahmen eine große Hilfe. Oft entdeckt man Auslöser des unerwünschten Verhaltens des Kindes, die einem selbst gar nicht bewusst waren.

Bei sehr festgefahrenen, unerwünschten Verhaltensweisen des Kindes, die man abbauen möchte, kann es gelegentlich sinnvoll sein, ein **paradoxes** Angebot zu machen, indem man dem Kind genau das unerwünschte Verhalten (natürlich in einer Form, die zuträglich ist) befiehlt und es so lange durchführen lässt, bis das Kind keine Lust mehr dazu hat. Dazu ein Beispiel:

BEISPIEL

Wenn man nicht aufpasste, warf ein Junge mit Autismus immer alle Gegenstände in die Luft, die er erreichen konnte. Die Therapeutin brachte daher einen ganzen Sack voll Zeitungspapierschnipsel mit und forderte ihn auf, diese durch die Luft zu werfen. Wann immer er aufhören wollte, wurde er freundlich aufgefordert weiterzuwerfen. Dies ging eine Stunde so – dann hatte das „Schmeißen" seinen Reiz für ihn verloren. Diese Vorgehensweise musste noch einige wenige Male wiederholt werden. Dann trat das Verhalten nicht mehr auf.

7.2.6 Kontaktangebote liebevoll beantworten

Wenn das Interaktions- und Kontakttraining von den Eltern und Erziehern konsequent durchgeführt wird, beginnen die Kinder und Jugendlichen schon nach wenigen Sitzungen von sich aus, Kontaktangebote zu machen. Sie berühren sie, schauen sie ohne Aufforderung an (➤ Abb. 7.1), schmiegen sich sogar kurz an sie an und vieles andere mehr.

Dies ist ein großes Geschenk, das ein Kind seinen Bezugspersonen macht. **Ein solches Angebot muss daher auf jeden Fall sofort liebevoll beantwortet werden.** Man lässt sich streicheln und wehrt es nicht ab, schaut das Kind freundlich an, antwortet mit einer Liebkosung, sagt vielleicht „Du, das ist lieb", verwendet einen Kosenamen (z. B. „Na, mein kleiner Schatz"). Auf diese Weise wird die Zuwendung des Kindes zu seiner Umgebung unterstützt und bekräftigt.

Viele Kinder fangen nach einem längere Zeit durchgeführten Interaktions- und Kontakttraining sogar damit an, ihren Eltern spontan auf den Schoß zu klettern, oder entwickeln ein Bedürfnis, zu ihnen ins Bett zu kommen und zu schmusen. Je enger und spontaner die Beziehung auf diese Weise wird, desto mehr lässt sich das Kind von den Eltern sagen, es wird erziehbar. Für die Eltern bedeutet es eine große Entlastung, wenn sie so immer mehr Zugang zu ihrem Kind erhalten und damit Mittel an die Hand bekommen, auf es einzuwirken und es zu fördern.

Um keine Missverständnisse aufkommen zu lassen: Das Interaktions- und Kontakttraining öffnet die Türen zur weiteren Behandlung, indem es Kontakt-

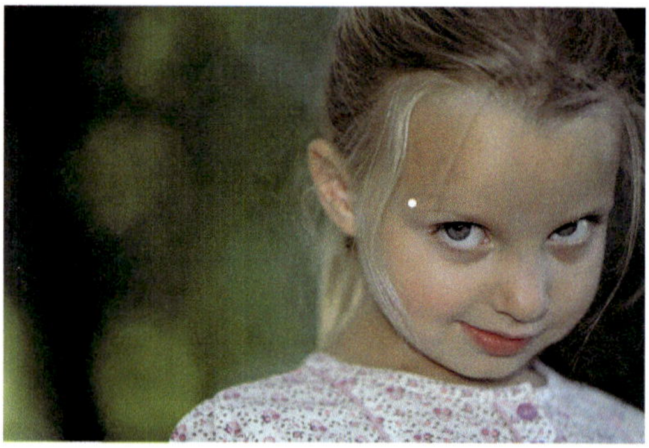

Abb. 7.1 Kinder mit Autismus schauen Kontaktpersonen häufig scheinbar beiläufig (aus den Augenwinkeln) an. [J787–023]

schranken überwindet. Für sich allein reicht es nicht aus. Es muss durch eine gezielte Entwicklungstherapie und ein entsprechend umfassendes Lern- und Förderprogramm ergänzt werden (Übungsaufgaben für Kleinkinder für einzelne zu fördernde Bereiche, z. B. Wahrnehmungstraining, Motoriktraining, Sprachanbahnung, praktische Lebensbewältigung, Gedächtnisübungen, Hinführung zu den schulischen Lernaufgaben ➤ Kap. 8). Eine Konsequenz des Interaktions- und Kontakttrainings besteht darin, dass diese Aufgaben von den Kindern gern angenommen werden. Eine weitere Voraussetzung für eine erfolgreiche Förderung in dieser Altersstufe besteht darin, dass mit den Kindern nur dann gearbeitet wird, wenn sie in guter Stimmung sind. Dies gilt übrigens nicht nur für Kinder mit einer Autismus-Spektrum-Störung, sondern für alle Kinder im Kleinkind- und Vorschulalter.

KAPITEL

8

U. Kastner-Koller

Förderung der kognitiven Fähigkeiten bei Kindern mit Autismus-Spektrum-Störung

8.1 Gestaltung des Spiel- und Arbeitsbereichs

Kinder mit Autismus sind anders. Vieles, was Menschen, die sich typisch entwickeln, keine Mühe bereitet, ist für sie eine schwere Aufgabe. Das muss man auch bei der Gestaltung ihres Spiel- und Arbeitsplatzes berücksichtigen.

Zwei Beispiele illustrieren, welche unerwarteten Probleme dabei auftauchen können:

BEISPIEL

Eva ist 6 Jahre alt; nächsten Herbst soll sie eingeschult werden. Als Kind mit Autismus-Spektrum-Störung muss sie auf diesen Schritt besonders vorbereitet werden, weil sie sich nicht so leicht auf neue Situationen und neue Personen einstellen kann wie andere Kinder. Daher hat Evas Therapeutin mit den Eltern gemeinsam ein Programm zur Vorbereitung auf die Schule erarbeitet. Nun sitzt Eva mit ihrer Mutter am Küchentisch und soll bunte Kreise auf ein Zeichenblatt malen. Aber eigentlich macht es ihr viel mehr Spaß, den Kopf auf den Tisch zu legen und mit baumelnden Füßen gegen die Stuhlbeine zu treten. Evas Mutter wird immer ungehaltener: „Jetzt hör doch endlich auf!" Sie packt ihre Tochter, setzt sie gerade hin und schiebt den Sessel so weit an den Tisch heran, dass Eva richtig eingeklemmt ist. Weil die Tischkante jetzt zwickt, rutscht Eva langsam unter den Tisch, bis sie beinahe völlig verschwindet. Dabei wäre das Problem einfach zu lösen: Eva benötigt einen Tisch und einen Sessel, die ihrer Körpergröße angemessen sind.

BEISPIEL

Peters Eltern haben dem 5-Jährigen einen Kindertisch und einen dazu passenden Stuhl gekauft. Von der hübschen Tischplatte mit den lustigen Comic-Motiven waren sie ganz begeistert. Leider stellte sich zu Hause heraus, dass Peter die Teile des Puzzles, das er schon so gut zusammensetzen konnte, auf der verwirrend bunten Arbeitsfläche einfach nicht mehr findet. Eine schlichte, einfarbige Tischfläche wäre viel besser geeignet.

Eine wichtige Regel:

!

Kinder mit Autismus benötigen unbedingt einen besonderen Bereich in der Wohnung, der zum Spielen und Lernen sowie für die therapeutischen Übungen reserviert ist.

Die Ideallösung wäre ein kleiner, ruhiger und gut beleuchteter Raum mit möglichst heller, einfarbiger Wandbemalung und einem pflegeleichten Boden ohne Musterung. Als Einrichtungsgegenstände genügen Tisch und Sessel, die der Körpergröße des Kindes entsprechen müssen. Die Tischoberfläche sollte glatt und einfarbig sein. Zu beachten ist, dass sie nicht spiegelt und keine Dekoration aufweist, denn Kinder mit Autismus lassen sich durch Lichtreflexe und Muster nur allzu leicht ablenken.

Spielzeug und Lernmaterialien müssen in einem Kasten, einer Kommode oder in Schachteln aufbewahrt werden. Sie dürfen nicht herumliegen, damit das Kind nicht abgelenkt wird. Wenn genügend Platz vorhanden ist, sollte man eine **Kuschelecke für die Spiel- und Übungspausen** einplanen.

Wenn die räumlichen Gegebenheiten so beengt sind, dass sich kein eigenes Kinderzimmer einrichten lässt, sollte dafür ein möglichst ruhiger, abgelegener Ort in der Wohnung gewählt werden. Küche und Wohnzimmer eignen sich nur dann, wenn eine Störung während der Übungszeiten weitgehend ausgeschlossen werden kann. Meistens ist dies aber nur schwer durchzuhalten. Sollte der Rest der Familie immer gerade zu diesen Zeiten Heißhunger entwickeln oder Lust auf Fernsehen bekommen, ist es günstiger, einen anderen Raum in der Wohnung als

Spiel- und Arbeitsbereich einzurichten. Besonders bewährt hat sich das Schlafzimmer, wenn es untertags nicht benutzt wird.

Die wichtigste Regel bei der **Auswahl und Gestaltung eines Arbeitsplatzes** für Kinder mit Autismus lautet daher:

!

Die Umgebung sollte möglichst wenig Ablenkung bieten.

Kinder mit Autismus lassen sich durch alle Sinneseindrücke irritieren: Geräusche (z. B. Personen, die ins Zimmer kommen; die Straßenbahn, die vorbeifährt; das Klingeln des Telefons), optische Eindrücke (z. B. Lichtreflexe, Muster, zu viele Gegenstände auf dem Tisch), Gerüche (manche Buntstifte und Radiergummis riechen leicht süßlich), taktil-kinästhetische Reize (z. B. kratzende Sitzpolster am Sessel, zu enge Kleidung).

Sicherlich wird es nicht möglich sein, in der Wohnung sämtliche Störeinflüsse auszuschalten; eine weitgehende Reduktion erleichtert dem Kind aber die Konzentration auf Spiel und Lernen.

!

Für Übungen, die am Tisch gespielt werden, empfiehlt sich eine Sitzordnung, die immer dieselbe bleibt.

Lassen Sie das Kind „seinen" Platz aussuchen. Ist das Kind Rechtshänder, setzt man sich an die Tischseite rechts vom Kind. Wenn es Linkshänder ist, ist der richtige Platz auf der linken Seite. Auf diese Weise können Betreuungspersonen das unkontrollierte Zugreifen, zu dem Kinder mit Autismus neigen, durch leichte Handführung steuern: Oft schauen sie nicht auf das Spielmaterial, bevor sie zugreifen. Außerdem erleichtert diese Sitzordnung die Aufnahme von Blickkontakt während des Spiels.

!

Sehr wichtig: Spiele oder Materialien, die im Augenblick nicht benötigt werden, müssen sofort weggeräumt werden, um das Kind nicht zu verwirren.

Wir beobachten immer wieder, dass Eltern das gesamte Spielmaterial, das sie in einer Übungseinheit verwenden wollen, aus dem Kasten holen und auf den Tisch türmen. Da liegt dann das Steckbrett neben dem Bilderbuch, darauf wird die Schachtel mit den Bausteinen oder Buchstaben gestapelt. Wenn der Tisch auch für andere Zwecke verwendet wird, sind oft noch die Reste der vorhergehenden Aktivitäten sichtbar: die Tageszeitung, ein Kuchenteller oder das Hausaufgabenheft der Schwester. Für das eigentliche Spiel bleibt kaum noch Platz übrig. Die erste Tat in solchen Fällen: Der Tisch muss leer geräumt werden.

Natürlich ist es andererseits sinnvoll, das Material, das man in der nächsten halben Stunde mit dem Kind bearbeiten möchte, beisammenzuhaben. Wenn der Erwachsene immer wieder aufstehen muss, um nach einem Spiel zu kramen, wird das Kind sehr bald das Interesse verlieren, unaufmerksam werden und sich in sein Schneckenhaus zurückziehen. Genauso ungünstig ist es, mitten in der Spielphase davonzulaufen, weil man das Bilderbuch gleich wieder an seinen Platz im Regal zurückstellen möchte.

Der richtige Ort für Spiele, die in einer Übungseinheit benötigt werden, ist **neben** dem Erwachsenen. Man stapelt das Material auf einem Sessel, der nebenan steht, und zwar so, dass die Betreuungsperson auf einer Seite, das Kind auf der anderen Seite der Spiele sitzt. Empfehlenswert sind Wäschekörbe oder große Schachteln, in die man alles einsortiert, was gespielt werden soll. So ist alles griffbereit und ein Chaos auf dem Tisch ist vermieden. Der Tisch dient ausschließlich als Spielfläche. Sobald die Übungsphase beendet ist, kann man die Spiele im Korb sammeln und an ihren Aufbewahrungsort zurücktragen.

!

Eine Regel, die bei allen Kindern von Beginn an einzuführen ist: Spiele, die herausgenommen werden, müssen weggeräumt werden.

Einige Tipps sollen helfen, ein übersichtliches Aufbewahrungssystem einzurichten, in dem sich das Kind gut zurechtfinden kann (➤ Abb. 8.1): In Körben und Schachteln kann man Kleinmaterial einsortieren, das in größeren Mengen benötigt wird. Bausteine, Lego, Perlen, Plastikbuchstaben sind auf diese Weise übersichtlich untergebracht. Das Sortieren hilft nicht nur, Ordnung zu halten, sondern ist auch eine wichtige Übung zur Farb- und Formunterschei-

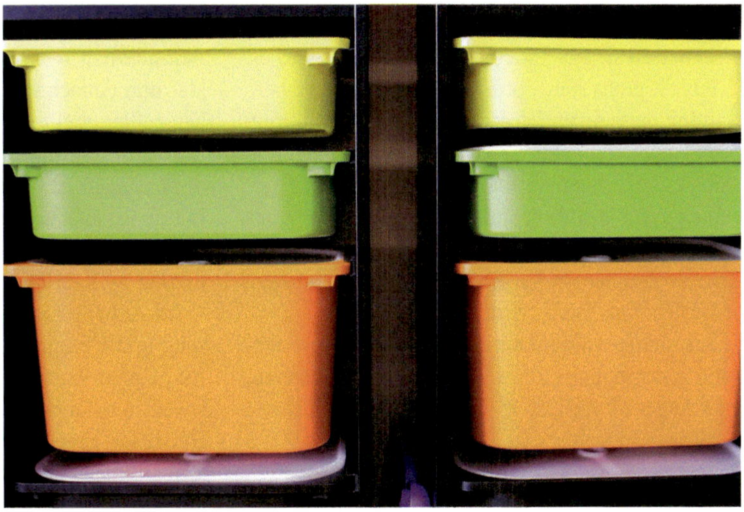

Abb. 8.1 Übersichtliche Ordnungssysteme erleichtern den Kindern die Orientierung in ihrer Umgebung. [J808–002]

dung. Viele Spiele werden bereits in recht stabilen Pappkartons verkauft, die sich gut zur Aufbewahrung eignen (z. B. Bilderlotto, Memory). Alle Materialien, mit denen das Kind nicht selbstständig spielen soll (z. B. sehr kleine Steckknöpfe, die es verschlucken könnte), müssen in absperrbaren Kästen verstaut werden. Alles Übrige kann auch in Regalen oder Schubladen seinen Platz finden.

Damit das Kind weiß, wo die Schachteln und Körbe im Regal stehen sollen, hat sich das Anbringen von **Farbmarkierungen** bewährt (ein System, das übrigens auch in vielen Kindergärten verwendet wird). Dazu klebt man einen bunten Klebestreifen außen auf die Schublade oder vorn auf das Regalbrett. Alle Spiele, die in der jeweiligen Schublade, am betreffenden Regal untergebracht werden, erhalten einen farbgleichen Aufkleber. Mit Unterstützung und Übung gelingt es dem Kind schließlich, sich an den Farben zu orientieren. Das ist ein erster Schritt Richtung Selbstständigkeit.

8.2 Welches Spielzeug ist für Kinder mit Autismus geeignet?

Spielmaterialien für Kinder mit Autismus müssen nach besonderen Gesichtspunkten ausgewählt werden.

Eltern von Kindern mit Autismus ist die Szene wohlbekannt: Das neue Bilderbuch ist in Windeseile zerrissen, die Ecken sind abgekaut. Der kleine Lastwagen – ein Geschenk der Großeltern – stellt sich als lebensgefährlich heraus: Peter hat die Räder abgebissen und beinahe verschluckt. Die Regeln des neuen Lernspiels wiederum sind so kompliziert, dass Erich, anstatt friedlich mitzuspielen, in stereotypes Verhalten verfällt und kaum zu beruhigen ist. Wie die Beispiele zeigen, muss Spielzeug für Kinder mit Autismus hinsichtlich **Widerstandsfähigkeit, Sicherheit** und **Bildungswert** besonderen Anforderungen genügen.

Das **Material,** aus dem das Spielzeug gefertigt ist, sollte haltbar und widerstandsfähig, farbecht und giftfrei sein, da Kinder mit Autismus ihre Umgebung häufig durch Beriechen und Ablutschen erkunden. Sie kauen und beißen an Gegenständen herum und beziehen sie in ihre Stereotypien ein. Um ein Verschlucken zu verhindern, dürfen die Gegenstände nicht zu klein sein. Die Bestandteile eines Spielzeugs sollten fest gefügt und gut verankert sein, sodass sie nicht abbrechen. Bausteine mit einer Kantenlänge von weniger als 3 cm, kleine Steckknöpfe oder kleine Einzelteile eines Spielzeugs, die sich abmontieren oder abreißen lassen, stellen eine Gefahrenquelle dar, solange das Kind Dinge in den Mund steckt.

Spielzeug aus Holz sollten eine glatte Oberfläche haben und keine scharfen Kanten oder spitzen Ecken aufweisen. Bei Bilderbüchern oder Spielplä-

8

nen für Regelspiele (z. B. Bilderlotto) ist darauf zu achten, dass sie aus festem Karton gefertigt sind.

Für die grafischen Übungen und das Buchstabentraining muss festes Papier – Karton oder Naturpapier – zur Verfügung gestellt werden. Kinder mit Autismus zerreißen normales Schreibpapier, weil sie Schwierigkeiten haben, mit Buntstiften den Druck auf das Papier zu dosieren. Oft sind sie bei ihren Kritzelversuchen so verkrampft, dass sie mit dem Stift Löcher ins Papier ritzen.

Bei einigen Kindern mit Autismus-Spektrum-Störung findet man das Zerreißen von Papier als stereotype Angewohnheit, so etwa auch bei Walter, einem 9-jährigen Jungen:

BEISPIEL

Sobald ihm die Mutter ein Blatt Papier mit Schreibanbahnungsübungen hingelegt hatte, riss Walter es in der Mitte durch. Die Situation nahm groteske Formen an, als die Mutter versuchte, erst mit den Handflächen, später mit dem ganzen Oberkörper das Papier zu schützen. Walter war geschickter als sie, es gelang ihm immer wieder, ein Stück vom Blatt zu schnappen und zu zerreißen. Als die Mutter schließlich halb auf dem Tisch lag, fand Walter immer noch eine Ecke, die er abreißen konnte. Das eigentliche Vorhaben, nämlich die Schreibübungen durchzuführen, war schon völlig nebensächlich geworden.

Wir konnten das Problem durch zwei Maßnahmen lösen. Einerseits durch eine „paradoxe Intervention“: Wir brachten Walter einen Berg Zeitungspapier, den er zerreißen **musste.** Als zweite Maßnahme wurde die Mutter angeleitet, die Übungen vorerst auf möglichst festem Karton vorzubereiten.

!

Erst wenn das Kind gelernt hat, sorgfältig mit dem Spielzeug umzugehen, können weniger widerstandsfähige Materialien gewählt werden.

Kinder mit Autismus haben Schwierigkeiten, die vielfältigen Sinneseindrücke sinnvoll zu verarbeiten. Um die chaotische Welt, in der sie leben, einigermaßen unter Kontrolle zu halten, schirmen sie sich gegen Reize von außen ab. Sie beschränken damit aber ihre Lernmöglichkeiten. Spielzeug zur Entwicklungsförderung muss dieser Besonderheit Rechnung tragen. Es sollte möglichst klar und einfach strukturiert sein. Formen und Farben sollten nicht zu verwirrend sein. Dies gilt auch für die Gestaltung von Bilderbüchern: Abbildungen dürfen nicht zu überladen und kompliziert sein. Empfehlenswert sind einfache Bilder aus dem Erfahrungsbereich des Kindes (Übungen zur Sprachförderung ➤ Kap. 8.6.8).

Im Anhang findet sich ein Grundstock an Spielzeug und Übungsmaterialien, den man zur Durchführung des Entwicklungstrainings benötigt. Es sind jeweils die handelsüblichen Bezeichnungen und die Hersteller angegeben. Die Spiele sind so gewählt, dass sie vielfältige Möglichkeiten der Förderung bieten und nicht nur in einem Bereich einsetzbar sind.

Das Farbensteckbrett, ein Holzbrett mit 25 Vertiefungen (5 × 5 im Quadrat angeordnet) und passend dazu 25 Stecker in 5 Farben und 5 Größen, illustriert dieses Prinzip sehr gut: Das Steckbrett kann zur Übung der Feinmotorik verwendet werden, indem das Kind die Stecker in die Vertiefungen steckt. Es lässt sich aber ebenso zum Sortieren und Unterscheiden von Größen und Farben einsetzen oder auch, um das Benennen von Größen und Farben zu üben. Diese vielfältige Verwendbarkeit ist nicht nur für die Eltern sparsamer. Sie trägt vor allem dem Prinzip Rechnung, Kinder mit Autismus nicht durch eine unnötige Vielfalt an Sinneseindrücken zu verwirren. Es ist sinnvoll, sich in erster Linie auf das angegebene Material zu beschränken und das Kind damit vertraut zu machen.

Eltern sollten darüber hinaus ihre Wohnung, die nähere Umgebung und Gegenstände des Alltags zur Entwicklungsförderung nutzen. Auch (oder gerade) beim täglichen Spaziergang kann man Dinge benennen, die man sieht (z. B. ein Auto, ein Bus). Auf diese Weise werden der Wortschatz und die sprachlichen Fähigkeiten des Kindes ebenso gefördert wie beim Spiel mit den Lottotafeln (➤ Abb. 8.2). Viele der angeführten Spiel- und Übungsanleitungen verwenden daher auch Gebrauchsgegenstände aus dem Haushalt anstelle von Spielzeug, das im Handel erhältlich ist.

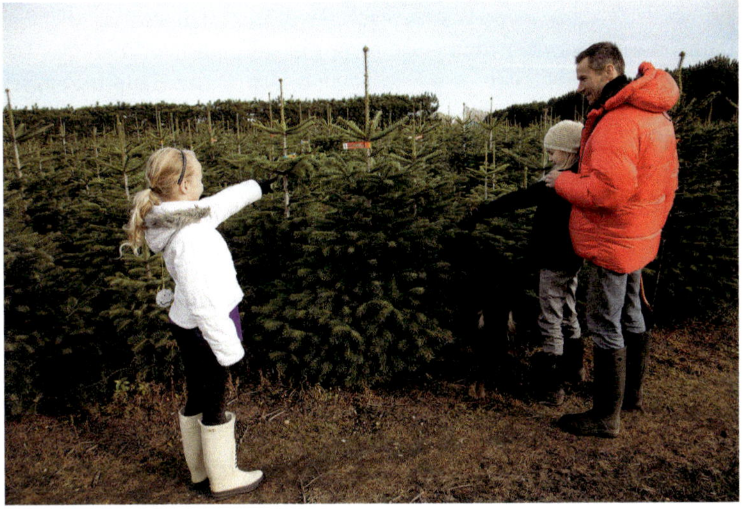

Abb. 8.2 Bei Spaziergängen lernen die Kinder nicht nur ihre unmittelbare Umgebung kennen, sondern sie können auch lernen, Dinge zu benennen, die ihnen begegnen. [J787]

8.3 Wer soll mit dem Kind spielen und lernen?

Kinder mit Autismus lernen nicht von selbst. Was andere Kinder scheinbar mühelos im Alltag an Erfahrungen sammeln und an Kompetenzen erlangen, ist bei Kindern mit Autismus nur durch jahrelanges, kontinuierliches Entwicklungstraining zu erreichen. Voraussetzung ist in jedem Fall ein Erwachsener, der die Mühe auf sich nimmt, diese Fähigkeiten mit dem Kind durch Spiele und Übungen in liebevoller Weise zu erarbeiten. Es nützt nichts, einem Kind mit Autismus-Spektrum-Störung bloß pädagogisch sinnvolles Spielmaterial zur Verfügung zu stellen; dies hat in den meisten Fällen nur autistisches Hantieren oder die Zerstörung des Spielzeugs zur Folge.

BEISPIEL

Günther besucht einen Sonderkindergarten. In der Freispielzeit am Morgen hat er gelernt, sich selbstständig ein Spiel zu holen. Meist sucht er sich dann sein Lieblingspuzzle heraus, das er allein zusammensetzen kann. Doch die Kindergärtnerin muss sich immer wieder neben ihn setzen und ihn freundlich ermuntern, ein weiteres Puzzleteil zu nehmen. Günther würde ohne diese Unterstützung vor der ausgeleerten Schachtel sitzen und in die Luft starren. Je länger dieser Zustand dauert, umso mühsamer ist es, seine Aufmerksamkeit wieder auf das Spiel zu lenken.

Ganz anders Ludwig: Er benötigt ständige Anleitung beim Spiel, weil er sofort aufspringt und im Raum herumläuft, wenn er sich selbst überlassen bleibt.

Martin wiederum erweckt beim flüchtigen Hinsehen den Eindruck großer Geschäftigkeit: Er hebt ein Puzzleteil nach dem anderen auf, betrachtet es eingehend und legt es dann hin. Doch seine Mutter weiß schon: Martin hantiert stereotyp. Auf dem Tisch liegt nach wie vor ein ungeordneter Haufen. Sie muss den Buben immer wieder freundlich auffordern, damit er mit dem Zusammenbau des Puzzles vorankommt.

Es fällt vielen Eltern von Kindern mit Autismus schwer einzusehen, dass ihr Kind sich nicht so wie andere Kinder friedlich und sinnvoll selbst beschäftigt.

BEISPIEL

Verzweifelt wollte die Mutter eines 9-jährigen Kindes mit Autismus dieses Verhalten erzwingen. Sie versorgte ihren Sohn mit Spielmaterial, holte sich eine Illustrierte und wollte gemütlich darin lesen, während der Bub spielen sollte. „Spielen! Tu schön spielen!", sagte sie immer wieder im Befehlston zu ihrem Sohn. Doch der saß vor seinem Spielzeug und klopfte

8

zwei Bausteine aufeinander. Wir besprachen mit der Mutter, wie sie mit dem Kind gemeinsam sinnvoll spielen könnte, und filmten sie schließlich in beiden Situationen – einmal, als sie nur lesend dabeisaß, ein andermal, als sie sich mit dem Kind beschäftigte. Das Ergebnis erstaunte die Mutter: In der ersten Aufnahme erweckte der Junge den Eindruck, als ob er gar nichts könnte, bei der zweiten Sequenz konnte er mit Unterstützung der Mutter eine kleine Bildgeschichte in die richtige Reihenfolge bringen und jedes Bild mit einem einfachen Satz beschreiben.

Damit Kinder mit Autismus die Spiele und die damit verbundenen Kompetenzen lernen, ist **regelmäßiges Üben mit einem freundlichen Erwachsenen** notwendig. Von einer halben Stunde täglich profitiert das Kind mehr als von ganzen „Spielnachmittagen", die nur gelegentlich stattfinden.

Gerade diese Regelmäßigkeit bereitet Familien Probleme, wenn es ihnen schwerfällt, ihren **Tagesablauf zu organisieren.** Wir haben dieses Problem allgemein bei Eltern von Kindern mit bestimmten Lernschwierigkeiten gefunden, und zwar dann, wenn es mit der Planung und Durchführung der Hausübungen nicht klappte.

So sagte uns einmal eine Mutter, mit der wir einen Arbeitsplan ausarbeiten wollten, nachdem sie mit ihrem Sohn lernen sollte: „Ich kann keinen Plan machen, es ist ja jeden Tag anders." Im Gespräch stellte sich heraus, dass es ihr schwerfiel, gewisse Regelmäßigkeiten im Tagesablauf zu erkennen. Allein der Umstand, dass der Sohn jeden Tag eine andere Kombination von Fächern in der Schule hatte, brachte sie zur Verzweiflung. Wie sollte sie planen, wenn einmal Englischvokabeln, ein andermal eine Geografie-Wiederholung und am nächsten Tag eine Mathematik-Hausübung zu erledigen waren und daneben auch noch der Haushalt bewältigt werden musste? Es bedeutete ein Stück harter, gemeinsamer Arbeit, um ihr zu zeigen, wie sie diese scheinbar unvereinbaren Ansprüche in einen vernünftigen Plan bringen konnte, der ihr zudem Zeit für ein wenig Entspannung ließ.

!

Ein erster Schritt, um für das regelmäßige Spielen und Üben mit dem Kind Zeit zu schaffen, besteht daher immer in der Planung des Tagesablaufs und der gesamten Woche.

Ein weiterer wichtiger Punkt für den Erfolg des täglichen Trainings: Das Übungsprogramm muss von der **Hauptbezugsperson** des Kindes innerhalb der Familie durchgeführt werden, da sie die besten Chancen für die Entwicklung eines tragfähigen Vertrauensverhältnisses liefert. Meist wird dies die Mutter sein. Wir kannten aber auch eine Familie mit zwei Kindern mit Autismus-Spektrum-Störung, in der die Tochter zum Vater, der Sohn zur Mutter die größte Bindung aufwies.

Diese Person wird zum Kotrainer des Kindes. Sie muss dazu aber Entlastung in anderen Bereichen erhalten, etwa bei der Hausarbeit, die z. B. von den übrigen Familienmitgliedern übernommen werden kann.

Außerdem gilt für die Kotrainer folgende wichtige Regel:

!

Sie dürfen nur Übungen und Spiele durchführen, bei denen sie nicht die Geduld verlieren.

Die gemeinsamen Übungen sollen Kind und Erwachsenem zumindest einigermaßen Spaß machen. Es hat wenig Sinn, wenn man zwar täglich mit dem Kind Rechnen übt, dabei aber jedes Mal kritisiert oder gar die Beherrschung verliert. So erzeugen Eltern bei ihrem Kind Anstrengungsvermeidung: Es wird alles daransetzen, diesen unangenehmen Situationen auszuweichen.

Der gewünschte Erfolg stellt sich nur ein, wenn das Lernen und Spielen in entspannter Atmosphäre vor sich geht. Gelingt es nicht, diese Atmosphäre herzustellen, ist es besser, das Kind mit einem anderen Betreuer üben zu lassen und sich auf Bereiche zu beschränken, die man gern übernimmt.

8.4 Einzel- oder Gruppentraining?

Die Arbeit in der Familie muss unbedingt durch den Besuch einer Institution ergänzt werden (➤ Kap. 5). Je nach Altersstufe sind dies z. B. (Sonder-)Kindergärten, integrative Spezialeinrichtungen für Kinder mit Autismus, Inklusionsklassen in Schulen.

> **!** Die Unterbringung und Förderung in einer Gruppe ist ein wesentlicher Bestandteil der Erziehung eines Kindes mit Autismus-Spektrum-Störung, weil es dort lernt, mit anderen Kindern zu sprechen und zu spielen.

Gerade für Kinder mit Autismus ist es nicht leicht, sich angesprochen zu fühlen, wenn eine Mitteilung an die ganze Gruppe gerichtet ist. Dies lässt sich auch nur in einer Gruppe lernen.

BEISPIEL

Laura, ein Mädchen mit Autismus, besucht regelmäßig eine Gymnastikstunde, an der auch Kinder ohne Autismus-Spektrum-Störung teilnehmen. Am Anfang war es besonders schwierig, weil die Erzieherin jede Aufforderung an die Gruppe auch an Laura direkt richten musste. Die Anweisung „Wenn die Musik aus ist, setzen sich alle Kinder nieder!" bezog Laura nicht auf sich. Als die Musik aus war, saßen alle Kinder am Boden, nur Laura lief weiter herum. Mittlerweile versteht sie zumindest an manchen Tagen, dass auch sie mit „alle Kinder" gemeint ist. In der Kleinfamilie – Laura hat keine Geschwister – hätte sie diesen wichtigen Schritt nie so erfolgreich lernen können.

BEISPIEL

Albert, ein 12-jähriger Junge mit Autismus, besucht seit vielen Jahren nachmittags einen Sonderhort. Meist will er jedoch nur mit der Erzieherin spielen. Als sie gerade einmal keine Zeit hatte und ihn bat, sich an ein anderes Kind zu wenden, drehte er sich zur Gruppe und fragte laut: „Wer spielt mit mir?" Dies zeigt einen großen Fortschritt in seiner Entwicklung an.

Natürlich klappt das Zusammenspiel nur dann einigermaßen, wenn der **Spielpartner** keine Autismus-Spektrum-Störung aufweist. Beim Memory-Spiel zwischen zwei Kindern mit Autismus kann es schon passieren, dass jeder für sich die Kärtchen umdreht und mit sich selbst spielt. Eine Gruppe, in der auch Kinder ohne Autismus untergebracht sind, bietet Kindern mit Autismus-Spektrum-Störung viele Möglichkeiten zum sozialen Lernen, die sie in der Familie nicht finden.

> **!** Die Betreuung in der Kindergruppe ergänzt das Einzeltraining, sie kann es aber nicht ersetzen.

Das bedeutet, dass das Kind zeitgerecht aus dem Kindergarten oder Hort abgeholt werden muss, damit es für die Übungen zu Hause nicht schon zu müde ist.

Auch in Sondereinrichtungen für Kinder mit Autismus gibt es meist speziell ausgebildete Mitarbeiter und Mitarbeiterinnen, die die Kinder zu Einzelsitzungen aus der Gruppe nehmen. Das entlastet die Eltern z. T. von der Trainingsarbeit, doch auch in diesen Fällen ist es notwendig, bestimmte Übungen in Absprache mit dem Therapeutenteam zu Hause regelmäßig durchzuführen. Wir konnten in unseren Untersuchungen feststellen, dass das konsequente Training in der Familie zu besonders guten Entwicklungsfortschritten beim Kind führt.

> **!** Kinder mit Autismus haben große Probleme, etwas, das sie in einer Situation gelernt haben, in einer anderen Situation anzuwenden.

Wenn ein sich regelgerecht entwickelndes Kind z. B. das Einräumen des Spiel-Bechersatzes beherrscht, kann es diese neue Fertigkeit auch in einem anderen Zusammenhang, etwa bei den Großeltern im Garten. Ein Kind mit Autismus-Spektrum-Störung, das im Kindergarten problemlos den Bechersatz einräumt, wird das zu Hause nicht tun, wenn es nicht daran gewöhnt ist.

Oft sind Eltern enttäuscht. Die Kindergärtnerin hat ihnen doch stolz berichtet, dass ihr Sohn „Ball" sagen kann. Aber zu Hause ist ihm kein Laut zu entlocken. Manche Eltern reagieren darauf mit Eifersucht; sie meinen, das Kind verweigere sich bei ihnen mit Absicht, weil es die Kindergärtnerin lieber mag. Andere verlieren schlicht den Glauben an solche Erfolgsberichte.

Die Arbeit im Kindergarten muss durch die Arbeit zu Hause ergänzt werden. Erst das gesamte Programm, die fachlich fundierte Betreuung in einer Gruppe, die Einzelsitzungen mit einer psychologisch und pädagogisch ausgebildeten Fachkraft **und** die täglichen Übungen zu Hause garantieren, dass ein Kind mit Autismus seine Fähigkeiten ausbildet und entwickelt.

8.5 Wie spielt und lernt man mit einem Kind mit Autismus-Spektrum-Störung?

Wenn sehr gute Betreuungseinrichtungen zur Verfügung stehen, genügen in der Familie 15 bis 20 Minuten tägliches Üben an Wochentagen. An den Wochenenden muss das Programm, das sonst im Kindergarten oder Hort geboten wird, zeitlich ersetzt werden.

!

Sehr wichtig: Eltern sollten keinesfalls stundenlang mit dem Kind üben.

Eine Einheit sollte maximal 20 bis 30 Minuten dauern, danach benötigt das Kind eine längere Pause zur Entspannung.

!

Die Auswahl der Spiele sollte den Fähigkeiten des Kindes angemessen sein.

Es hat wenig Sinn, Memory mit 50 Bildpaaren zu spielen, wenn sich das Kind nicht mehr als zwei oder drei Gegenstände merken kann. Wenn man nicht genau weiß, was dem Kind in einem bestimmten Bereich zuzutrauen ist, fängt man mit der einfachsten Spielvariante an. Beherrscht das Kind diese mühelos, lässt sich die Schwierigkeit steigern. Wenn das Kind zwei Bausteine aufeinanderstapeln kann, kann man beginnen, Türme aus drei Steinen zu bauen, aber nicht vorher.

BEISPIEL

In einer Kindergruppe hatte Katja, ein Mädchen mit Autismus, die Anweisung erhalten, Perlen auf einer Schnur zu einer Kette aufzufädeln. Katja konnte noch nicht richtig mit Daumen und Zeigefinger zugreifen, was das Perlenauffädeln für sie zu einer Qual machte. Die Aufgabe war für sie so anstrengend, dass sie ihre Zähne fest aufeinanderbiss und zu knirschen begann. War der Faden einmal im Loch – eine ungeheure Leistung für das Mädchen –, so konnte sie ihn nicht so weit schieben, dass er auf der anderen Seite herauskam. Die Betreuerin, die das Kind beaufsichtigte, versuchte, Katja zu helfen, indem sie einfach selbst den Faden durchschob. Dabei konnte Katja jedoch nicht lernen, wie man es richtig macht.

Günstiger ist es in so einem Fall, die Aufgabe weniger schwierig zu gestalten. Da Katja so offensichtlich Probleme mit dem „Pinzettengriff" hatte, das heißt dem Zugreifen mit Daumen und Zeigefinger, wäre es sinnvoll gewesen, diesen erst zu üben (➤ Abb. 8.3). Als nächsten Schritt hätte sie dann große Perlen auf fixe Stäbchen aufstecken können. Dabei wäre das anfangs noch sehr mühevolle Halten des Fadens entfallen. Das fixierte Stäbchen hätte sie nicht zu halten brauchen, sondern sich erst einmal auf das „Fädeln" konzentrieren können, also darauf, dass sie die Perle auch tatsächlich mit dem Loch auf den Stab aufsetzt. Wenn sie das beherrscht hätte, hätte sie lernen können, in einer Hand das Stäbchen zu halten und mit der anderen Hand die Perle aufzustecken.

Als nächstschwierigere Übung hätte sie lernen können, die Perlen auf einen Pfeifenreiniger aufzufädeln: Pfeifenputzer eignen sich gut als Übergang vom Stäbchen zur Schnur, weil sie zwar noch eine gewisse Festigkeit besitzen, aber bereits beweglich sind. Ein Pfeifenreiniger voll bunter Perlen lässt sich außerdem zu einem Armband biegen, das Katja zur Belohnung tragen darf. Erst der letzte Schritt ist das Auffädeln von Perlen auf eine Schnur.

Man sieht: Das Ziel dieser Bemühungen ist dasselbe wie in der oben geschilderten Situation; Katja soll lernen, Perlen auf eine Schnur aufzufädeln. Der Weg

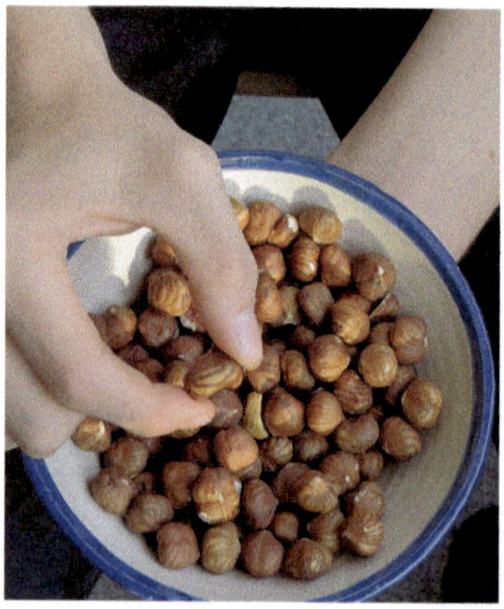

Abb. 8.3 Der Pinzettengriff ist nicht leicht zu erlernen. [M294]

ist allerdings ein völlig anderer. Statt sie mit dem höchsten Schwierigkeitsgrad zu überfordern, werden kleine Stufen eingebaut, die gerade so hoch sind, dass Katja sie mit einem Schritt nehmen kann. So hat sie viele kleine Erfolge anstelle des ständigen Gefühls, die Aufgabe nicht bewältigen zu können. Wie jedes Kind verlieren nämlich auch Kinder mit Autismus die Freude am Spielen und Lernen, wenn sie ständig Misserfolge erleben.

Eltern und Erzieher von Kindern mit Autismus, die sich zu sehr am Bild des sich typisch entwickelnden Kindes orientieren, neigen dazu, zu viel zu erwarten, wenn sie dem Kind etwas Neues beibringen. Stellt sich das erhoffte Ergebnis nicht bald ein, verlieren sie die Geduld und glauben, dass alle Bemühungen sinnlos seien.

Gar nicht selten machen allerdings auch Eltern gesunder Kinder diesen Fehler, wenn sie keine Erfahrung mit Kleinkindern haben. Gerade beim Sprechenlernen kann man derart hohe Erwartungen oft beobachten.

BEISPIEL

Der einjährige Markus läuft hinter der Mutter her und brabbelt: „Mamamamam!" Die anwesende Großmutter freut sich: „Schau, er sagt schon Mama!" Doch die Mutter ist skeptisch, da er nicht klar und deutlich „Mama" sagt: „Na ich weiß nicht! Glaubst du wirklich? Der meint doch nicht mich damit!"

Dabei ist es völlig unerheblich, ob der Kleine mit seinen Lauten bewusst die Mutter bezeichnet. Wichtiger ist, dass er die Silbenfolge „Mama" produziert, die Mutter sie gezielt auf sich beziehen kann und ihm dies durch ihre erfreute Reaktion auch zu verstehen gibt. Nur so werden Bedeutungen gelernt.

!

Ganz wichtig: Wenn das Kind etwas Neues lernt, muss es das nicht sofort perfekt können.

Bringt man einem Kind mit Autismus etwas Neues bei, so wird das produzierte Verhalten anfangs noch sehr wenig Ähnlichkeit mit dem gewünschten Ergebnis haben. Das Kind wird außerdem noch sehr viel Unterstützung von Erwachsenen benötigen. Aber jede noch so vage Annäherung an das Ziel muss freudig begrüßt und belohnt werden. Wenn das Kind die Aufgabe dann mit der Zeit immer besser erledigen kann, dürfen die Erwachsenen anspruchsvoller werden.

BEISPIEL

Robert, ein 5-jähriger Junge mit Autismus, kann noch nicht sprechen. Schwerpunkt der Entwicklungsförderung bildet daher das Sprachtraining. In den Einzelstunden übt die Psychologin mit Robert das Sprechen von einzelnen Lauten und einfachen Wörtern. Dazu zeigt sie ihm Bilder mit bekannten Gegenständen, die sie benennt, z. B. Ball, Haus, Banane. Zuerst gelingt es Robert nur, die Wortmelodie nachzuahmen, in der die Psychologin gesprochen hat. Einzelne Buchstaben oder Silben sind nicht herauszuhören. Doch auch dieses Imitieren der Wortmelodie, eigentlich eine Form der autistischen Echolalie, wird belohnt, weil es ein Schritt in die richtige Richtung ist. Einige Übungsstunden später ist Robert in der Lage, Teile der Wörter zu flüstern: „Nane" statt „Banane" – ein großer Erfolg, der wiederum entsprechende Anerkennung findet. Mit zunehmender Übung gelingt es Robert immer besser, die gezeigten Bilder zu benennen. Entsprechend wachsen auch die Ansprüche der Psychologin. Für deutlich gesprochene Wörter gibt es eine Belohnung, das bloße Nachahmen der Wortmelodie oder ein undeutliches Flüstern reichen nun nicht mehr aus.

8.5.1 Handführung und andere Hilfen für das Kind

Kinder mit Autismus benötigen in den Anfangsphasen des Entwicklungstrainings meist sehr viel Unterstützung von Erwachsenen. Vor allem jüngere Kinder, aber auch solche, die sehr spät mit dem Förderprogramm begonnen haben und daher noch stark in ihren Stereotypien und ihrem Rückzugsverhalten verfangen sind, müssen richtiggehend gesteuert werden, damit sie die notwendigen Handbewegungen tatsächlich ausführen.

Von sich aus würden Kinder mit Autismus z. B. kaum einen Baustein in eine Schachtel legen. Dazu muss der Erwachsene erst die Hand des Kindes umfassen, damit den Baustein ergreifen, die Hand des Kindes samt Baustein über die Schachtel führen und es dafür loben. Oft ist es sogar noch nötig, die Finger des Kindes sanft vom Baustein zu lösen, damit dieser in die Schachtel fällt. Diese massive Unterstützung muss nach und nach zurückgenommen werden, denn das Kind soll lernen, die Tätigkeiten selbst auszuführen. Muchitsch (1990) beschreibt detailliert die einzelnen Schritte, wie die Handführung des Erwachsenen langsam gelockert und ausgeblendet wird:

- Die Hand des Therapeuten gibt die Hand des Kindes frei, sobald es den Baustein ergriffen hat. Er lässt seine Hand nur noch locker auf dem Handrücken des Kindes liegen. Dies ist sehr wichtig, weil die meisten Kinder versuchen, den Baustein unterwegs fallen zu lassen oder wegzuschleudern. (…)
- Das Kind wird nur noch am Handgelenk geführt.
- Das Kind wird nur noch am Unterarm, dann am Ellbogen gehalten (Hebelwirkung!).
- Das Kind wird nur noch durch leichte Berührungen am Ellbogen und Unterarm gesteuert (in Gang gesetzt).
- Das Kind arbeitet allein, nur mit verbaler Hilfestellung und Zeigen.
- Das Kind arbeitet allein nur mit verbaler Hilfestellung: „Nimm und gib hinein!"
- Das Kind arbeitet vollkommen selbstständig (Muchitsch, 1990, S. 31).

Bei jedem Schritt muss das Kind liebevoll gelobt werden.

Die freie Hand des Kindes (also die Hand, die es nicht zum Hantieren benötigt) sollte auf dem Tisch liegen, damit sie nicht für Hand- und Fingerstereotypien verwendet wird. Bei sehr unruhigen Kindern ist es notwendig, dass der Erwachsene die unbeschäftigte Hand des Kindes festhält. Dies geschieht entweder, indem er seine Handfläche auf die des Kindes legt oder die Hand des Kindes unter dem Tisch sanft hält.

!

Noch ein Tipp: Handführung und Ruhighalten der freien Hand sollten Betreuungspersonen gut üben, bevor sie sie in der Spielsituation anwenden.

Beim Zeichnen ist es anfangs günstiger, wenn die Betreuungsperson sich hinter das Kind stellt. Sie umfasst seine Schreibhand mit der Hand und führt die Hand des Kindes. So kann die Betreuungsperson das genaue Nachzeichnen einer Linie oder das Verbinden von Punkten besser steuern. Sie lockert dabei die Handführung nach und nach, wie es oben beschrieben ist. Wenn die Betreuungsperson feststellt, dass das Kind von sich aus beginnt, die Zeichenaufgabe auszuführen, kann sie sich wieder an ihren gewohnten Platz am Tisch setzen.

Auch bei einigen grobmotorischen Übungen muss die Betreuungsperson hinter dem Kind stehen und seine Armbewegungen durch Handführung kontrollieren, etwa beim Werfen und Fangen eines Balls.

!

Natürlich dürfen das Halten und die Handführung nicht in einen Ringkampf zwischen Erwachsenem und Kind ausarten.

Beide Maßnahmen sollen dem Kind **Hilfe** und **Unterstützung** geben, keinesfalls sind sie zur Disziplinierung oder Bestrafung des Kindes gedacht. Damit sie wirkungsvoll eingesetzt werden, muss der Erwachsene die Handgriffe schnell und sicher beherrschen. Die Übungsaufgabe muss so gewählt sein, dass das Kind sie gut erfüllen kann. Danach wird die Hand sofort freigegeben und das Kind belohnt.

8.5.2 Wie reagiert man auf stereotypes Verhalten?

Kinder mit Autismus entwickeln charakteristische stereotype Bewegungsabläufe und Verhaltensweisen, die sie stundenlang ausführen, wenn sie nicht daran gehindert werden. Sie wirken dabei völlig entrückt und zufrieden; Unterbrechungen empfinden sie als grobe Störung, die nicht selten mit Wutanfällen, selbstschädigendem Verhalten oder Angriffen gegen den „Eindringling" beantwortet werden.

Eltern und Erzieher stehen diesen Stereotypien meist ratlos gegenüber: Einerseits erleben sie das ununterbrochene Auf- und Abdrehen des Lichtschalters, Öffnen und Schließen von Türen oder das monotone Im-Kreis-Laufen des Kindes als enorm belastend; andererseits haben sie die Erfahrung gemacht, dass sie dieses Verhalten nur mit Gewalt – und auch dann nicht immer zuverlässig – unterbinden können. Ein resigniertes Gewährenlassen des Kindes ist in vielen Fällen die Konsequenz.

BEISPIEL

So fanden wir bei unseren Hausbesuchen einen Jungen mit Autismus fast immer vor dem Plattenspieler, auf dem sich ständig dieselbe Platte drehte. Der Bub hockte in sich zusammengekauert vor dem Gerät und wippte zur Musik rhythmisch auf und ab. Die Mutter sah sich außerstande, das Kind aus diesem autistischen Rückzug herauszuholen. Sie hatte sich mit der Situation nicht nur abgefunden, sondern sogar Überlegungen angestellt, dass Musikhören eine sinnvolle Beschäftigung sei. Es war ihr nicht bewusst, dass ihr Sohn nicht aktiv zuhörte, sondern sich gegen die Außenwelt abschottete. Die vielen Stunden, die er so verbrachte, waren besonders schlecht genutzte Zeit, weil er in diesen Phasen nichts aufnehmen oder lernen konnte.

Was sollen Eltern und Erzieher also tun? Muss stereotypes Verhalten doch verhindert werden? Auch dazu ein Beispiel aus unseren Erfahrungen:

BEISPIEL

Armin, ein 9-jähriger Bub mit Autismus, hatte es sich zur Angewohnheit gemacht, den Kassettenrekorder zu holen, um seine bevorzugte Musikkassette einzulegen. Während das Band lief, betrachtete er fasziniert die Drehbewegungen der beiden Spulen. Dazu flatterte er mit den Armen und stieß immer wieder hohe, quietschende Laute aus. Als es den Eltern zu viel wurde, versuchten sie, Armin durch gutes Zureden zu bewegen, den Rekorder abzuschalten. Armin reagierte nicht darauf. Schließlich schaltete der Vater das Gerät ab. Der Bub war kurz irritiert, drückte aber sofort wieder auf „Play" und setzte sein Armflattern fort. Beim nächsten Versuch des Vaters, das Gerät abzuschalten, stürzte sich Armin mit einem hohen durchdringenden Ton auf den Rekorder. Es begann ein richtiger Kampf um das Gerät, in dessen Verlauf sich der Bub immer mehr in sein Schreien hineinsteigerte, bis sich die Eltern verzweifelt und resigniert zurückzogen.

Auf diese Weise lässt sich autistisches Verhalten nicht beeinflussen. Frau M. dagegen, die Mutter eines Jungen mit Autismus, hatte schon sehr früh eine Methode entdeckt, das stereotype Verhalten ihres Sohnes **sinnvoll** für ihre erzieherischen Bemühungen einzusetzen:

BEISPIEL

Der Junge war im Vorschulalter und sollte verhaltenstherapeutisch auf den Schuleintritt vorbereitet werden. Frau M. führte die vorgesehenen Übungen gewissenhaft durch. Zur Belohnung verwendete sie Joghurt. Dennoch war es ein ständiger Kampf, weil der Sohn lieber stereotyp Türen in der Wohnung auf- und zumachte, als mit ihr an einem Tisch zu sitzen und Punkte zu senkrechten Strichen zu verbinden. Außerdem mochte er den Joghurt nicht immer. Süßigkeiten wollte sie ihm aus gesundheitlichen Gründen nicht geben. „Da habe ich eine Idee gehabt", erzählte sie uns später. „Ich habe ein Haus aus Legosteinen gebaut, mit vielen Türen." Dieses Haus setzte Frau M. nun ganz gezielt ein: Nach einem bestimmten, vorher vereinbarten Übungspensum durfte der Sohn nach Herzenslust die Türen des Lego-Hauses auf- und zumachen. Sie belohnte den Buben also damit, dass sie ihm seine Stereotypien zu gewissen Zeiten erlaubte.

Um den richtigen Umgang mit Stereotypien zu lernen, muss man sich erst einmal vergegenwärtigen, welche Bedeutung dieses Verhalten für das betroffene Kind hat.

In vielen Fällen stellen stereotype Verhaltensweisen ein Mittel zur Entspannung, zum **Erregungsabbau** dar. Kinder mit Autismus reduzieren ihr ständig hohes Aktivierungsniveau durch solche wiederkehrenden Bewegungen. Sie kapseln sich damit gegen Umwelteinflüsse ab, beruhigen und entspannen sich. Das erklärt, warum sie in diesen Phasen so zufrieden, in sich eingesponnen und glücklich wirken. Zugleich gibt das stereotype Verhalten durch seine Monotonie und Vorhersehbarkeit eine gewisse **Sicherheit.**

Stereotypien sind oft auch Bewältigungsformen für Situationen, die ursprünglich Angst auslösend waren (➤ Kap. 4). Der Angst vor dem Wasser wird mit stereotypem Pritscheln begegnet, der Angst vor der Dunkelheit durch das Lichtschalterspiel. Kinder mit Autismus neigen dazu, Kompetenzen, die sie sich einmal angeeignet haben, in weiterer Folge stereotyp anzuwenden. Um es in einem Bild auszudrücken: Hat ein Kind mit Autismus eine Stufe erreicht, so bleibt es, beglückt über diese Leistung, darauf stehen – es sei denn, ein freundlicher Erwachsener sorgt dafür, dass es auch die nächste Stufe in Angriff nimmt.

Wir haben in unseren Untersuchungen festgestellt, dass eine stabile Bindung und eine freundliche Beziehung zwischen dem Kind und einem verantwortlichen Erwachsenen (z. B. Eltern, Erzieherin) unbedingte Voraussetzungen für den Aufbau des Erkundungssystems darstellen. Das Bestrafen oder gewaltsame Unterbinden der Stereotypien beeinträchtigt die Qualität dieser Beziehung und wirkt sich damit langfristig negativ auf die Entwicklung des Kindes aus. Genauso ungünstig ist es, das Kind einfach in seinen Stereotypien verharren zu lassen, weil es auf diese Art keine neuen Kompetenzen erwirbt.

Frau M. hatte mit dem Einsatz von Stereotypien als Belohnung die Lösung für ein Problem gefunden, das Autismustherapeuten schon lange beschäftigt. Unter dem Titel **Verstärkerproblem** nahm es in der einschlägigen Literatur lange Zeit breiten Raum ein. In der Verhaltenstherapie wird ein häufigeres Auftreten erwünschten Verhaltens nämlich unter anderem dadurch erreicht, dass man das Verhalten durch Belohnungen verstärkt. Der Erfolg dieser Methode hängt unter anderem davon ab, wie groß der Anreiz der in Aussicht gestellten Belohnung, des gewählten Verstärkers, ist. Üblicherweise werden entweder materielle Verstärker (z. B. Geld, Süßigkeiten) oder soziale Verstärker (z. B. Zuwendung, Lob, Lächeln) verwendet. Bei Kindern mit Autismus ergibt sich das Problem, dass sie infolge ihrer Kontaktstörung auf Lob oder Zuwendung zunächst einmal nicht reagieren. Süßigkeiten oder andere Essverstärker haben den Nachteil, dass sie sehr leicht zu stereotypen Gewohnheiten werden. Viele Kinder mit Autismus essen ohnedies unmäßig viel und leiden deshalb an Übergewicht.

Die oben geschilderte Strategie, stereotypes Verhalten als Belohnung für erwünschtes Verhalten zu erlauben, gibt Eltern und Erziehern die Möglichkeit, ihr Kind wirkungsvoll zu belohnen.

Involvierungstherapie

In den vergangenen Jahrzehnten haben verschiedene Therapeuten und Autismusforscher die Methode der Belohnung durch das gezielte Erlauben der Stereotypien entdeckt und beschrieben (z. B. Sugai und White, 1986; Schopler, Lansing und Waters, 1987; Muchitsch, 1990; Poustka u. a., 2008). Dies ist besonders in der Anfangsphase der Therapie wichtig. Sobald das Kind durch das von uns entwickelte Interaktionstraining gelernt hat, auf soziale Zuwendung zu reagieren, tritt das Belohnen mit Stereotypien in den Hintergrund.

Muchitsch (1990) etwa hat auf dieser Grundlage die „Involvierungstherapie" entwickelt. Sie unterscheidet **drei Ebenen von Stereotypien:**

- Zu Ebene 1 zählen alle selbst-stimulatorischen Handlungen, wie Fingerwedeln oder Armflattern, aber auch stereotype Laute, die Menschen mit Autismus von sich geben.
- Unter Ebene 2 fasst sie die stereotypen Bewegungsabläufe im Raum zusammen, z. B. im Kreis laufen, von einer Wand zur anderen laufen und sie beklopfen.
- Ebene 3 umfasst stereotype Handlungen mit Objekten, z. B. das Beriechen von Gegenständen, das Auf- und Abdrehen von Lichtschaltern oder das Spiel mit Schlüsseln und Jalousien. Die letzte Gruppe, die objektgerichteten Stereotypien, stellen die autistische Form der Auseinandersetzung mit der Umwelt dar. Sie sind der Zugang, den ein Kind mit Autismus-Spektrum-Störung zur Welt gefunden hat.

Bemerkenswert ist, dass Menschen mit Autismus bei ihren Stereotypien durchaus imstande sind, genaue Wahrnehmungen mit komplizierten Handlungsfolgen zu verbinden, auch wenn sie sonst nicht auf Reize zu reagieren und handlungsunfähig zu sein scheinen. Sie sind oft erstaunlich geschickt im Drehen und Kreiseln unterschiedlicher Gegenstände, gibt man ihnen aber einen Baustein in die Hand, können sie ihn kaum festhalten.

Mit der Involvierungstherapie versucht Muchitsch dieses **Handlungsrepertoire des Kindes mit Autismus-Spektrum-Störung therapeutisch sinnvoll einzusetzen.** Sie schaltet sich in das autistische System des Kindes ein, indem sie es kurz berührt, während es mit einer objektgerichteten Stereotypie beschäftigt ist: „Während Andreas, der vorher bei jeder Berührung wegzuckte und schrie, den Schlüssel drehte, wehrte er sich kaum dagegen, er lässt es zu, dass ich seinen Arm, seine Hand berühre und mit seiner Hand den Schlüssel drehe." (a. a. O., S. 21) Zugleich bahnt die Therapeutin auch **Blickkontakt** an. Ziel dieser Phase ist es, dass das Kind den Kontakt mit der ihm nicht vertrauten Therapeutin erträgt, ohne einen Schrei- oder Wutanfall zu entwickeln.

Der nächste Schritt besteht im **Vorschalten einer sinnvollen Tätigkeit.** Das Kind, das zuerst nur den Schlüssel gedreht und weggeworfen hat, muss eine sinnvolle Handlung ausführen, bevor es wieder drehen darf. Es lernt etwa, den weggeworfenen Schlüssel aufzuheben und ins Schloss zu stecken. Die sinnvollen Handlungen werden zeitlich nach und nach ausgeweitet, sodass das Kind immer länger durchhalten lernt, bis es wieder seinen Stereotypien nachgehen darf.

Schließlich wird das **stereotype Verhalten verlagert** (der Schlüssel, der zuerst am Boden gedreht wurde, darf nur mehr auf dem Tisch gedreht werden) oder auf bestimmte Bedingungen eingeengt (es darf z. B. nur mit der Jalousie in einem bestimmten Zimmer gespielt werden, aber nicht überall in der Wohnung).

Muchitsch hält es für besonders wichtig, dass das Kind nicht vorzeitig aus der Situation davonläuft. Der Erwachsene muss das Signal zum Aufstehen vom Tisch geben. Damit dieses Prinzip eingehalten werden kann, müssen die Anforderungen vor allem bei sehr schwierigen Kindern anfangs möglichst gering gesetzt werden: „Andreas durfte aufstehen, nachdem zwei Bausteine in die Schachtel befördert waren. Er sprang vor Vergnügen und ging gleich wieder zu seiner Jalousie. In der ersten derartigen Übungsstunde machten wir zwanzig Übungsdurchgänge. In der nächsten Übungssitzung hatte Andreas bereits verstanden (dass er erst aufstehen durfte, wenn ihm die Therapeutin dies erlaubte).“ (a. a. O., S. 27)

Das Belohnen durch gezieltes Erlauben der Stereotypien nach einer erfolgreichen Aufgabenbewältigung ermöglicht einen weiteren wichtigen Schritt: **Abkehr von der ursprünglichen, die Stereotypie auslösenden Situation.**

Durch die Einbeziehung des Lego-Hauses anstelle der Türen in ihrer Wohnung gelang es der Mutter in dem oben dargestellten Beispiel, ihren Sohn an den Arbeitstisch zu gewöhnen und ihn dort zu halten. Dieser Lernprozess ist ein ganz entscheidender, ermöglicht er doch die Hinführung des Kindes zu konzentrierter Beschäftigung und schulischem Lernen.

So beschreibt etwa auch Muchitsch, dass sie das Lichtschalterspiel durch ein Schalterbrett mit Lampen in den Farben Rot, Grün, Gelb und Blau ersetzen konnte. Das Schalterbrett wurde von den Kindern nach kurzem Kennenlernen gut als Verstärker angenommen und unterstützte außerdem die Übungen zur Farbunterscheidung.

Schopler empfiehlt ebenfalls ein derartiges schrittweises Vorgehen für die Ablösung stereotyper Tätigkeiten mit Gegenständen. Er geht in seiner Darstellung von folgendem Problem aus: Jan, ein Kind mit Autismus, konnte sich nicht von einem bestimmten Gegenstand, einem Spielzeug-Lastwagen, trennen. Er trug ihn daher immer mit sich herum. Schoplers Ratschläge:

Stellen Sie ein rotes Tablett oder ein viereckiges Stück rotes Papier auf den Tisch an Jans Platz und eine Dose mit Seifenblasen an Ihren. Bringen Sie ihm dann schrittweise bei, seinen Lastwagen auf dem roten Feld abzustellen, bevor er Seifenblasen fangen darf.

- Führen Sie seine Hand mit dem Lastwagen sanft zu dem roten Feld und halten Sie sie dort fest, während Sie Seifenblasen erzeugen, die er mit der Hand platzen lässt.
- Lassen Sie seine Hand nun los, während er mit der anderen Hand die Öse mit der Seifenlauge hält und Sie blasen lässt.
- Schieben Sie das rote Tablett ein Stück fort, sodass es ca. 10 cm vom ursprünglichen Platz entfernt steht, während Sie weiterhin Seifenblasen erzeugen.
- Schieben Sie das rote Tablett mit dem Lastwagen schließlich 20 cm weit fort, sodass es außerhalb des „Arbeitsplatzes“ steht. Geben Sie Jan eine kurze Aufgabe und – sobald er sie beendet hat – schieben Sie den Lastwagen zurück in seine Reichweite. (Schopler u. a., 1987, S. 240)

Auf diese Weise konnte Jan sich langsam daran gewöhnen, auf seinen Lastwagen zu verzichten.

!

Stereotypien sind Verhaltensweisen, die Menschen mit Autismus gern und freiwillig ausführen. Werden sie nicht verboten oder bestraft, sondern als Belohnung nach einer Lernanstrengung bewusst zugelassen, signalisiert der verantwortliche Erwachsene, dass er das Kind und seine Besonderheiten versteht und akzeptiert.

Diese positive Einstellung macht es auch den Eltern und Erziehern leichter, stereotypes Verhalten zu ertragen, weil sie es sinnvoll verwerten können. Zugleich stärkt sie aber auch die Beziehung zum Kind, das sich besser verstanden fühlt.

Nicht alle Stereotypien, die ein Kind mit Autismus anbietet, eignen sich als Verstärker. Als Faustregel gilt: Es sollte möglichst ein stereotypes Verhalten mit Gegenständen sein, weil das schon eine einfache Form der Auseinandersetzung mit der Umwelt darstellt. Es sollte außerdem ein Verhalten sein, das sich auf bestimmte Situationen beschränken oder an den Tisch verlegen lässt. Das Jalousienspiel z. B. lässt sich auf eine bestimmte Jalousie in der Wohnung eingrenzen. Das Kind lernt, dass es sein Spiel spielen darf, wenn es eine Übung bewältigt hat, gleichzeitig lernt es aber auch, dass nicht alle Jalousien, sondern nur eine ganz bestimmte dafür zur Verfügung steht.

Einige Stereotypien lassen sich gut auf den Tisch transferieren, z. B. das Kreiseln von Gegenständen oder das Rollen von Bleistiften.

Stereotypien, die nur der Selbststimulation dienen, sind weniger gut geeignet. Beim rhythmischen Wippen, Wiegen oder Armflattern schließt das Kind die Umwelt völlig aus. Das kann entspannend sein; man kann es auch zeitweise tolerieren, aber es sollte nicht als Belohnung für eine Lernanstrengung gewählt werden.

8

8.5.3 Blickkontakt und modulierte Sprache: So wird das Kind lernbereit

Solange ein Kind nur mit stereotypem Verhalten beschäftigt ist oder gar nichts tut, weil es sich in sein „Schneckenhaus" zurückgezogen hat, kann es Informationen von außen nicht aufnehmen. Eine weitere wichtige Regel für die Arbeit mit Kindern mit Autismus lautet daher:

!

Bevor man eine Aufforderung an das Kind richtet, sollte man sich vergewissern, dass es aufmerksam ist.

Um die Aufmerksamkeit des Kindes auf die Spielsituation zu lenken, stellen Betreuungspersonen am besten **auf nette Weise Blickkontakt** her, wobei sie vor allem auf einen **freundlichen Tonfall** und **liebevolle Mimik** achten sollten.

Das Kind sollte seinen Gesprächspartner ansehen, bevor dieser ihm ein Spiel erklärt oder mitteilt, was von ihm verlangt ist. So kann das Kind hören, was sein Gesprächspartner sagt, zugleich aber auch dessen Mundbewegungen wahrnehmen: Die Botschaft wird sozusagen auf zwei Kanälen gleichzeitig gesendet.

Der Blickkontakt hat noch eine andere wichtige Funktion. Er signalisiert dem Kind, dass ein vertrauter Erwachsener da ist, keinerlei Gefahr besteht und es sich ohne Angst an die Erkundung seiner Umwelt wagen darf. Das bedeutet natürlich, dass der Erwachsene sehr darauf achten muss, auf welche Weise der Blickkontakt entsteht. Wir haben die abenteuerlichsten Varianten erlebt:

Bei Menschen, die keine Erfahrung mit Kindern mit Autismus haben, ist der militärische Kommandoton besonders häufig und weitverbreitet: „Anschauen!" Das wird laut und monoton wiederholt, auch wenn der Erfolg sich offensichtlich nicht einstellen will. In einigen Fällen wurde dieses Kommando durch eine schraubstockartige Umklammerung ergänzt. Das Kind wurde am Kopf gepackt und mit Gewalt in die gewünschte Richtung gedreht. „Jetzt schau mich endlich an!" Dazu kräftiges Beuteln am Kinn – und dergleichen mehr.

Solch autoritäre Maßnahmen ergreifen Menschen meist dann, wenn sie sich hilflos fühlen. Sie haben den Eindruck, dass alle ihre Bemühungen vergebens sind. Wer erlebt hat, wie mühsam der Umgang mit einem Kind mit Autismus-Spektrum-Störung sein kann, wird diese resignierte, verzweifelte Haltung gut nachempfinden können. Zur Nachahmung wird sie allerdings nicht empfohlen.

Kinder mit Autismus bieten von sich aus immer wieder Blickkontakt an, der jedoch vom Erwachsenen sehr oft nicht wahrgenommen wird, da er mit Zeitverzögerung erfolgt. Damit wird der Blick vom Erwachsenen auch nicht erwidert, wie wir in unseren Videoanalysen feststellen konnten.

Daher ein erster Hinweis: **Erwachsene sollen dem Kind Zeit lassen!** Es ist wichtig, eine angenehme Atmosphäre zu schaffen und in Ruhe die Kontaktangebote des Kindes zu beobachten. Günstig ist auch, möglichst auf jeden noch so verstohlenen Blick mit einem freundlichen Lächeln zu reagieren.

Für die Übungseinheiten kann man außerdem ein sprachliches Signal verwenden, sozusagen einen Code, der den Beginn der Übung ankündigt und die Aufmerksamkeit des Kindes darauf lenkt: „Michael, schau mich an!" Dieser Signalsatz muss mit freundlicher Betonung gesprochen werden. Er kann auch in einer Art Sprechgesang vorgebracht werden, denn viele Kinder mit Autismus reagieren gut auf gesungene Anweisungen.

Sobald das Kind den Erwachsenen ansieht, ist es bereit, am Spiel teilzunehmen: Nun können die Spielanweisungen folgen. Es ist sinnvoll, **in kurzen, einfachen Sätzen** und **moduliertem Tonfall** zu sprechen. Komplizierte Formulierungen verstehen Kinder mit Autismus nicht (z. B. ist es nicht sinnvoll zu sagen: „Ich möchte, dass du aus allen diesen Bausteinen sämtliche roten Steine heraussuchst!"; besser ist es, einfach und klar zu formulieren: „Gib mir bitte die roten Bausteine!").

Obwohl die Sätze einfach sein sollen, müssen sie grammatikalisch korrekt sein, damit das Kind richtig sprechen lernt. Manche Erwachsene verwenden die Nennform, weil sie glauben, eine verstümmelte Ausdrucksweise mache sie besser verständlich. Etwa so: „Anziehen! Pauli Schuhe anziehen!" Die geforderte Tätigkeit wird dann oft noch monoton wiederholt: „Anziehen! Anziehen! Anziehen! Anziehen!" Günstiger wäre aber: „Pauli zieht die Schuhe an."

BEISPIEL

Ein Junge mit Autismus-Spektrum-Störung sitzt neben seiner Mutter und klopft stereotyp zwei Bausteine aneinander. Die Mutter will, dass er mit den Bausteinen einen Turm baut. „Spielen! Spielen! Tu schön spielen!", sagt sie monoton zu ihm und hofft, dass ihre Anweisung zu dem gewünschten Ergebnis führt. Der Junge hat aber keine Ahnung, was die Mutter mit „spielen" meint, also verlegt er sich auf seine stereotypen Verhaltensweisen, die ihm Sicherheit geben. Eine genaue Spielanleitung wäre günstiger: „Wir bauen einen Turm!" „Jakob nimmt einen Stein." (Mit Handführung unterstützen, wenn das Kind es noch nicht selbst kann) „Wir legen den Stein auf den Tisch." „Jetzt nimmt Jakob noch einen Stein. Den tun wir da drauf."

Kompliziertes, monotones Gerede bildet nur eine unangenehme Geräuschkulisse, gegen die sich das Kind mit Autismus-Spektrum-Störung abschotten muss. Klare und einfache Sprache dagegen, mit freundlicher Betonung gesprochen, erreicht die Aufmerksamkeit des Kindes. Es kann das Gesagte wahrnehmen und verstehen.

8.5.4 Notwendigkeit von Belohnung

Bei erfolgreicher Bewältigung einer Übungsaufgabe muss das Kind belohnt werden. Gerade bei Kindern mit Autismus bewährt sich die Methode der **Belohnung mit Stereotypien** („Wie reagiert man auf stereotypes Verhalten?" ➤ Kap. 8.5.2). Das Kind darf eine bestimmte, vorher festgesetzte Zeit mit seiner bevorzugten stereotypen Tätigkeit verbringen (z. B. Lichtschalter betätigen, Kreisel drehen, Türen auf- und zumachen). So können Stereotypien, die für die Eltern oft lästig und enervierend sind, zum Kompetenzerwerb eingesetzt werden.

Wenn das Kind durch das Interaktionstraining gelernt hat, auf Zuwendung zu reagieren, belohnt man besser mit **sozialen Verstärkern.** Dazu gehören z. B. ein freundliches Wort oder die gemeinsame Freude von Erwachsenem und Kind über ein Arbeitsergebnis (z. B.: „Das ist aber schön geworden! Super!").

„Muss ich ihn/sie denn jedes Mal loben, wenn er/sie etwas gekonnt hat? Auch dann, wenn es ganz leicht war?", fragen Eltern oft in der Beratung. Vielen fällt es schwer, in Begeisterung zu verfallen, weil das Kind eine Aufgabe gelöst hat, die ihnen sehr einfach erscheint. Die Antwort kann nur sein: „Ja!"

Das Beispiel eines Betreuers, der an unserem Video-Interaktionstraining teilnahm, ist typisch für diese Schwierigkeit. Als wir uns mit ihm gemeinsam eine Videoaufnahme einer Hausaufgabensituation anschauten, fanden wir sehr bald heraus, dass er ausschließlich Fehler kritisierte, aber niemals eine richtige Lösung lobte. Die Aufnahme war sehr eindrucksvoll: Jedes Mal wenn er „Nein, das ist falsch!" sagte, biss sich das Kind in die Hand, schlug mit dem Kopf gegen die Wand oder riss sich an den Haaren. Dieser Zusammenhang war so offensichtlich, dass er auch dem Betreuer auffiel.

Wir vereinbarten für die nächste Trainingssitzung, dass er stärker auf gelöste Aufgaben achten und diese loben sollte. Doch es wollte zunächst nicht so recht klappen, das besprochene Lob kam nicht über seine Lippen. Ein weiteres Gespräch brachte schließlich die Erklärung: Die Aufgaben erschienen ihm zu einfach, ihre Bewältigung war in seinen Augen keine Leistung. „Ich kann ihn doch nicht loben, wenn er zu 24 eins oder zwei dazuzählt", meinte er. „Das muss er doch in seinem Alter schon längst können!" Er verglich das Kind mit gleichaltrigen Kindern, deren Leistungsstandard im Rechnen es natürlich noch nicht erreicht hatte. Dabei übersah der Betreuer aber, dass das Kind sich langsam verbesserte, an manchen Tagen sogar fehlerlose Rechen-Übungsblätter vorweisen konnte.

!

Das Leistungsmaß für Kinder mit Autismus ist nicht die Gruppe der Gleichaltrigen, sondern das, was das Kind dazugelernt hat – anders ausgedrückt, der individuelle Fortschritt des einzelnen Kindes.

Mit dieser neuen Sichtweise gelang es dem Betreuer schließlich, eine Strategie für das Loben zu entwickeln, mit der er sich anfreunden konnte: Er lobte zwar nicht das Dazuzählen von 1 oder 2, aber wenn das Kind 3, 4 oder mehr richtig addierte, gab es ein dickes Lob.

Es ist erstaunlich, wie gut Kinder mit Autismus – trotz ihrer Kontaktstörung – nach einem entsprechenden Training auf solche sozialen Verstärker ansprechen. Sind sie erst einmal daran gewöhnt, warten sie schon darauf, dass sich der Erwachsene über eine gute Leistung freut und sie lobt. Bei Kindern, die schon länger in Betreuung sind, kann man beobachten, dass sie beginnen, sich selbst zu loben – ein wichtiger Schritt, um unabhängig von anderen Menschen Leistung zu erbringen.

Bei Personen, die ihnen vertraut sind, reagieren diese Kinder aber nicht nur auf sprachliches Lob. Ist einmal die Bindung hergestellt, mögen sie es zur Überraschung so mancher Experten auch, wenn sie zur Belohnung gestreichelt oder getätschelt werden.

Auch andere Formen **körperlicher Zuwendung,** z.B. freundliches Kitzeln, erfreuen sich großer Beliebtheit. Ein 12-jähriger Junge mit Autismus mochte es besonders gern, wenn der Betreuer mit ihm eine Kissenschlacht veranstaltete. Mit der Aussicht auf dieses Vergnügen ließ er sich sogar an Tagen zum Arbeiten überreden, an denen er überhaupt keine Lust auf Hausaufgaben oder Lernen hatte.

Bei älteren Kindern kann man mit **Gutscheinprogrammen** arbeiten: Für eine erfolgreich bewältigte Aufgabe gibt es einen Bonus in Form von Sternchen, Chips oder lustigen Stempeln. Eine bestimmte Zahl dieser Gutscheine (etwa 5 oder 10) darf dann gegen ein Geschenk oder eine Vergünstigung (Eis, Schwimmen gehen oder was das Kind sonst gern mag) eingetauscht werden. Die Gutscheinprogramme haben den Vorteil, dass das Kind für eine angenehme Sache eine längerfristige Anstrengung unternehmen muss. Es lernt, die Bonuspunkte zu sammeln und für ein erwünschtes Ziel zu sparen. Selbstverständlich muss der „Wechselkurs" so gewählt werden, dass die Belohnung in einer **überschaubaren Zeit** (d.h. in einigen Tagen) erreicht werden kann. Wenn es Wochen dauert, bis das Kind genügend Gutscheine beisammenhat, verliert das Programm seinen belohnenden Effekt.

Die folgende Schilderung eines Praktikanten zeigt, wie ein solches – schon recht ausgefeiltes – Gutscheinprogramm in einem Sonderkindertagesheim der Stadt Wien für Kinder mit Autismus-Spektrum-Störung eingesetzt wird:

BEISPIEL

„An einer großen Pinnwand im Gruppenraum sind vertikal die Namen der Kinder auf Kärtchen geschrieben, horizontal die Wochentage. Jedes Kind hat jeden Tag Gelegenheit, bis zu 4 verschiedenfarbige Pins (Stecker) zu sammeln. Den 1. Stecker erhält es für ordentliches Benehmen beim Mittagessen, den 2. für eine sorgfältig gemachte Hausaufgabe, den 3. für eventuell bearbeitete Übungsblätter und den 4. für problemloses Verhalten in der Freizeit. Ob einem Kind ein Pin zugesprochen wird oder nicht, liegt im Ermessen der Erzieherin. (…) Ein Kind hat die Möglichkeit, bis zu 19 Pins pro Woche zu sammeln; 19 deshalb, weil der Freitag von der sonstigen Routine ausgenommen und aufgabenfrei ist. An Freitagen steht meist etwas Außergewöhnliches auf der Tagesordnung. Beispielsweise gingen wir einmal in ein nahe gelegenes Lokal, zweimal waren wir im Hallenbad schwimmen und vor Weihnachten besuchten wir den Christkindlmarkt.

Bedingung für die Teilnahme an diesen sehr beliebten Ausflügen ist ein Minimum von 10 gesammelten Pins in der abgelaufenen Woche. Kann ein Kind dieses Limit nicht erreichen, muss es im Tagesheim bleiben. Aus diesem Beweggrund setzen die Kinder natürlich alles daran, die erforderlichen zehn Stecker zu schaffen; ein Blick auf die Pinnwand genügt, um zu wissen, was noch zu tun ist." (Sattler 1992, S. 14)

Zusätzlich konnten die Kinder für besonders gut erledigte Aufgaben Chips verdienen, die sie am Ende der Woche gegen diverse Gegenstände (z. B. Bonbons, kleine Spielzeuge) eintauschen durften. Die Kinder lernten auf diese Weise, angenehme Konsequenzen durch ihr eigenes Verhalten aktiv herbeizuführen.

8.5.5 Hilfen bei Leistungstiefs und anderen Rückschlägen

Kinder mit Autismus benötigen viele Übungsdurchgänge, um etwas zu erlernen, wobei man immer wieder auf Rückschläge gefasst sein muss, die mit der Tagesverfassung zusammenhängen. Dann kann es vorkommen, dass das Kind selbst bei schon gut eingeübten Spielen versagt. Das bedeutet aber **nicht,** dass das Kind alles verlernt hat, sondern nur, dass es ihm an diesem Tag nicht so gut geht. Der verantwortliche Erwachsene sollte in solchen Fällen das Spiel etwas **vereinfachen** (z. B. weniger Bildpaare beim Memory, ein Puzzle mit 12 statt 15 Teilen) und liebevolle Unterstützung geben, damit scheinbar Verlerntes wieder aktiviert werden kann.

An solchen Tagen ist es besonders wichtig, die Übung in möglichst **kleine Teilschritte** zu zerlegen. Wenn notwendig, erhält das Kind für jeden Schritt Unterstützung, sei es durch Handführung oder durch sprachliche Anleitung, was als Nächstes zu tun ist:

BEISPIEL

Peter etwa ist manchmal so in sich zurückgezogen und lethargisch, dass er sogar zu essen vergisst. Dann sitzt er bei Tisch vor dem vollen Teller und träumt vor sich hin. Seine Mutter kommentiert dann alles, was er tun soll, freundlich: „Der Peter nimmt das Brot in die Hand", „Peter beißt ab", „Peter kaut sein Brot", „Peter schluckt hinunter."

Ältere Kinder mit Autismus übernehmen diese Art des Kommentierens und beginnen, sich selbst Anweisungen zu geben, mit denen sie ihr Verhalten steuern. Martin, ein recht gut begabter Bub, ermahnt sich selbst gern: „Hol jetzt deine Schultasche", fordert er sich auf und marschiert in die Garderobe hinaus. Als er mit der Schultasche auf den Knien beim Tisch sitzt, sagt er sich: „Nimm dein Heft heraus!" Er holt das Heft heraus und beginnt zu schreiben. Eine Weile ist nichts von ihm zu hören. Plötzlich hält er inne, betrachtet das Geschriebene und meint: „Schreib schöner!"

Etwas Wichtiges ist in diesem Zusammenhang zu beachten: Bei Martin ist gut zu sehen, dass er sich tatsächlich Anweisungen gibt, weil er sie dann auch ausführt. In anderen Fällen kann das Kommentieren ein bloßes stereotypes Sprachverhalten sein. Die Sätze sind dann leere Floskeln ohne verhaltenssteuernde Funktion.

Das war z. B. bei Benni der Fall, der seine Übungen immer wieder unterbrach, ins Leere starrte und dazu mit hoher, monotoner Stimme wiederholte: „Warum muss ich die Aufgabe machen? Dass ich gescheit werde!" Ohne Unterstützung durch einen Erwachsenen, der Bennis Aufmerksamkeit zurück auf die Aufgabe lenkt, würde er in diesem autistischen Rückzug verharren und die Sätze endlos wiederholen (autistischer Pseudodialog).

Die Methode der kleinen Schritte bewährt sich auch gut bei der Bewältigung schulischer Anforderungen. Bernhard, der die 4. Klasse einer Sonderschule besucht, macht zwar bei Diktaten wenig Fehler, doch das Auswendiglernen von Gedächtnisübungen bereitet ihm große Schwierigkeiten. Heute geht es wieder besonders schlecht: Als er auch nach vielen Wiederholungen die einzelnen Sätze noch immer nicht richtig wiedergeben kann, wird er aufgeregt und zornig. Die Erzieherin beruhigt ihn mit freundlichen Worten und streichelt ihm den Rücken. Nach einer kurzen Pause setzt sie das Einlernen fort, verlangt aber nur mehr den ersten Satz, den Bernhard auch bald richtig wiederholen kann. Den Rest der Aufgabe wird er sich zu einem späteren Zeitpunkt vornehmen.

8.5.6 Anstrengungsvermeidung bei Kindern mit Autismus-Spektrum-Störung

Eltern und Erzieher neigen nicht selten dazu, solche Leistungseinbrüche, die durch die Tagesverfassung bedingt sind, als Nichtwollen des Kindes zu interpretieren. Natürlich finden sich bei Kindern mit Autismus, so wie bei anderen Kindern auch, immer wieder Situationen, in denen sie einfach keine Lust zum Lernen und Üben haben. Vor allem ältere Kinder mit Autismus verfügen oft über ein bemerkenswertes Repertoire an Strategien, um einer unangenehmen Anforderung auszuweichen. Es gelingt ihnen erstaunlich gut, beim fordernden Erwachsenen Resignation und Hilflosigkeit zu erzeugen. Anstrengungsvermeidung, wie Rollett dieses Verhalten nennt, muss aber sehr sorgfältig vom oben beschriebenen, tagesbedingten Nichtkönnen unterschieden werden.

Wie viel Erfahrung und Geschick es erfordert, um derartige Situationen rechtzeitig zu erkennen und gegenzusteuern, zeigt das folgende Beispiel:

BEISPIEL

Toni soll Wörter in sein Heft schreiben, bei denen er häufig Fehler macht. Er schreibt und bricht dabei absichtlich den Bleistift ab. Es ist zu sehen, wie er sich Mühe gibt und seine ganze Kraft aufwendet, damit die Spitze bricht. „Abgebrochen, Spitzer holen", sagt er zur betreuenden Psychologin, die neben ihm sitzt. Er steht auf, holt den Spitzer, spitzt den Bleistift, trägt den Spitzer wieder zurück auf seinen Platz. Beim nächsten Wort, das er schreibt, bricht er wieder absichtlich die Bleistiftspitze ab. Dieses Spiel wiederholt sich einige Male, bis die Psychologin den Spitzer zum Tisch holt. Den nächsten abgebrochenen Bleistift spitzt sie kommentarlos selbst. Toni schreibt daraufhin seine Wörter, ohne den Stift abzubrechen. Nach einer Weile hört er zu schreiben auf und wirft den Bleistift auf den Boden. „Bleistift runterfallen!", sagt er. Die Psychologin steht auf, holt einen ganzen Becher voller Bleistifte und gibt ihm davon einen. Toni wirft noch fünf weitere Bleistifte auf den Boden, erhält aber als Ersatz jedes Mal einen aus dem Becher. Schließlich stellt er das Werfen ein und widmet sich seinem Rechtschreibtraining.

Anstrengungsvermeidung ist bei sich normal entwickelnden Kindern ein gut untersuchtes Problem, für das es ein eigenes Therapieprogramm gibt (Rollett & Bartram, 1998).

Eine wichtige Verhaltensmaßnahme, die sich auch für Kinder mit Autismus eignet, ist die **freundlich-konsequente Haltung** des Erwachsenen. Die Vermeidungsstrategien des Kindes werden beharrlich, aber wohlwollend ignoriert, wie dies in dem oben beschriebenen Beispiel der Fall war; die begonnene Aufgabe muss zu Ende geführt werden. Die vielen anderen Beschäftigungen, die Kindern in solchen Situationen der Unlust einfallen, kann man freundlich auf die Zeit nach der Aufgabe verschieben, sie vielleicht als Belohnung in Aussicht stellen. Selbstverständlich muss dieses Versprechen dann auch wirklich eingehalten werden.

Eine weitere wirksame Methode, Kinder zu motivieren: **Ein Spiel aus der ungeliebten Aufgabe machen!**

BEISPIEL

Christoph bemüht sich meistens bei seinen Hausübungen. An manchen Tagen fällt es ihm jedoch sehr schwer, sich zu konzentrieren. Immer wieder versucht er, von den Rechnungen abzulenken. Er grimassiert, treibt Unfug mit seiner Füllfeder, rutscht unter den Tisch. Die Betreuerin geht nicht darauf ein, sodass er bald den Spaß daran verliert. Aber die Hausaufgabe will trotzdem nicht so recht vorangehen. Um ihm die Übung etwas schmackhafter zu machen, erfindet sie schließlich ein Spiel. „Lass dich überraschen!" heißt es. Dabei dreht sie sich zur Seite, während Christoph einige Beispiele selbstständig ausrechnet. Nach einer Weile schaut sie wieder in sein Heft und zeigt sich sehr überrascht, wie tüchtig er in der Zwischenzeit gearbeitet hat. Das Spiel gefällt Christoph so gut, dass er die Betreuerin schon mit dem Wort „Überraschen!" begrüßt, wenn er aus der Schule kommt. Die lästige Aufgabe ist auf diese Weise zu einem ganz privaten, lustigen Spiel zwischen Christoph und seiner Erzieherin geworden, auf das er sich freut.

8.6 Spiele und Übungen zur Entwicklungsförderung

Im Folgenden werden Spiele und Übungen beschrieben, die zur Förderung der Entwicklung von Kindern mit Autismus-Spektrum-Störung besonders gut geeignet sind. Wir haben uns bei der Auswahl der Übungen an unseren Erfahrungen mit dieser Gruppe von Kindern orientiert, aber uns ebenso bemüht, Erfahrungen aus anderen, gut erprobten Förderprogrammen einzubeziehen, z. B. das Programm TEACCH von Schopler und Mitarbeitern und den Ratgeber von Powers. Die von H. Sinnhuber veröffentlichte Spielesammlung „Spielmaterial zur Entwicklungsförderung“ ist zwar nicht speziell für Kinder mit Autismus zusammengestellt, sie liefert aber doch wertvolle, weiterführende Anregungen für Eltern und Erzieher, die in unser Entwicklungstraining bereits gut eingearbeitet sind und die hier angeführten Prinzipien schon auf neues Material übertragen können.

Bei der Integration von Kindern mit Autismus-Spektrum-Störung in Regelschulklassen stellt das Spiel eine wichtige Brücke dar. Eine praktische Einführung in die Einbeziehung von Spielmaterialien in den Grundschulunterricht gibt das Buch von Hartmann u. a. „Spiel und elementares Lernen“ (Liste der Spielmaterialien ➤ Anhang).

Die Angaben, welches Spielzeug für welches Alter geeignet ist, beziehen sich in der Regel auf sich typisch entwickelnde Kinder. Kinder mit Autismus können in ihrer Entwicklung aber meist nicht mit gesunden Kindern mithalten. Daher eine wichtige Regel für die Auswahl der Spiele:

!

Spiele und Übungen müssen nach dem Entwicklungsstand und den Fähigkeiten des Kindes gewählt werden, nicht nach seinem tatsächlichen Alter.

BEISPIEL

Dazu ein Beispiel: Karli ist ein 6-jähriger Junge mit Autismus. Er spricht nicht, sitzt am liebsten in einer Ecke und klopft mit dem Handrücken gegen sein Kinn. Gibt man ihm etwas in die Hand, macht er alle Muskeln so schlaff, dass ihm der Gegenstand sofort aus der Hand fällt. Karlis Eltern wollen gutes Spielzeug kaufen, um die Handgeschicklichkeit ihres Sohnes zu fördern. Sie orientieren sich erst einmal am Lebensalter. Konstruktionsbaukästen und einfaches Werkzeug zum Bearbeiten von Holz werden für 6-Jährige empfohlen. Der Vater ist gleich begeistert, Holzarbeiten sind sein Hobby, und mit dem Baukasten könnte er einen tollen Kran für Karli bauen. Doch bald kommen den Eltern Zweifel. Die Bausteine sind ja viel zu klein für Karli und das Werkzeug würde ihm sicher aus der Hand fallen. Aber hier, die großen, bunten Holzklötze, die für Kleinkinder gedacht sind, könnten passen. Damit kann Karli lernen, wie man sicher zugreift und Bausteine aufeinandertürmt.

!

Ein zweiter Gesichtspunkt für die Auswahl der Übungen ist die allseitige Förderung des Kindes.

Ein Entwicklungstraining für Kinder mit Autismus-Spektrum-Störung muss alle Bereiche berücksichtigen, in denen das Kind Lernfortschritte erzielen soll, um sich in der Familie, unter Gleichaltrigen, in der Schule und später in einem Beruf zurechtzufinden:

- Im Bereich der **motorischen Entwicklung** muss einerseits die Grobmotorik gefördert werden, also die Koordination der Körperbewegungen, andererseits die feinmotorische Geschicklichkeit. Für viele Tätigkeiten des Alltags, aber auch für das Schreiben ist vor allem das geschickte Zusammenspiel von Auge und Hand notwendig.
- Die **Wahrnehmungsfähigkeit** muss geschult werden, damit das Kind genau sehen und hören lernt. Es muss visuelle und akustische Eindrücke unterscheiden lernen – Personen, Gegenstände, Farben, Formen und Größen ebenso wie Geräusche, Töne, Laute und Wörter.
- **Gedächtnis** und **Merkfähigkeit** sind notwendig, damit das Kind aus seinen Erfahrungen lernen und eine sichere Wissensbasis aufbauen kann.
- Ein wichtiger Bereich ist die **Sprache:** Hier muss die Fähigkeit ausgebildet werden, Sprache zu verstehen und selbst zu produzieren. Gute sprachliche Fähigkeiten sind für die weitere Denkentwicklung ebenso unerlässlich wie für die Entwicklung der Beziehungen zu anderen Menschen.
- Im Bereich der **Intelligenz** ist es wichtig, die Einsicht in kausale Zusammenhänge und das Verständnis für logische Gesetzmäßigkeiten auszubilden.
- Für Kinder im Schulalter sind Übungen notwendig, die das Erlernen der **Kulturtechniken Lesen, Schreiben** und **Rechnen** erleichtern.
- Im **sozialen Bereich** muss auf die Förderung der Selbstständigkeit und der Kommunikationsfähigkeit des Kindes besonderer Wert gelegt werden.

Die hier beschriebenen Übungen sind jeweils so angeordnet, dass innerhalb eines Bereichs der Schwierigkeitsgrad von Übung zu Übung steigt. Auch innerhalb einer Übung sind zuerst einfache Spielvarianten beschrieben und dann Hinweise angefügt, wie die Schwierigkeit der Übung gesteigert werden kann.

!

Eine gute psychologische Diagnose des Entwicklungsstands und der besonderen Stärken und Schwächen des Kindes ist daher die Voraussetzung für einen sinnvollen Aufbau des individuellen Trainingsprogramms für ein Kind mit Autismus.

Die Entwicklungsdiagnose sollte von einer psychologischen Fachkraft, die Erfahrung mit Kindern mit Autismus-Spektrum-Störung hat, mithilfe eines allgemeinen Entwicklungstests erstellt werden. Ein allgemeiner Entwicklungstest (z. B. der Wiener Entwicklungstest) überprüft die genannten Entwicklungsbereiche und liefert wichtige Hinweise für die Planung der Entwicklungsförderung. Dabei sollte das gesamte Betreuerteam, also Eltern sowie pädagogische und psychologische Fachkräfte, in die Planung einbezogen werden, damit die Förderung nach einem sinnvollen Gesamtkonzept erfolgt.

Betreuungspersonen sollten immer mit einer Spielvariante beginnen, die das Kind beherrscht. Wenn es die Anforderung tatsächlich gut bewältigt, kann man zur nächstschwierigeren Stufe übergehen. Es ist nicht zielführend, wochenlang eine einzige Fähigkeit zu üben. Besser ist es, bei den täglichen Übungen Spiele aus verschiedenen Bereichen zu kombinieren. Mit dem Bilderlotto kann man z. B. erst die Bildkarten zuordnen lassen, um damit die visuelle Wahrnehmung zu schulen. Danach lässt die Betreuungsperson sich zur Übung des Sprachverständnisses einzelne Karten geben (z. B. „Gib mir den Ball, das Haus"). Anschließend übt das Kind mit den Bildkärtchen das Sprechen von Lauten oder Wörtern.

8

8.6.1 Übungen zur Förderung der Kommunikationsfähigkeit

Blickkontakt

Der fehlende Blickkontakt, eines der auffälligsten Symptome des frühkindlichen Autismus, lässt sich durch gezieltes Training meist recht gut beeinflussen. Kinder mit Autismus bieten gelegentlich spontan Blickkontakt an und reagieren auf Blickkontaktangebote – wenn auch mit Zeitverzögerung (➤ Kap. 8.5.3).

Es ist sinnvoll, zunächst diese verzögerten, oft sehr kurzen Blicke des Kindes bewusst wahrzunehmen und freundlich zu erwidern. Das bei Säuglingen und Kleinkindern so beliebte „Guck-guck-da-da"-Spiel begünstigt die Aufnahme von Blickkontakt. Man kann ein Tuch vor das Gesicht des Kindes halten, sodass es die Betreuungsperson nicht sehen kann. Diese ruft dazu: „Guck, guck!", zieht dann das Tuch weg, schaut das Kind freundlich an und sagt: „Da, da!" Es ist wichtig, besondere Freude zu signalisieren, wenn das Kind den Blick erwidert.

Bevor eine Betreuungsperson dem Kind etwas mitteilt, fordert sie es auf, sie anzusehen: „Schau mich an!" Sie verlangt auch, angeschaut zu werden, wenn das Kind etwas haben möchte oder eine Frage bzw. Bitte formuliert. Betreuungspersonen reagieren in solchen Fällen erst, wenn zumindest kurzzeitig Blickkontakt vorhanden ist. Schopler empfiehlt, das Kind durch eine Geste daran zu erinnern, dass es den Gesprächspartner ansehen soll: Zur Unterstüt-

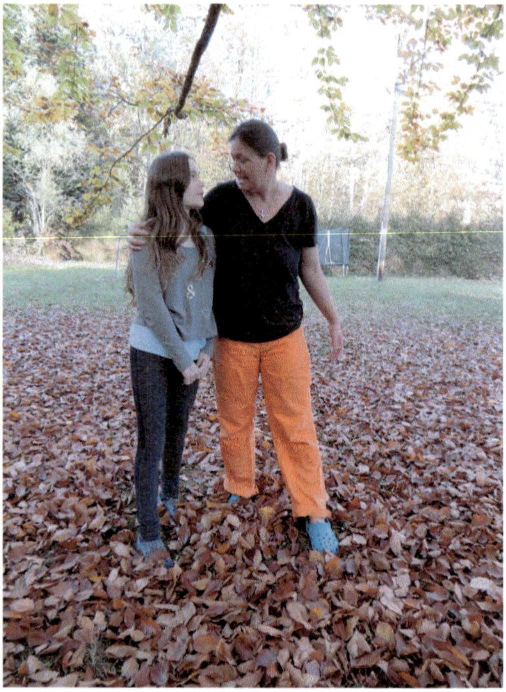

Abb. 8.4 Die Kombination von Berührung und verbaler Aufforderung unterstützt die Kommunikation. [M294]

zung kann man mit dem Zeigefinger leicht an die Wange des Kindes tippen. Wenn nötig, lässt sich diese Berührung mit der Aufforderung „Schau mich an!" kombinieren (➤ Abb. 8.4).

Einen gemeinsamen Aufmerksamkeitsfokus herstellen

Die Kommunikation mit Kindern mit Autismus ist vor allem deshalb so schwierig, weil sie nicht imstande sind, ihre Aufmerksamkeit und ihr Interesse an einer Sache anderen mitzuteilen bzw. zu verstehen, dass der Kommunikationspartner an einer Sache interessiert ist. In der Fachdiskussion zählt diese mangelnde Fähigkeit zur **Joint Attention** (gemeinsamer Aufmerksamkeitsfokus) zu den frühen Diagnosemerkmalen des frühkindlichen Autismus. Schon im Säuglingsalter fällt bei betroffenen Kindern auf, dass sie nicht versuchen, durch Gesten die Aufmerksamkeit ihrer Bezugspersonen auf Gegenstände zu lenken, die ihr Interesse erregen. Sie können zwar mit Gesten ausdrücken, dass sie etwas haben wollen, setzen aber Gestik und später Sprache nicht zu kommunikativen Zwecken ein und verstehen entsprechende Signale des Kommunikationspartners nicht.

Für eine gezielte Entwicklungsförderung ist eine gemeinsame Ausrichtung der Aufmerksamkeit aber unerlässlich.

Betreuungspersonen gehen deshalb zunächst auf das ein, was die Aufmerksamkeit des Kindes erregt: Sie setzen sich so, dass sie sich in **Augenhöhe mit dem Kind** befinden. Sie verfolgen seinen Blick, zeigen und kommentieren, was das Kind vermutlich sieht („Da drüben ist ein schöner, roter Ball. So ein schöner Ball, mit dem kann man gut spielen. Oh, der ist aber weit weg. Sollen wir den Ball holen?").

Betreuungspersonen lenken die Aufmerksamkeit des Kindes auf **interessante Gegenstände und Situationen.** Sie verbinden damit aber erst einmal keine Übungsaufgabe. Wichtig ist nur, dass das Kind den Gegenstand oder die Situation **wahrnimmt.** Das erkennt man daran, dass es hinblickt, durch Gesten oder Laute zu verstehen gibt, dass es den gemeinsamen Aufmerksamkeitsfokus teilt. Diese Übung empfiehlt sich schon im Säuglingsalter: Sinnvoll ist es, das Kind durch die Wohnung zu tragen und dort interessante Orte zu „besichtigen" (ein Bild, ein Mobile, eine Blumenvase mit bunten Blumen). Spielzeug mit lustigen Effekten (Rassel, Glocke, Quietschtiere, Schlüsselbund, Taschenlampe, Hampelmann, Trödelspielzeug ➤ Anhang) bietet eine gute Ergänzung.

Imitieren

Sich typisch entwickelnde Kinder eignen sich viele Fähigkeiten dadurch an, dass sie andere Menschen beobachten und ihre Handlungen imitieren. Kindern mit Autismus-Spektrum-Störung fällt das nicht so leicht. Man muss gezielt mit ihnen üben, einzelne Bewegungen und ganze Verhaltensmuster nachzuahmen.

Man findet auch in anderen Bereichen des Entwicklungstrainings Übungen, bei denen es möglich ist, etwas vorzuzeigen, das das Kind nachmachen soll. So spielt das Imitieren beim Sprechenlernen und beim Erwerb motorischer Fertigkeiten eine große Rolle.

Wichtig ist es, schon möglichst früh mit Spielen zu beginnen, bei denen die erwachsene Betreuungsperson Bewegungen und Laute des Kindes nachahmt. Sie ermuntert das Kind stets, das zu imitieren, was sie vorzeigt. Dabei fördert man nicht nur die Fähigkeit zur Nachahmung, sondern setzt auch erste gemeinsame Spiele in Gang.

Hier sind einige Vorschläge für Imitationsspiele (Spiel- und Lernmaterialien ➤ Anhang):

- Händeklatschen
- Dem Kind über die Wange streicheln und dazu „Ei, ei" sagen. Dann seine Hand nehmen und diese über die eigene Wange gleiten lassen.
- Armbewegungen vorzeigen (z. B. beide Hände hochnehmen, die Fingerspitzen bewegen lassen, zur Faust ballen)
- Symbolische Gesten wie „bitte, bitte", winken, „Wie groß ist der Peter? Soooo groß!" (Das Kind streckt die Arme ganz hoch)
- Einfache Alltagsroutinen vorzeigen (z. B. kämmen, Hände waschen, aus einem Becher trinken)
- Im Sand „Kuchen backen"
- Mit Plastilin oder anderer Knetmasse vorzeigen, wie man Kugeln und Schlangen formt. Wenn das gut klappt, können auch schwierigere Gebilde folgen.
- Fingerspiele (z. B. „Das ist der Daumen, der schüttelt die Pflaumen ...").

Grüßen/Verabschieden

Eltern sollten dem Kind einen einfachen, in der Familie gebräuchlichen Abschiedsgruß beibringen (z. B. tschüs, baba, adieu). Dazu zeigen sie dem Kind, wie man winkt, und lassen es das nachahmen, wenn nötig mit Handführung. Günstig ist, die übrigen Familienmitglieder um Mithilfe zu bitten. Jedes Mal, wenn ein Familienmitglied die Wohnung verlässt, soll es sich mit Winken und einem Gruß verabschieden. Man ermuntert das Kind, den Abschiedsgruß zu erwidern, und kommentiert, was vor sich geht: „Schau, Axel! Der Papa geht ins Büro! Tschüs, Papa!" Dies sollte durch eine entsprechende Geste begleitet sein, z. B. ein Winken. Wenn eine Betreuungsperson mit dem Kind weggeht, verabschiedet sie sich ebenfalls mit deutlichen Worten und Gesten von den anderen Familienmitgliedern.

Sobald das Verabschieden im Familienkreis gut funktioniert, bringt man dem Kind bei, auch andere Leute zu grüßen. Es ist günstig, wenn die Betreuer in Schule und Kindergarten unterstützend tätig werden. Man geht folgendermaßen vor: Der betreuenden Person die Hand geben und einen Gruß austauschen („Guten Tag" bzw. „Auf Wiedersehen"). Auf diese Weise hat das Kind ein Modell, an dem es sich orientieren kann. Danach nimmt der Betreuer die Hand des Kindes, versucht kurz Blickkontakt herzustellen und grüßt das Kind. Erwidert das Kind den Gruß nicht spontan, sollte es dazu ermuntert werden. Man kann z. B. nochmals vorsagen, wie es grüßen soll. Diese Hilfe sollte langsam ausgeblendet werden: Der Betreuer streckt dem Kind seine Hand hin, wartet aber, dass es selbst zugreift; die Eltern flüstern die Grußworte nur noch, anstatt sie laut vorzusagen.

Auf Fragen antworten

Material: Gegenstände, die das Kind kennt und benennen kann.

Anleitung: „Ja/Nein": Einige Gegenstände auf den Tisch legen und dazu Fragen stellen, die eindeutig mit „ja" oder „nein" zu beantworten sind („Ist das ein Ball?", „Ist das Auto rot?", „Kann man den Apfel essen?"). Antwort selbst geben, wenn das Kind sie nicht sagt oder durch Kopfschütteln bzw. -nicken zum Ausdruck bringt. „**Ja!** Das ist ein Ball!" „**Nein!** Das Auto ist **nicht** rot, es ist blau!"

„Entweder/oder": Entscheidungsfragen stellen, indem man dem Kind etwa einen blauen Ball zeigt und fragt: „Ist das ein **Ball** oder eine **Puppe?**" „Ist der Ball **rot** oder **blau?**" Um zu verhindern, dass das Kind bloß echolalisch den letzten Teil Ihrer Frage wiedergibt, sollte die richtige Antwort abwechselnd an erster und zweiter Stelle genannt werden.

In weiterer Folge Fragen formulieren, auf die das Kind mit einem Wort antworten kann. Dazu z. B. das Auto in die Hand nehmen und fragen: „Was ist das?" Reagiert das Kind nicht, so ergänzt man: „Ein Auto! Das ist ein Auto!" Antwortet es bereits mit einem Wort, erhält es ein Lob. Man kann dann auch darangehen, den ganzen Satz zu verlangen („Das ist ein Auto!"; Sprachförderung ➤ Kap. 8.6.8).

Das Beantworten von Fragen muss unbedingt auch im Alltag geübt werden. Betreuungspersonen sollten daran denken, dass sie das Kind dabei ansehen und es direkt mit freundlicher, modulierter Stimme ansprechen.

Etwas verlangen, bitten und danken, „Bitte" und „Danke" sagen

Kinder mit Autismus haben häufig die Angewohnheit, ihre Bedürfnisse nicht sprachlich, sondern durch Gesten zu äußern. Oft zeigen sie nicht einmal selbst auf das, was sie haben möchten, sondern nehmen die Hand des Erwachsenen und deuten damit. Wird der Wunsch nicht erkannt oder bewusst nicht erfüllt, dann schreien sie, wie das sonst nur bei Kleinkindern im Trotzalter üblich ist.

> **!** Ein wichtiger Lernschritt für ein Kind mit Autismus besteht darin, ihm beizubringen, wie es seine Bedürfnisse auf angemessene Weise ausdrücken kann. Es muss lernen, Bitten und Wünsche, aber auch Dank sprachlich zu äußern.

Betreuungspersonen sollten alltägliche Situationen beobachten und sie gezielt nutzen: Wenn sie bemerken, dass das Kind etwas haben möchte, erfüllen sie diesen Wunsch nicht schon beim ersten Hinzeigen. Stattdessen bringen sie ihm bei, „mehr" zu sagen. Etwa so, wie im folgenden Beispiel:

BEISPIEL

Jonas mag Bonbons gern. Die Mutter hat ihm eines aus der Dose gegeben, das er aber bereits aufgegessen hat. Nun steht er vor der Dose, klopft darauf und jammert. Die Mutter fragt: „Möchte Jonas mehr Bonbons?“ Jonas nickt. Die Mutter wiederholt: „Mehr! Mehr Bonbons!“ Ein zaghaftes „Meme“ ist zu hören, also lobt sie Jonas und gibt ihm ein Bonbon.

Auf ähnliche Weise bringt man dem Kind bei, etwas zu verlangen. Betreuungspersonen fragen, was es haben möchte. Wenn es weiterhin nur deutet, stellen sie ihm zwei Alternativen, wovon eine der (vermutliche) Wunsch des Kindes sein sollte. Ein Beispiel: Reinhold zeigt auf eine Packung Orangensaft. Die Mutter: „Was möchte Reinhold haben?“ „Möchte Reinhold essen oder trinken?“

Sobald das Kind gelernt hat, mit einem Wort seine Wünsche auszudrücken, ermuntern Betreuungspersonen es, „bitte“ zu sagen, etwa: „Bitte, ein Zuckerl!“ Zur Unterstützung verwenden sie selbst auch ein „bitte“, wenn sie etwas von dem Kind verlangen, und bedanken sich anschließend, wenn es das Gewünschte gebracht hat.

Nach und nach kann man auf diese Weise dem Kind beibringen, in ganzen Sätzen zu fragen. Solange es sich selbst noch nicht mit „Ich“ bezeichnet, verwendet man den Vornamen des Kindes (z. B. „Willi hat Hunger!“, „Anja möchte Schokolade haben, bitte“).

Gemeinsames Spiel

Material: Ball, Auto, Bausteine, Steckspiel.

Anleitung: Die Betreuungsperson setzt sich dem Kind gegenüber und rollt einen Ball oder ein Auto zu ihm. Dann bittet sie jemanden aus der Familie um Unterstützung, damit er sich hinter das Kind stellt. Der Helfer führt die Hand des Kindes, sodass es den Ball zurückrollen lässt. Man kommentiert das Wechselspiel etwa so: „Einmal die Mama, einmal der Jürgen!“

Man sucht aus dem Steckspiel rote und blaue Stecker heraus und legt sie nach Farben getrennt in zwei flache Schachteln. Das Steckbrett stellt man zwischen sich und das Kind, die Schachtel mit den roten Steckern platziert man so, dass sie für das Kind gut erreichbar sind. Nun steckt man abwechselnd rote und blaue Stecker auf das Brett, wobei die Betreuungsperson z. B. die blauen, das Kind die roten Stecker einsetzen soll. Der Erwachsene hilft ihm anfangs mit Handführung, bis es beginnt, selbst nach dem Stecker zu greifen. Dann zeigt die Betreuungsperson nur mehr auf das Loch und sagt: „Jetzt kommt Rot, dann wieder Blau!“ Nach und nach kann man auch die sprachliche Aufforderung weglassen. Vergisst das Kind, dass es an der Reihe ist, so fragt man nur: „Wer kommt jetzt?“

Regelspiel

Material: farbige Bausteine; Farbwürfel; Colorama; Tempo, kleine Schnecke; Steckspiele; Brettspiele (z. B. „Mensch ärgere Dich nicht“).

Anleitung: Wenn dem Kind das gemeinsame Spielen vertraut ist, kann man beginnen, Spiele mit einfachen Regeln einzuführen. Mit bunten Bausteinen kann man z. B. folgende Variante ausprobieren: Der Erwachsene würfelt und legt einen Baustein in der gewürfelten Farbe auf den Tisch, dann soll das Kind würfeln. Der Erwachsene bringt dem Kind bei, den Würfel hochzuheben und loszulassen. Nun soll es den zur Würfelfarbe passenden Baustein suchen und auf den ersten Stein legen. Danach ist die Betreuungsperson wieder an der Reihe. Ziel ist es, einen möglichst hohen Turm zu bauen.

Klappt das gut, kann man eine zweite Regel einführen: Wer rot gewürfelt hat, darf noch einmal würfeln. Man kann auch ein Wettspiel daraus machen: Jeder erhält 10 Bausteine; wem gelingt es nun als Erstem, aus allen Steinen einen Turm fertig zu bauen?

Nach diesem Prinzip sind eine Reihe von Brettspielen aufgebaut, wie z. B. „Tempo, kleine Schnecke“. Den Zahlenwürfel sollte man erst einführen, wenn das Kind sicher bis zehn zählen kann und Mengen zumindest bis fünf erkennt.

Rollenspiel

Material: Handpuppen, Puppen mit Ausstattung (Gewand, Fläschchen, Bürste, Puppenbett), Einkaufstasche, leere Packungen von Lebensmitteln zum „Einkaufen" spielen.

Anleitung: Kinder mit Autismus sind durchaus imstande, Spiele mit klaren Regeln zu spielen. Das Rollenspiel bereitet ihnen allerdings meist auch dann noch Schwierigkeiten, wenn sie in anderen Entwicklungsbereichen bereits gute Fortschritte gemacht haben. Dennoch sollten auch diese spielerischen Aktivitäten nicht vernachlässigt werden. Im Rollenspiel erfährt das Kind viel über seine Umwelt, darüber, wie man sich in bestimmten Situationen verhält.

Schon bei jüngeren Kindern kann man im Spiel mit einer Puppe oder einem Teddy verschiedene einfache Handlungen ausprobieren. Man kann dem Kind z. B. zeigen, wie man die Puppe füttert, wäscht, kämmt, schlafen legt. Dazu kommentiert man die Handlungen mit kurzen Sätzen und lässt das Kind die Handlungen nachahmen.

Man kann mit dem Kind **„So-tun-als-ob"** spielen. Dazu tut man so, als ob man z. B. schliefe oder äße. Für diese Spiele ist kein Material erforderlich. Stattdessen versucht die Betreuungsperson, die jeweiligen Tätigkeiten durch Gesten darzustellen, die das Kind imitieren soll.

Wenn das Kind mit den einfachen Formen symbolischen Spiels vertraut ist und Spaß daran findet, geht man dazu über, auch Gespräche einzubeziehen, z. B. indem man eine Puppe mit verstellter Stimme sprechen lässt. Für dieses Spiel sind Handpuppen besonders gut geeignet. Sie sollten eher klein und leicht sein, damit sie auf die Hand des Kindes passen. Am besten gibt man den Puppen einfache Namen und lässt sie kleine Dialoge spielen, wobei der Erwachsene dem Kind anfangs noch zuflüstern muss, was es sagen soll.

Es ist sinnvoll, kleine Alltagsszenen mit dem Kind nachzuspielen: Einkaufen, Kochen, Besuch kommt, die Familie macht eine Reise. Es lassen sich auch Themen aufgreifen, die das Kind erlebt hat oder die es auf zukünftige Ereignisse vorbereiten (z. B. Was werden wir tun, wenn wir in den Urlaub fahren).

Erkennen von Gesichtsausdruck

Material: Fotos von Menschen, die fröhlich, traurig oder ärgerlich sind.

Anleitung: Man schaut mit dem Kind Fotos von fröhlichen, traurigen bzw. ärgerlichen Menschen an und bespricht diese Bilder: Was machen die Personen? Sie lachen, freuen sich; sie weinen, sind traurig; sie schauen böse drein, ärgern sich. Der Erwachsene imitiert den entsprechenden Gesichtsausdruck und ermuntert das Kind, es auch zu versuchen. Wie ist das, wenn man lacht? Worüber freut sich das Kind, die Mutter, worüber sind sie traurig? Wie kann man erkennen, ob jemand fröhlich, traurig oder verärgert ist?

Jemandem helfen

Wenn sich Gelegenheit dazu ergibt, bittet der Erwachsene das Kind, etwas für ihn zu tun. Der Erwachsene achtet darauf, ausschließlich Tätigkeiten und Handgriffe zu verlangen, die das Kind gut beherrscht.

Hier einige Vorschläge: Das Kind bitten, z. B. einen Löffel oder eine Serviette vom Esstisch in die Küche zu tragen. Nach dem Einkauf kann man dem Kind etwas in die Hand geben und es bitten, es nach Hause zu tragen.

Wichtig ist, das Kind immer zu loben und sich für die Hilfe zu bedanken: „Danke! Da hast du mir aber tüchtig geholfen!" Auch die übrigen Familienmitglieder können bei dieser Übung mitmachen. Es ist jedoch zu bedenken, dass es sich in erster Linie um eine Übung für das Kind handelt, die vorerst keine echte Entlastung bringen kann. Man sollte das Kind daher nur dann zum Helfen auffordern, wenn man nicht in Eile ist und der Hilfsdienst auch längere Zeit in Anspruch nehmen darf, ohne dass Ungeduld entsteht.

Botschaft übermitteln

Die Betreuungsperson vereinbart mit einer zweiten Person eine kurze Botschaft, die das Kind überbringen soll. Der Helfer hält sich im Nebenzimmer auf, während die Betreuungsperson das Kind informiert: „Sag dem Papa: Das Essen ist fertig!" Man lässt das Kind wiederholen, was es sagen soll, und schickt es dann los. Der Adressat der Botschaft soll dem Kind mit Fragen weiterhelfen, wenn es die Mitteilung nicht von selbst weitergibt: „Sollst du mir etwas sagen?"

Strukturierte Unterhaltung

Der Erwachsene schafft eine angenehme Atmosphäre und sucht für sich und das Kind einen bequemen Sitzplatz. Wichtig ist, dass der Erwachsene Blickkontakt aufnehmen kann. Man beginnt damit, dem Kind Fragen zu stellen, die es mit ja oder nein beantworten kann. Hier einige Beispiele:

BEISPIEL

„Warst du heute schwimmen?“, „Hat es dir gefallen?“, „War deine Freundin auch mit?“

Als Nächstes ermuntert man das Kind, zu „ja“ oder „nein“ jeweils eine Zusatzantwort zu geben: z. B. „Warst du heute schwimmen?“ – „Ja, ich war schwimmen.“

„Hat es dir gefallen?“ – „Ja, es war lustig!“

„War deine Freundin auch mit?“ – „Nein, Lisa ist krank.“

Zunächst wird man dem Kind noch helfen müssen, eine passende Zusatzantwort zu finden. Wenn es bereits selbstständig ausführlicher zu antworten gelernt hat, versucht man einen weiteren Schritt: Das Kind soll im Anschluss an seine Antwort eine Frage an den Gesprächspartner richten: z. B. „Warst du heute schwimmen?“ Antwort und Gegenfrage: „Ja, ich war im Hallenbad. Und was hast du heute gemacht?“

Auf diese Weise entstehen Dialoge, an denen das Kind aktiv beteiligt ist. Nun kann man versuchen, andere Personen in die Gespräche einzubeziehen, damit das Kind lernt, sich mit verschiedenen Gesprächspartnern zu unterhalten.

8.6.2 Übungen zur Förderung der Selbstständigkeit

Selbstständig essen

Material: Löffel, (Kinder-)Gabel, Tafelmesser, Becher, Tasse.

Anleitung: Man bringt dem Kind zunächst bei, mundgerecht zugeschnittene Bissen mit den Fingern aufzunehmen und in den Mund zu stecken. Dazu zerteilt man etwas, das es gerne isst, in kleine Stücke (z. B. eine Schnitte Brot, einen Apfel oder ein Stück Kuchen). Greift das Kind nicht selbst zu, so unterstützt der Erwachsene es mit Handführung, die nach und nach auszublenden ist.

Als Nächstes soll das Kind lernen, mit einem Löffel zu essen. Dazu verwendet man am besten breiartige, nicht zu flüssige Speisen (z. B. Grießbrei, Kartoffelpüree, Pudding). In der Lernphase ist besonders darauf zu achten, etwas zu wählen, was dem Kind gut schmeckt. Man gibt ihm den Löffel und führt seine Hand zum Teller, um etwas Brei zu fassen, danach zum Mund.

Es ist sinnvoll, das Kind den Löffel selbstständig eintauchen zu lassen und nur noch zu helfen, den vollen Löffel zum Mund zu führen. Auch diese Unterstützung verringert man in der Folge, indem die Handführung durch eine leichte Berührung des Arms ersetzt wird.

Bei Tisch machen Erwachsene das Kind aufmerksam, dass alle anderen Familienmitglieder mit ebenfalls einem Löffel essen. Man zeigt ihm, wie man feste Nahrung mit einer Gabel aufspießt. Das Kind erhält zunächst eine Kindergabel in die Hand, damit es sich nicht verletzen kann. Sobald es mit einem Löffel und einer gewöhnlichen Besteckgabel sicher umgehen kann, kann man ihm beibringen, mit Messer und Gabel zu essen.

Die Betreuungsperson macht dem Kind vor, wie man aus einem Becher trinkt. Dazu gießt sie ein wenig von seinem Lieblingsgetränk in einen unzerbrechlichen Becher, gibt ihm das Gefäß in beide Hände und führt es an seine Lippen. Dabei ist wichtig, die Neigung des Bechers so zu dosieren, dass gerade etwas Flüssigkeit in seinen Mund rinnt. Man setzt den Becher ab, bis es hinuntergeschluckt hat. Dieser Vorgang ist einige Male zu wiederholen und stets mit einem Lob für das Kind zu verbinden. Die Hilfestellung kann langsam ausgeblendet werden, indem man nicht mehr die Hand führt, sondern das Kind nur noch am Ellenbogen berührt und zuletzt nur bei Bedarf unterstützt.

Ein **Tipp:** Das Kind sollte frühzeitig an den gemeinsamen Mahlzeiten teilnehmen. Von einem Hochstuhl aus kann es auf diese Art miterleben, wie man sich bei Tisch benimmt. Eltern und Geschwister übernehmen dabei Modellfunktion für ansprechende Tischsitten.

An- und ausziehen

Die Kleidung für das Kind sollte so ausgewählt sein, dass sie leicht an- und auszuziehen ist. Wenn das Kind noch sehr ungeübt ist, kauft man am besten Hosen mit Gummizug am Bund anstelle von Reißverschlüssen oder Knöpfen. Ebenso kann man das An- und Ausziehen der Schuhe zunächst erleichtern, wenn sie Klettverschlüsse statt Schuhbänder aufweisen.

Man sollte mit dem Kind das Öffnen und Schließen verschiedener Arten von Verschlüssen üben. Anleitungen dazu finden sich unter den Übungen zur Feinmotorik (➤ Kap. 8.6.4).

Das Kind soll beim Ausziehen mithelfen: Es darf die Hose ausziehen, den Klett- oder Reißverschluss öffnen. Die Betreuungsperson zieht ihm einen Jackenärmel aus, den zweiten soll es selbst ausziehen. Man zeigt ihm, wie es am Ärmel anfassen und ziehen muss, damit er vom Arm rutscht. Ist das Kind daran gewöhnt, lässt sich seine Mithilfe erweitern.

Beim Anziehen geht man ähnlich vor. Man zieht dem Kind z. B. die Jacke an, schließt den Reißverschluss, den es selbst hochziehen soll. Als Nächstes hilft man ihm in einen Ärmel, hält die Jacke und lässt es selbst den zweiten Ärmel anziehen. Dann kann es versuchen, in beide Ärmel zu schlüpfen, wobei die Betreuungsperson zur Unterstützung die Jacke hält.

Manche Kinder beherrschen zwar die Handgriffe zum An- und Ausziehen, benötigen aber sehr viel Zeit dafür. Das führt vor allem morgens zu unnötigen Szenen, wenn die Eltern in Zeitdruck geraten und ungeduldig werden. Unterstützend kann ein Belohnungssystem wirken: Gelingt es dem Kind, sich innerhalb von 10 Minuten anzuziehen, gibt es einen Gutpunkt; wenn nicht, hilft der Erwachsene mit. Selbstverständlich erhält das Kind dann keinen Gutpunkt, es wird aber auch nicht getadelt. Am Ende der Woche werden die gesammelten Punkte gegen eine Belohnung eingetauscht (Gutscheinprogramm ➤ Kap. 8.5.4).

Toilettentraining

Material: Töpfchen, Kindertoilettensitz.

Anleitung: Ob man bei dem Kind mit dem Toilettentraining beginnen kann, hängt zunächst von seinem körperlichen Entwicklungsstand ab. Die bewusste Kontrolle der Ausscheidungsorgane wird nämlich erst möglich, wenn bestimmte Nervenfasern ausgereift sind. Üblicherweise sind Kinder zwischen 2 und 3 Jahren so weit.

Azrin und Foxx (1981) empfehlen dazu folgenden einfachen Test: Es ist zunächst festzustellen, ob das Kind längere Zeit trocken bleiben kann (2–3 Stunden). Dies wäre ein Hinweis darauf, dass es bereits beginnt, seine Blase zu kontrollieren. Außerdem ist darauf zu achten, ob es sich schon an- und ausziehen kann und Anweisungen versteht. Fällt der Test positiv aus, kann das Training beginnen, wenn nicht, gibt man dem Kind einfach noch einige Wochen Zeit. In der Zwischenzeit kann man das An- und Ausziehen üben und die Kommunikationsfähigkeit fördern.

Wie bei vielen Lernaufgaben ist auch bei der Sauberkeitserziehung das Lernen durch Beobachtung wichtig. Eltern sollten ihrem Kind daher erlauben zu beobachten, dass die übrigen Familienmitglieder regelmäßig die Toilette benutzen. Auch ein Rollenspiel mit einer Puppe, die trinkt und Wasser auf einem Töpfchen lässt, kann das Imitieren unterstützen.

Kinder, die einnässen, haben mitunter das Problem, dass sie sich auf der Toilette nicht genügend entspannen können, um ihre Blase völlig zu entleeren. Bei Kindern mit Autismus findet man diese Schwierigkeit besonders häufig, weil sie durch ihr hohes Aktivierungsniveau ständig unter Spannung stehen. Es ist daher wichtig, dass das Toilettentraining in einer **angenehmen, entspannten Atmosphäre** stattfindet. Das WC selbst sollte ein gemütlicher, wohltemperierter Aufenthaltsort sein (Eltern können es auch mit dem Kind gemeinsam durch Bilder verschönern). Betreuungspersonen sollten daran denken, dass das Kind belohnt werden muss, sobald es erste Ansätze in die richtige Richtung zeigt.

Dazu kann man zunächst eine Liste erstellen, zu welchen **Zeiten** das Kind auf die Toilette muss. Anhand dieser Aufzeichnungen kann man den richtigen Zeitpunkt ersehen, zu dem es auf die Toilette zu setzen ist. Wenn es ins WC gemacht hat, lobt man es. Ist die Hose voll, übergehen Betreuungspersonen das. Es ist besonders wichtig, dass man in diesem Fall nicht ärgerlich reagiert, sondern einfach die Hose wechselt, ohne Missfallen zu äußern.

8

Bei älteren Kindern hat das Einnässen oft auch Protestcharakter oder ist eine Reaktion auf Belastungen. Ein Streit in der Familie, Angst vor neuen Situationen oder zu starker Leistungsdruck können solche Auslöser sein. Ist das der Fall, so muss die Ursache erkannt und behoben werden. Die nasse Hose sollte nur als kleines Malheur aufgefasst werden, um das weiter kein Aufheben gemacht wird.

Waschen/Zähneputzen

Händewaschen: Die Betreuungsperson hält ihre Hände unter den Wasserstrahl und fordert das Kind auf, dasselbe zu tun. Wenn seine Hände nass sind, hilft der Erwachsene, sie einzuseifen. Dann ermuntert man das Kind, den Seifenschaum selbst abzuwaschen. Hält es die Hände bloß unters Wasser, so zeigt man ihm, dass es die Handflächen reiben soll. Ist der Schaum entfernt, sagt man: „Fertig! Abtrocknen!" Der Erwachsene gibt dem Kind ein kleines Handtuch und zeigt ihm wieder, wie es die Hände trocken reiben soll. Anfangs wird es dabei noch Hilfe benötigen.

Es ist wichtig, dem Kind auch beizubringen, sich selbst einzuseifen. Dazu eignen sich flüssige Seifenspender besonders gut. Sie sind mit einem Druck zu bedienen und portionieren die Seife. So kann es nicht passieren, dass das Seifenstück davonrutscht. Das Kind muss nur lernen, die Hände zu reiben, damit Schaum entsteht.

Die Betreuungsperson erklärt dem Kind die Funktion der Wasserhähne: „Blau" für kaltes Wasser, „Rot" für warmes Wasser. Wenn es Gelegenheit erhält, versuchsweise an den Hähnen zu drehen, kann es die richtige Temperaturregelung üben.

In der Badewanne geht man ähnlich vor: Erst soll das Kind nur den Seifenschaum abwaschen, als Nächstes soll es sich auch selbstständig einseifen und abtrocknen. Dann bringt man ihm bei, sein Badewasser selbst einzulassen.

Zähneputzen: Schopler empfiehlt, zunächst mit ein wenig Zahnpasta auf dem Finger das Zahnfleisch des Kindes zu massieren, um es an den Geschmack zu gewöhnen. Man sollte auf jeden Fall eine milde Zahnpasta verwenden. Wenn das Kind sehr geschmacksempfindlich ist, sollte man verschiedene Produkte ausprobieren, bis die geeignete Creme gefunden ist.

Man stellt sich mit dem Kind vor einen Spiegel und zeigt das Zähneputzen vor. Das Kind sollte den Ablauf im Spiegel mitverfolgen. Dann gibt man ein wenig Zahnpasta auf eine Kinderzahnbürste und führt die Hand des Kindes. Wieder soll es im Spiegel beobachten, was vor sich geht. Sobald das Kind die Putzbewegungen selbst auszuführen beginnt, kann man die Handführung lockern. Eine elektrische Zahnbürste kann das Zähneputzen erleichtern.

Jugendlichen sollte man nach und nach auch andere Bereiche der Körperhygiene übertragen: Waschen und Trocknen der Haare, Nagelpflege sowie ein maßvoller Gebrauch von Pflegemitteln müssen in diesem Alter erlernt werden.

Wichtig ist, von Beginn an auf regelmäßige Körperpflege zu achten: Waschen, Zähne putzen morgens und abends, Hände waschen vor dem Essen bzw. nach dem Gang auf die Toilette sollten gut eingeübte Routinen sein.

Ordnung halten

Eltern sollten das Kind frühzeitig daran gewöhnen, seine Spielsachen mit ihnen gemeinsam aufzuräumen. Eine wichtige Hilfe stellt dabei ein übersichtliches Aufbewahrungssystem dar (> Kap. 8.1). Am besten plant man täglich vor dem Schlafengehen eine Viertelstunde Zeit ein, in der man gemeinsam mit dem Kind das Spielzeug einsammelt, das es tagsüber verwendet hat.

Bei älteren Kindern kann man auch Gutscheinprogramme einsetzen. Für selbstständiges Aufräumen der Spielsachen oder des eigenen Zimmers gibt es Gutpunkte. Müssen Betreuungspersonen mithelfen, entfällt der Bonus. Man kann aber trotzdem seine Anerkennung ausdrücken, etwa so: „Heute ist dir das Aufräumen sehr schwergefallen! Fein, dass du trotzdem mitgemacht hast!"

Einkaufen

Eltern sollten das Kind zum Einkaufen mitnehmen – aber nur, wenn sie genügend Zeit haben. Dabei können sie ihm beibringen, wo bestimmte Lebensmittel in dem Geschäft zu finden sind. Man kann daraus ein Orientierungsspiel machen: Wo finden wir das Brot, das Obst, die Kasse? Es ist sinnvoll, gelegentlich auch Läden zu besuchen, die das Kind noch nicht kennt. Dort braucht es allerdings erneut Orientierungshilfe.

Wenn das Kind schon zählen und addieren kann, macht man es zunächst zu Hause mit Geld vertraut. Man zeigt ihm Münzen und Scheine und lässt sich jeweils bestimmte Beträge geben: „Gib mir 10 Euro. Gib mir 24 Euro. – Was brauchst du dazu?" (Das Kind gibt einen 20-Euro-Schein und vier einzelne Euromünzen.) Die Betreuungsperson fragt: „Wie könntest du mir das noch geben?" – Mit zwei 10-Euro-Scheinen, 4 einzelnen Euromünzen usw. Das Bezahlen lässt sich im Rollenspiel üben: An der Kasse sagt das Kind, was es gekauft hat, die erwachsene Begleitperson nennt den Betrag und lässt sich das Geld geben.

Klappt das im Rollenspiel gut, kann man es im Geschäft ausprobieren. Der Erwachsene gibt dem Kind einen Geldbetrag und lässt es eine Kleinigkeit aussuchen, die es gern haben möchte, z. B. einen Schokoladenriegel. Man begleitet das Kind zwar, lässt es aber alles selbst tun. Auch an der Kasse unterstützt man das Kind nur, wenn es unbedingt notwendig ist.

Diesen Ablauf sollte man mit verschiedenen Artikeln üben, bis das Kind ihn ohne Schwierigkeiten in Gegenwart des Erwachsenen beherrscht. Anschließend schickt man das Kind allein los und wartet z. B. am Eingang des Geschäftes (evtl. in der Nähe der Kasse). Die Betreuungsperson entfernt sich langsam immer mehr: Zuerst wartet sie noch vor dem Geschäft, dann an der Straßenecke, schließlich soll das Kind allein von zu Hause losgehen.

Einfache Mahlzeiten zubereiten

Eltern zeigen ihrem Kind, wie es sich ein Brot belegen soll. Sie schneiden dazu Brotschnitten ab und stellen alles Nötige auf den Tisch (Butter, Wurst, Aufstriche; was immer das Kind gern isst). Sie demonstrieren z. B., wie man Butter aufstreicht oder Wurst auf das Brot legt. Es ist wichtig, das Kind ausprobieren zu lassen und ihm mit Handführung zu helfen.

Eltern bringen dem Kind bei, Getränke, z. B. Kakao, herzustellen. Sie üben gemeinsam, Milch aus der Flasche oder Packung in einen Becher zu gießen, Kakaopulver dazuzugeben und zu verrühren. Wichtig ist, dass das Kind eine große **Vielfalt an Tätigkeiten** kennenlernt und oft wiederholt. Gießen, rühren, aufstreichen, abschneiden und vieles mehr. Diese Fertigkeiten bilden die Grundlage für ausgefeiltere Kochkünste: Jugendlichen können sie beibringen, sich selbst kleine Mahlzeiten zuzubereiten. Gut geeignet sind Tiefkühl- und Instantgerichte. Es ist auch sinnvoll zu zeigen, wie man Kartoffeln, Reis oder Nudeln kocht, ein Stück Fleisch oder ein Ei brät bzw. einen Salat zubereitet.

Öffentliche Verkehrsmittel benutzen

Für diese Übung benötigen Betreuungspersonen einen Helfer. Sie wählen dazu am besten eine Person aus, die dem Kind vertraut ist (z. B. Großeltern oder andere Verwandte). Man vereinbart einen Besuch, auf den auch das Kind vorzubereiten ist: Man kann z. B. erzählen, dass man die Oma besucht und dazu mit dem Bus (oder der Straßenbahn, U-Bahn) fährt. Die Strecke sollte nur einige wenige (2–3) Stationen weit sein, ohne dass Umsteigen notwendig ist. Man kann mit einem Helfer auch einen attraktiven Treffpunkt ausmachen (z. B. Schwimmbad, Eissalon). Es ist sinnvoll, einige Male mit dem Kind gemeinsam zu fahren, die Stationen zu zählen und die dazugehörigen Bezeichnungen zu lesen. Wenn man das ein paar Mal geübt hat, lässt man das Kind sagen, wann auszusteigen ist. Klappt das gut, kann das Kind eine Fahrt allein probieren, der Helfer wartet am Treffpunkt. Es ist geraten, anfangs mit dem nächsten Bus nachzufahren, um sicher zu sein, dass das Kind gut angekommen ist. Man sollte auch andere Strecken ausprobieren, die benutzt werden können.

Telefonieren/jemanden um Auskunft fragen

Material: Spielzeughandy, Spielzeugtelefon.

Anleitung: Das Kind kann an einem Spielzeughandy oder -telefon üben, einen Anruf entgegenzunehmen. Die Betreuungsperson bringt dem Kind bei, „Hallo" zu sagen und seinen Namen zu nennen und einige Worte zu wechseln. Anschließend bittet der

Erwachsene z. B. Verwandte, zu einer vereinbarten Zeit anzurufen. Dann lässt man das Kind den Anruf entgegennehmen und sich melden. Schopler rät, kleine Bildchen von Mund und Ohren an den entsprechenden Stellen des Handys oder Telefons anzubringen, damit das Kind es richtig in die Hand nimmt.

Der Anrufer oder die Anruferin soll einige einfache Fragen stellen, die das Kind gut beantworten kann. Am besten ist es, sie schon vorher zu vereinbaren, damit man mit dem Kind üben kann. Anschließend sollen die Anrufenden das Kind bitten, jemandem aus der Familie das Handy zu bringen oder die gewünschte Person ans Festnetztelefon zu holen. Auch das kann man zuvor mit dem Kind im Rollenspiel mehrmals üben. Bei dieser Gelegenheit lässt sich auch üben, „Moment, bitte" zu sagen und den Namen desjenigen zu nennen, der am Telefon gewünscht wird.

Ältere Kinder mit Autismus können auch das selbstständige Anrufen erlernen, doch sollte man beachten, dass das leicht eine stereotype Gewohnheit werden kann. Wir kannten einen Buben, der von zu Hause mehrmals täglich seine Hortbetreuerin anrief und dabei ständig dieselben stereotypen Floskeln verwendete. Günstig ist aber in jedem Fall, dem Kind die Bedienung eines Handys zu erklären und ihm zu zeigen, wie es in Notfällen zu Hause anrufen kann.

Jugendliche mit Autismus müssen auch lernen, von Personen, die ihnen fremd sind, eine Auskunft zu erfragen. Dazu übt man im Rollenspiel einige typische Alltagssituationen (z. B.: Wo ist die nächste Haltestelle? Wie spät ist es? Nach dem Weg fragen, in einem Geschäft fragen, was eine Ware kostet). Wenn das Kind gut damit zurechtkommt, macht man einen Versuch in einer realen Situation. Dazu geht die Betreuungsperson mit dem Kind in ein Geschäft und lässt es eine Auskunft einholen, die vorher vereinbart wurde. Anfangs sollte man Personen wählen, die dem Kind zumindest vom Sehen bekannt sind (z. B. eine Verkäuferin, eine Nachbarin).

8.6.3 Übungen zur Förderung der Grobmotorik

Wenn Eltern über die ersten Lebensjahre ihrer Kinder mit Autismus berichten, erzählen sie in der Regel, dass die körperliche Entwicklung ganz normal verlaufen sei. Das Kind habe sitzen, krabbeln und gehen gelernt – und das meist zum richtigen Zeitpunkt. Oft sind es sogar diese offensichtlichen Fortschritte, die die Eltern anfangs beruhigen und sie über die anderen Probleme hinwegsehen lassen: den fehlenden Blickkontakt, den Widerstand gegen Berührungen, das Desinteresse an sozialen Kontakten.

Tatsächlich weisen die meisten Kinder mit Autismus-Spektrum-Störung im Bereich der Körpermotorik geringere Entwicklungsrückstände auf. Ihre Bewegungsentwicklung verläuft einigermaßen altersentsprechend, wenn auch eine gewisse Ungeschicklichkeit, mangelnder Tonus und Probleme in der Bewegungskoordination zu bemerken sind. Eine Störquelle stellen auch die oft sehr ausgeprägten motorischen Stereotypien dar, z. B. im Kreis laufen, Armflattern und -wedeln, stereotype Fingerspiele.

Übungen und Spiele zur Förderung der Grobmotorik dürfen dennoch in einem Entwicklungstraining für Kinder mit Autismus nicht fehlen. Die Fähigkeit, sich geschickt und sicher in der Umwelt zu bewegen, unterstützt nämlich die Entwicklung in anderen Bereichen. Sie ermöglicht eine Erkundung der Umwelt und wirkt sich damit positiv auf die Raumorientierung, allgemein auf Lernen und Intelligenz aus. Sie fördert die Selbstständigkeit, weil Eltern und Erzieher dem Kind auch zutrauen können, etwas ohne Verletzungsgefahr selbst zu bewältigen. Wer z. B. das Gleichgewicht halten kann, kann auch auf eine Trittleiter steigen, um sich selbst ein Spiel aus einem oberen Regal zu holen. Wer gelernt hat, Gegenstände, ohne zu stolpern, zu tragen, kann sich auch ein Glas mit Saft holen, wenn er Durst hat. So wird das Kind unabhängig von anderen und lernt, für sich selbst zu sorgen.

Die wichtigste Regel für die Förderung der Bewegungsentwicklung lautet:

> **!** Das Kind benötigt Raum und Möglichkeit, sich zu bewegen. Es ist sinnvoll, alle Ansätze zu unterstützen, die das Kind zeigt. Allerdings sollte nichts erzwungen werden.

Die motorischen Fertigkeiten, die in den ersten Lebensjahren erworben werden (also Sitzen, Krabbeln, Gehen) sind Reifephänomene. Sie entwickeln sich bei allen Kindern mit funktionstüchtigem Nervensystem und gesunder Muskulatur auch **ohne** Zutun von außen. Das Kind wird zu laufen beginnen, wenn es seine motorische Entwicklung erlaubt und die Umwelt dies nicht verhindert. In den ersten Jahren ist es daher besonders wichtig, dass das Kind genügend Bewegungsfreiraum erhält.

Ein Kind, das den ganzen Tag im Gitterbett oder im Laufstall verbringen muss, mag zwar leichter zu beaufsichtigen sein, es hat allerdings kaum Möglichkeit herauszufinden, wie man sich im Raum bewegen muss, um von einem Ort an den anderen zu gelangen. Demgegenüber hat ein Kind große Vorteile, dem – natürlich entsprechend gesichert – die ganze Wohnung zur Verfügung steht. Es kann verschiedene Techniken und Geschwindigkeiten beim Fortbewegen ausprobieren; es erfährt, wie groß ein Türspalt sein muss, damit es noch hindurchpasst. Es wird auch schnell lernen, wie man sich zum Stehen hochzieht, und dann bald die ersten Schritte wagen.

Sobald das Kind erste Ansätze zu neuen Bewegungsmustern zeigt, kann die Bewegungsförderung gezielter einsetzen, um Kraft, Ausdauer, Gleichgewichtsgefühl und Geschicklichkeit zu schulen. Die folgenden Übungen sollen dazu Anregungen geben.

Kriechen/Krabbeln

Material: z. B. (Krabbel-)Decke, Flickenteppiche, beliebige Spielgegenstände, die für das Kind attraktiv sind, Süßigkeiten.

Anleitung: Um günstige Vorbedingungen zu schaffen, sollte das Kind häufig auf einer Krabbeldecke oder sonstigen dicken Decke auf den Bauch gelegt werden.

Betreuungspersonen achten darauf, dass auch der Boden in der Umgebung der Decke für das Krabbeln gut geeignet ist: Er sollte rutschfest sein und sich angenehm anfühlen. Empfindliche Kinder schrecken vor allzu rauen und borstigen Teppichen zurück und verzichten dann lieber auf den Erkundungsgang. Bei zu glatten Flächen (z. B. Parkett) besteht die Gefahr, dass Arme und Knie wegrutschen und so das Fortbewegen erschwert wird. Wenn der Boden in der Wohnung nicht „krabbelfreundlich" sein sollte, kann man sich am besten mit Flickenteppichen aus Baumwolle behelfen. Mit ihnen kann man Spielflächen und „Krabbelstraßen" anlegen.

Zur Übung legt man ein besonders **attraktives Spielzeug** (oder auch ein Stück Keks) so auf den Boden, dass das Kind es sehen, aber mit ausgestreckten Armen gerade nicht mehr erreichen kann. Dann lenkt man die Aufmerksamkeit des Kindes auf das Spielzeug (Übung: „Einen gemeinsamen Aufmerksamkeitsfokus herstellen" ➤ Kap. 8.6.1). Dies kann mit Worten geschehen („Schau, der Teddy!") oder indem man das Spielzeug hin und her bewegt. Wenn das Kind nicht vorwärtskommt, gibt man ihm Unterstützung an den Fußsohlen. Sobald es krabbelt, lässt sich die Entfernung zum Spielzeug langsam vergrößern (es muss aber in Sichtweite des Kindes bleiben).

Einige Kinder mit Autismus überspringen allerdings das Krabbeln in ihrer motorischen Entwicklung. Sie beginnen zu gehen, ohne vorher eine Phase des Krabbelns durchgemacht zu haben, wie das für Babys sonst typisch ist.

Gehen

Material: Holzstab, Seil, Spielzeug als Anreiz, Rutschauto

Anleitung: Man legt das Lieblingsspielzeug des Kindes auf den Boden. Die Entfernung sollte so gewählt werden, dass die Betreuungsperson es mit zwei Schritten erreichen kann. Außerdem ist darauf zu achten, dass die Strecke frei von Hindernissen ist. Es darf nichts herumliegen, worüber das Kind stolpern könnte.

Nun zieht die Betreuungsperson das Kind an beiden Armen in den Stand, hält das Kind an beiden Händen und geht mit ihm auf das Spielzeug zu. Bewegt das Kind nicht von selbst die Beine, kann man es vom Boden ein wenig abheben und nach vorn schwingen lassen, sodass es ein Stück weiter in Richtung Spielzeug zum Stehen kommt. Meist lässt sich die Gehbewegung schon durch sanftes Ziehen, abwechselnd am linken und rechten Arm, in Gang setzen. Wenn nötig, gönnt man dem Kind zwischendurch eine kurze Pause im Stehen. Hat es das Ziel erreicht, lobt die Betreuungsperson es deutlich und gibt ihm das Spielzeug zur Belohnung.

Nach und nach lässt sich die Strecke erweitern, die das Kind an der Hand zurücklegt. Man kann kleine Wanderungen durch die Wohnung veranstalten, die sich zu richtiggehenden Entdeckungsreisen umgestalten lassen, z. B.: In der Küche wartet ein feiner Happen zum Essen; im Bad darf ein wenig gepritschelt werden; im Wohnzimmer gibt es eine Zimmerpflanze zu bestaunen, die zu blühen begonnen hat; im Kinderzimmer liegt ein interessantes Spielzeug, mit dem man anschließend gemeinsam spielt.

Sobald das Kind sicherer und geübter geworden ist, hält man es nur noch an einer Hand. Danach sollte man die Hilfestellung folgendermaßen langsam ausblenden (vgl. Schopler u. a., 1987): Erst reicht man dem Kind einen Holzstab, den es mit einer Hand ergreift. Die Betreuungsperson legt ihre Hand über die Hand des Kindes. Nach und nach wandert die Hand des Erwachsenen den Stab entlang und entfernt sich so von der Hand des Kindes. Es erhält nur noch indirekt Unterstützung durch den Stab, an dem sich beide festhalten. Ist das Stabende erreicht, kann man den Holzstab durch ein Seil ersetzen, das beide gemeinsam anfassen.

Ein Rutschauto unterstützt die Laufübungen und hilft dem Kind ebenfalls, selbstständig zu gehen: Es hält sich an der Lehne des Autos fest und schiebt es beim Gehen vor sich her.

Hindernislauf

Material: z. B. Kissen, Matten, Decken, Kisten, Dosen, beliebiges Spielzeug.

Anleitung: Wenn das Kind auf ebener freier Strecke gelernt hat zu laufen, ohne sich festzuhalten, kann man den Hindernislauf ausprobieren. Damit schult man das Gleichgewichtsgefühl und die Sicherheit in der Bewegung.

Die Betreuungsperson gibt dem Kind Gelegenheit, auf verschiedenartigem Untergrund zu gehen und zu laufen: Wie muss man sich auf glatten Flächen bewegen? Wie läuft es sich auf weichem Boden, z. B. auf einem Kissen, einer Schaumgummimatte? Im Freien bieten sich dafür viele Übungsmöglichkeiten, z. B. Gras, Sand, Schotter, Asphalt. Die Betreuungsperson sollte in der Nähe bleiben, um das Kind zu unterstützen, bis es die nötige Sicherheit erlangt hat.

Man kann Hindernisse in den Weg legen, auf oder über die das Kind steigen soll: Kartons, ein Kissen, ein Telefonbuch, einen Stein. Zur Unterstützung zeigt man dem Kind mit deutlichen Bewegungen vor, was es machen soll. Dann folgt eine Ermunterung, die Hindernisse gemeinsam zu bewältigen.

Nach und nach lässt sich so ein richtiger Hindernisparcours anlegen, z. B. unter den Tisch klettern, auf eine Fußbank hinauf- und hinuntersteigen, durch einen engen Türspalt klettern, über einen Karton steigen.

Im Freien übt man mit dem Kind, über eine schiefe Ebene zu gehen. Dazu nimmt man es bei der Hand und geht mit ihm gemeinsam ein paar Schritte auf einen flach ansteigenden Hügel hinauf und wieder hinunter. Auf gut ausgebauten Kinderspielplätzen lassen sich ebenfalls Übungsmöglichkeiten finden: Viele Kletterburgen haben Rampen, über die man laufen kann.

Treppensteigen

Material: Schemel, trittfeste Spielkisten, Leitern.

Anleitung: Betreuungspersonen zeigen dem Kind, wie man auf einen Schemel steigt, indem sie die Bewegung deutlich vormachen und dazu sagen: „**Auf** den Schemel!" Dann fordern sie das Kind auf, dasselbe zu tun. Dabei kann man auf die Schemeloberfläche klopfen: „Hannes steigt **auf** den Schemel!" Wenn das Kind die Aufforderung nicht selbst befolgt, hebt man es hoch und stellt es auf den Schemel. Es sollte nicht vergessen werden, das Kind auch dafür zu loben, dass es sich hat auf den Schemel heben lassen. Besondere Freude sollte die Betreuungsperson über erste Ansätze des Kindes zeigen, selbst auf den Schemel zu klettern.

Wenn ihm das gelingt, kann man ihm beibringen, wie man auf Treppen steigt. Dazu hebt man es nicht wie oben beschrieben hoch, sondern setzt nur seinen rechten Fuß auf den Schemel. Dann zieht man es hoch, sodass es auf der Schemeloberfläche steht. Diese Übung lässt sich bereits auf einer breiten Treppe ausprobieren. Die Betreuungsperson stellt sich neben das Kind, setzt ihren rechten Fuß auf die erste Stufe und sagt: „**Auf** die Stufe!" Nun ermuntert sie das Kind, die Bewegung nachzuahmen. Wenn notwendig, kann man nachhelfen. Sobald es mit beiden Beinen auf der ersten Stufe steht, kann man die nächste in Angriff nehmen.

Beherrscht das Kind das Treppensteigen an der Hand sicher, blendet man die Unterstützung langsam aus. Wie beim Gehen lasst sich dazu erst ein Stab, dann ein Seil verwenden (vgl. auch Schopler u. a., 1987). Manchen Kindern reicht es auch, wenn sie sich am Zeigefinger des Erwachsenen festhalten können. Zuletzt bleibt die Betreuungsperson nur in der Nähe, um dem Kind dadurch Sicherheit zu geben.

Vom Treppensteigen mit Nachstellen eines Beines geht man schließlich zum Wechselschritt über: Die Betreuungsperson macht es dem Kind wieder deutlich vor. Dann fordert sie es auf, den rechten Fuß auf die erste Stufe zu stellen, während der linke noch am Absatz bleibt (leicht festhalten, wenn nötig). Danach zeigt der Erwachsene auf die zweite Stufe und führt den linken Fuß dorthin.

!

Wichtig ist vor allem, dass man dem Kind genügend Zeit und Gelegenheit gibt, diese neu erworbene Fertigkeit anzuwenden.

Betreuungspersonen sollten das Kind die Treppen im Wohnhaus, im Kindergarten usw. selbstständig bewältigen lassen, ohne zu drängen. Man sollte es nur dann über die Treppen tragen, wenn es sehr eilt. Besser ist es, für Wege, die man mit dem Kind gemeinsam zu erledigen hat, mehr Wegzeit einzuplanen, sodass kein Zeitdruck entsteht.

Gegenstände halten und tragen

Material: Schachteln, Bälle, Gefäß (möglichst unzerbrechlich).

Anleitung: Man legt eine Schachtel auf den Boden und fordert das Kind auf, sie aufzuheben. Wenn es nicht weiß, was es tun soll, stellt die Betreuungsperson sich hinter das Kind, umfasst seine Hände und führt sie zur Schachtel. Die Handführung lässt sich lockern, sobald zu merken ist, dass es die Schachtel mit den Händen festhält. Dann kann man sich einige Schritte entfernen und das Kind ermuntern, die Schachtel zu bringen: „Elmar, bring mir die Schachtel!"

Diese Übung lässt sich im Alltag in unzähligen Varianten spielen. Anfangs sollten Erwachsene sich eher große, leichte Gegenstände bringen lassen, die nicht zerbrechen können, z. B. Bälle, Kissen, Kleidungsstücke. Wenn das Kind geübter ist, kann man dazu übergehen, ein Gefäß mit Inhalt tragen zu lassen, etwa einen Becher, dessen Boden mit Wasser bedeckt ist. Das Gefäß sollte nach und nach mit mehr Wasser gefüllt sein, bis das Kind gelernt hat, ein volles Gefäß sicher durch den Raum zu tragen. Danach kann man dem Kind beibringen, einen gefüllten Teller (z. B. mit einem Apfel darauf), ein beladenes Tablett o. Ä. zu tragen. Es ist darauf zu achten, dass sich das Kind nicht verletzen kann, wenn es stolpern sollte (also keine heißen Flüssigkeiten einfüllen, keine zerbrechlichen oder spitzen Gegenstände wie Gläser, Messer verwenden).

Springen

Material: Schwamm, Bonbons, Schnur.

Anleitung: Man hängt einen Schwamm oder einen anderen Gegenstand an einer Schnur so an der Decke auf, dass das Kind ihn durch Hochspringen erreichen kann. Als besonderen Anreiz kann man auch Bonbons verwenden (oder etwas anderes, was das Kind gerne mag). Man zeigt, wie man springt, um den Gegenstand zu berühren. Dann soll das Kind es nachmachen. Gelingt ihm dies nicht, so kann man es ein wenig hochheben. Während eines Übungsgangs sollte es mehrmals springen, bis es müde ist, und für jeden Versuch gelobt werden. Am Ende erhält es das Bonbon als Belohnung.

Man stellt einen Schemel auf und legt eine Matte davor. Dann demonstriert die Betreungsperson, wie man beidbeinig vom Schemel springt. Sie hält das Kind an beiden Händen, wenn es sich nicht herunterhüpfen traut. Die Schwierigkeit lässt sich ein wenig steigern, indem man es von einem Sessel auf eine weiche Matte springen lässt.

Ball fangen und werfen

Material: großer Ball, Tennisball.

Anleitung: Eine gute Vorübung für das gemeinsame Ballspiel ist das Hin- und Herrollen eines Balles. Dazu setzt sich die Betreuungsperson dem Kind gegenüber auf den Boden und macht es auf sich aufmerksam: „Anna, schau mich an!" Sie rollt einen großen Ball zum Kind und ermuntert es, den Ball zurückzurollen (➤ Abb. 8.5). Die Übung lässt sich besser durchführen, wenn eine zweite Person dem Kind dabei mit Handführung hilft.

Wenn das Hin- und Herrollen gut klappt, kann man die folgende Übung versuchen: Die Betreuungsperson stellt sich vor das Kind und legt ihm den Ball in die Hände. Wie beim Rollen sollte auch hier eine zweite Person mitspielen, die hinter dem Kind steht und, falls notwendig, seine Arme führt. Man fordert das Kind auf, den Ball zuzuwerfen, wobei der Abstand zwischen den Händen der Betreuungsperson und denen des Kindes anfangs nur wenige Zentimeter betragen soll. Der Helfer regt nun durch Handführung eine leichte Wurfbewegung an, sodass der Ball in die Hände der ersten Betreuungsperson fällt. Sobald das Kind gelernt hat, den Ball in die richtige Richtung zu befördern, vergrößert man den Abstand langsam.

Auch beim Fangen ist ein Helfer von Vorteil. Er steht wieder hinter dem Kind und führt dessen Arme so, dass es den Ball zu fassen bekommt. Man übt zuerst mit einem großen, leichten Ball, den das Kind gut in beiden Armen halten kann. Beherrscht es damit das Werfen und Fangen, kann man auch kleinere Bälle verwenden.

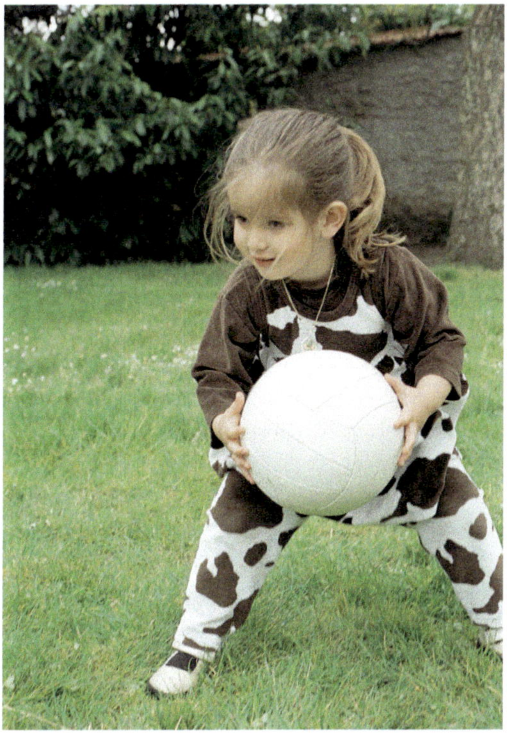

Abb. 8.5 Kontrolliertes Rollen eines Balls ist eine gute Übung für gemeinsames Spielen. [J787]

Auf dieselbe Weise kann man dem Kind beibringen, wie man den Ball aufprallen lässt. Der Ball muss dabei einmal am Boden aufkommen, bevor er gefangen werden darf.

Mit einem Tennisball, den das Kind gut mit einer Hand greifen kann, lässt sich das einhändige Werfen üben. Ist das Kind sehr geschickt, kann man auch das Fangen mit einer Hand ausprobieren.

Gleichgewicht halten

Material: Packpapierstreifen (2 m lang, 10 cm breit), Holzleiste (10 cm breit), Ziegelsteine, Reifen, Holzklötze, Halbkugeln aus Holz oder Plastik, Seil.

Anleitung: Das Gleichgewichtsgefühl lässt sich mit verschiedenen Hüpf- und Balancierspielen verbessern. Dazu legt man ein Seil (oder eine andere Markierung) auf den Boden und zeigt, wie man beidbeinig darüberspringt. Die Betreuungsperson ermuntert das Kind, dasselbe zu tun. Folgt keine Reaktion, hebt man es kurz hoch und lässt es über das Seil schwingen. Auch ein Reifen eignet sich gut für dieses Spiel: Das Kind soll von außen hinein- und wieder hinausspringen. Als Anreiz kann man ein Bonbon in die Mitte legen.

Die Betreuungsperson steckt eine Strecke von 1 bis 1,5 m ab und markiert zu diesem Zweck Anfang und Ende z. B. mit Klebestreifen oder Holzklötzen. Das Kind soll diese Strecke durch beidbeiniges Hüpfen bewältigen. Am Ziel winkt eine kleine Belohnung. Es lassen sich auch andere Varianten der Fortbewegung im Hüpfen probieren: auf einem Bein, Froschhüpfen, in der Hocke ohne Aufstützen der Arme. Die Betreuungsperson zeigt dem Kind immer deutlich, was es machen soll, und unterstützt es, soweit es notwendig ist.

Balancieren: Das Kind soll auf einem 10 cm breiten Packpapierstreifen vorwärtsgehen, ohne daneben zu treten. Diese Übung lässt sich auch mit einem Holzbrett durchführen, das am Boden liegt. Ist das Kind schon geübter, kann man das Brett auf mehrere Ziegelsteine legen, sodass es sich einige Zentimeter über dem Boden befindet. Man hält das Kind an der Hand, bis es sich sicher genug fühlt, allein über das Brett zu balancieren.

Eine andere Übungsvariante: Die Betreuungsperson legt mit Ziegelsteinen oder großen Holzklötzen eine Strecke. Die Abstände zwischen den Steinen müssen so gewählt sein, dass das Kind leicht von einem zum anderen steigen kann. Die Trittfläche muss genügend Platz für den Fuß des Kindes bieten. Die Betreuungsperson zeigt, wie man von Stein zu Stein steigt. Danach soll das Kind die Übung versuchen. Man gibt ihm anfangs Halt, bis es die nötige Sicherheit erreicht hat. Mit Halbkugeln aus Holz oder Plastik kann man die Übung dann noch anspruchsvoller gestalten.

Im Freien gibt es viele Möglichkeiten, das so geübte Balancieren anzuwenden. So finden sich auf Spielplätzen oft umgelegte Baumstämme oder Balken, über die man laufen kann. Beim Spazierengehen oder Wandern führt der Weg z. B. an einem kleinen Bach vorbei, den man auf Steinen überqueren kann. Es ist aber auch daran zu denken, dass diese Situationen für das Kind neu sind und deshalb möglicherweise Angst auslösen. Dann muss man wie bei einer völlig neuen Übung vorgehen: Die Betreuungsperson zeigt, wie es gemacht wird, ermuntert das Kind, es selbst auszuprobieren, gibt so viel Hilfestellung wie notwendig und lobt es anschließend intensiv für seine Mühe.

8

Koordinationsübungen

Neben Kraft, Ausdauer und Gleichgewichtsgefühl muss vor allem die Koordination von Arm- und Beinbewegungen geübt werden.

Man beginnt mit einfachen Übungen für Arme und Beine, das Kind soll z. B. im Kreis laufen und dazu klatschen, die Arme seitlich schwingen oder über den Kopf strecken. Dann kann man die Anforderungen steigern, indem man schwierigere Bewegungen einführt (z. B. auf den Zehenspitzen gehen, große Schritte machen, hüpfen). Wichtig ist, dass die Bewegungen der Arme und Beine erst einzeln gut eingeübt werden und dem Kind vertraut sind. Erst dann sollten sie zur Verbesserung der Koordinationsfähigkeit kombiniert werden.

Hier zwei Beispiele für schwierigere Übungen:

Hopserlauf: Man übt mit dem Kind zuerst, beim Laufen die Knie möglichst hoch zu heben. Dabei achtet man noch nicht auf die Armbewegungen. Erst wenn es das gut beherrscht, zeigt man ihm, wie man die Arme gegengleich mitschwingt, also: rechtes Knie hoch – linker Arm schwingt nach vorn, rechter Arm nach hinten. Schließlich soll das Kind nicht nur abwechselnd das Knie hochheben, sondern gleichzeitig mit dem anderen Bein hüpfen.

Hampelmann: Diese Übung erlernt das Kind am leichtesten, wenn die Betreuungsperson sich gegenüber aufstellt und jede Bewegung deutlich vorturnt. Dazu hebt man die Arme über den Kopf, sodass sich die Handflächen mit einem Klatschen berühren. Wenn das Kind sie nicht spontan nachahmt, führt die Betreuungsperson seine Arme über dem Kopf zusammen. Ist die Armbewegung so gut eingeübt, dass das Kind sie alleine ausführen kann, bringt man ihm die Beinbewegungen bei: hochspringen – mit gegrätschten Beinen landen – wieder hochspringen – Beine schließen. Wenn diese Bewegungsfolge klappt und das Kind sie mehrere Male hintereinander selbstständig vorzeigt, kombiniert man Arm- und Beinbewegungen zum Hampelmannsprung.

Sport treiben

Gerade für Schulkinder und Jugendliche mit Autismus ist es sehr günstig, wenn sie eine gängige Sportart beherrschen. Schwimmen, eislaufen oder Rad fahren verbessern nicht nur den körperlichen Allgemeinzustand der Kinder, sondern helfen auch bei der Kontaktaufnahme mit Gleichaltrigen. Sportliche Betätigung ermöglicht ihnen außerdem, ihre Freizeit sinnvoll zu gestalten. Ziel ist dabei nicht, dass das Kind besondere sportliche Leistungen erbringt, sondern dass es die Sportgeräte einigermaßen beherrscht und Spaß an der Bewegung hat.

Die bereits beschriebenen motorischen Übungen fördern das Bewegungsgefühl und die Sicherheit des Kindes und bilden damit eine gute Grundlage für das Erlernen einer Sportart. Darüber hinaus muss das Kind aber noch in spielerischer Weise mit den für den jeweiligen Sport typischen Bewegungsfolgen und Fertigkeiten vertraut gemacht werden.

Gemeinsame Besuche im Schwimmbad z. B. sollen die Angst vor dem Wasser nehmen und Freude am

Plantschen und Bewegen im Wasser vermitteln. Solange das Kind noch nicht schwimmen kann, muss es durch hochwertige Schwimmhilfen gesichert werden.

Mit Rutschauto und Schaukelpferd lernt das Kind, im Sitzen Gleichgewicht zu halten, auch ohne sich mit den Beinen am Boden abzustützen. Auf dem Dreirad kann es das Treten der Pedale üben – das sind wichtige Vorübungen für das Radfahren. Es ist aber erst im Schulalter sinnvoll, ein Fahrrad anzuschaffen.

Viele Sportarten können in einer Gruppe erlernt und ausgeübt werden. In Kindergärten und Schulen sind daher Turn- und Sportstunden fixer Bestandteil der Bildungspläne; oft werden sogar darüber hinaus Kurse durchgeführt. Eltern sollen sich über solche Angebote informieren und sie intensiv nutzen. Es ist jedoch wichtig zu überprüfen, ob genügend Betreuer vorgesehen sind und ob darunter auch jemand ist, der Erfahrung im Umgang mit Kindern mit Autismus hat.

8.6.4 Übungen zur Förderung der Feinmotorik

Feinmotorische Geschicklichkeit erwirbt das Kind beim Hantieren mit unterschiedlichen Materialien: beim Aus- und Einräumen der Stapelbecher, beim Turmbauen oder beim Zusammenstecken von Legobausteinen. Holzpuzzles oder Legeleisten aus Holz haben meist einen Griff, der sich gut zum Üben des Pinzettengriffs (das Zugreifen mit Daumen und Zeigefinger) eignet. Das Auffädeln von Perlen erfordert eine sehr feine Koordination von Auge, Hand und Fingern.

Sich typisch entwickelnde Kinder bilden Handgeschicklichkeit aus, wenn man ihnen entsprechendes Material zur Verfügung stellt und ihre Bestrebungen, etwas selbst machen zu wollen, nicht behindert. Dagegen benötigen Kinder mit Autismus sehr viel Unterstützung. Aus eigenem Antrieb hantieren sie bloß stereotyp mit dem Material, erreichen dabei allerdings oft eine verblüffende Fingerfertigkeit und Geschicklichkeit.

BEISPIEL

So konnten wir bei einem 9-jährigen Jungen mit Autismus beobachten, dass er imstande war, jeden kleineren Gegenstand in Drehbewegungen zu versetzen. Er verfolgte dann interessiert das Kreiseln. Zugleich hatte er aber große Probleme, die Lotto-Bildkärtchen auf die richtige Stelle am Tisch zu legen oder ein einfaches Puzzle zusammenzusetzen. Bei diesen Aufgaben benötigte er Handführung, sein Blick schweifte ständig ab, anstatt die eigenen Finger- und Handbewegungen zu kontrollieren.

Es ist daher besonders wichtig, die **Aufmerksamkeit** des Kindes **auf das Spielmaterial** zu lenken. Wenn man bemerkt, dass das Kind in die Leere starrt oder im Raum herumschaut, unterbricht man das Spiel. Erst nachdem erneut Blickkontakt mit dem Kind hergestellt wurde, ist es sinnvoll, die begonnene Aufgabe fortzusetzen.

Gegenstände betasten

Material: Streichelspiel, Tastspiel, Gegenstände aus unterschiedlichem Material; z. B. Plüschtier, Holzwürfel, Steine, Schlüssel aus Metall, Nadelfilz.

Anleitung: Das Kind erhält ein Spielzeug, das aus verschiedenartigen Materialien gefertigt ist, z. B. etwas Glattes, etwas Weiches, einen Gegenstand mit rauer Oberfläche. Spiele wie das Streichelspiel oder das Tastspiel, die im Handel erhältlich sind, eignen sich ebenfalls. Durch Betasten der Oberfläche lernt das Kind, wie sich Materialien und Gegenstände unterschiedlicher Beschaffenheit anfühlen. Die Betreuungsperson nimmt die Hand des Kindes und lässt seine Finger über das Spielzeug gleiten. Sie benennt dabei die Eigenschaft: „Weich! Ein **weicher** Teddy!" Es ist wichtig, auch die Konturen und Einzelheiten des Gegenstands zu betasten, z. B. Kopf, Bauch, Arme und Beine des Teddys, die Knopfaugen. Auf diese Art beginnt das Kind, die Umwelt im wörtlichen Sinn zu „begreifen". Durch das gleichzeitige Benennen fördert man außerdem auch das Verständnis für Eigenschaftsbegriffe.

Wenn das Kind bereits sprechen kann, kann man folgende Spielvariante ausprobieren: Dazu legt man drei Gegenstände, die man mit dem Kind gemeinsam genau befühlt und angesehen hat, unter eine Decke. Nun führt man die Hand des Kindes darunter und lässt es einen Gegenstand betasten. Das Kind soll, ohne nachzusehen, erraten, welches Spielzeug es in den Händen hält.

Elastische Gegenstände drücken

Material: Wattebausch, Wollknäuel, Kissen, Schwamm, weicher Gummiball oder -tier, Wäscheklammern.

Anleitung: Diese Übung eignet sich gut zur Stärkung der Finger- und Handmuskulatur, die bei Kindern mit Autismus oft sehr schlaff ist. Man beginnt mit möglichst weichen Dingen, die sich leicht zusammendrücken lassen, z. B. Wattebausch, Wollknäuel, Polster. Das Kind soll den Wattebausch in die Hand nehmen und drücken. Die Betreuungsperson unterstützt mit Handführung, soweit das notwendig ist. Nach und nach kann man zu Materialien übergehen, die etwas mehr Widerstand bieten, aber immer noch elastisch genug sind, dass man sie zusammenpressen kann. Ein Badeschwamm oder ein weicher Gummiball eignen sich dafür. Besonders zu empfehlen sind **Gummitiere, die einen Quietschton von sich geben,** wenn man sie drückt.

Es ist wichtig, dem Kind auch beizubringen, wie man mit Daumen und Zeigefinger Druck ausübt. Schopler empfiehlt dazu die Verwendung von Wäscheklammern, die man an einem Schachtelrand, später auf einer gespannten Schnur aufstecken lassen kann. Das Kind muss die Klammer mit Daumen und Zeigefinger anfassen und drücken, damit sie sich öffnet. Wieder hilft die Betreuungsperson mit Handführung, die Aufgabe zu bewältigen, wenn das Kind allein nicht zurechtkommt.

Aufheben – Hinlegen – Einräumen

Material: Beliebige Spielgegenstände, die das Kind gut mit der ganzen Hand greifen kann (z. B. Bausteine, Stöpsel des Farbensteckbretts, Holzperlen), Schachteln, Dosen, Eierwaben.

Anleitung: Man stellt zwei flache Schachteln vor das Kind auf den Spieltisch. In eine der beiden Schachteln legt man einige Bausteine, die andere bleibt leer. Nun führt man die Hand des Kindes zu einem der Steine und unterstützt es beim Zugreifen. Der Stein wird hochgehoben und die Hand zur leeren Schachtel geführt. Nun soll das Kind loslassen, sodass der Stein in die Schachtel fällt. Muchitsch empfiehlt die Verwendung einer Blechdose oder einer Schachtel mit hartem Boden, damit der Aufprall des Bausteins gut hörbar ist.

Der Schwierigkeitsgrad dieses Spiels lässt sich steigern, indem man kleinere Gegenstände verwendet, z. B. Perlen, die das Kind in die Vertiefungen einer Eierwabe legen soll.

Genaues Platzieren von Gegenständen: Die Betreuungsperson zeichnet Kreise (etwa in der Größe eines 2-Euro-Stücks) in die 4 Ecken eines Zeichenblatts oder Kartons. Das Kind soll nun, zuerst mit, später ohne Handführung, je einen Baustein auf einen gezeichneten Kreis setzen.

Türme bauen

Material: Pappschachteln, Dosen, Würfel aus Schaumstoff, Stapelbecher, bunte Baubecher, Bausteine.

Anleitung: Man beginnt das Spiel mit zwei geschlossenen Pappschachteln und legt eine Schachtel vor das Kind. Nun führt man die Hand des Kindes zur anderen Schachtel und unterstützt es beim Zugreifen. Zusammen mit dem Kind legt man die Schachteln aufeinander: Ein Turm aus zwei Bauelementen ist entstanden. Wenn das Kind diesen Vorgang des Aufeinanderstapelns ohne Handführung beherrscht, lassen sich mehr Elemente verwenden. Man kann dann zu Stapelbechern, Baubechern und Bausteinen übergehen.

Steckspiele

Material: Farbensteckbrett, diverse Steckspiele.

Anleitung: Mit diesem Spiel sollte man erst beginnen, wenn das Kind die Übungen zum Einräumen, genauen Platzieren von Gegenständen und Bauen von Türmen bereits ohne Handführung beherrscht.

Man wählt als einfache Spielvariante das **Farbensteckbrett:** Das leere Steckbrett steht vor dem Kind, die Stöpsel liegen in einer Schachtel daneben. Das Kind soll nun die Stöpsel in die entsprechenden Vertiefungen stecken.

Steckspiele werden zur Steigerung des Schwierigkeitsgrades eingesetzt. Es ist wichtig, zuerst das gezielte Einsetzen der Stecker zu üben, danach können

Betreuungspersonen auch Muster oder Reihen vorlegen, die das Kind nachmachen soll.

Auffädeln

Material: Ringpyramide, große Perlen, Knöpfe, Pfeifenreiniger, Schnüre.

Anleitung: Man lässt das Kind zuerst die Ringe auf die Ringpyramide in beliebiger Reihenfolge aufstecken. Anschließend verwendet man große Holzperlen und ein Stäbchen, das man auf einer Unterlage befestigt (z. B. auf einem Holzbrett). Das Kind soll die Perlen auf das Stäbchen aufstecken.

Wenn das Kind diese Handgriffe gut beherrscht, kann es die Perlen erst auf Pfeifenreiniger, später auch auf Schnüre auffädeln.

Knöpfen/Knoten

Material: Übungsrahmen zum Knöpfen (man befestigt an einem Holzbrett oder Karton links und rechts je einen Streifen Stoff. Die Stoffstreifen sollen so breit sein, dass sie sich auf dem Brett übereinanderklappen lassen. Rechts näht man Knöpfe an, in den linken Streifen schneidet man Knopflöcher. Auf dieselbe Art lassen sich Übungsrahmen zum Schnüren, Binden einer Schleife, Schließen von Druckknöpfen und Reißverschlüssen herstellen).

Lernbär: Teddybär mit verschiedenen Verschlüssen (Knopfloch, Schuhbänder, Reißverschluss, Klettverschluss, Druckknopf, Schnalle). Teddy oder Puppe mit Jäckchen, das sich zuknöpfen lässt.

Anleitung: Man beginnt mit großen Knöpfen (mindestens 2 cm Durchmesser) und führt eine Hand des Kindes zum Knopf, die andere zum Knopfloch, und zwar so, dass es jeweils nur mit Daumen und Zeigefinger zugreift. Nun soll es – anfangs mit Handführung – den Knopf durch das Knopfloch stecken, bis es diese Übung gut beherrscht. Dann kann es auch kleinere Knöpfe schließen, z. B. an einem Puppenjäckchen.

Die Betreuungsperson zeigt dem Kind, wie man aufknöpft. Diese Fertigkeit lässt sich gut an Kleidungsstücken des Kindes üben, etwa an einer Jacke mit großen Knöpfen.

Auf ähnliche Weise bringt man ihm das Öffnen und Schließen eines Reißverschlusses bei: Zuerst verwendet man einen Übungsrahmen, dann den Lernbär oder Jacken für eine Puppe, schließlich bezieht man auch die Kleidung des Kindes in die Übung ein.

Schleife binden: Die Betreuungsperson bastelt nach dem oben beschriebenen Prinzip einen Übungsrahmen, wobei an jedem der beiden Stoffstreifen je ein Band von ca. 30 cm Länge zu befestigen ist. Es ist sinnvoll unterschiedliche Farben für die beiden Bänder (z. B. links blau, rechts rot) zu wählen. Man zeigt dem Kind zuerst, wie man einen Knoten macht, wobei man wie folgt vorgeht:

- Die Bänder ordnen. Jede Farbe liegt für sich.
- Die Bänder kreuzen. Dabei liegt immer das rechte Band oben.
- Es wird ein ‚Tor' gebildet, indem die (gekreuzt) liegenden Bänder hochgehoben werden. Durch dieses Tor wird mit der linken Hand das rechte Band geführt und der Knoten gebildet.

Beherrscht das Kind diese Handgriffe, kann man ihm das Binden einer Schleife beibringen:

- Nach dem Knoten wird mit dem Band in der linken Hand eine Schlaufe gebildet.
- Das rechte Band wandert um die Schlaufe herum, wird doppelt in einer Schlaufe durch das kleine ‚Tor' durchgesteckt, und beide Schlaufenenden werden fest zugezogen. Die Schleife ist fertig (Sinnhuber, a. a. O., S. 91).

Schneiden

Material: Kindersichere Schere, (Zeitungs-)Papier, Karton, Buntpapier.

Anleitung: Man zeigt dem Kind, wie man eine Schere halten muss, um damit zu schneiden. Dazu gibt man ihm die Schere so in die Hand, dass Daumen und Zeigefinger in den Haltegriffen liegen. Dann führt man die Hand des Kindes und schneidet dabei in ein Blatt Zeitungspapier. Wenn es das Prinzip beherrscht, bereitet man einen Papierstreifen vor, das Kind soll davon Stücke abschneiden.

Der nächste Lernschritt besteht darin, an einer vorgezeichneten Linie zu schneiden. Dazu zeichnet man auf einen Streifen Papier mit Filzstift dicke Linien und zeigt dem Kind, dass es genau auf der Linie schneiden soll. Falls nötig, führt die Betreuungsperson seine Hand. Klappt das gut, kann man die Übung schwieriger gestalten, indem man nur noch dünne Linien zeichnet. Schließlich soll das Kind lernen, Kreise und Rundungen auszuschneiden. Wenn man Buntpapier verwendet, kann man aus den Kreisen und Papierstückchen, die dabei entstehen, anschließend ein Bild kleben (z. B. eine Blume).

Vorübungen zum Zeichnen

Material: Sand, flacher Teller mit Grieß, Sandwanne, dicke Filzstifte, große Bögen Packpapier, weiche Kreiden, Tafel.

Anleitung: In der Sandkiste lässt sich das Zeichnen gut anbahnen: Man nimmt den Zeigefinger des Kindes und malt Striche, Kreise, Muster in den Sand. Es ist darauf zu achten, dass das Kind dabei zusieht. Die Betreuungsperson wischt die Fläche vor dem Zeichnen einer neuen Figur immer glatt. Wenn keine Sandkiste zur Verfügung steht oder die Übung zu Hause durchgeführt werden soll, verwendet man am besten einen flachen Teller, auf den man z. B. Grieß streut. Darauf lässt sich ebenso gut zeichnen wie im Sand. Im Handel erhältlich sind auch Sandwannen.

An einer Wandtafel oder auf großen Papierbögen, die man an der Wand befestigt, kann das Kind den Umgang mit verschiedenen Schreib- und Zeichenmaterialien lernen. Stifte und Kreiden müssen anfangs sehr weich sein, sodass sie schon bei zaghafter Berührung mit der Zeichenfläche Farbe abgeben. Kinder mit Autismus sind nämlich oft nicht imstande, mit dem nötigen Druck auf das Papier zu malen. Die produzierten Linien sind dann nur schwach sichtbar und bieten nicht genug Anreiz, das Zeichnen fortzusetzen.

Verbinden von vorgezeichneten Punkten

Material: A4-Zeichenkarton, dicke Filzstifte.

Anleitung: Man zeichnet zwei deutlich sichtbare Punkte im Abstand von etwa 5 cm untereinander. Das Kind bekommt einen Filzstift in die Hand und die Betreuungsperson umschließt dessen Hand so, dass sie sie führen kann. Am besten stellt man sich zu Beginn hinter den Sessel des Kindes; so kann man die Strichführung gut steuern. Dazu setzt man die Filzstiftspitze auf den oberen der beiden Punkte und lässt das Kind mit Handführung einen Strich bis zum unteren Punkt ziehen.

Wenn das Kind dies einige Male geübt hat, kann man folgende Arbeitsblätter vorbereiten (➤ Abb. 8.6).

Es ist wichtig, das Kind an das Bearbeiten dieser Blätter in der Schreibrichtung zu gewöhnen, also von links nach rechts. Sollte das Kind Schwierigkeiten mit dem Absetzen des Striches haben, kann man ein Signal einführen: Immer wenn es den unteren Punkt erreicht hat, sagt man „Stopp" („Halt", „Aus").

Das Zeichnen sollte durch Übungsblätter für waagrechte und schräge Linien (➤ Abb. 8.6, Teile b und c) erweitert werden.

Kreise und Figuren zeichnen

Material: A4-Zeichenkarton, Filzstifte.

Anleitung: Man zeichnet einen punktierten Kreis vor, den das Kind nachziehen soll. Die Punkte werden als Hilfestellung nach und nach ausgeblendet, indem z. B. ihre Zahl verringert wird oder sie schwächer gezeichnet werden (➤ Abb. 8.7, Teil a). Nach derselben Methode können auch andere geometrische Figuren, Buchstaben und einfache Zeichnungen erarbeitet werden (Beispiele ➤ Abb. 8.7, Teile b und c).

Ausmalen einer kleinen Umrissform

Material: Zeichenpapier, Malbücher, Buntstifte, Filzstifte, Wachsmalkreiden.

Anleitung: Das Ausmalen einer Fläche oder einer Figur, deren Umrisse vorgezeichnet sind, fällt Kindern mit Autismus sehr schwer, weil sie Mühe haben, die Begrenzung einzuhalten. Wenn sie dies lernen sollen, darf die auszumalende Fläche nicht zu groß sein, sonst artet das Hin-und-her-Bewegen des Malstiftes in ein stereotypes Verhalten aus. Das Kind kontrolliert nicht mehr, was es tut, sondern führt den Stift in monotoner Bewegung übers Papier.

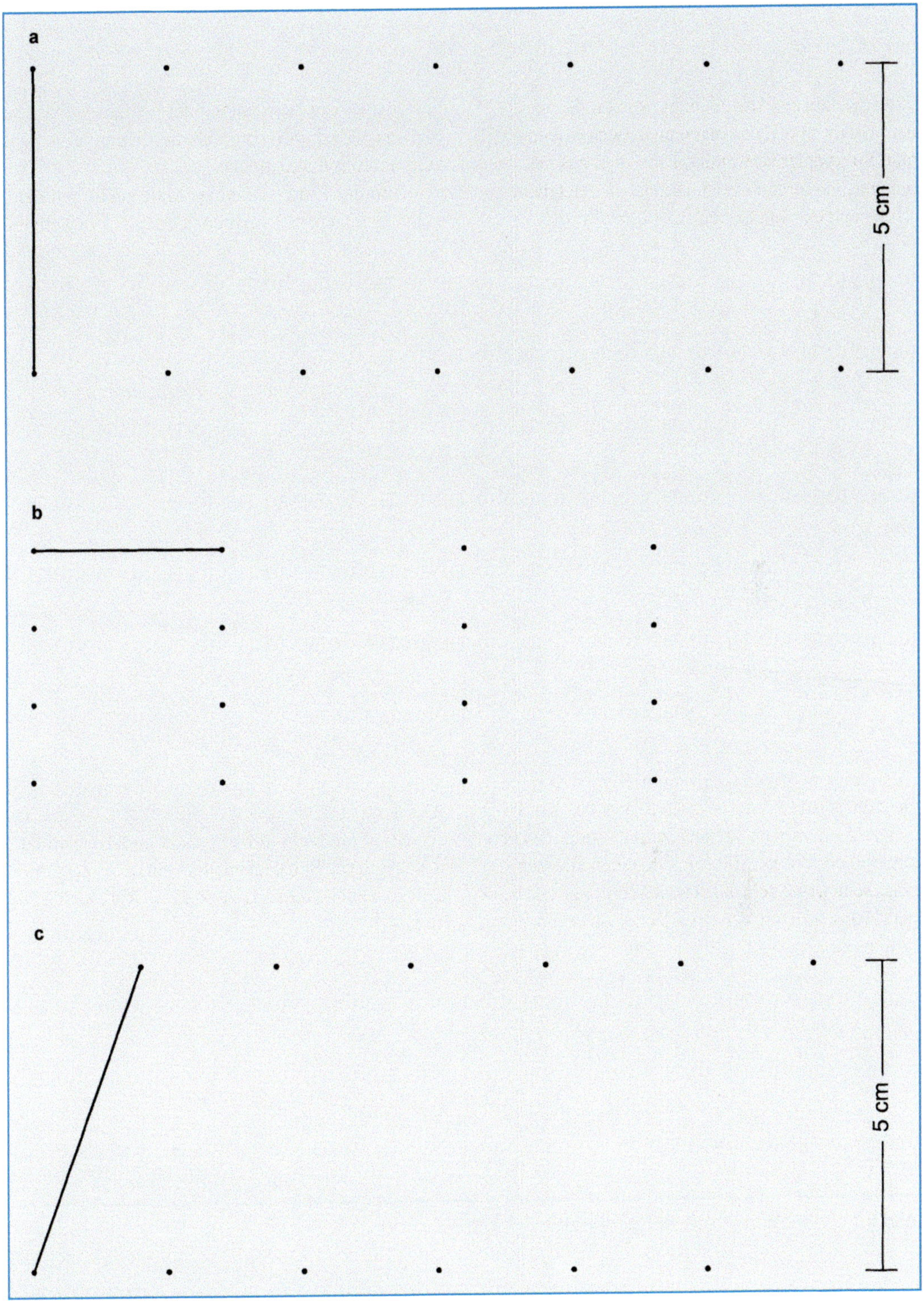

Abb. 8.6 Übungsblätter „Verbinden von vorgezeichneten Linien". [P429]

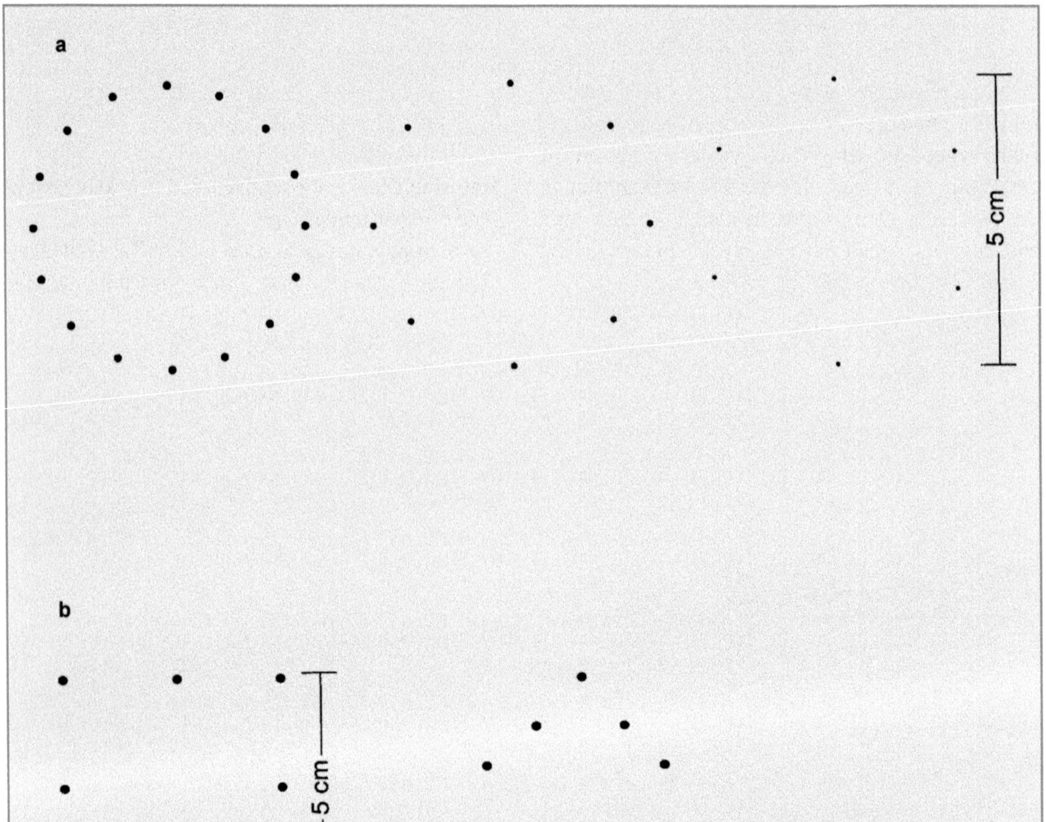

Abb. 8.7 Übungsblätter „Kreise und Figuren zeichnen". [P429]

8

Die Umrisse müssen anfangs sehr deutlich gezeichnet sein. Zusätzlich geben Betreuungspersonen ein sprachliches Signal, wenn das Kind über die Umrandung hinausgerät: „Halt! Nicht über den Rand!“ Dabei führen sie seine Hand wieder in das Innere der Figur. Beschränkt sich das Kind darauf, nur in der Mitte der Umrissform zu malen, so hilft man ebenfalls mit Handführung nach und malt die schwierigen Randbereiche gemeinsam aus.

Labyrinthe

Material: A4-Zeichenkarton, Filzstifte.

Anleitung: Man zeichnet eine 1 cm breite, gerade Straße auf. Am linken Ende malt man ein Auto, rechts ein Haus. Dann lässt man das Kind mehrmals mit dem Zeigefinger, dann mit dem Filzstift den Weg des Autos zum Haus fahren. Man unterstützt die Bewegung so lange mit Handführung, bis das Kind den Weg selbstständig einzeichnen kann, ohne über die Begrenzung zu malen. Dann kann man die Straße schmaler machen sowie Kurven und Sackgassen einbauen (➤ Abb. 8.8).

8.6.5 Übungen zur Förderung der akustischen Wahrnehmung

Auf Geräusche reagieren

Material: Glocke, Rassel, Pfeifchen o. ä. klangerzeugende Gegenstände.

Anleitung: Man beobachtet, welche Tätigkeiten das Kind besonders gern mag. Das kann z. B. der tägliche Spaziergang oder das abendliche Baden sein. Man kündigt das Baden durch Läuten der Glocke an und sagt dazu: „Baden.“ Die Betreuungsperson wiederholt diese Ankündigung jedes Mal vor der gewählten Tätigkeit, jedoch so, dass das Kind die Glocke nicht sehen kann. Nach einigen Malen sollte man an der Reaktion des Kindes erkennen, dass es den Glockenton als Signal wahrnimmt und versteht; es läuft z. B. ins Badezimmer und beginnt sich schon auszuziehen.

Akustische Signale unterscheiden

Man verbindet Tätigkeiten, die das Kind gern mag, mit einfachen lautmalerischen Bezeichnungen. Wenn die Betreuungsperson das Kind streichelt, sagt sie „ei, ei“ dazu; zum Plantschen im Badewasser

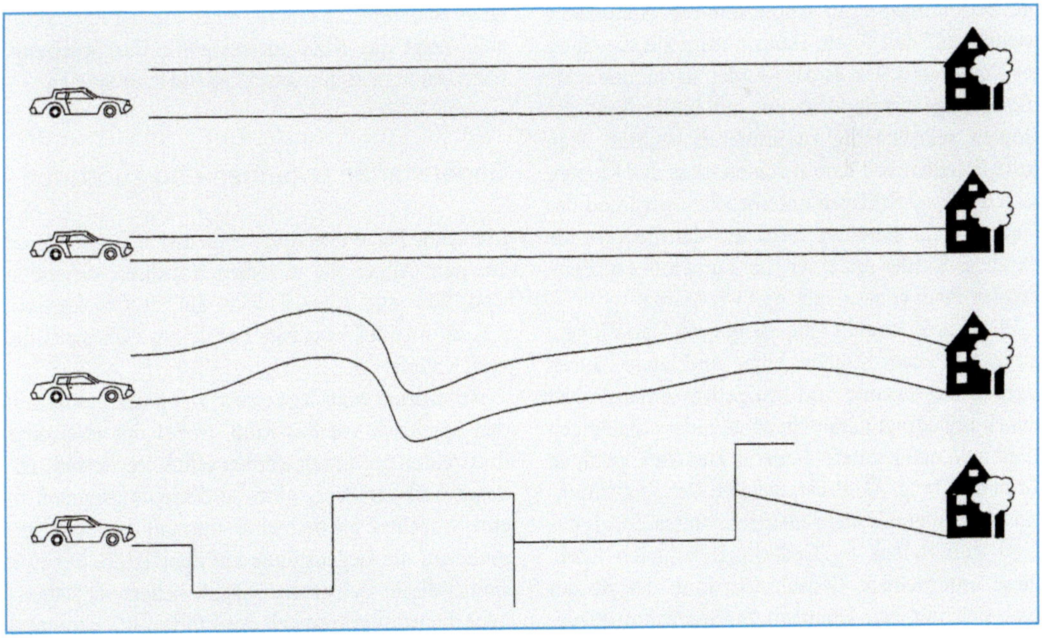

Abb. 8.8 Übungsblätter „Labyrinth“. [P429]

„plitsch-platsch", zum Klatschen der Hände „patsch, patsch" usw. Am besten spricht man gelegentlich nur das Wort und achtet auf die Reaktion des Kindes. Streckt es dem Erwachsenen etwa auf ein „patsch, patsch" die Hände entgegen, lässt es erkennen, dass es auf die Ankündigung das Klatschen der Hände erwartet. Bleibt die Reaktion aus, dann klatscht man die Hände des Kindes zusammen und wiederholt freundlich „patsch, patsch".

Geräuschquellen unterscheiden

Material: Paare von Gegenständen, die Geräusche erzeugen; z. B. 2 Glocken, 2 Rasseln, 2 Trommeln.

Anleitung: Man legt 2 oder 3 Paare der Geräuschquellen vor das Kind und beginnt mit dem Läuten einer Glocke. Dann führt man die Hand des Kindes zur zweiten Glocke und lässt es mit Hilfe die Glocke läuten. Man wiederholt das Spiel abwechselnd mit den verschiedenen Geräuschquellen und blendet die Handführung langsam aus, sobald das Kind zu erkennen gibt, dass es mit dem Spielablauf vertraut ist.

Geräuschfolgen wiedergeben

Die Betreuungsperson klopft mit der Handfläche zweimal auf den Tisch. Dann nimmt sie die Hand des Kindes und lässt es das Klopfen nachahmen. Sie hilft so lange mit Handführung mit, bis das Kind das Klopfen selbstständig zu imitieren beginnt. Man muss in jedem Fall darauf achten, dass das Klopfen nach den zwei Schlägen unterbrochen wird und das Kind es nicht stereotyp fortsetzt. Man bedeckt die Hand des Kindes mit einer Hand und lobt es: „Fein, jetzt hat Peter genauso geklopft wie Mama!"

Dieses Spiel erlaubt eine Menge von Variationen: lautes und leises Klopfen, kurze und lange Pausen ergeben interessante und lustige Rhythmen. Es ist jedoch unbedingt darauf zu achten, dass die Folgen nicht zu lange geraten. 2 oder 3 Elemente genügen für den Anfang. Als Faustregel gilt: Der Klopfrhythmus sollte niemals mehr Elemente umfassen, als das Kind unmittelbar im Gedächtnis behalten kann. Diese unmittelbare Gedächtnisspanne des Kindes lässt sich mit den Übungen zur Gedächtnisförderung leicht feststellen (➤ Kap. 8.6.7).

8.6.6 Übungen zur Förderung der visuellen Wahrnehmung

Gegenstände fixieren und mit dem Blick verfolgen

Material: Taschenlampe mit schwachem Lichtstrahl, auffällige (Spiel-)Gegenstände (z. B. rote Rassel, Schlüsselbund, roter Ball).

Anleitung: Man setzt sich dem Kind gegenüber und bringt die Taschenlampe in sein Gesichtsfeld: „Schau, Roland!" Wenn das Kind nicht reagiert, schaltet man die Lampe mehrmals aus und ein, um seine Aufmerksamkeit darauf zu lenken (Übung „Einen gemeinsamen Aufmerksamkeitsfokus herstellen" ➤ Kap. 8.6.1). Man bewegt die Lampe zur Seite und beobachtet, ob es das Licht mit den Augen verfolgt. Diese Übung lässt sich auch mit anderen Gegenständen wiederholen, z. B. mit einer roten Rassel oder mit einem Schlüsselbund. Sobald das Kind die Rassel fixiert, legt man sie langsam auf den Tisch. Die Betreuungsperson macht das Kind auf einen Schlüsselbund aufmerksam, der bereits auf dem Tisch liegt. Sie verändert dann seine Lage, indem sie ihn verschiebt. Wichtig ist, dass das Kind den Gegenstand zumindest einige Sekunden anschaut und zusieht, wie man ihn vor seinen Augen bewegt. Anfangs ist bereits ein Lob für einen kurzen Blick sinnvoll. Zeigt das Kind Interesse für das Spielzeug, überlässt man es ihm anschließend zum Spielen.

Gegenstände erkennen und zuordnen

Material: Für dieses Spiel eignen sich Gegenstände aus dem Alltag, die in jedem Haushalt vorhanden sind. Man sucht jeweils zwei gleiche Objekte aus, z. B. zwei Löffel, zwei rote Bausteine, zwei Bleistifte, zwei Knöpfe.

Anleitung: Man legt einen Teil jedes Paares auf den Spieltisch vor das Kind, wobei mit zwei oder drei Paaren begonnen werden sollte. Den jeweils anderen Teil der Paare gibt die Betreuungsperson in eine Schachtel. Sie betrachtet nun mit dem Kind gemeinsam die Gegenstände auf dem Tisch; benennt sie bei dieser Gelegenheit. Dann sichert sie sich erneut die Aufmerksamkeit des Kindes (Blickkontakt) und zeigt ihm einen Gegenstand aus der Schachtel, den sie in Augenhöhe hält. Die Betreuungsperson benennt den Gegenstand und legt ihn dann mit dem Kind gemeinsam zu dem passenden Gegenstand auf den Tisch. Man wiederholt das Spiel, bis das Kind die Zuordnung allein vornehmen kann. Erst dann darf die Anzahl der Paare erhöht werden.

Es ist besonders darauf zu achten, dass die Gegenstände nicht immer in derselben Reihenfolge angeordnet sind (also nicht immer: Löffel, Knopf, Baustein, Bleistift). Kinder mit Autismus prägen sich nämlich die Reihenfolge ein und ordnen zu, ohne die Richtigkeit durch Hinschauen zu überprüfen.

Größen sortieren und zuordnen

Material:

- Die Stapelbecher bestehen aus mehreren verschieden großen Bechern, die zu einem Turm aufeinandergesetzt oder ineinandergestülpt werden können.
- Nach demselben Prinzip sind die bunten Baubecher gestaltet; die einzelnen Elemente sind Hohlwürfel.
- Die Ringpyramide besteht aus einem Stab, der auf einer Scheibe befestigt ist; darauf werden Scheiben unterschiedlicher Größe gesteckt.
- Farbensteckbrett: In ein Holzbrett mit 25 Vertiefungen werden Rundstäbe in fünf verschiedenen Größen und fünf verschiedenen Farben gesteckt.
- Legeleisten: Motive aus Holz in verschiedenen Größen müssen in passende Vertiefungen eingefügt werden.

Anleitung: Man beginnt mit dem größten und kleinsten Element der Stapelbecher und zeigt dem Kind, wie man die beiden Becher bzw. Hohlwürfel übereinanderstellt bzw. den kleineren in den größeren einräumt. Dann wiederholt man das Spiel mit dem Kind gemeinsam, wobei es durch leichte Handführung unterstützt werden kann. Nach und nach erweitert man das Spiel um jeweils einen Becher (oder Hohlwürfel), bis es dem Kind gelingt, aus dem ungeordneten Bechersatz einen Turm zu bauen und die Becher anschließend wieder einzuräumen.

Beim Spiel mit der Ringpyramide braucht das Kind einige Übung, bis es das Aufstecken der Scheiben beherrscht (Übungen zur Förderung der Feinmotorik ➤ Kap. 8.6.4). Die genaue Koordination von Auge und Hand, die man dazu benötigt, fällt Kindern mit Autismus besonders schwer, weil sie ihre Handlungen selten visuell kontrollieren. Betreuungspersonen üben daher zuerst das Aufstecken, bevor sie die Scheiben nach ihrer Größe sortieren lassen. Auch hier sollte man unbedingt mit einigen wenigen Scheiben von deutlich unterschiedlicher Größe beginnen.

Man wählt nur die fünf längsten und fünf kürzesten Stäbe aus dem Farbensteckbrett aus und legt sie in eine flache Schachtel, die direkt vor dem Kind steht. Dann steckt man einen langen Stab in die oberste Reihe des Steckbretts, einen kurzen Stab in die unterste Reihe. Das Kind soll nun – anfangs mit Handführung – die übrigen vier kurzen und vier langen Stäbe richtig dazustecken. Die Schwierigkeit des Spiels lässt sich durch Hinzunahme der Stäbe mit mittlerer Größe steigern.

Formen zuordnen

Material:

- Formenwürfel: Großer Hohlwürfel, dessen Seitenflächen verschiedene Öffnungen aufweisen, durch die entsprechend geformte Teile zu stecken sind.
- Formensteckbrett: Holz- oder Plastikbrett mit Vertiefungen, in die geometrische Formen (Kreis, Viereck, Dreieck) eingepasst werden müssen.
- Holz-Puzzle: Das Gestaltungsprinzip ähnelt dem Formensteckbrett, anstelle der geometrischen Figuren werden jedoch Bilder von Tieren, Verkehrsmitteln u. Ä. eingesetzt.
- Rahmenpuzzle: Die Konturen der Puzzleteile sind auf der Spielunterlage eingekerbt und erleichtern das Zusammensetzen des Bildes.

Anleitung: Beim Spiel mit Formenwürfel, Formensteckbrett und Holz-Puzzle soll das Kind die Teile in die entsprechend geformten Vertiefungen bzw. Öffnungen stecken. Die Schwierigkeit des Formenwürfels kann durch Zukleben einzelner Öffnungen reduziert werden.

Puzzles gibt es mit einer unterschiedlichen Zahl von Teilen. Als Einstieg eignen sich Bilder, die in 4 oder 6 Teile zerlegt sind.

Farben sortieren und zuordnen

Material:

- Bausteine in verschiedenen Farben: Die Bausteine sollten in den Grundfarben (rot, blau, gelb und grün) bemalt und in größeren Mengen vorhanden sein.
- Farbensteckbrett (Beschreibung ➤ Größen zuordnen)
- Colorama: Spielunterlage mit verschieden gefärbten und geformten Vertiefungen. Die dazugehörigen Spielsteine müssen nach Form und Farbe eingepasst werden.
- Steckspiele: Verschiedenfarbige Steckknöpfe können auf einer gelochten Unterlage zu Mustern gesteckt werden. Da das Material sehr klein ist, sollte es jüngeren Kindern nicht zum freien Spiel überlassen werden.
- Klecksolino: Farbige Plättchen müssen auf einer Farbpalette den richtigen Farben zugeordnet werden.
- Tempo, kleine Schnecke: Schnecken in verschiedenen Farben laufen auf einem Spielplan um die Wette. Mit einem Farbwürfel wird die Schnecke bestimmt, die als nächste ziehen darf.

Anleitung: Farben sortieren. Bausteine, Steckknöpfe, Rundstäbe oder Scheiben können nach Farben sortiert werden. In der einfachsten Spielvariante werden zwei flache Behälter (Schachteln) vor das Kind auf den Spieltisch gestellt. Dann legt man einen roten Baustein in den einen Behälter, einen blauen in den anderen und fordert das Kind auf, die übrigen Bausteine in die entsprechende Schachtel zu legen. Als zusätzliche Hilfe können die Schachteln in der Farbe der Bausteine bemalt oder beklebt werden (z. B. eine rote Schachtel für die roten Bausteine, eine blaue für blaue Steine). Nach und nach wird die Zahl der Farben erhöht.

Wenn das Kind diese Übung gut beherrscht, kann man beginnen, farbgleiche Reihen auf dem Farbensteckbrett herzustellen. Es empfiehlt sich, beim Sortieren die Farben immer zu benennen, damit sich der Begriff einprägt.

Zuordnen: Das Spiel **Klecksolino** enthält unterschiedlich gefärbte Farbplättchen sowie Farbpaletten mit Farbfeldern. Man legt eine Farbpalette vor das Kind und sucht die farblich passenden Kärtchen. Nun stellt die Betreuungsperson Blickkontakt mit dem Kind her und hält ein Kärtchen in Augenhöhe, sodass das Kind es sehen kann. Nachdem sie ihm das Kärtchen übergeben hat, führt sie seine Hand zum entsprechenden Feld auf der Farbpalette, wo das Kärtchen abgelegt wird. Mit einer ausreichenden Zahl von Wiederholungen lernt das Kind, die Aufgabe ohne Hilfe zu bewältigen.

Das Zuordnen nach Farbe und Form kann auch mit dem Spiel **Colorama** geübt werden. Man wählt einen Spielstein aus und sucht mit dem Kind gemeinsam die entsprechende Vertiefung auf dem Spielplan. Wenn das Kind das Zuordnen der Spielsteine schon gut beherrscht, kann man den Farbwürfel ins Spiel bringen. Man lässt das Kind würfeln und die gewürfelte Farbe benennen. Nun sucht es einen Spielstein in dieser Farbe und legt ihn richtig auf den Spielplan. Der Formwürfel wird ebenso wie der Farbwürfel zuerst einzeln verwendet (würfeln, Spielstein in der passenden Form suchen und in die richtige Vertiefung legen), bevor beide Würfel kombiniert werden. Bei Kindern, die schon sehr geübt sind im Umgang mit Colorama, kann als zusätzlicher Anreiz ein Wettspiel veranstaltet werden: Kind und Erwachsener erhalten jeweils die Hälfte der Spielsteine und würfeln abwechselnd. Sieger ist, wer seine Spielsteine zuerst auf dem Spielplan untergebracht hat.

Bilder zuordnen

Material:

- Memory: Empfehlenswert sind Memory-Spiele mit einfach gezeichneten und gut erkennbaren Motiven aus der Umwelt des Kindes.
- Bilderlotto: Bildtafeln mit neun Feldern, die jeweils ein Motiv enthalten.

Anleitung: Das Zuordnen von Bildern wird mit Memory-Kärtchen eingeübt. Anfangs werden nur zwei oder drei Paare verwendet, mit zunehmender Übung kann man die Zahl der Bilder erhöhen und schließlich zum Bilderlotto übergehen. Die Vorgehensweise ist ähnlich wie beim Zuordnen von Gegenständen: Eine Serie von Bildern liegt auf dem Tisch, die korrespondierenden Kärtchen werden gut gemischt und dem Kind einzeln in Augenhöhe präsentiert. Es soll nun das Kärtchen auf den „Zwilling" am Tisch legen. Das Benennen der abgebildeten Gegenstände, wäh-

8

rend das Bild gezeigt wird, festigt zusätzlich die Begriffsbildung. Bei manchen Lottospielen sind auf der Rückseite der Kärtchen und der Legetafel die Gegenstände im Schattenriss abgebildet. Dadurch kann die Schwierigkeit des Spiels weiter gesteigert werden.

Erfassen von Einzelheiten (optisches Differenzieren)

Material:
- **Lottospiele** mit ähnlichen Bildern, bei denen jeweils ein oder mehrere Details variieren (z. B.: „Differix", „Konzentration")
- **Bilderbücher** (z. B. von Ali Mitgutsch).

Anleitung: Die Legespiele basieren auf dem Lottoprinzip und werden daher auch entsprechend gespielt (vgl. die Anleitung zu „Farben zuordnen" bzw. „Bilder zuordnen"). Die einzelnen Felder enthalten ein Motiv, bei dem Details in der Raum-Lage variieren (z. B. das Blatt am Stiel eines Apfels zeigt einmal nach rechts, einmal nach links) oder in unterschiedlicher Ausprägung vorhanden sind (z. B. die Lokomotive hat einmal nur einen Rauchfang, dann zwei, statt einer Glocke eine Hupe). Das Kind muss sehr genau prüfen, welche Bildvariante mit seinem Kärtchen übereinstimmt.

Aus den Bilderbüchern sucht man ein Bild mit vielen Details und lässt das Kind nach Einzelheiten suchen (z. B. „Zeig mir das rote Auto, die Frau mit dem Einkaufskorb").

Reihenfolgen bilden

Material: Bausteine in verschiedenen Farben, bunte Holzperlen zum Auffädeln, Steckspiele; Bildgeschichten: Bildkärtchen werden zu einer sinnvollen Geschichte gelegt.

Anleitung: Man bildet aus Bausteinen in zwei Farben ein Muster: roter Stein, blauer Stein usw., und setzt diese Reihe mit dem Kind gemeinsam fort. Das Spiel wird schwieriger, wenn man mehrere Elemente für das Muster verwendet (z. B. rot-gelb-blau). Nach demselben Prinzip können auch Reihen mit dem Steckspiel gebildet oder Perlen auf Schnüre aufgefädelt werden (Anleitungen zum Üben des Auffädelns ➤ Kap. 8.6.4).

Mit dem Legen von Bildgeschichten wird das Erfassen einer zeitlichen Abfolge geübt. Man sortiert mit dem Kind gemeinsam die einzelnen Bilder, sodass sich eine sinnvolle Reihenfolge ergibt. Jedes Bild kommentiert die Betreuungsperson zusätzlich mit einem kurzen prägnanten Satz (Übungen zur Sprachförderung ➤ Kap. 8.6.8, Übungen zur Förderung der kognitiven Fähigkeiten ➤ Kap. 8.6.9).

8.6.7 Übungen zur Gedächtnisförderung

Gegenstände wiederfinden

Material: Schachteln, Dosen, Joghurtbecher, Decke, verschiedene Gegenstände, die sich unter den Schachteln, Dosen oder Joghurtbechern verstecken lassen; Memory.

Anleitung: Man versteckt vor den Augen des Kindes einen besonders attraktiven Spielgegenstand unter der Decke, z. B. den Teddy. Dann fragt man: „Wo ist der Teddy?", und lässt das Kind nach dem Teddy suchen.

Unter zwei gleich aussehende, umgestülpte Schachteln legt man je einen Gegenstand, wobei darauf zu achten ist, dass das Kind zusieht. Man benennt die Gegenstände dabei (z. B. „Auto", „Ball") und fragt nach einem der versteckten Gegenstände („Wo ist das Auto?"). Wenn das Kind zwei Gegenstände sicher im Gedächtnis behalten und wiederfinden kann, bezieht man einen dritten in das Spiel ein usw. Auf diese Weise steigert man langsam die Gedächtnisspanne des Kindes.

Man kann das Spiel auch abwandeln, indem man Memorykärtchen verwendet: Dazu legt man die Kärtchen auf, benennt die abgebildeten Gegenstände und dreht dann die Bildseite nach unten. Das Kind soll auf Befragen das richtige Bild wiederfinden.

Memory

Material: Memory.

Anleitung: Bei geübteren Kindern, denen das Wiederfinden keine Probleme bereitet, kann Memory in der Originalanleitung gespielt werden. Man verwendet zu Beginn nicht das gesamte Spiel, sondern nur 3 Bildpaare (= 6 Karten), sie werden gemischt und im Rechteck (2 × 3 Karten) mit dem Bild nach unten ausgelegt. Dann deckt man mit dem Kind gemeinsam 2 Karten nacheinander auf. Ergibt sich ein Paar, so legt man die Karten auf die Seite; wenn nicht, benennt man die beiden Gegenstände, um ihre Position einzuprägen, und dreht die Karten wieder um. Dann deckt man eine weitere Karte auf und überlegt mit dem Kind, wo der passende Paarling liegen könnte. Ist das Prinzip gut eingeübt, erhöht man die Zahl der Paare. In weiterer Folge kann Memory auch als Wettspiel gespielt werden.

Aufträge ausführen

Ein gutes Sprachverständnis vorausgesetzt, lässt sich die Merkfähigkeit des Kindes auch im Alltag spielerisch fördern. Dazu gibt man dem Kind kleinere Aufträge mit ein oder zwei Details, die es sich merken und ausführen soll (z. B. „Geh bitte ins Badezimmer und bring mir das rosa Handtuch.“ „Trage den Teller in die Küche und stell ihn ins Spülbecken.“). Natürlich müssen Betreuungspersonen dabei darauf achten, dass das Kind aufmerksam ist. Sie stellen Blickkontakt her und geben den Auftrag in freundlichem, moduliertem Tonfall.

Gedichte, Geschichten und Lieder merken

Material: Bilderbücher, Bücher mit Kinderreimen und -liedern.

Anleitung: Beim Vorlesen und Vorsingen ergeben sich vielfältige Möglichkeiten der Gedächtnisförderung: Das Kind soll sich kleine Verse und Lieder merken und mit der Betreuungsperson wiederholen. Wenn diese eine Geschichte erzählt, fragt sie immer wieder nach Einzelheiten, um sicherzustellen, dass das Kind den Inhalt im Gedächtnis behalten und verstanden hat.

Eigene Erlebnisse erzählen

Dazu spricht man mit dem Kind über Begebenheiten, die es selbst erlebt hat, z. B. „Was haben wir heute alles eingekauft?“ „Was haben wir auf dem Spielplatz gemacht?“. Auf diese Weise werden nicht nur das Erinnerungsvermögen, sondern auch die sprachlichen Fähigkeiten und das Verständnis für zeitliche Abläufe geschult.

8.6.8 Übungen zur Sprachförderung

Sprachverständnis

Material:
- Bilderbücher: Die Zeichnungen müssen deutlich erkennbar sein. Anfangs sollten Bilderbücher ohne Text gewählt werden, die auf jeder Seite nur einen Gegenstand, möglichst aus dem Erfahrungsbereich des Kindes, zeigen (z. B. „Meine ersten Sachen“, „Meine allerliebsten Tiere“, „Erste bunte Bilder“). Sie können nach und nach durch Bilderbücher mit komplexeren Darstellungen (z. B. von Ali Mitgutsch) und wenig Text ergänzt werden.
- Bilderlotto, Memory.

Anleitung: Die folgenden Übungen können auch mit Kindern gemacht werden, die noch nicht sprechen können, aber bereits Sprache verstehen. Dazu legt man einige Memory- oder Lottokärtchen in einer Reihe auf den Spieltisch. Nun nimmt man den Zeigefinger des Kindes (den rechten Zeigefinger bei Rechtshändern, den linken bei Linkshändern) und deutet damit auf das erste Kärtchen. Die Betreuungsperson benennt den abgebildeten Gegenstand, wobei sie auf einen freundlichen Tonfall achtet. Sobald auf diese Weise alle Bilder benannt sind, nimmt man wieder Blickkontakt mit dem Kind auf und fordert es auf, eines der Bilder anzureichen (z. B. „Bitte, gib mir den Apfel! Wo ist der Apfel?“). Bei den ersten Spieldurchgängen wird das Kind das Bild nur mit Handführung finden. Um unerwünschte Lerneffekte zu vermeiden, muss auch bei diesem Spiel die Reihenfolge variiert werden, in der die Bilder abgefragt werden.

Das Benennen und Suchen der Kärtchen lässt sich gut mit dem Zuordnen von Bildern kombinieren (Übungen zur Förderung der visuellen Wahrnehmung ➤ Kap. 8.6.6). Zuerst ordnet das Kind die Memorypaare oder Lottokarten zu. Dann werden die Lotto-Legetafel bzw. eine Serie der Memorykärtchen weggeräumt und die verbleibenden Bilder zur Übung des Wortverständnisses verwendet.

Beim Durchblättern der Bilderbücher ergeben sich ebenfalls vielfältige Möglichkeiten, Gegenstände zu benennen, die man sich vom Kind zeigen lässt.

Laute des Kindes nachahmen

Bereits im Säuglingsalter ist es wichtig, zur Sprachanbahnung Lautäußerungen des Kindes genau wahrzunehmen und zu wiederholen. Dazu hält man das Kind auf dem Schoß oder sucht sich eine andere bequeme Sitzposition, die es erlaubt, mit dem Kind Blickkontakt aufzunehmen. Die Betreuungsperson spricht mit dem Kind in der bereits beschriebenen Art: freundlicher, modulierter Tonfall, freundlicher Gesichtsausdruck, einfache kurze Sätze. Dazwischen sollte immer wieder Raum für Pausen entstehen, die dem Kind Gelegenheit geben, selbst Laute zu produzieren. Die Betreuungsperson greift die Laute des Kindes auf und imitiert sie.

Mundbewegungen nachahmen

Material: Seifenblasen.

Anleitung: Vor allem jüngere Kinder mit Autismus können ihre Mundmotorik nur schlecht kontrollieren. Ihr Mund ist meist leicht geöffnet, die Muskulatur schlaff. Oft nehmen diese Kinder nur breiartige Nahrung zu sich, weil ihnen das Kauen zu viel Mühe bereitet. Die mangelhafte Beherrschung der Muskeln im Mund- und Kieferbereich wirkt sich in weiterer Folge auch auf das Sprechenlernen ungünstig aus. Ein spielerisches Stimulieren dieses Bereichs ist daher besonders wichtig.

Die Betreuungsperson sucht eine angenehme Sitzposition und stellt Blickkontakt mit dem Kind her. Sie kann dazu das Kind sanft am Kinn fassen oder ihre Hände auf seine Wangen legen und seinen Kopf vorsichtig in ihre Richtung drehen. Ihre Bewegungen dürfen aber keinesfalls heftig oder ungeduldig ausfallen! Sobald das Kind in ihre Richtung schaut, macht die Betreuungsperson verschiedene Bewegungen mit Mund und Kiefer vor, die es nachahmen soll. Hier einige Anregungen:

- Aufeinanderklappen der Zähne (das Geräusch sollte gut hörbar sein),
- Verschieben des Unterkiefers nach links und rechts,
- Öffnen und Schließen des Mundes (laut „aaah" dazu sagen),
- runder Mund („oooh"),
- Spitzen der Lippen (einen Kuss nachahmen),
- Schnalzen der Zunge.

Wenn das Kind diese Bewegungen nachahmen kann, lässt sich mit Seifenblasen das Anblasen gut üben. Die Betreuungsperson zeigt dem Kind, wie man eine Seifenblase macht, und lässt es anschließend selbst in den Ring blasen.

Laute und Worte nachahmen

Material: Bilder von Haustieren (Kuh, Katze, Hund, Huhn), Bilderlotto, Memory, Bilderbücher.

Anleitung: Sobald das Kind Ihren Blickkontakt erwidert, hält man ein Bild einer Kuh in Augenhöhe und sagt dazu mehrmals „Muuh". Nun soll das Kind den Laut nachahmen, wobei man anfangs die Lautbildung unterstützen kann, indem man mit Daumen und Zeigefinger die Lippen des Kindes sanft zusammendrückt. Die Betreuungsperson sagt dazu betont „mmmm…" und ergänzt „…uuuh", nachdem sie die Lippen wieder losgelassen hat.

Von den Tierbildern kann man zu Abbildungen von bekannten Gegenständen übergehen (z. B. aus Bilderlotto, Memory), wobei einfache Worte, die aus ein oder zwei Silben bestehen, für den Anfang günstig sind, z. B. Ball, Apfel, Auto. Man zeigt und benennt das Bild, wie es oben beschrieben ist. Bei Kindern, die noch nicht sprechen, muss jede Äußerung, die entfernt ähnlich klingt, gelobt und belohnt werden (z. B. beim Wort Apfel ein „A…" oder ein zaghaftes „bibi" statt „Birne").

Erweiterung des Wortschatzes

Material: Bilder von bekannten Gegenständen, Bilderlotto, Memory, Bilderbücher.

Anleitung: Mit zunehmender sprachlicher Kompetenz des Kindes sollen die Anforderungen langsam steigen: Es können nun längere Wörter verwendet werden (Eisenbahn, Luftballon, ...), das Vorsprechen des Wortes kann in ein Abfragen umgewandelt werden (die Betreuungsperson hebt das Bild hoch und fragt: „Was ist das?"). Das Hauptwort wird mit einem Artikel ergänzt („ein Apfel") und schließlich ein kurzer Satz daraus gebildet („Das ist ein Apfel").

Neben Abbildungen in Bilderbüchern bieten auch Gegenstände aus der Umwelt des Kindes und alltägliche Erlebnisse Gelegenheit, den Wortschatz des Kindes zu erweitern. Das Prinzip bleibt gleich: Man sichert die Aufmerksamkeit des Kindes und lenkt seinen Blick auf den jeweiligen Gegenstand oder die Tätigkeit, die zu benennen ist. (Das Kind darf aber nicht gerade mit etwas anderem beschäftigt sein.) Man nennt das Wort, und ermuntert das Kind, es zu wiederholen. Es ist wichtig, anfangs alles zu loben, was ähnlich klingt (z.B. Mutter: „Die Mami holt den Staubsauger. Den Staubsauger. Was ist das?" Peter: „sausau." Mutter: „Ja richtig! Ein Staubsauger!"). Es bedarf vieler Wiederholungen, bis die Verbindung zwischen Begriff und Gegenstand sicher verankert ist.

Tätigkeiten/Eigenschaften

Material: Abbildungen von Personen, die gut erkennbare, einfache Tätigkeiten ausführen (Zeichnungen, Fotos, Bilder aus Bilderbüchern oder Bildgeschichten, z.B. Reihe „Kennst du das?", „Ein Tag mit Flo"); Gegenstände mit unterschiedlichen Eigenschaften (z.B. groß – klein, hart – weich, rot – blau – grün – gelb).

Anleitung:

Tätigkeiten: Die Betreuungsperson zeigt dem Kind ein Bild mit einer ihm bekannten Tätigkeit, z.B. ein Bild mit einem schlafenden Buben. Dazu sagt sie: „Schau! Der Bub schläft! – Er schläft!" Wenn das Kind nicht spontan wiederholt, fragt sie: „Was macht der Bub?" Das Kind soll genug Zeit erhalten, die Antwort selbst zu geben.

Es wird häufig vorkommen, dass das Kind nur echolalisch den letzten Teil wiedergibt: „... schläft!" Vor allem zu Beginn sind auch diese Ansätze zu loben, aber es ist wichtig, das Kind immer zu ermuntern – ohne Kritik –, den ganzen Satz zu sprechen! Sollte es gar nicht reagieren, bietet man ihm den Satzanfang als Hilfestellung und lässt es ergänzen: „Der Bub ..."

Wenn man auf diese Weise einen Tätigkeitsbegriff neu eingeführt hat, verwendet man ihn, sooft sich Gelegenheit dazu ergibt. Hier einige Beispiele: Der jüngere Bruder hält einen Mittagsschlaf; der Teddybär wird ins Bett gelegt usw. Es sollten immer nur zwei bis drei Tätigkeiten gleichzeitig geübt werden. Man beginnt mit alltäglichen Begriffen, wie essen, trinken, sitzen, gehen, schlafen, und erweitert das Repertoire des Kindes nach und nach.

Eigenschaften: Das Erlernen von Eigenschaftsbegriffen lässt sich gut mit anderen Übungen kombinieren. Beim „Gegenstände betasten" (➤ Kap. 8.6.4) benennt die Betreuungsperson die Eigenschaft des jeweiligen Gegenstandes, beim „Farben sortieren und zuordnen" (➤ Kap. 8.6.6) macht sie das Kind mit den Bezeichnungen für die Grundfarben vertraut.

Man beginnt mit dem Gegensatz „groß – klein". Dazu legt man einen großen und einen kleinen Baustein vor das Kind und sagt dazu: „Ein **kleiner** Stein! Ein **großer** Stein!" Die Betreuungsperson deutet dabei auf den betreffenden Stein und ermuntert das Kind, das zu wiederholen. So wie bei den Tätigkeitsbegriffen lassen sich in dieser Übung die Möglichkeiten nutzen, die sich im Alltag bieten, um die gelernten Eigenschaftsbegriffe anzuwenden.

Ortsbegriffe

Material: Kleine Schachtel oder Becher (z.B. Stapelbecher); Gegenstände, die unter die Schachtel bzw. den Becher passen (z.B. Baustein, Spielzeugauto, Keks).

Anleitung: Man bringt dem Kind jeweils nur ein oder zwei neue Ortsbegriffe bei und beginnt dazu mit dem Gegensatzpaar „auf – unter". Die Betreuungsperson dreht einen Becher oder eine kleine Schachtel um, sodass die Öffnung nach unten zeigt. Nachdem sie sich vergewissert hat, dass das Kind aufmerksam ist und zuschaut, legt sie ein Spielzeug, z.B. ein kleines Auto (eventuell aber auch ein Bonbon oder einen Keks), auf die Schachtel: „Schau! **Auf** der Schachtel! Das Auto ist **auf** der Schachtel!"

Dann ermuntert man das Kind, den Satz, zumindest aber das Wort „auf" nachzusprechen, indem man fragt: „Wo ist das Auto?" – Pause, damit das Kind Zeit zu antworten hat. Erfolgt keine Reaktion, ergänzt man „**Auf** der Schachtel!".

8

Die Betreuungsperson stellt das Auto vor das Kind und fordert es auf, es nun selbst auf die Schachtel zu legen. Sie führt dazu seine Hand, wenn es die Aufgabe nicht allein bewältigen kann. Wichtig ist, nicht zu vergessen, die Handlung zu kommentieren: „Hannes legt das Auto **auf** die Schachtel!“

Man spielt diese Übung einige Male durch und führt den Begriff „unter“ auf ähnliche Weise ein, indem man das Auto unter der Schachtel versteckt. Beherrscht das Kind „auf“ und „unter“ gut, d. h. kann es die Wörter verstehen und selbst richtig verwenden, lassen sich weitere Ortsbegriffe erarbeiten:

- „in“: Man legt einen Gegenstand z. B. in die Schachtel, in den Becher.
- „neben“: Das Auto liegt neben dem Becher.
- „herum“: Das Auto fährt einen Kreis um den Becher herum usw.

Es ist wichtig, dass die neu gelernten Ortsbegriffe auch in anderen Übungen und im Alltag häufig verwendet werden, damit sie sich einprägen. Dazu sind besonders die motorischen Aufgaben gut geeignet: Beim „Hindernislauf“ etwa (➤ Kap. 8.6.3) gibt die Betreuungsperson die Anweisung, auf einen Sessel zu steigen, unter den Tisch zu klettern, in den Reifen zu springen o. Ä. In der Küche kann man ein Fragespiel erfinden, z. B.: „Wo liegt das Brot?“, „Wo steht die Milchflasche?“.

Mengen und Zahlen

Material: Bausteine, Perlen, Knöpfe, 2 flache Behälter (z. B. Teller, Schachteldeckel), Papier, Stifte.

Anleitung: Zunächst soll das Kind die Begriffe „ein – viele“ lernen. Dazu legt die Betreuungsperson eine Perle in einen Teller, in einen zweiten Teller viele Perlen. Sie zeigt auf den Teller mit einer Perle und sagt: „Schau! **Eine** Perle!“ Man lässt das Kind den Satz nachsprechen und zeigt dann auf den anderen Teller: „**Viele** Perlen!“ Das Spiel sollte mit anderen Objekten, z. B. Bausteinen, Knöpfen, Keksen, wiederholt werden, bis das Kind den Gegensatz „ein – viel“ verstanden hat.

Die Betreuungsperson teilt dann Zeichenblätter in zwei Hälften; in die eine Hälfte zeichnet sie jeweils nur einen Gegenstand, in die andere viele davon. Sie wählt Dinge, die dem Kind vertraut sind und die es auch benennen kann, also etwa Auto, Ball, Blume, Apfel. Dann zeigt man auf den Ball und fragt: „Was ist das?“ Antwortet das Kind nur mit „Ball“, so ergänzt man: „**Ein** Ball!“ Dann deutet die Betreuungsperson auf die Zeichnung mit vielen Bällen und fragt wieder danach. Wenn das Kind es nicht weiß, gibt sie selbst die vollständige Antwort, ohne zu kritisieren.

Man bringt dem Kind zunächst bei, bis fünf zu zählen. Dabei geht man schrittweise vor: Erst soll es die Zahlen 1 und 2 lernen. Man legt einen Baustein auf den Tisch und sagt dazu: „Eins!“ Dann legt man einen zweiten Stein dazu und zählt: „Zwei!“ Die Betreuungsperson lässt das Kind nun mit Handführung auf die Steine deuten und zählen: „Eins, zwei!“ Wenn das ohne Hilfe klappt, erweitert man auf 3, 4 und 5 Bausteine.

Die Betreuungsperson legt fünf Steine auf den Tisch und bittet: „Gib mir drei!“ Falls nötig, führt man die Hand des Kindes. Man lässt es erst einen Stein, dann den zweiten und dritten nehmen und zählt mit: „Eins, zwei und …“ Für den Anfang genügt es, wenn das Kind „drei“ ergänzt, später soll es selbst zählen.

Die Betreuungsperson fertigt Kärtchen an, auf die sie bis zu fünf Gegenstände zeichnet. Das Kind soll nun sagen, wie viele Dinge auf einem Kärtchen abgebildet sind. Erkennt es das nicht auf einen Blick, so zählt man gemeinsam. Versteht das Kind die Zahlen 1 bis 5 und wendet sie richtig an, so kann man auf 10, dann auf 15, 20, 30 usw. erweitern.

Auch im Alltag lassen sich viele Gelegenheiten finden, die Zahlen- und Mengenbegriffe zu üben, z. B.: Im Supermarkt stehen viele Milchflaschen im Kühlregal, das Kind soll eine davon in den Einkaufswagen legen; es soll zwei Tassen in die Küche tragen; es soll vier Messer und vier Gabeln neben die vier Teller auf den Esstisch legen; es soll beim Treppensteigen mitzählen usw.

Zeitbegriffe

Material: Karton, Styropor oder Pinnwand aus Kork; bunte Stifte; Bilder und Zeichnungen, die Tätigkeiten aus dem Alltag des Kindes symbolisieren; Kalender; Bücher (z. B. „Die Jahreszeiten“, „Die Uhr und die Zeit“); Spiele (z. B. „Ein Tag mit Flo“).

Anleitung: Um Begriffe wie „heute“, „gestern“ und „morgen“ verständlich zu machen, ist ein Wochenplan gut geeignet (vgl. Schopler u. a. 1987). Ein großer Karton, eine Styroporplatte oder eine Pinnwand wird in 7 Spalten unterteilt – eine für jeden Wochentag. Kleine Bilder werden auf dem Plan befestigt, die symbolisieren, was das Kind am betreffenden Tag tun wird. Das Kärtchen „heute" sollte beweglich sein, sodass man damit den jeweils aktuellen Wochentag kennzeichnen kann.

Man sollte sich täglich mit dem Kind vor dem Plan aufstellen und mit ihm besprechen, was es den Tag über zu erledigen hat. So z. B.: „Schau! **Heute** gehst du in den Kindergarten, der Papa holt dich ab, er kauft dir **heute** ein Eis!" Fragen Sie das Kind auch: „Was wirst du **heute** sonst noch tun?"

Wenn der Begriff „heute" gut eingeübt ist, fertigt man ein Kärtchen für „gestern" an und geht auf ähnliche Weise vor. Man bespricht mit dem Kind, was es **heute** tun wird und was es **gestern** gemacht hat. Dann erweitert man die Übung auf „morgen".

Tageszeiten: Man malt kleine Kärtchen mit Tätigkeiten, die für den Morgen, Mittag und Abend typisch sind, also z. B. Aufstehen, Mittagessen, Schlafengehen. Es lassen sich dieselben Abbildungen verwenden, mit denen man dem Kind die Tätigkeitsbegriffe beigebracht hat (> Kap. 8.6.8). Man zeigt dem Kind die Kärtchen und bespricht die Abbildung. Dazu sollte die Betreuungsperson einen kurzen Satz formulieren, der die entsprechende Zeitangabe enthält: „**Am Morgen** steht Otto auf!" „**Zu Mittag** isst er seine Suppe!" „**Am Abend** geht er schlafen!" Auch für die Begriffe „Vormittag", „Nachmittag" und „Nacht" kann man solche Kärtchen mit typischen Tätigkeiten herstellen. Außerdem ist darauf zu achten, dass auf dem Wochenplan die Aktivitäten des Kindes ebenfalls in der zeitlich richtigen Reihenfolge angeordnet sind.

Wochentage: Mithilfe des Wochenplans kann man dem Kind auch die Namen der Wochentage beibringen. Sobald es „heute", „gestern" und „morgen" richtig verwendet, bezieht man den Wochentag folgendermaßen in die tägliche Planung ein: Die Betreuungsperson stellt sich vor den Wochenplan und sagt: „Heute ist **Montag!** Welcher Tag ist heute?" „Was wirst du heute tun?" „Morgen ist **Dienstag!** Was machst du am **Dienstag?"** usw.

Jahreszeiten: Anhand von Büchern und Abbildungen kann man mit dem Kind die Charakteristika der einzelnen Jahreszeiten besprechen, z. B. im Winter schneit es; im Frühling bekommen die Bäume Blüten und Blätter; im Sommer ist es heiß, da gehen wir ins Schwimmbad; im Herbst sammeln wir Kastanien (> Abb. 8.9).

Bei Kindern im Schulalter, die Tageszeiten, Wochentage und Jahreszeiten schon richtig benutzen können, kann man das Verwenden von Datumsangaben üben. Dafür eignen sich Abreißkalender bzw. Kalender mit beweglicher Markierung für den jeweils aktuellen Tag.

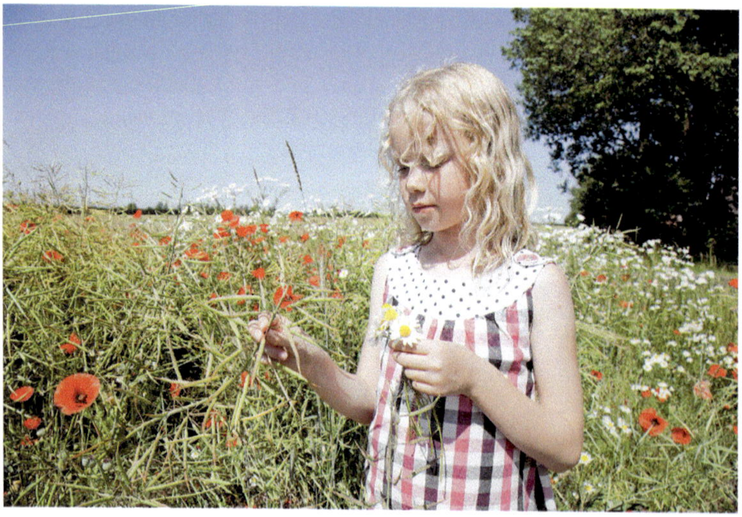

Abb. 8.9 Fundstücke aus der Natur stärken den jahreszeitlichen Bezug von Spielen. [J787]

Sprachlicher Ausdruck

Material:

- **Bilderbücher.** Die Geschichten sollen realitätsbezogen und gut verständlich Begebenheiten aus dem Alltag erzählen. Fantastische oder absurde Geschichten eignen sich für Kinder mit Autismus weniger gut, weil sie keine Metaphern verstehen.

BEISPIEL

Ein 8-jähriger Bub, der die Volksschule besuchte, sollte eine Geschichte mit dem Titel „Ein Koffer voll Sonne" lesen. Die Erzählung handelte von einer Familie, die eben einen Koffer „voll Sonne" aus dem Urlaub mitbrachte. Der Bub war zwar imstande, die Sätze vorzulesen, aber der Inhalt war ihm völlig unverständlich: Wie kann man die Sonne in den Koffer packen? Ein anderes Beispiel von Muchitsch: Ein Junge antwortete auf die Frage, was ihn auf die Palme bringe: „Wenn mich jemand auf den Baum hinaufwirft." Er hatte die Redewendung im wörtlichen, nicht im übertragenen Sinn verstanden.

- **Sachbilderbücher.** Das oft stark ausgeprägte Interesse dieser Kinder für technische oder biologische Sachverhalte lässt sich für den Ausbau des Wortschatzes und der sprachlichen Ausdrucksfähigkeit nutzen. Vorzugsweise wählt man Bilderbücher über Sachthemen, die das Kind interessieren (z. B. Tiere, Pflanzen, Autos).
- **Kinderlexika** erweitern und ergänzen den Bestand an sprachlichen Kenntnissen.
- **Spiele,** z. B.: Bildgeschichten, die in der richtigen Reihenfolge aufgelegt werden müssen, „Kofferpacken": Bildkärtchen mit Gegenständen des persönlichen Gebrauchs.

Anleitung: Beim gemeinsamen Betrachten der Bilderbücher wird das Kind zum Erzählen angeregt. Die Betreuungsperson stellt interessiert Fragen zu den Bildern und ermuntert das Kind, nicht nur mit einzelnen Wörtern, sondern in kurzen, aber vollständigen Sätzen zu antworten. Wenn sie ein Bilderbuch vorliest, sollte sie nach jedem Absatz fragen, was das Kind verstanden hat. Die Sprache des Erwachsenen sollte einfach, gut verständlich und stimmlich moduliert sein, um die Aufmerksamkeit des Kindes zu erhalten.

Das Spiel „Ein Tag mit Flo" eignet sich zum Üben von Bildbeschreibungen, aber auch zum Erzählen zusammenhängender Geschichten. Zuerst wird für jedes Teilbild der Bildgeschichte ein prägnanter Satz formuliert, sodass sich ein Handlungsgerüst ergibt, das nach und nach ausgeschmückt wird.

Beim Spiel „Kofferpacken" werden die abgebildeten Gegenstände benannt und nach bestimmten Kriterien sortiert (z. B.: Was gehört in den Koffer, was nicht? Welche Gegenstände nimmt der Vater mit, welche die Mutter, welche das Kind?).

8.6.9 Übungen zur Förderung der kognitiven Fähigkeiten

Durch ihre stark eingeschränkte Fähigkeit, die Umwelt zu verstehen und aus Erfahrungen zu lernen, haben Kinder mit Autismus meist auch Probleme im Bereich des Denkens und der Intelligenz. Autismus geht zwar nicht zwingend mit herabgesetzten intellektuellen Fähigkeiten einher – Asperger identifizierte sogar eine Sondergruppe sehr gut begabter Menschen mit Autismus –, im Regelfall behindern aber die Kontaktscheu, die Angst vor Veränderungen und die Wahrnehmungsprobleme eine altersentsprechende Denkentwicklung.

Aus diesem Grund muss ein umfassendes Entwicklungstraining auch Übungen zur Förderung kognitiver Fähigkeiten enthalten. Denken und intelligentes Handeln bauen auf grundlegenden anderen Bereichen der Entwicklung auf: Wahrnehmung, Gedächtnis und Sprache müssen gut funktionieren, um höhere kognitive Leistungen zu ermöglichen. So sind etwa das Zuordnen und Sortieren von Farben, Größen und Formen wichtige Vorübungen für komplexere Aufgaben, wie das Erkennen von Gemeinsamkeiten und grundlegenden Prinzipien. Mit der Beherrschung der Sprache wird es dem Kind zugleich auch möglich, sich eine innere Gedankenwelt aufzubauen. Damit kann es für ein Problem mehrere Lösungswege durchdenken, ohne dass es jeden einzelnen erst ausprobieren muss. Oft hängt eine intelligente Problemlösung aber davon ab, dass man in einem bestimmten Sachgebiet über entsprechendes Wissen verfügt: Man muss Sachverhalte und Regeln im Gedächtnis speichern, um bei Bedarf darauf zurückgreifen zu können.

In den vorhergehenden Kapiteln wurden Übungen zur Förderung der Motorik, der Wahrnehmung, des Gedächtnisses und der Sprache beschrieben. Sie bilden die Grundlage für die nun folgenden Anleitungen zur Verbesserung der kognitiven Fähigkeiten, wobei besonderes Augenmerk auf dem Verständnis für Gemeinsamkeiten und Gegensätze, dem logischen Denken und dem Erkennen von Wirkungszusammenhängen liegt.

Oberbegriffe bilden

Material:

- **Gegenstände** bzw. **Abbildungen von Gegenständen,** die sich nach Eigenschaften oder Funktion zu Gruppen einteilen lassen (z. B. Haushaltsgegenstände, Spielzeug, Kleidung, Möbel, Obst)
- **Spiele,** die die Kategorienbildung fördern (z. B. „Kofferpacken", „Was gehört zusammen")
- **Puzzle** mit bestimmten Themen (z. B. auf dem Bauernhof, im Straßenverkehr, im Laden)
- **Bilderbücher** mit Themenschwerpunkten (z. B. Fahrzeuge, Tiere auf dem Bauernhof).

Anleitung: Mit den Sprachübungen wurde der Wortschatz des Kindes aufgebaut und erweitert. Es kennt bereits Bezeichnungen für viele alltägliche Dinge. Nun soll es lernen, dass sprachliche Begriffe nicht nur einen konkreten Gegenstand, sondern eine Kategorie von ähnlichen Objekten bezeichnen. „Tisch" meint zwar den Tisch in der Wohnung, den das Kind gut kennt. Darüber hinaus kann man damit eine Vielzahl von Dingen benennen, die als Tisch Verwendung finden, auch wenn sie ganz unterschiedlich gestaltet sind, z. B. rund, viereckig, mit einem, drei oder vier Beinen, aus Holz, Glas, Metall.

8

Es ist wichtig, die neu gelernten Wörter im Alltag häufig anzuwenden, damit das Kind den Begriff richtig verstehen lernt. Aber auch einfache Sortierübungen sind gut dafür geeignet: Betreuungspersonen legen zwei Gruppen von Gegenständen ungeordnet auf den Tisch, z. B. einige Buntstifte und einige Bausteine. Sie stellen zwei Schachteln dazu und geben einen Buntstift in die eine, einen Baustein in die andere Schachtel. Dazu nennt man jeweils den Begriff. Nun soll das Kind die übrigen Gegenstände am Tisch richtig zuordnen. Anfangs wird es vermutlich noch Unterstützung per Handführung benötigen, später kann man sich auf sprachliche Hilfestellung beschränken, indem man z. B. fragt: „Was ist das?" „Richtig, ein Baustein! Wo gehört der Baustein hin?"

Als Nächstes soll das Kind lernen, Dinge nach ihrer Funktion zu ordnen: Man legt einige Spielgegenstände und Früchte auf den Tisch. In eine Schachtel wird nun alles sortiert, was zum Spielen ist, auf einen Teller alles, was zum Essen ist.

Dann kann man zu Abbildungen übergehen und auf diese Weise eine größere Vielfalt von Kategorien üben. Man sollte dem Kind immer auch die **Oberbegriffe** beibringen (z. B. Spielzeug – zum Spielen, Obst – zum Essen).

Das Zuordnen zu Kategorien lässt sich auch mit Bilderbüchern und Spielen fördern. Die Betreuungsperson lässt sich auf einer Bilderbuchseite Dinge zeigen, die zusammengehören, z. B. alle Tiere, die abgebildet sind. Viele Bücher haben einen Themenschwerpunkt und erlauben so eine vertiefte Auseinandersetzung mit einem bestimmten Bereich (Fahrzeuge, Blumen, Tiere, Bauernhof).

Aus Werbeprospekten und Kaufhauskatalogen kann man auf sehr preiswerte Weise Übungsmaterial herstellen. Das Kind erhält die Aufgabe, Dinge zu einem Oberbegriff zu suchen und mit Filzstift einzukreisen oder mit einer Schere auszuschneiden (das Ausschneiden muss vorher geübt werden).

Gelingt dem Kind das Zuordnen gut, kann man folgende Spielvarianten ausprobieren: Man legt einige Gegenstände auf den Tisch, die zueinanderpassen, und einen, der nicht passt (z. B. Apfel, Birne, Banane, Teddy). Dann stellt man die Frage: „Was passt nicht?" Wenn das Kind nicht spontan das Richtige herausfindet, zeigt die Betreuungsperson auf jeden Gegenstand und sagt dazu: „Ein Apfel ist zum Essen. Eine Birne ist zum Essen. Eine Banane ist zum Essen. Ein Teddy ist nicht zum Essen! Der Teddy passt nicht!" Man kann auch Übungsblätter anfertigen, auf denen zusammengehörige Dinge und ein nicht passendes Element gezeichnet ist (oder Bilder aufgeklebt sind). Das Kind soll anstreichen, was nicht passt.

Eine weitere Übung: Legen Sie drei Bilder mit Gegenständen einer Kategorie auf den Tisch. Das Kind soll einen Oberbegriff oder einen gemeinsamen Verwendungszweck dafür finden (z. B.: Apfel, Birne, Banane – Obst, zum Essen; Teddy, Ball, Puzzle – Spielzeug, zum Spielen).

Gegensätze

Material:
- Gegenstände mit gegensätzlichen Eigenschaften (groß – klein, voll – leer, leicht – schwer, süß – sauer)
- Bilder, die Gegensätze zeigen (Tag – Nacht, Bub – Mädchen)
- Spiele (z. B. „Picco Contrario")
- Bilderbücher (z. B. „Entdecke die Gegensätze").

Anleitung: Vorübungen zum Erfassen von Gegensätzen finden sich beim „Betasten von Gegenständen" (➤ Kap. 8.6.4) und bei den Sprachübungen („Tätigkeiten/Eigenschaften", ➤ Kap. 8.6.8). Betreuungspersonen bereiten einige Gegenstände mit gegensätzlichen Eigenschaften vor (z. B. runde und eckige Dinge). Sie stellen zwei Schachteln auf den Tisch, wobei eine mit der Aufschrift „rund", die andere mit „eckig" versehen ist. Nun nehmen sie einen runden Gegenstand, etwa einen Ball, und legen ihn in die entsprechende Schachtel. Sie kommentieren ihre Handlung: „**Rund!** Der Ball ist **rund!**"

Dann nimmt man einen eckigen Gegenstand, z. B. eine Streichholzschachtel: „Die Schachtel ist nicht rund! Sie ist **eckig!**" Man lässt das Kind mit den Fingern an den Kanten und Ecken entlangfahren. Danach soll es die übrigen Dinge in die jeweils passende Schachtel sortieren und die Eigenschaft dazu nennen. Auf diese Weise lassen sich auch andere gegensätzliche Eigenschaften erarbeiten.

Mit Bilderbüchern und Spielen, die sich mit Gegensätzen befassen, kann man das Verständnis des Kindes für solche Begriffe vertiefen.

Bilder ordnen

Material:
- Bilder, die ein Kind bei häufig wiederkehrenden Tätigkeiten zeigen (z. B. aufstehen, waschen, essen, spielen)
- Bildergeschichten unterschiedlicher Länge (z. B. 3 bis 5 Einzelbilder aus einem Bilderbuch, Fotos)
- Spiel „Ein Tag mit Flo".

Anleitung: Betreuungsperonen wählen drei Bilder mit Tätigkeiten aus, die das Kind täglich ausführt, z. B. essen, spielen, schlafen. Sie legen die Bilder nacheinander auf den Tisch und kommentieren jedes mit einem einfachen Satz: „**Zuerst** isst Manfred. **Dann** spielt er. **Zuletzt** geht er schlafen." Sie ermuntern das Kind zu wiederholen, was auf den einzelnen Bildern vor sich geht. Danach vermischt man die Bilder und lässt das Kind die Geschichte selbst richtig ordnen. Fragen können dabei unterstützend wirken: „Was macht Manfred zuerst?"

Ähnlich geht man mit den Bildgeschichten vor: Betreuungspersonen erzählen eine kurze Geschichte und zeigen dem Kind die passenden Bilder, wobei anfangs nicht mehr als drei Einzelbilder verwendet werden sollten. Erst wenn das gut klappt, kann man die Länge langsam steigern. Gut geeignet sind auch selbst hergestellte Fotoserien, z. B. die Mutter bäckt einen Kuchen; dazu gibt es drei Fotos, auf denen sie den Teig rührt, danach den Kuchen in die Backröhre schiebt, zuletzt ist der fertige Kuchen zu sehen. Das Kind soll die Bilder richtig legen und die Geschichte nacherzählen.

Erkennen logischer Gesetzmäßigkeiten

Material: Magnetische Holzklötzchen, Steckspiele, Papier, Stifte.

Anleitung: Wenn das Kind die Übung „Reihenfolgen bilden" (➤ Kap. 8.6.6) gut beherrscht, kann man zu komplizierteren Folgen und Mustern übergehen, denen ein logisches Prinzip zugrunde liegt. Die „magnetischen Holzklötzchen" eignen sich besonders gut dafür. Man legt eine Reihe auf den Tisch, die aus drei Elementen besteht, z. B. Quadrat, Kreis, Dreieck. Damit das Kind das Prinzip erkennen kann, müssen mindestens zwei vollständige Musterfolgen aufliegen, also etwa: Quadrat, Kreis, Dreieck, Quadrat, Kreis, Dreieck … Dann fragt man das Kind, welche Form als nächste drankommt. Weiß es die Antwort nicht, erhält es Hilfe. Die Betreuungsperson zeigt ihm, dass nach dem Dreieck wieder ein Quadrat folgen muss. Sie kann solche Reihenfolgen auf Papier zeichnen und das Kind das nächstfolgende Element ergänzen lassen.

Auch mit „Matrizen" lässt sich das logische Denkvermögen fördern. Man teilt ein Quadrat in vier Felder. In die obere Reihe legt man einen grünen Kreis und ein grünes Quadrat, in das Feld unter dem grünen Kreis einen roten Kreis. Das Kind soll nun die Figur suchen, die in das letzte Feld passt, nämlich

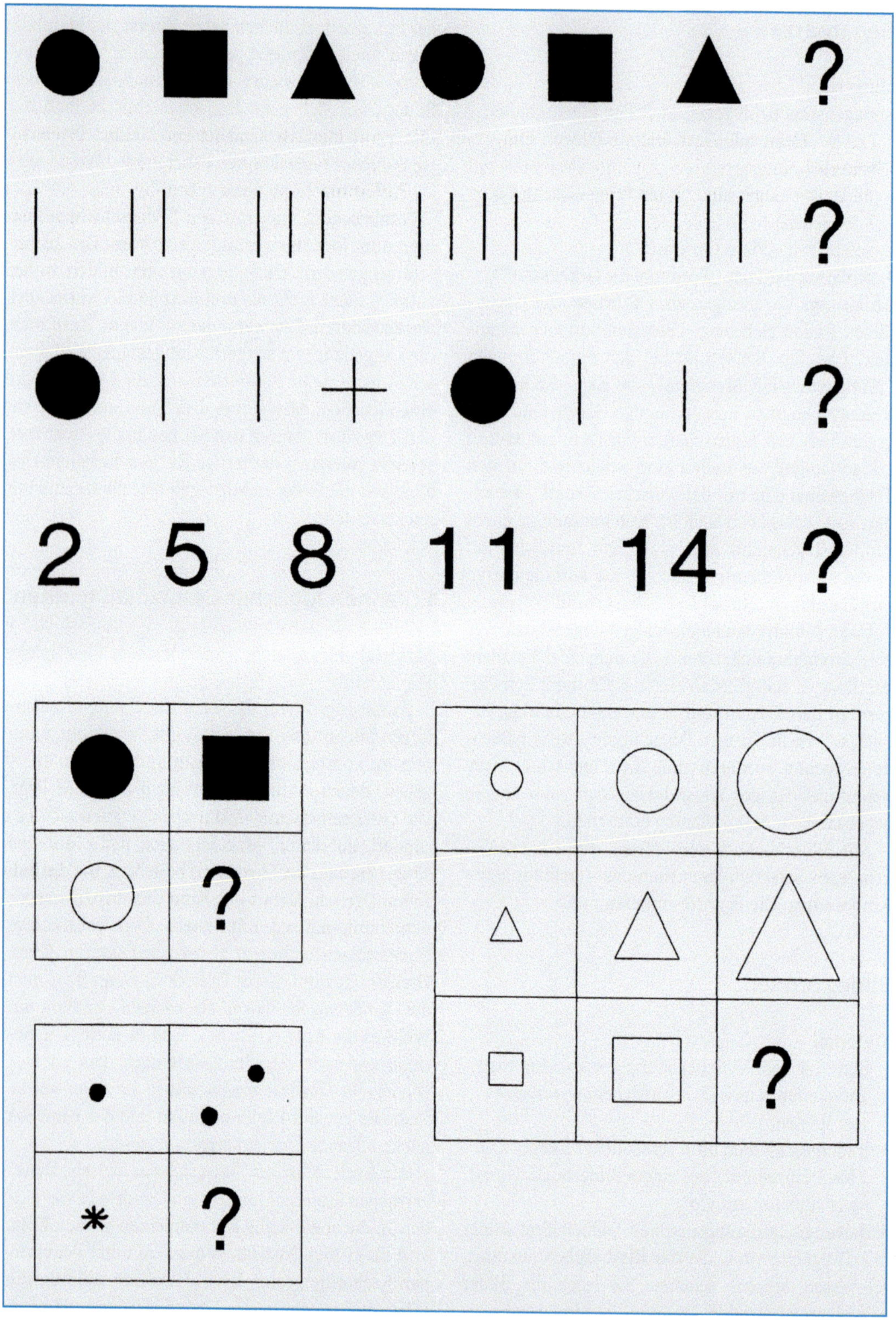

Abb. 8.10 Übungsblätter „Erkennen logischer Gesetzmäßigkeiten". [P429]

ein rotes Quadrat. Die Übung wird schwieriger, wenn die Matrize in 3 × 3 Felder geteilt ist (Anregungen zur Gestaltung solcher Reihen und Muster ➤ Abb. 8.10).

Bei Kindern im Schulalter, die schon mit den Grundrechnungsarten vertraut sind, kann man logische Reihen auch aus Zahlen bilden. Ist das Kind schon sehr geübt im Erkennen solcher Gesetzmäßigkeiten, kann es die Aufgabe erhalten, selbst ein Muster zu erfinden, das die Betreuungsperson dann ergänzt.

Verständnis für kausale Zusammenhänge

Das Verständnis für den Zusammenhang zwischen Ursache und Wirkung lässt sich in vielen alltäglichen Situationen fördern. Viele Kinder mit Autismus verstehen einfachere Kausalzusammenhänge im technischen Bereich. Besonders im Rahmen ihrer stereotypen Tätigkeiten sind sie imstande, Schalter an Lampen und anderen technischen Geräten zu bedienen. Da sie ihre Umwelt aber nicht aktiv erkunden, wie das Kinder im Zuge einer typischen Entwicklung tun, bleibt ihr Wissen um Kausalbeziehungen meist auf diesem sehr niedrigen Niveau.

Hier einige Anregungen, wie sich das Interesse des Kindes an Experimenten und Erkundungen wecken lasst:

- Beim Kuchenbacken kann man dem Kind z. B. zeigen, wie der Teig entsteht, wie daraus in der Backröhre der fertige Kuchen wird.
- Auch die Badewanne ist ein gutes Experimentierfeld: Wenn der Stöpsel eingesteckt ist, bleibt das Wasser in der Wanne, wenn man ihn herauszieht, rinnt es aus; mit einem Becher kann man Wasser schöpfen, wenn er aber ein Loch hat, geht das nicht so gut. Manche Dinge schwimmen auf dem Wasser, manche gehen unter; woran kann das liegen?, usw.
- Man kann gemeinsam Grassamen in einen Blumentopf pflanzen und das Wachstum beobachten. Was passiert, wenn man zu viel, zu wenig gießt, wenn die Pflanze kein Licht bekommt usw.

8.6.10 Buchstabentraining

Buchstaben benennen

Material: Plastikbuchstaben (bzw. selbst angefertigte Buchstabenkärtchen aus Karton).

Anleitung: Am besten beginnt man mit den Buchstaben A und M und legt dazu die entsprechenden Plastikbuchstaben auf den Tisch. Die Betreuungsperson hält das A in Augenhöhe hoch und spricht „Aaa". Das Kind soll den Laut nun nachsagen. Dann wiederholt man denselben Vorgang mit dem M (beim Benennen ist darauf zu achten, nicht „emm" zu sagen, sondern nur „mm!" „Mm" und „aa" lassen sich in weiterer Folge wesentlich leichter zur Silbe „ma" zusammenziehen als ein eingelerntes „emm" und „aa").

Man hält einen Buchstaben hoch und fragt: „Was ist das?" Danach kann man das Kind alle A suchen lassen, die auf dem Tisch liegen.

Nach demselben Prinzip erweitert man das Buchstabenrepertoire schrittweise. Zuerst sollte man Buchstaben wählen, die häufig vorkommen (z. B. E, L, D, I, T, B ...).

Silben und einfache Wörter lesen

Material: Plastikbuchstaben.

Anleitung: Wenn das Kind einige Buchstaben gut kennt und sicher benennen kann, legt die Betreuungsperson „MA" auf den Tisch. Sie liest die Silbe betont vor. Danach soll das Kind die beiden Buchstaben in rascher Folge benennen, sodass sich daraus ein Zusammenziehen der Laute ergibt. Man erweitert „MA" auf „MAMA". Aus den Buchstaben, die das Kind schon kennt, lassen sich kurze ein- oder zweisilbige Wörter für das Lesetraining bilden.

Wörter zusammensetzen

Material: Plastikbuchstaben, Bildkärtchen (z. B. aus Bilderlotto, Memory).

Anleitung: Die Betreuungsperson legt ein Bildkärtchen vor das Kind und lässt es den Gegenstand benennen (z. B. Auto, Ball, Blume). Mit den Plastikbuchstaben legt sie das entsprechende Wort unter das Bild. Das Kind soll das Wort buchstabieren, lesen und anschließend nachlegen, wobei wieder jeder Buchstabe benannt werden muss.

Mit zunehmender Übung kann das Kind schließlich ohne Hilfe die Buchstaben, die es benötigt, selbst heraussuchen und zusammensetzen.

Die Verwendung von Plastikbuchstaben hat den großen Vorteil, dass das Buchstabieren von Wörtern unabhängig vom Schreiben – und damit unabhängig von den feinmotorischen Fähigkeiten des Kindes – gelernt werden kann. Fehler sind schnell korrigierbar, sodass sich falsche Wortbilder nicht so leicht einprägen. Das Schreiben der Buchstaben wird parallel dazu geübt (grafische Übungen ➢ Kap. 8.6.4). Wenn das Kind beide Bereiche beherrscht, kann es zum Schreiben von Wörtern übergehen.

Die hier angeführten Übungen sind selbstverständlich nur als Vorbereitung und Ergänzung des Lesen- und Schreibenlernens in der Schule gedacht. Auf die Grundschuldidaktik wird an dieser Stelle nicht näher eingegangen (Hinweise ➢ Kap. 11).

KAPITEL

9

H. Hartmann

Therapeutische Maßnahmen bei Autismus-Spektrum-Störungen

Aufgrund der unterschiedlichen Entwicklung und der verschiedenen Ausprägungen der Autismus-Spektrum-Störung hat sich im Hinblick auf ihre Behandlung ein multidisziplinärer Zugang bewährt, also eine **Zusammenarbeit von medizinischen, psychologischen, psychotherapeutischen, gesundheitsbezogenen sowie pädagogischen Fachleuten** (Joseph, Soorya und Thurm, 2015). Eltern, Therapeuten und Therapeutinnen sowie Pädagogen und Pädagoginnen sollten im günstigen Fall so eng wie möglich kooperieren, um die besten Maßnahmen für das Kind bzw. den Jugendlichen zu finden. Nur wenn das komplette Lebensumfeld informiert und in die Therapie einbezogen wird, kann umfassend geholfen werden. Eine Behandlungsform, die sich nur am Kind selbst orientiert, ist gerade im Falle der Autismus-Spektrum-Störung nicht ausreichend (Steinhausen, 2016). Wie in einem späteren Abschnitt noch beschrieben wird, nehmen speziell die Eltern bzw. die engsten Bezugspersonen innerhalb der Therapie eine zentrale Rolle ein.

Interventionen im Zuge einer Autismus-Spektrum-Störung sind immer lebensbegleitend. Somit muss eine **individuelle, ganzheitliche Langzeitbetreuung und -förderung** im Vordergrund stehen, um die jeweiligen, an die einzelnen Entwicklungsstufen angepassten Maßnahmen auswählen zu können. Je früher die Therapiemaßnahmen eingesetzt werden (am besten vor dem dritten Lebensjahr) und je stärker sie auf die Kernsymptomatik der Autismus-Spektrum-Störung abzielen, desto eher können langfristige Erfolge erwartet werden (O'Reilly, Cook und Karim, 2012).

Bei allen therapeutischen Interventionen kommt dem **Aufbau der Behandlungsmotivation** und, wenn es sich um Kinder oder Jugendliche handelt, der **Kooperationsbereitschaft der Eltern** besondere Bedeutung zu (Mash und Wolfe, 2012). Der **Beziehungsaufbau** hat ebenfalls einen zentralen Stellenwert (➤ Kap. 4, ➤ Kap. 7).

Falls die Entwicklung der Sprache nicht oder verzögert erfolgte, liegt der primäre Fokus im Bereich der **Förderung der nonverbalen Kommunikation** und dem **Aufbau der funktionellen Sprache.** Allgemein stellen die Arbeit am **Aufbau der sozialen Beziehungen** und dem **Abbau der stereotypen, repetitiven Verhaltensweisen bzw. Aktivitäten** zentrale Themen jeder Therapie einer Autismus-Spektrum-Störung dar. Im Erwachsenenalter wird schließlich die Förderung von **Schlüsselkompetenzen** wichtig, die für ein selbstständiges Leben von Bedeutung sind (➤ Kap. 16).

In vielen Fällen bestehen zusätzlich Komorbiditäten (weitere diagnostizierte Störungen), die in den Behandlungsplan einbezogen werden müssen. Beispiele dafür sind Schlaf- und Essstörungen, eine allgemeine Entwicklungsverzögerung, Aufmerksamkeitsstörungen, autoaggressives Verhalten, Hyperaktivität, Lernstörungen, Ängste, Depression, Ticstörungen oder Zwänge (einen Überblick der bei einer Autismus-Spektrum-Störung häufig auftretenden Komorbiditäten bietet z. B. Noterdaeme, 2009).

Die Therapieprogramme, die mittlerweile für Autismus-Spektrum-Störungen angeboten werden, weisen jeweils verschiedene methodische Schwerpunkte auf bzw. sprechen gezielt bestimmte Interventionsbereiche an. Dies kann z. B. eine Verbesserung der sozialen Interaktion mit anderen Personen betreffen, den Aufbau sprachlicher Kompetenzen oder den Umgang mit stereotypem Verhalten.

Vor jeder therapeutischen Intervention bei Personen mit Autismus-Spektrum-Störung sind daher eine umfassende **diagnostische Abklärung** des Entwicklungsstandes und des Fähigkeitsprofils sowie eine ausführliche **Problemanalyse** erforderlich (Kamp-Becker und Bölte, 2011). Oberste Priorität bildet dabei das Feststellen des Schweregrads der Autismus-Spektrum-Störung (Dodd, 2011). Ein zusammenfassender Überblick über die diagnostischen Kriterien ergibt sich nach ICD-10, DSM-IV und DSM-5 sowie der neuen Einteilung der verschiedenen Schweregrade (➤ Kap. 2). Viele Kinder und Jugendliche mit einer Autismus-Spektrum-Störung weisen aufgrund der unterschiedlichen Ausprägungen des Störungsbildes individuelle Besonderheiten und Bedürfnisse auf. Der Behandlungsplan muss darauf Rücksicht nehmen.

Im Rahmen einer diagnostisch abgesicherten, multimodalen Behandlung von Autismus-Spektrum-Störungen sollten nach Sinzig (2015) folgende Elemente beachtet werden:

- Information der Eltern und anderer Betreuungspersonen über das Störungsbild
- Einzel- bzw. Gruppentherapie des Kindes bzw. Jugendlichen
- Eventuell notwendige heilpädagogische Behandlungen
- Praktische Übungen im Alltag
- Elternberatung und -training

Mash und Wolfe (2012) fügen weitere Erfordernisse hinzu: ein hoher Grad an Strukturierung und vorhersagbarer Routine im Behandlungsplan, die Möglichkeit, mit typisch entwickelten Gleichaltrigen zu interagieren, sowie eine ständige Überprüfung der Behandlungsziele und der erreichten Fortschritte des Kindes. Dodd (2011) weist zusätzlich auf die Notwendigkeit der Sicherung der Generalisierbarkeit der in solchen Programmen erlernten neuen Kompetenzen hin, um diese auch auf andere Kontexte übertragen zu können.

Eine vollständige Heilung von allen autistischen Symptomen ist nach dem Stand der Forschung nicht möglich, da zwar die Auswirkungen, nicht aber die Störung selbst ursächlich behandelbar sind (Kamp-Becker und Bölte, 2011). Angestrebt werden können jedoch z. B. der Aufbau der eigenen Kompetenzen und Bewältigungsstrategien, vor allem auch bezüglich der sozialen Interaktion und Kommunikation sowie der Abbau von alltagsbeeinträchtigenden Verhaltensweisen, die Leidensdruck und Funktionsminderung bei den Betroffenen verursachen (Bölte und Poustka, 2002). Oberste Ziele sind eine Erhöhung der Selbstständigkeit und der Lebensqualität bei den Betroffenen sowie langfristige Verbesserungen im Umgang mit der Störung (Mash und Wolfe, 2012).

In diesem Kapitel soll daher eine Darstellung von häufig eingesetzten Interventionsprogrammen bzw. methodischen Zugängen gegeben werden, die sich bei der Therapie von Autismus-Spektrum-Störungen besonders bewährt haben. Es wird aber auch auf Maßnahmen eingegangen, die sich als problematisch herausgestellt haben: Immer wieder werden neue „Wunderkuren" für die Autismus-Spektrum-Störung angepriesen, obwohl keine speziellen Untersuchungen über ihre tatsächliche Wirksamkeit stattgefunden haben oder diese auch aufgrund der allgemeinen Befundlage zum autistischen Störungsbild äußerst zweifelhaft sind. (Im Durchschnitt probieren Eltern von Kindern und Jugendlichen mit Autismus zwischen sieben und neun Interventionen aus und führen dann vier bis sechs davon regelmäßiger durch, wie Goin-Kochel, Myers, und Mackintosh 2007 festgestellt haben – das ist eine ganze Menge!)

Zu Beginn der folgenden Darstellungen wird zunächst auf Maßnahmen zur Optimierung der häuslichen Förderung eingegangen (➤ Kap. 9.1). Im Anschluss folgt die Schilderung von wichtigen anerkannten Therapieverfahren: Die Applied Behavior Analysis (ABA) bzw. die Autismusspezifische Verhaltenstherapie (AVT) sowie das Treatment and Education for Autistic and related Communication-Handicapped Children (TEACCH/Behandlung und pädagogische Förderung von Kindern mit Autismus und in ähnlicher Weise kommunikationsbehinderter Kinder ➤ Kap. 9.2). Während die Anwendung dieser Programme als Ganzes nur durch geschulte Fachleute erfolgen kann, haben sich einzelne Prinzipien bzw. Bausteine als äußerst erfolgreich bei der Bewältigung des häuslichen und schulischen Alltags erwiesen und können daher mit Gewinn in diesen Kontexten eingesetzt werden. In einem weiteren Abschnitt werden weitere bewährte methodische Zugänge beschrieben, die zusätzlich zu einem manualbasierten Programm angewendet werden können (➤ Kap. 9.3). Im letzten Abschnitt wird schließlich auf einige problematische Maßnahmen bei der Behandlung von Autismus-Spektrum-Störungen eingegangen (➤ Kap. 9.4).

9.1 Maßnahmen zur Optimierung der häuslichen Förderung: Home Treatment und Psychoedukation

Im Entwicklungsverlauf stellt die Interaktion und Kommunikation mit den Eltern allgemein eine „fundamentale Lernsituation“ dar (Cordes und Cordes, 2009, S. 301), die besonders in den ersten Lebensjahren von maßgeblicher Bedeutung ist.

Aufgrund einer bestehenden Kontaktstörung sind Lernsituationen bei Kindern mit Autismus jedoch nicht nur seltener als bei Kindern mit typischer Entwicklung. Sie sind auch in ihrer Qualität entscheidend beeinträchtigt. Dazu einige Beispiele: Schon im ersten Lebensjahr ist die Orientierung zu sozialen Reizen hin gestört. Im dritten Lebensmonat tritt z. B. im Allgemeinen das „soziale Lächeln“ als Reaktion auf eine Person auf, die sich über das Bettchen des Säuglings beugt, was die Eltern motiviert, sich mit ihrem Kind zu beschäftigen. Da das soziale Lächeln bei Säuglingen mit Autismus häufig fehlt, findet dieser erste wichtige Kommunikationsschritt nicht statt. Später weisen Kleinkinder mit Autismus z. B. kein Zeigeverhalten (z. B. als Hinweis auf etwas Gewünschtes oder etwas, was ihnen aufgefallen ist) auf, sie reagieren verspätet auf ihre Namen, verfügen über eine eingeschränkte Imitationsfähigkeit und anderes mehr (Hinweise zur frühen Entwicklung von Kindern mit Autismus-Spektrum-Störung und den Unterschieden zu anderen Kindern ➤ Kap. 4).

Für die Eltern bedeutet dies eine starke Verunsicherung, da sie ständig erleben, dass sie mit ihren Angeboten bei dem Kind nicht ankommen. Im Rahmen der Förderung von Kindern mit Autismus-Spektrum-Störungen ist es daher wichtig, gerade im familiären Umfeld ein günstiges Lernmilieu zu schaffen. Dafür hat sich der Begriff **Home Treatment** (Übertragung von therapeutischen Maßnahmen in den häuslichen Alltag) eingebürgert.

Da Kinder mit Autismus so anders reagieren, ist es für ihre Eltern typischerweise schwierig, intuitiv entwicklungsfördernd zu handeln (Bölte, 2011). Dazu kommt, dass bei Menschen mit Autismus-Spektrum-Störung eine **Generalisierungsschwäche** besteht. Neu gelernte Verhaltensweisen können nicht einfach auf ähnliche Situationen übertragen werden, wie dies bei Kindern ohne das Störungsbild typischerweise der Fall ist. Die erfolgreiche Ausführung einer Aufgabe, die das Kind in einer Therapiestunde gelernt hat (z. B. Sortieren von blauen und roten Kugeln), muss in jedem späteren ähnlichen Anwendungsfall (z. B. Sortieren von schwarzen und weißen Spielmarken) neu erarbeitet werden. Dass Lernvorgänge stattgefunden haben, erkennt man daran, dass der nächste Lernvorgang kürzer dauert. Es ist wichtig, die Eltern darüber zu informieren und sie dabei zu unterstützen, die notwendigen weiteren Übungen mit dem Kind durchzuführen.

Die Einbeziehung und Schulung der Eltern – und zwar von Beginn der Therapie an – ist eine wichtige Bedingung jeder Intervention bei Kindern und Jugendlichen mit Autismus (Dillenburger, Keenan und Kerr, 2014). Ziel ist es, dass die Eltern lernen, sensibel und selbstsicher auf ihr Kind einzugehen, sodass diesem auch zu Hause eine optimale Lernumgebung und damit Entwicklungsanreize geboten werden. Der Verlauf einer systemischen Therapie bei Autismus-Spektrum-Störungen bietet somit besonders Vorteile (➤ Kap. 5).

Die Verbesserung der Eltern-Kind-Beziehung steht daher bei der Arbeit mit den Eltern im Vordergrund, um gute Voraussetzungen für ein erfolgreiches Home Treatment zu schaffen (Kamp-Becker und Bölte, 2011). Dies ist besonders relevant im Hinblick auf den eingeschränkten Kontaktaufbau in den ersten Lebensjahren und den Wunsch der Eltern nach einer guten Beziehung zum eigenen Kind. Auch die Stärkung der erzieherischen Kompetenzen ist ein Bestandteil der Elternarbeit, da sie langfristig mehr Selbstvertrauen und Selbstsicherheit geben sowie die subjektive Belastung senken können. In diesem Zusammenhang bieten regelmäßige Gespräche mit den verantwortlichen Therapeuten eine transparente Kontrolle der Lernziele, Rückmeldung über die Fortschritte des Kindes und die Möglichkeit für „Hausaufgaben“. Letztere können z. B. im therapeutischen Rahmen eingeübte Methoden sein, die dann zu Hause mit dem Kind vertieft und auf andere, ähnliche Situationen übertragen werden sollen.

Zu beachten ist, dass die Eltern dabei im Umgang mit ihrem Kind einen speziellen, förderlichen Interaktionsstil entwickeln, der geeignet ist, auf die eingeschränkte Art der Reizverarbeitung von Menschen mit Autismus-Spektrum-Störungen einzugehen

(Cordes und Cordes, 2009). Dieser Interaktionsstil ist durch folgende Merkmale gekennzeichnet: Verbale und nonverbale Botschaften müssen generell auf das für das Verständnis Notwendige reduziert werden, lange Erklärungen oder überladene bildliche Angebote sind fehl am Platz. Kommunikative Angebote sollten betont rhythmisiert (modulierte Sprechweise ➤ Kap. 7) und oft genug wiederholt werden, damit das Kind mit Autismus diese aufnehmen und verstehen kann. Jedes Kind hat dabei sein eigenes Tempo, das es herauszufinden gilt.

Das Home Treatment ist somit unbedingt erforderlich, um neu gelernte Kompetenzen auch in anderen, alltäglichen Situationen außerhalb des strukturierten Therapiekontexts einzuüben und selbstständig anwenden zu lernen. Die **Eltern fungieren dabei als aktive Co-Therapeuten bzw. -Therapeutinnen und nehmen Mediatorenfunktionen wahr.** Als informierte, aktive Mitwirkende werden sie in die umfassende Behandlung eingebunden (Bölte und Poustka, 2002). Eine enge Kooperation von beiden Seiten ist dabei essenziell.

Um die Eltern auf diese Rolle vorzubereiten, ist eine vorbereitende Schulung im Rahmen einer **Psychoedukation** notwendig. Unter Psychoedukation versteht man systematische, didaktisch-psychotherapeutische Maßnahmen, die geeignet sind, Betroffene und ihre Angehörigen über das Störungsbild und seine Behandlung zu informieren, mit dem Ziel, den selbstverantwortlichen Umgang mit diesem zu unterstützen (Mühlig und Jakobi, 2011). Eine solche umfassende Aufklärung sorgt dafür, dass die Eltern über das Störungsbild an sich und die Besonderheiten ihres Kindes nicht nur Bescheid wissen, sondern auch lernen, es in seiner Eigenart zu verstehen und emotional zu akzeptieren.

Einen wichtigen Stellenwert nimmt dabei die Schulung in der Verhaltensbeobachtung des Kindes ein: Eltern müssen erfahren, wie sie das oft andersartige Verhalten ihres Kindes richtig interpretieren können, um darauf passend zu reagieren (Cordes und Cordes, 2009). Dazu ein Beispiel: Wer als Elternteil weiß, dass Kinder mit Autismus nur schwer bis gar nicht mit plötzlichen Veränderungen umgehen können, der führt z. B. eine neue Nahrung langsam und vorsichtig ein.

Das folgende Beispiel verdeutlicht ebenfalls, wie umfassendes Wissen über die Autismus-Spektrum-Störung Eltern und anderen Betreuungspersonen helfen kann, den Alltag leichter zu gestalten:

BEISPIEL

Ein 20-jähriges Mädchen mit Autismus-Spektrum-Störung war von großen Menschenansammlungen überfordert und vermied daher öffentliche Verkehrsmittel, weil sie die Erfahrung gemacht hatte, dass sie in solchen Situationen eine unerträgliche Anspannung erlebte. Zu Problemen kam es, wenn sie mit ihrer Betreuerin, die kein Auto besaß, etwas unternehmen wollte. Mit ihrem Wissen über das autistische Störungsbild wählte die Betreuerin daher das Beförderungsmittel so aus, dass sich das Mädchen dabei wohler fühlen konnte, indem sie z. B. auf den nächsten Bus wartete, weil der erste voller Schulkinder war, und sich im Bus so neben das Mädchen stellte, dass die anderen Menschen außerhalb ihrer Blickrichtung waren.

Fazit: Eltern, die über alle Besonderheiten und Beeinträchtigungen, Stärken und Schwächen ihres Kindes Bescheid wissen, können diesem wesentlich angemessener helfen. Geduld und Einfühlungsvermögen stehen dabei immer an erster Stelle.

9.2 Manualbasierte Therapieprogramme

9.2.1 Early Intensive Behavioral Intervention nach Lovaas und Applied Behavior Analysis

Der bekannte klinische Psychologe Ivar Lovaas von der University of California at Los Angeles untersuchte bereits 1987 den Einfluss einer besonders früh angebotenen, intensiven und langfristigen Lernbegleitung (Early Intensive Behavioral Intervention, EIBI) für Kinder mit Autismus (siehe dazu auch Autism Research Institute, 2003). In einer Pionierstudie konnte er zeigen, dass 47 % der Kinder, die ein intensives wöchentliches 40-Stunden-Training im Einzelsetting für mehr als zwei Jahre erhalten hatten, altersadäquate intellektuelle Fähigkeiten und schulische Leistungen entwickelten. In der Kontrollgruppe, deren Training weniger als 10 Stunden umfasste, war dies nur bei 2 % der Kinder der Fall (McEachin, Smith und Lovaas, 1993).

Lovaas stellte jedoch schon früh fest, dass die Lernerfolge nur blieben, wenn die Eltern nach der beendeten Therapie zu Hause weiterhin mit dem Kind arbeiteten und es nach verhaltenstherapeutischen Prinzipien förderten (Lovaas, Koegel, Simmons und Long, 1973). Eine der Ursachen dafür ist die weiter oben bereits erwähnte, bei Kindern mit Autismus-Spektrum-Störung häufig vorhandene, eingeschränkte Generalisierungsfähigkeit (Übertragung von Gelerntem auf neue Umwelten und Kontexte ➤ Kap. 9.1).

Folgende Prinzipien stellen die Basis der Methode dar (Lovaas, 1981, S. 3–5, Übersetzung v. d. Verf.):

- Jede Person, die langfristig mit einem entwicklungsverzögerten Kind interagiert, muss ein „Lehrer“ werden.
- Zu Beginn sollten kleine, erreichbare Ziele gesetzt werden, die für alle Beteiligten einen Gewinn bringen.
- Es muss sich auf einen hohen Arbeitsaufwand im Zuge der Maßnahmen eingestellt werden, der aber durch Unterstützung von und Zusammenarbeit mit anderen Personen im Umfeld erleichtert werden kann.
- Die Verantwortung zwischen dem/der Lehrenden und dem lernenden Kind ist aufzuteilen, jeder sollte einen Teil dazu beitragen.
- Man muss sich durch Rückschläge, aggressive oder emotionale Ausbrüche des Kindes nicht einschüchtern lassen oder sich schuldig fühlen, da dies in erster Linie zeigt, dass das Kind auf das Training reagiert.

Dieselben verhaltenstherapeutischen Prinzipien werden in der **Applied Behavior Analysis** (ABA) angewendet, die zu den am weitesten verbreiteten und am besten durch empirische Studien abgesicherten Therapiemethoden bei Autismus-Spektrum-Störungen zählt (Poustka, Bölte, Feineis-Matthews und Schmötzer, 2008). Ein weiteres Verfahren, das auf ähnlichen Prinzipien beruht, stellt die **autismusspezifische Verhaltenstherapie** (AVT) dar. Sie betont weniger die intensive Einzelfrühförderung nach Lovaas, sondern mehr die Nutzung therapeutischer Maßnahmen aus der kognitiven Verhaltenstherapie.

Allgemein gilt daher, dass Kindern mit Autismus durch ein individuell auf das Kind und seine Familie zugeschnittenes, intensives, ganzheitlich aufgebautes Programm, das über viele Jahre durchgeführt wird, geholfen werden kann.

Verhaltenstherapeutische Zugänge gehen davon aus, dass gelerntes Problemverhalten verändert werden kann, wenn ein entsprechendes, diagnostisch abgesichertes Interventionsprogramm durchgeführt wird (Bernard-Opitz, 2009a; Feineis-Matthews und Schlitt, 2009). In vielen Fällen kommt dabei das **diskrete Lernen** zum Einsatz. Es wird ein Gesamtziel festgelegt und die Schritte, die dazu führen, als Teilziele definiert sowie ein Ablaufplan der notwendigen Lernschritte erstellt. Je nach Lernfortschritt werden die Ziele regelmäßig überprüft und ggf. adaptiert (Menze, 2015). Ein Beispiel verdeutlicht diesen Prozess:

BEISPIEL

Das Endziel „Blumen gießen“ kann in die folgenden Schritte aufgeteilt werden:

- Gießkanne holen
- Gießkanne mit Wasser füllen
- Jeden Raum nacheinander abgehen
- Die Blumen in einer festgelegten Reihenfolge gießen
- Gießkanne aufräumen

Jeder der einzelnen Schritte sollte bei korrekter Ausführung sofort belohnt (verstärkt) werden.

Basierend auf lernpsychologischen Grundlagen (Skinner, 1954), werden innerhalb der Verhaltenstherapie bestimmte Interventionsformen verwendet, um erwünschtes Verhalten aufzubauen und unerwünschtes abzubauen (siehe dazu auch Lovaas, 1981). Ein wichtiges Prinzip besteht in der (im obigen Beispiel bereits erwähnten) **Verstärkung.** Die Veränderung eines bestimmten Verhaltens wird durch die Manipulation der **Konsequenzen des Verhaltens** erreicht (verstärkt). Bei positiver Verstärkung folgt z. B. auf das Verhalten ein angenehmes, von der Person als Belohnung erlebtes Ereignis.

BEISPIEL

Jonas, ein 16-jähriger Junge mit frühkindlichem Autismus, hat viel Spaß am Puzzeln, er könnte dies den ganzen Tag machen. Nach einer erledigten Arbeit im Haushalt darf er sich als Belohnung zwei seiner Lieblingspuzzles aussuchen und diese in Ruhe legen.

Zur Verstärkung von Verhaltensweisen können sowohl materielle Belohnungen als auch entsprechende verbale Rückmeldungen eingesetzt werden. Eine weitere Verstärkungsmöglichkeit besteht darin, dass als Konsequenz des gezeigten Verhaltens etwas Unangenehmes wegfällt und daher das Verhalten, das dazu geführt hat, verstärkt wird. Wenn ein Kind erlebt hat, das an einem kalten Wintertag das Anziehen der ungeliebten Handschuhe dazu führt, dass die Hände nicht mehr frieren, besteht die Wahrscheinlichkeit, dass es diese das nächste Mal ohne Protest anzieht.

Durch **sofortige und kontinuierlich gegebene Verstärkung** von passenden (Teil-)Verhaltenssequenzen kann das vorher festgelegte Zielverhalten langsam entwickelt werden. So nähert man sich schrittweise der kompletten Ausführung einer angestrebten Endhandlung.

Als Belohnung können auch **Tokens** (z. B. Spielmünzen, Murmeln und anderes mehr) eingesetzt werden (➤ Kap. 10). Hierbei bekommt das Kind für jedes korrekte (Teil-)Verhalten einen Token. Diese werden dann vom Kind gesammelt und können ab einer bestimmten Menge gegen eine größere Belohnung, z. B. das gewünschte Spielzeugauto oder ein gemeinsames Eisessen, eingetauscht werden. Das eigenständige Sammeln und die regelmäßige Belohnung mit den Tokens sorgen dabei für eine kontinuierliche Motivation des Kindes und eine gute Balance zwischen Anforderung und Spaß.

Beim **Shaping** werden hingegen auch schon Verhaltensweisen, die dem Zielverhalten zunächst nur ähneln, belohnt und langsam in weiterer Folge die zunehmend richtigere Ausführung des Zielverhaltens verstärkt. Dies kann z. B. beim Spracherwerb angewendet werden. Zunächst wird jeder Laut des Kindes belohnt, der dem passenden Wort ähnelt. So verwendete z. B. ein sehr sprachverzögertes Kind mit Autismus „ee" für „Bett", wenn es sich ausruhen wollte. Zur Belohnung durfte es sich hinlegen. Gleichzeitig wurde das Wort korrekt vorgesprochen. Im Weiteren wurden nur mehr jene Lautäußerungen belohnt, die dem gewünschten Begriff am meisten ähnelten, bis am Ende nur noch das korrekte Wort belohnt wurde. Ein anderes Beispiel ist das Erlernen des Zeichnens eines Kreises. Anfangs wird jeder Versuch einer Zeichnung verstärkt, in weiterer Folge nur die Zeichnungen, die sich zunehmend einem Kreis annähern. Zum Ende hin wird das Kind dann nur noch für das richtige Zeichnen eines Kreises belohnt. Fazit: Erwünschtes Verhalten verstärken und durch kleine Lernschritte schrittweise an Zielverhalten annähern!

Beim Einsatz von Belohnungen ist es besonders wichtig, dass das Kind versteht, für welches Verhalten es die Belohnung bekommen hat. Wenn eine unmittelbare räumliche Nähe zwischen Verhalten und Verstärkung besteht (z. B. versehentliches Anfassen einer heißen Herdplatte und rasches Zurückziehen der Hand), ist dies gesichert. In weniger eindeutigen Fällen sollte dem Kind auch verbal vermittelt werden, für **welches konkrete Verhalten** es gerade belohnt wurde („Das hast du ganz richtig zusammengerechnet!", „[…] laut und deutlich vorgelesen!", statt z. B. nur „Super!"). Es handelt sich hierbei um das sehr förderliche Prinzip des **differenzierten Lobens** (Rollett, 1997).

Für jedes neu erlernte Verhalten gilt, dass entsprechend viele Wiederholungen vorgesehen werden müssen, um es schließlich zur Gewohnheit werden zu lassen (Rinck und Becker, 2011).

Bei Kindern und Jugendlichen mit Autismus können auch die häufig vorkommenden stereotypen Verhaltensweisen als Verstärker eingesetzt werden. Nach einer erfolgreich erledigten Aufgabe (z. B. Besteck einräumen) darf das Kind seine Lieblingsstereotypie einige Minuten lang ausführen (z. B. Licht an- und ausknipsen).

9.2.2 Treatment and Education for Autistic and related Communication-Handicapped Children und Structured Teaching

Das TEACCH-Programm (**T**reatment and **E**ducation for **A**utistic and related **C**ommunication-Handicapped **CH**ildren) ist eine verhaltenstherapeutische und pädagogische Interventionsmethode, die auf dem Prinzip der größtmöglichen Selbstständigkeit und Entfaltung von Menschen mit Autismus-Spektrum-Störung basiert (Symalla und Feilbach, 2009). Diese sollen in die Lage versetzt werden, in einer sicheren, individuell an die jeweiligen Bedürfnisse angepassten Umgebung strukturiert zu lernen, zu leben und zu arbeiten, mit dem Ziel der sozialen Integration in ihr Umfeld (Menze, 2015).

Eric Schopler, der Begründer des Programms, und seine beiden Mitarbeitenden beschreiben den TEACCH-Ansatz wie folgt: „Für jedes Individuum mit Autismus sollte die Notwendigkeit erkannt werden, visuelle und/oder geschriebene Informationen anzubieten, um gehörten Input zu ergänzen, und eine gewisse organisatorische Unterstützung durch das Umfeld gegeben werden" (Mesibov, Shea und Schopler, 2004, S. 33, Übersetzung v. d. Verf.). Ein zentraler Gesichtspunkt besteht also im **strukturierten Vorgehen.**

Innerhalb des TEACCH-Verfahrens werden Handlungsabläufe, die im Rahmen von Aufgabenstellungen bzw. Problemlösungen durchgeführt werden müssen, in **visuelle Strukturen** übersetzt, z. B. Bilder und Bilderfolgen, Hinweistafeln oder Gegenstände, die in der zu bearbeitenden Reihenfolge angeordnet sind. Derartige anschauliche Hilfen können durch Einfügen einer verbalen Bezeichnung verdeutlicht werden. Dazu ein Beispiel: Ein Abbild einer Toilette an der Toilettentür kann zusätzlich durch die Buchstaben „WC" oder „Toilette" unter dem Bild unterstützt werden. Durch diese Vorgehensweise wird gesichert, dass auch Menschen mit eingeschränkteren Kompetenzen verstehen, was von ihnen verlangt wird, und ihr Verhalten danach ausrichten können.

Dementsprechend definieren die Autoren und Autorinnen „Struktur" als die **aktive Organisation und Anordnung der physischen Umwelt und Handlungsabfolgen** (a. a. O., S. 34). Dies geschieht in Form von räumlichen (was gehört wo hin?) und zeitlichen (wann passiert was nacheinander?) Strukturen. Daneben sollen Visualisierungen (bildliche oder symbolische Hilfen) das Erlernen von Handlungsabläufen vereinfachen (Schopler und Mesibov, 2013).

Die Grundkonzeption des TEACCH-Ansatzes ist so flexibel, dass sie sich für alle Altersstufen und Kompetenzgrade eignet. Gleichzeitig kann der Ansatz sowohl im Zuge pädagogischer und therapeutischer Interventionsprogramme als auch im häuslichen Alltag, im Kindergarten und in der Schule angewendet werden.

BEISPIEL

Paula (23) hat oft Schwierigkeiten beim Bezahlen, da sie die unterschiedlichen Münzen nicht auseinanderhalten kann. Als visuelle Hilfe wurde sie ermuntert, diese alle offen auf die Handfläche zu legen, sie zu sortieren und so Schritt für Schritt das Geld zu zählen. Das Einüben dieser Routine beim Bezahlvorgang half ihr dabei, sich selbstständiger und sicherer im Umgang mit Geld zu fühlen.

Im Kindergarten werden beispielsweise routinemäßig Bilder eingesetzt, um den Kindern ihren eigenen Haken anzuzeigen, an dem sie ihre Jacke aufhängen können. Bildkarten können auch anzeigen, wohin etwas aufgeräumt werden soll, z. B. in welche Schublade die Bastelmaterialien oder die Zeichenutensilien gehören. Um räumliche Strukturhilfen bereitzustellen, können auch Raumteiler und spezielle Plätze für das Arbeiten, Essen oder Spielen geschaffen werden (Tuckermann, Häußler und Lausmann, 2014). Wo es möglich ist, sollte man visuelle Strukturierungshilfen geben und die (räumliche und zeitliche) Struktur von Handlungsabläufen genau planen.

9.3 Weitere therapeutische Zugänge

9.3.1 Training kommunikativer Fertigkeiten: Unterstützte Kommunikation und Picture-Exchange-Communication System

Unterstützte Kommunikation

Ein wichtiger Hinweis vorweg: Die **unterstützte Kommunikation** (UK, Augmentative and Alternative Communication) darf nicht mit der höchst problematischen *gestützten* Kommunikation (Facilitated Communication) verwechselt werden (➤ Kap. 9.4.2).

Die **unterstützte Kommunikation** ist eine Methode, die häufig angewandt wird, um eine bestehende Nicht-Sprachlichkeit bei Personen mit Autismus-Spektrum-Störung zu kompensieren und alternative Verständigungsmöglichkeiten aufzubauen. Das funktionale Sprechen wird dabei von anderen Arten der (nonverbalen) Kommunikation unterschieden (Poustka u. a., 2008). Das umfasst z. B. den

Einsatz von bestimmten Gebärden, Symbolen, Zeichen, Bildern, kommunikationsfördernden Spielzeugen und Computeranpassungen. Diesen kommt auch eine wichtige Funktion bei der Förderung des Spracherwerbs zu (Bondy und Frost, 1994).

Das Erlernen der Sprache gliedert sich in mehrere Abschnitte bzw. Systeme, die nacheinander entstehen. Zuerst entwickelt sich das Sprachverständnis, also die Fähigkeit, gesprochene Worte von anderen Personen zu verstehen (Goswami, 2001). Dies wird durch das entstehende Bildersystem gestützt, mit dem erste Denkprozesse möglich werden. Schon Paivio betonte 1979 die beiden Systeme (sprachbezogen vs. bildbezogen) als alternativ nutzbare Kodiersysteme. Gerade bei Personen mit Autismus-Spektrum-Störungen scheint das visuelle System sehr gut ausgeprägt zu sein (Freitag, 2008). So kann bei Menschen mit einer Autismus-Spektrum-Störung, die nicht sprechen, das (visuelle) Bildsystem bzw. das Wortbedeutungssystem herangezogen werden, um eine andere Art von Kommunikation zu ermöglichen und ihnen so zu helfen, ihre Wünsche und Forderungen nonverbal auszudrücken.

Dazu ein Beispiel: Hier ging es darum, einem nichtsprachlichen Jugendlichen (Jimmy) das Lesen einzelner Wörter als Kommunikationsmittel beizubringen, wobei zur Unterstützung das Prinzip der positiven Verstärkung angewandt wurde (Hewett, 1964):

BEISPIEL

Der Therapeut Frank Hewett fand heraus, dass Jimmy „Gumdrops" (Gummibärchen) heiß liebte, und verwendete sie zur Belohnung. So wurde Jimmy z. B. zunächst dafür belohnt, wenn er seinem Lehrer einen Ball gab. Als er dies sicher konnte, erhielt er die Belohnung, wenn er einen roten Kreis auf ein Papier malte, der einen Ball darstellen sollte. Als er verstanden hatte, dass ein Symbol einen Gegenstand bezeichnen kann, zeigte Hewett Jimmy zwei Bilder, die einen Ball und ein Kästchen darstellten. Er musste das geschriebene Wort „Ball" unter das richtige Bild legen und wurde dafür natürlich mit einem Gumdrop belohnt. Auf diese Weise wurde ihm zunächst einmal eine Reihe von Wortbildern beigebracht. Der nächste Schritt bestand darin, die Verbindung von Wörtern zu lernen. So wurde Jimmy dafür belohnt, wenn er die Wortkarten richtig gemäß einer Anweisung auf einer Bildkarte platzierte, z. B. „Ball in der Tasse", „Buch auf dem Stuhl". Auf diese Weise lernte Jimmy tatsächlich, selbstständig mit seiner sozialen Umwelt zu kommunizieren. Insgesamt nahm das Training 18 Monate in Anspruch. Eine weitere Auswirkung des Trainings war, dass das vorher sehr destruktive Verhalten des Kindes sich entscheidend verbesserte.

Picture Exchange Communication System

Eine weitere bekannte und äußerst effektive Form der UK ist das **Picture Exchange Communication System** (PECS), bei dem ein systematischer, kommunikativer Austausch zwischen dem Betroffenen und der Bezugsperson oder den Therapeuten mithilfe von Bildern gefördert werden soll. Bondy und Frost (1994, 2001) entwickelten PECS mit dem Hintergrund, schon sehr jungen Kindern, die noch keine sprachlichen Fähigkeiten besitzen oder zumindest Schwierigkeiten damit haben, soziale Kommunikation zu ermöglichen. Das Verfahren eignet sich daher auch für die Förderung von Kindern mit Sprachentwicklungsstörungen.

Das Verfahren sieht vor, dass für die Übermittlung einer konkreten Nachricht Bildkarten für verschiedene Objekte und Handlungen zur Verfügung stehen. Zunächst wird die Nachricht in überschaubare Schritte aufgeteilt (Lechmann, Diepers-Pérez, Grass und Pfeiffer, 2009). Das Kind sollte dafür bereits in der Lage sein, die Bedeutung der Bilder zu verstehen. Das Training beginnt damit, dass das Kind dem Kommunikationspartner bzw. der Kommunikationspartnerin eine Karte übergibt, auf der ein von ihm gewünschtes Objekt abgebildet ist. Im Gegenzug erhält es den abgebildeten Gegenstand. So wird die Motivation des Kindes genutzt, bestimmte Objekte haben zu wollen. Gleichzeitig wird die aktive Interaktion mit einer anderen Person gefördert (Bondy und Frost, 2001). Die Nachrichten können dann auch zunehmend komplexer werden (z. B. die gleichzeitige Gabe mehrerer Bildkarten umfassen).

BEISPIEL

Felix (4) malt für sein Leben gern, kann sich aber nicht sprachlich ausdrücken, wenn er die Dose mit den Buntstiften haben möchte. Ihm wird beigebracht, seiner Mutter eine Bildkarte zu überreichen, auf der Buntstifte abgebildet sind, damit sie ihm diese geben kann. Das Erhalten der Buntstifte stellt somit an sich schon eine Belohnung für Felix dar, die seinen Lernfortschritt unterstützt. So lernt er, eine Interaktion von sich aus zu beginnen und seine persönlichen Wünsche anderen gegenüber auszudrücken.

Es ist wichtig, gleich zu Beginn herauszufinden, welche Nachrichten an die Kommunikationsperson bei dem betreffenden Kind auf Interesse stoßen, sodass ihre erfolgreiche Übermittlung Belohnungswert hat (und auch, welche überhaupt nicht wirken). Die zur Verfügung stehenden Bildkarten für die vom Kind möglicherweise gewünschten Objekte oder Beschäftigungen (z. B. Fahrradfahren) sollten so vielfältig sein, dass sich ein breites Spektrum von Alternativen und damit Kommunikationsmöglichkeiten bietet.

Durch das Verfahren wird nicht nur die direkte Kommunikation, sondern auch die Bereitschaft dazu gefördert. Kommunikation bedeutet immer auch, dass man sich einer möglichen Partnerperson annähert (Lechmann u. a., 2009). Auf dieselbe Weise können dem Kind mithilfe der Bildkarten (und begleitendem Verbalisieren) auch Vorschläge vonseiten der Kommunikationspartner gemacht werden, auf die das Kind mit einem Nicken bzw. Kopfschütteln reagieren kann.

Das bildhafte Kommunikationssystem kann dann schrittweise **von einzelnen Bildern mit Gegenständen zu Bildern von komplexeren Handlungen** (und damit auch Satzstrukturen) erweitert werden, indem verschiedene Symbole eingeführt werden. Das Kind lernt z. B., die Bildkarte für „Ich möchte …" mit einer Bildkarte für den gewünschten Gegenstand zu verbinden. In späteren Trainingsphasen wird dann erlernt, mithilfe der Bildkarten auf verbale Fragen zu antworten oder ganze Sätze zu formulieren (z. B. durch die Abfolge verschiedener Bildkarten für „Ich möchte", „zwei", „rot" und „Spielzeugauto"). So entsteht nach und nach ein ganzes Bildsystem aus mehreren Alltagsbereichen (z. B. Nahrung, Spielzeuge, sportliche Aktivitäten, Hygienehandlungen), die das Kind nutzen kann, um sich zu verständigen.

Zu Beginn erfolgt die Interaktion rein über die Bildkarten, verbale Hinweise werden hingegen zunächst nur in begrenztem Umfang zusätzlich eingesetzt, der schrittweise erweitert wird. Wie Bondy und Frost berichten, beginnen viele Kinder im Laufe des Trainings spontan die Sprache zu benutzen. Laut ihrer 1994 veröffentlichten Studie verwendeten nach über einem Jahr PECS-Training mehr als die Hälfte der Kinder, nämlich 59 %, die Sprache als einziges Kommunikationsmittel, 11 % verwendeten nur PECS und 30 % nutzten eine Mischung aus Sprache und PECS.

9.3.2 Training sozialer Fertigkeiten am Beispiel von „Social Stories"

Personen mit Autismus-Spektrum-Störung weisen (nicht zuletzt aufgrund ihrer sprachlichen und kommunikativen Schwierigkeiten) Beeinträchtigungen in der sozialen Interaktion auf. Sie haben Probleme damit, ein wechselseitiges Gespräch aufzubauen und aufrechtzuerhalten, flexibel auf Veränderungen während einer Unterhaltung zu reagieren, soziale Regeln und Konventionen zu beachten oder auch nur entspannt mit anderen im Sinne von „Small Talk" zu plaudern (Herbrecht und Bölte, 2009).

Der Mangel an Fertigkeiten auf diesem Gebiet entsteht aber nicht nur aus fehlendem Interesse an Kontakten. In vielen Fällen wird ihnen keine Gelegenheit zu sozialen Interaktionen geboten, da man ihr andersartiges und oft sogar abweisendes Verhalten als grundsätzliche Ablehnung jedes Kontakts fehlinterpretiert. Auf diese Weise bleiben für die Betroffenen möglicherweise wertvolle Lern- und Übungsmöglichkeiten aus (Bölte, 2011).

Ziel der Vermittlung von sozialen Kompetenzen ist es daher, die „soziale Interaktions- und Kommunikationsfähigkeit aufzubauen sowie Selbstständigkeit im alltäglichen Leben zu verbessern, um damit langfristig die soziale Integration und Lebensqualität von autistischen Menschen zu unterstützen" (Herbrecht und Bölte, 2009, S. 334). Hierbei ist es wichtig, das autismusspezifische Training in diesen Bereichen genau auf die Altersgruppe zuzuschneiden. Um die neu erlernten Kompetenzen direkt in einem strukturierten Rahmen erproben zu können, sind gruppentherapeutische Settings geeignet, wobei darauf geachtet werden muss, dass nicht nur Kinder bzw. Jugendliche mit Autismus-Spektrum-Störung beteiligt sind. Dies bietet die Möglichkeit, mit typisch entwickelten Altersgenossen zu interagieren, die in vielen Situationen als Rollenmodelle fungieren können (Dodd, 2011).

Social Stories

Ein verbreiteter Ansatz zur allgemeinen Vermittlung sozialer Kompetenzen bei Kindern, Jugendlichen und Erwachsenen mit entsprechenden Defiziten sind die von Carol Gray eingeführten **Social Stories** (Gray und White, 2002). Die sozialen Geschichten eignen sich insbesondere auch für den Einsatz bei Personen mit Autismus-Spektrum-Störung (Matzies-Köhler, 2014). Ausgangspunkt ist die Annahme, dass Menschen allgemein durch das Anhören von geeigneten Geschichten viel lernen können. Wie Gray und White ausführen, kann eine Social Story informieren, Mut machen, instruieren, trösten, unterstützen, loben und berichtigen. Als Setting dient zunächst die Vorlesesituation, später kann die Geschichte auch gespielt oder im Alltag nachvollzogen werden, um gewünschte Handlungen oder Verhaltensweisen zu trainieren und ungünstiges Problemverhalten abzubauen (Freitag, 2008).

Sachverhalte, die für sich typisch entwickelnde Menschen vielleicht unmittelbar und intuitiv begreiflich sind, werden dabei in kleine Sinneinheiten aufgeteilt und diese in klar verständliche, kürzere Textteile und Illustrationen (in Form von einfachen Zeichnungen) verpackt. So bringen Gray und White z. B. für das übergeordnete Themengebiet „Sich um sich selbst kümmern" jeweils mehrere Geschichten über Körperhygiene, Zähne putzen oder sich ankleiden. Die Geschichte „Im Supermarkt einkaufen" wird z. B. erst öfter vorgelesen und eingeprägt und kann dann direkt im nahen Supermarkt in die Tat umgesetzt werden. Es gibt auch Sets von mehreren Geschichten, die aufeinander aufbauen (z. B. zum Thema „Schultag"). Zu Beginn wird empfohlen, sich auf einzelne Geschichten zu konzentrieren, später können je nach Aufmerksamkeitsspanne des Kindes auch mehrere „Social Stories" nacheinander erzählt werden.

Die Social Stories können entweder aus einem der Bücher der Autorin entnommen oder anhand ihrer ausführlichen Anleitungen selbst erstellt werden, um individuell auf ein Kind zugeschnittene Geschichten erzählen zu können bzw. gezielte Fähigkeiten zu schulen. Eine Geschichte, die direkt mit eigenen, aktuellen Erfahrungen verbunden ist, erhöht den persönlichen Zugang noch um ein Vielfaches.

Das Erzählen von Geschichten mit sozial relevantem Inhalt kann es Kindern, Jugendlichen und Erwachsenen mit Autismus-Spektrum-Störung erleichtern, komplexe Inhalte zu verstehen und diese dann selbst im Alltag anzuwenden. Aber nicht alle Geschichten sind für alle Kompetenzstufen geeignet. Für das Verständnis von Geschichten mit komplexeren Themen sollte zumindest ein ausreichendes Maß an intellektuellen und sprachlichen Fähigkeiten vorhanden sein (Poustka u. a., 2008).

9.3.3 Videomodellierung

Eine bewährte Methode zur Verhaltensänderung und zum Aufbau von sozialen Fertigkeiten stellt die **Videomodellierung** (VM) dar (Bernard-Opitz, 2009b; Murray und Noland, 2012). Das Konzept des „Modelllernens" wurde bereits 1977 von Albert Bandura eingeführt. Die Videomodellierung kann als unterstützende Lernsituation definiert werden, wobei es um die Beobachtung und Analyse von kurzen Videoaufnahmen zu speziellen Themen geht. Diese können entweder das Kind selbst in bestimmten Situationen zeigen und anschließend gemeinsam bearbeitet werden oder Vorbilder für zu lernendes Verhalten zur Verfügung stellen (siehe dazu Delano, 2007).

Im konkreten Fall setzt die Entscheidung, Videomodellierungen in die Autismustherapie einzubeziehen, voraus, dass sie an die jeweiligen individuellen Voraussetzungen des Kindes bzw. Jugendlichen angepasst wird. Ein Vorteil des Verfahrens besteht darin, dass durch die gleichzeitige Präsentation von Bild und Ton eine Verbindung zweier Kodiersysteme der Informationsverarbeitung, der **bildlichen und sprachlichen Verarbeitung,** erfolgt. Durch diese doppelte Kodierung wird der Lernvorgang besonders unterstützt.

Aber wie wird diese Methode in der Praxis tatsächlich durchgeführt? Der betrachtenden Person wird in einem kurzen Video ein zu lernendes Verhalten gezeigt, z. B. wie man Wäsche ordentlich in einen Schrank räumt oder den Tisch für das Abendessen deckt, wobei der Vorgang je nach Kompetenz des Kindes entweder in einzelne Episoden aufgeteilt oder als Ganzes präsentiert werden kann. Gelingt es dem Kind anschließend, die Handlung erfolgreich auszuführen, wird es dafür belohnt.

Ein konkretes Beispiel soll dies veranschaulichen:

BEISPIEL

Die Aufgabe besteht darin, dass das Kind lernen soll, wie man einen Tisch richtig deckt. Dazu ist bereits alles vorbereitet: ein mit einem Tischtuch versehener Tisch mit vier Stühlen und ein Beistelltisch, auf dem je vier Teller, Messer, Gabeln und Wassergläser stehen. Dieselbe Szene wird auf dem Video gezeigt. Das Kind hört eine Stimme, die ihm mitteilt, dass „Ben" gleich den Tisch decken wird, dass man aber nur seine Hände sehen wird. (Wie Shipley-Benamou, Lutzker, und Taubman 2002 gezeigt haben, lenkt diese Vorgehensweise die Aufmerksamkeit des Kindes auf die Handlung.) Es soll genau aufpassen, was Ben macht. Es folgt die Anweisung „Wenn ich ‚FERTIG, LOS' sage, möchte ich, dass du Ben zusiehst, wie er den Tisch deckt. FERTIG, LOS!" Jetzt sieht das Kind nacheinander die verschiedenen Schritte der Handlung: Zwei Hände nehmen je einen Teller und stellen nacheinander vor jeden Stuhl einen usw. Wenn das Kind aufmerksam zusieht, wird es gelobt. Anschließend wird das Kind aufgefordert, den Tisch genauso zu decken, wie es dies im Video gesehen hat: „Hier ist alles was, DU brauchst, um den Tisch zu decken. Wenn ich ‚FERTIG, LOS' sage, möchte ich, dass du den Tisch deckst. FERTIG, LOS!" Versuche, die in die richtige Richtung führen, werden gelobt und es werden sofort Hinweise für die richtige Ausführung der Handlung gegeben. Jeder erfolgreiche Schritt wird ebenfalls sofort gelobt.

So können relevante Fertigkeiten für die Alltagsbewältigung wie das selbstständige Anziehen, das Zimmeraufräumen oder auch das Beantworten von Fragen (z. B. „Wie geht es dir?" „Was hast du heute gemacht?") sowie das Ausdrücken von Wünschen bzw. Bedürfnissen (z. B. in angemessener Weise Fragen im Unterricht stellen) mithilfe von Videos modelliert werden. Andererseits können kleine, gut vorbereitete Rollenspiele unter Einsatz der Videomodellierung mit dem Kind eingeübt werden. Viele Studien berichten daher, dass sich die Videomodellierung besonders zur **Förderung von sozial-kommunikativen Fähigkeiten** eignet (siehe dazu z. B. McCoy und Hermansen, 2007).

Die Betrachtung von Filmen bzw. Videos des eigenen Verhaltens kann für Menschen sehr aufschlussreich sein. Wird dies von einer Person genutzt, um das eigene Verhalten kennenzulernen und es unter Umständen gezielt zu verändern, spricht man von Video-Selbstmodellierung (VSM). Bei sportlichen Trainings wird dieses Verfahren seit vielen Jahren eingesetzt. Besonders effizient ist die Zuziehung eines kompetenten Trainers bzw. einer Trainerin, die entsprechende Rückmeldungen geben.

Bei Menschen mit einer Autismus-Spektrum-Störung ist es z. B. nicht selten erforderlich, ein adäquates Sprechverhalten einzuüben. So kann man innerhalb des Trainings mittels Videomodellierung eine Übungsaufgabe einbauen, bei der es darum geht, die adäquate Lautstärke in verschiedenen Gesprächssituationen zu trainieren oder auch das richtige Blickverhalten im Umgang mit anderen zu lernen.

Wenn das Trainingsziel darin besteht, fehlerhaftes oder negatives Verhalten abzubauen, indem es im Video dargestellt und anschließend in Bezug auf Veränderungsmöglichkeiten analysiert wird und entsprechende Trainingsschritte identifiziert werden, sollte dies immer in einer positiven, wertschätzenden Art und Weise geschehen. Nur so können die Videos als konstruktive Lerngelegenheit genutzt werden. Im Zuge der Vorbereitung des Videotrainings muss daher mit den Betroffenen erarbeitet werden, dass es durchaus sinnvoll sein kann, erst einmal etwas falsch zu machen, da man nur so lernen kann, wie es richtig geht. So können Fehler aufgegriffen und für den Aufbau des richtigen Verhaltens genutzt werden.

BEISPIEL

Das erste Video zeigt ein Kind, das vergeblich versucht, über eine Mauer zu klettern, die ein paar Zentimeter zu hoch ist. Auf der Seite befindet sich in unauffälliger Position eine Holzkiste. Zu Beginn sollten die möglicherweise aufkommenden Emotionen (z. B. Ärger, Trauer, Scham) ausgesprochen und bearbeitet werden. Dann kann überlegt werden, was das Kind unternehmen könnte, um über die Mauer zu kommen (z. B. eine Holzkiste zu verwenden). Diese Lösungsmöglichkeiten können dann ebenfalls mithilfe von Videoaufnahmen demonstriert und mit dem Kind besprochen werden.

Wenn es darum geht, positive Modelle, also Aufnahmen von richtigem Verhalten, zu präsentieren, sollten alle irrelevanten, ablenkenden Verhaltensweisen entfernt werden, um dem Kind bzw. Jugendlichen nur das zentrale, gewünschte Verhalten zu präsentieren. Es muss allerdings darauf geachtet werden, dass die einzelnen Sequenzen nicht zu lange dauern. Die im Zuge der therapeutischen Videomodellierung gezeigten Videos dauern oft nur ein paar Minuten (Bellini und Akullian, 2007).

Die Videomodellierung eignet sich natürlich nicht nur für pädagogische bzw. therapeutische Interventionen bei den Kindern und Jugendlichen, sondern auch zum Aufbau eines angemessenen Erziehungsverhaltens bei den Betreuungspersonen. Gerade für die Eltern ist dies besonders zielführend, um ihnen die eigenen Verhaltensweisen ihrem Kind mit Autismus gegenüber aufzuzeigen und, wenn nötig, sinnvolle Alternativen zu vermitteln. So können z. B. typische Situationen aus dem Alltag mit dem Kind mit Autismus auf Video aufgezeichnet, gemeinsam mit den Eltern analysiert und Verbesserungsmöglichkeiten erarbeitet werden (➤ Kap. 7).

Bei vielen Personen mit Autismus-Spektrum-Störung besteht ein ausgeprägtes Interesse an der Interaktion mit Computern und anderen elektronischen Medien, was ihre Bereitschaft zur motivierten Mitarbeit beim Einsatz der Videomodellierung steigern kann (Bölte, 2009). Verglichen mit nur sprachlichen oder nur bildgestützten Interventionen bietet sie außerdem einen besonderen Lernvorteil für diese Personengruppe, da beide Verarbeitungswege einbezogen werden. So hat es sich bewährt, Videoaufnahmen durch kurze, prägnante Lernsätze zu begleiten, um die Einprägsamkeit noch zu erhöhen.

Vergleichsuntersuchungen konnten zeigen, dass diese Methode auch erfolgreich eingesetzt werden kann, wenn es um die Verbesserung der Lerngeschwindigkeit und die Übertragung von Gelerntem auf andere Kontexte geht (Bellini und Akullian, 2007). Richtig eingesetzt stellt die Videomodellierung somit eine motivierende und kosteneffektive Maßnahme dar.

9.3.4 Sportliche Betätigung und Sporttherapie

Rimland, langjähriger Leiter des Autism Research Institute in San Diego, sammelte schon früh Elternberichte über Erfahrungen mit bestimmten Maßnahmen, die er laufend in dem von ihm herausgegebenen *Autism Research Review* veröffentlichte (siehe z. B. Autism Research Institute, 2006). Von den besonders positiv bewerteten Interventionen ist vor allem die **sportliche Betätigung** zu nennen. Sie hilft den Kindern, ihre motorischen Defizite auszugleichen und – was besonders vorteilhaft ist – ihre Emotionalität zu stabilisieren. Es versteht sich von selbst, dass die sportlichen Leistungen nicht überfordernd sein dürfen und in einer fröhlichen, freundlichen Atmosphäre stattfinden müssen (➤ Abb. 9.1).

Viele Personen mit Autismus-Spektrum-Störungen weisen überdauernde Probleme im grob- und feinmotorischen Bereich auf, z. B. Auffälligkeiten des Ganges, allgemeine Schwerfälligkeit und Ungeschicklichkeit sowie Probleme beim Greifen und beim Schreiben. Auch integrative Funktionen wie die generelle Körperbeherrschung, Kontrolle von Bewegungsabläufen, Krafteinsatz und Muskeltonus können beeinträchtigt sein. Banik (2009) geht davon aus, dass solche motorischen Beeinträchtigungen auch die positive Entwicklung sozialer und kognitiver Bereiche behindern können. Aus diesem Grund ist es besonders sinnvoll, Sport und Bewegung als Therapiemaßnahmen einzubeziehen. So gibt es z. B. im „Autistenzentrum Arche Noah“ in Wien nicht nur verschiedene Sport- und Bewegungsangebote, sondern auch eine eigene Nordic-Walking Gruppe, in der zusätzlich der Aufbau sozialer Kontakte unterstützt wird (www.autismus.at).

Die zahlreichen Möglichkeiten, Bewegungstrainings in das Tagesprogramm einzubeziehen, zeigen die Flexibilität und Anwendbarkeit sportbezogener Maßnahmen auf: Einfache grobmotorische Übungsgelegenheiten im Alltag bestehen im Üben verschiedener Gangformen, Treppensteigen, Heben und Tragen, in Trampolinübungen sowie ausgesuchten gymnastischen Übungen (besonders, wenn sie von Musik begleitet sind). Für Gruppenunternehmungen sind z. B. Radfahren, Schwimmen, Jogging und Wandern geeignet. Ein besonderer Vorteil besteht darin, dass die Übungen an den Schweregrad des autistischen Stö-

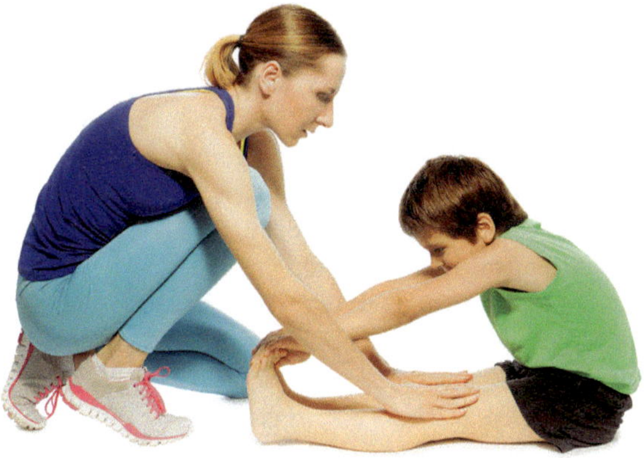

Abb. 9.1 Sportliche Betätigung hilft, motorische Defizite auszugleichen. [J787–043]

rungsbildes angepasst werden können. Ein weiterer Vorteil ist, dass die sportlichen Aktivitäten auch gezielt bei den Interessen und Hobbies der Betroffenen ansetzen und so ein wertvoller Motivator sein können. Eltern sollten daher herausfinden, was ihrem Kind Spaß macht, und mehrmals in der Woche Gelegenheiten für entsprechende sportliche Betätigungen bieten.

Unter gezielter **Sporttherapie** ist „eine bewegungstherapeutische Maßnahme, die mit geeigneten Mitteln des Sports gestörte körperliche, psychische und soziale Funktionen kompensiert, regeneriert, Sekundärschäden vorbeugt und gesundheitlich orientiertes Verhalten fördert" zu verstehen (Schüle und Deimel, 1990). Sport und Bewegung können allgemein zur Verbesserung der Lebensqualität, des Wohlbefindens und der sozialen Teilnahme beitragen sowie im speziellen Sinne auf die individuellen Defizite und Aktivitätsstörungen von Einzelpersonen eingehen (Schüle und Huber, 2004).

Mehrere Studien konnten zeigen, dass sportliche Betätigung innerhalb der Therapie von Autismus-Spektrum-Störungen sinnvoll ist. Lang u.a. (2010) berichteten z.B. von Verbesserungen auf der Verhaltensebene (weniger Stereotypien, selbststimulierendes oder selbstverletzendes Verhalten und Aggression). Außerdem wird natürlich die körperliche Fitness verbessert. Beim therapeutischen Einsatz sportlicher Aktivitäten bei Kindern und Jugendlichen mit Autismus-Spektrum-Störungen wurde nachgewiesen, dass durch Einzeltrainingsprogramme eine deutlichere Verbesserung der motorischen Leistungen erzielt werden kann als durch Trainings in der Gruppe, während die Förderung der sozialen Interaktionen von Gruppentrainings profitiert (Sowa und Meulenbroek, 2012). Nicht geeignet sind aber Mannschaftsspiele (z.B. Fußball oder Volleyball), da es Kindern und Jugendlichen mit Autismus aufgrund ihres Störungsbilds sehr schwerfällt, problemlos mitzuspielen, und es einer sehr umfangreichen Intervention bedarf, um das dafür notwendige Wissen und Verhalten zu vermitteln und aufzubauen.

9.3.5 Tiergestützte Interventionen

Tiergestützte Interventionen umfassen zum einen die strukturierte **tiergestützte Therapie** und zum anderen generell **tiergestützte Aktivitäten** (O'Haire, 2013). Diese Maßnahme erfordert allerdings eine gründliche Vorbereitung, da nicht jedes Kind mit einer Autismus-Spektrum-Störung davon profitieren bzw. eventuell sogar negativ davon beeinflusst werden kann (Menze, 2015).

Richtig angewendet, kann die tiergestützte Therapie aber von Nutzen sein. Sie bietet die Möglichkeit einer ungezwungenen, spielerischen Kontaktaufnahme mit einem Tier, den Aufbau von Empathie und Verantwortungsbewusstsein für ein anderes Lebewesen und die Vermittlung positiver sozialer Interaktionen mit diesem. In jedem Fall ist ein langsames Heranführen an das Tier und die neue Umgebung wichtig, da gerade die Anfangsphase für das

Gelingen der Intervention von besonderer Bedeutung ist (➤ Abb. 9.2). Als häufig eingesetzte Tiere werden Hunde, Pferde und Meerschweinchen genannt (O'Haire, Guérin, Kirkham und Daigle, 2015). O'Haire (2013) berichtet in ihrem Vergleich von 14 Studien von gesteigerter Bereitschaft zu sozialer Interaktion und Kommunikation sowie von geringeren stressbezogenen Problemverhaltensweisen. Laut Kern u. a. (2011) verbesserte sich aus Sicht der Eltern auch die allgemeine Lebensqualität.

Eine spezielle tiergestützte Methode, die sich bei Kindern oder Jugendlichen mit Anpassungsstörungen allgemein als wirksam erwiesen hat, ist die **Hippotherapie** (O'Haire u. a., 2015). Sie umfasst einerseits das Reiten und andererseits „Bodenaktivitäten", z. B. Pflegen oder Füttern. Langfristig kann Reiten nur erfolgreich durchgeführt werden, wenn der Reiter oder die Reiterin lernt, sich auf das Pferd einzustellen. Aus diesem Grund eignet sich die Hippotherapie auch als Methode zur Verbesserung der Anpassungsbereitschaft bei Kindern und Jugendlichen mit einer Autismus-Spektrum-Störung. Eine Forschungsgruppe um Gabriels konnte in einer umfassenden Studie zeigen, dass durch eine 10-wöchige Hippotherapie eine Reduzierung der Neigung zu Irritabilität und Hyperaktivität, eine erhöhte Anzahl gesprochener und neuer Wörter sowie eine Verbesserung der sozialen Kommunikation und Kognition erreicht werden kann (Gabriels, Pan, Dechant, Agnew, Brim und Mesibov, 2015).

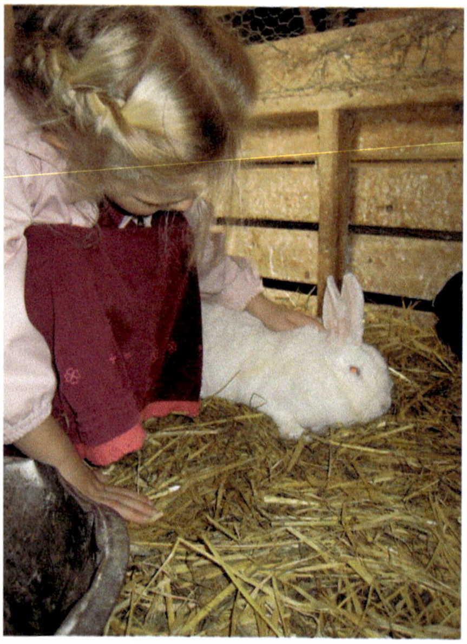

Abb. 9.2 Die Förderung der Beschäftigung mit Tieren stützt die Therapie. [J787]

Auch **im Alltag** kann sich der ständige Kontakt mit einem Haustier günstig auswirken. Dazu ein Beispiel:

BEISPIEL

Für die 23-jährige Hannah, die an einer Autismus-Spektrum-Störung leidet, stellt ihr Hund Maya eine wichtige Quelle positiver Gefühle dar. Sie erzählt ihrer Betreuerin immer wieder von erfreulichen Kontakten mit ihm und berichtet, dass ihr der Hund „ihre gute Laune zurückbringt", wenn es ihr einmal schlecht geht.

Eine aus verschiedenen Gründen (extrem hohe Finanzierungskosten, weitgehend fehlende Wirksamkeitsstudien) eher problematische tiergestützte Intervention stellt hingegen die Delfintherapie dar (➤ Kap. 9.4.3).

9.3.6 Medikamente

Gegen das Störungsbild des Autismus als solches gibt es derzeit keine Medikation (Poustka und Poustka, 2009). Zu warnen ist daher vor Heilmitteln, die den Eltern als „Wunderdrogen" empfohlen werden.

Der Einsatz von Medikamenten beschränkt sich auf bestimmte, bei Autismus-Spektrum-Störungen vorkommende Komorbiditäten, z. B. Hyperaktivität, Aufmerksamkeitsprobleme, Ängste und andere emotionale Probleme sowie Anfallsleiden. Pharmakotherapie kann daher gegenwärtig nur als „Krisenintervention" und zeitlich befristete Entlastung einzelner Symptome gesehen werden (Steinhausen, 2016, S. 93). Durch den Abbau der genannten Probleme wird jedoch oft erst die nötige Zugänglichkeit der Betroffenen in Bezug auf pädagogische und verhaltenstherapeutische Maßnahmen ermöglicht (Kamp-Becker und Bölte, 2011). Ein informativer Überblick über medikamentöse Interventionen, ihre Einsatzmöglichkeiten und Problematiken findet sich in dem Buch von Poustka u. a. (2008).

In diesem Zusammenhang muss allerdings besonders darauf hingewiesen werden, dass bei Menschen mit Autismus-Spektrum-Störung sehr oft untypische (zu starke oder zu schwache) Reaktionen auf Medikamente zu beobachten sind. Im letzteren Fall kann es zu gefährlichen Überdosierungen kommen, wenn immer höhere Dosierungen verabreicht werden, um einen Effekt zu erzielen. Diese Gefahr besteht besonders bei aggressiven Patienten und Patientinnen. Aus diesem Grund muss auch die Einstellung auf ein neues Medikament immer langsam und vorsichtig stattfinden, um plötzlich auftretende Nebenwirkungen frühzeitig erkennen zu können. Durch Medikamente können allerdings nur die Symptome und/oder die begleitenden Probleme der Autismus-Spektrum-Störung behandelt werden (was bereits eine große Entlastung bedeuten kann), nicht aber ihre Ursache.

9.4 Problematische Maßnahmen

Aus verständlichen Gründen sind Eltern von Kindern mit Autismus ständig auf der Suche nach Erfolg versprechenden Therapien. In den Medien werden daher immer wieder Berichte über neue Therapiemaßnahmen für Menschen mit Autismus-Spektrum-Störung veröffentlicht, unter denen sich leider auch solche befinden, die zwar stark angepriesen werden, deren Wirksamkeit aber höchst zweifelhaft ist. Laut Nußbeck (2009) beruhen solche Maßnahmen in der Regel auf sehr fragwürdigen einfachen Erklärungsmustern und versprechen schnelle Hilfe, was ihre Attraktivität für Nicht-Fachleute erklärt.

Auch die Therapieziele sind meist sehr unspezifisch formuliert, sodass die unterschiedlichen Wirkungen als „Beleg“ für den Therapieerfolg herangezogen werden können. Zur Information soll im Folgenden auf einige trotz aller Kritik noch immer weitverbreitete problematische „Heilmethoden“ eingegangen werden.

9.4.1 Festhaltetherapie

In den 80er- und 90er-Jahren des vergangenen Jahrhunderts wurde die **„Festhaltetherapie“** stark beworben und vielfach angewendet (Tinbergen und Tinbergen, 1972; Prekop, 1984). Die versprochenen langfristigen Verbesserungen des autistischen Verhaltens blieben jedoch aus, wie Rimland bereits 1987 ausführte (siehe dazu auch Burchard, 1988). Bei der Festhaltemethode handelt es sich um ein andauerndes Umarmen und Festhalten des Kindes bzw. Erwachsenen, das so lange beibehalten wird, bis der Widerstand dagegen aufgegeben wird. Dies kann im Einzelfall ein bis zwei Stunden in Anspruch nehmen.

Schädliche Auswirkungen konnten vor allem dann beobachtet werden, wenn sich die Betroffenen intensiv dagegen wehrten, ohne dass die festhaltende Person darauf einging. Besonders problematisch war dies, wenn das stundenlange Festhalten nicht in freundlicher Form durchgeführt wurde, sondern in eine aggressive Auseinandersetzung abglitt. In jenen Fällen, bei denen eine gewisse Verbesserung berichtet wurde, war dies offenbar nicht der Fall. Hier diente das stundenlange Festhalten möglicherweise dem bloßen Abbau der autistischen Kontaktschranke. Dies stellt zwar eine wichtige Voraussetzung für weitere Therapiemaßnahmen dar, kann diese aber niemals ersetzen. Mithilfe des von Rollett und Kastner-Koller entwickelten Kontakt- und Interaktionstrainings ist derselbe Effekt außerdem sicherer, rascher und mit weniger Aufwand zu erreichen (➤ Kap. 7).

9.4.2 Gestützte Kommunikation

Es wurde bereits auf die bewährte Methode der Unterstützten Kommunikation (Augmentative and Alternative Communication) eingegangen (➤ Kap. 9.3.1). Bei der **gestützten Kommunikation** (Facilitated Communication, FC; Crossley, 1997) handelt es sich dagegen um ein äußerst problematisches Verfahren. Es wird davon ausgegangen, dass die Person mit Autismus zwar Sprache vollkommen *versteht* und unter Umständen auch schon lesen kann, aber aufgrund einer „motorischen Beeinträchtigung“ *nicht sprechen* (bzw. nicht schreiben) kann. Der Klient bzw. die Klientin erhält daher eine Buchstaben- oder Bildertafel (bzw. die Möglichkeit, eine Computertastatur zu bedienen), damit er oder sie durch Antippen Nachrichten übermitteln kann. Damit dies auch stattfindet, berührt die unterstützende Person ihn oder sie an der Hand, dem Unterarm oder der Schulter, wodurch diese quasi automatisch in die Lage versetzt wird, die richtigen Bilder oder Buchstaben anzutippen.

Angeblich können selbst Menschen mit einer Autismus-Spektrum-Störung, die nicht sprechen können, aber Sprache verstehen (und vor allem auch das Lesen gelernt haben), auf diese Weise Texte formulieren. Oft zeigt sich aber eine deutliche Diskrepanz zwischen dem sehr rudimentären kommunikativen Verhalten der Person im Alltag und der plötzlich auftretenden Fähigkeit, mithilfe einer Stützperson anspruchsvolle Texte liefern zu können.

Laut Kamp-Becker und Bölte (2011) fehlen für diese Methode jegliche wissenschaftlich fundierten Belege. Eine Reihe von Studien und Erfahrungsberichten zeigte überdies, dass die so produzierten Texte nicht von den unterstützten Personen selbst, sondern von den „Stützern" stammten. Die Kinder und Jugendlichen hatten offenbar nur gelernt, auf Berührungsreize hin bestimmte Tasten zu drücken oder auf bestimmte Bilder zu zeigen.

BEISPIEL

In einem spektakulären Fall in Australien waren Eltern einer 29-jährigen Tochter mit Autismus („Carla") angezeigt worden, weil diese geschrieben hatte, dass sie ihre Eltern verlassen wolle, da sie von ihnen sexuell missbraucht worden war. Als sie jedoch daraufhin von zu Hause weggebracht wurde, war sie höchst verstört und traurig. Um diesen Widerspruch zu klären, wurde folgendes Experiment durchgeführt: Man bereitete 40 Fragen vor, deren Antworten Carla kannte. Sie selbst und die stützende Person erhielten die Fragen über Kopfhörer zugespielt. Nur: Gelegentlich bekam die Stützerin andere Fragen zu hören als Carla. Es zeigte sich, dass Carla in diesen Fällen nicht die Antworten auf die Fragen gab, die sie selbst gestellt bekommen hatte, sondern auf jene, die die Stützerin gehört hatte. Im Weiteren stellte sich heraus, dass Carla nicht einmal die Bedeutung der Buchstaben des Alphabets kannte (Rimland, 1992).

9.4.3 Delfintherapie

Wie bereits erwähnt, ist die **Delfintherapie** (DT) zu den eher umstrittenen tiergestützten Interventionen zu zählen, obwohl im Einzelfall von Verbesserungen berichtet wird (Kamp-Becker und Bölte, 2011). Wegen des extrem hohen Kostenaufwands, aber auch wegen des Fehlens flächendeckender Einrichtungen für Delfintherapie ist eine längerfristige Anwendung der Therapie kaum möglich (Nußbeck, 2009). Zudem fehlen noch weitgehend Studien bezüglich ihrer allgemeinen Wirksamkeit.

Ursprünglich wurde das gemeinsame Schwimmen mit einem Delfin in einer speziellen Therapieeinrichtung entweder als Spieltherapie (Smith, 1987), als Belohnung für erledigte Aufgaben (Nathanson, 1998) oder zur Verbesserung der kognitiven und emotionalen Fähigkeiten und insbesondere der Eltern-Kind-Beziehung eingesetzt (Stumpf, 2016).

9.4.4 Sensorische Integrationstherapie

Eine in den 1980er-Jahren weitverbreitete Theorie zur Entstehung des autistischen Störungsbildes ging davon aus, dass dieses allein auf eine grundlegende „Wahrnehmungsstörung" zurückzuführen sei. Diese einfache Ursachenerklärung hat sich jedoch bekanntlich als unzutreffend erwiesen (siehe dazu Steinhausen, 2016). Dennoch werden Programme zur Therapie von bestimmten Wahrnehmungsstörungen bei Kindern und Jugendlichen mit Autismus-Spektrum-Störung heute noch vielfach eingesetzt. Als alleinige Therapieform hat sich dieser Zugang jedoch nicht bewährt.

Zu diesen Therapieansätzen gehört u. a. die von der Ergotherapeutin Anna Jean Ayres 1989 entwickelte **sensorische Integrationstherapie** (SIT), deren Ziel es ist, diesbezügliche Defizite auszugleichen. Unter sensorischer Integration ist dabei die Fähigkeit zu sehen, von der Umwelt und vom eigenen Körper ausgehende Sinneseindrücke koordinieren, ordnen und interpretieren zu können (Ayres und Robbins, 2005), was von der Autorin als Basis für viele Lernprozesse angesehen wurde (Freitag, 2008). Die Therapie besteht z. B. aus Übungen zur Stimulierung von Gleichgewichtserfahrungen (Rollbretter, Schaukeln, Hängematten) oder zur Überwindung der Abwehr verschiedener taktiler Reize (Bürsten, Einrollen zwischen zwei Matten).

Die Wirksamkeit des Programms in Hinblick auf eine Verbesserung der Lernfähigkeit oder den Abbau autismusspezifischer Symptome konnte jedoch in vergleichenden Studien nur unzureichend nachgewiesen werden. Lang u. a. (2012) verglichen z. B. mehrere Interventionsstudien und berichteten, dass von insgesamt 25 Studien nur bei dreien überhaupt positive Ergebnisse resultierten und alle Studien erhebliche methodische Mängel aufwiesen. Die Therapiemethode kann somit weder als spezifisch für die Behandlung von Autismus-Spektrum-Störungen angesehen werden (Nußbeck, 2009), noch ist sie durch entsprechende Wirksamkeitsstudien ausreichend gestützt (Smith, Mruzek und Mozingo, 2015).

9.4.5 Klangtherapie und auditive Integrationstherapie

Eine ebenfalls als sehr zweifelhaft bezüglich ihrer Wirksamkeit anzusehende Methode ist die in den 1950er-Jahren entwickelte **Horch- und Klangtherapie,** die von Tomatis (1990) entwickelt und später von Bérard (1993) als „Auditory Integration Therapy" (AIT) weitergeführt wurde. Die bis in die Gegenwart nicht nachgewiesene Grundlage dieser Theorie beruht auf Hörwahrnehmungsstörungen, die zu Verhaltensproblemen und autistischen Symptomen führen sollen. Trotz fehlender empirischer Belege wurde sie aber in den Medien weit verbreitet. „Belege" zur Wirksamkeit der AIT beruhen aber hauptsächlich auf subjektiven und sehr unsystematischen Elternberichten oder Studien mit starken methodischen Mängeln (Nußbeck, 2009).

9.4.6 Irlenbrillen

Manche Autoren vermuten fälschlicherweise, dass eine besondere visuelle Wahrnehmung von Personen mit Autismus-Spektrum-Störung für deren Symptomausprägungen mit verantwortlich sei. Helen Irlen beschrieb 1989 dazu erstmals das sogenannte „Irlen-Syndrom" (oder im Englischen „Scotopic Sensitivity Syndrome"), das seitdem besonders in der populären Literatur recht weit verbreitet wurde (Irlen und Lass, 1989). Bei diesem Syndrom wird angenommen, dass Menschen mit Autismus besonders empfindlich gegenüber bestimmten Wellenlängen (Farben) seien (Irlen, 2005). Dies könne nur durch individuell angepasste **Irlenbrillen** korrigiert werden, die diese Farben herausfiltern. Die Autorin gibt an, dass sich Lese- und Aufmerksamkeitsprobleme durch das Tragen solcher Brillen verbessern könnten. Aktuell finden sich jedoch keine empirischen Belege für diese Annahme und auch das Syndrom selbst ist nicht wissenschaftlich abgesichert (Bölte und Poustka, 2002). Die wenigen Studien, die es gibt, zeigen sehr oft inkonsistente, widersprüchliche Ergebnisse und weisen starke methodische Mängel auf.

9.4.7 Einseitige Förderung musikalischer Kompetenzen

Zu warnen ist auch vor Therapieansätzen, die einseitig auf den oft hohen musikalischen Fähigkeiten von Kindern mit Autismus aufbauen. Menschen mit Autismus-Spektrum-Störung neigen ohnehin dazu, sich auf Sonderinteressen zu Ungunsten aller anderen notwendigen Entwicklungsziele zu konzentrieren. Ein Therapieprogramm, das in der Hoffnung, dass dies zu einer beruflichen Karriere führen könnte, nur auf die spezielle Förderung der besonderen musikalischen Fähigkeiten des Kindes oder Jugendlichen mit Autismus abhebt und eine umfassende Entwicklungsförderung vernachlässigt, nimmt dem oder der Betroffenen die Möglichkeiten, die Begabung auch realistisch beruflich umzusetzen. Man sollte sich daher durch die schönen Erfolge in der Musikausübung nicht blenden lassen, sondern parallel dazu einen allgemeinen Förderplan erstellen (Ähnliches gilt für andere isolierte Hochbegabungen). Nur eine allseitige Förderung, vor allem auch der Bereiche, die dem Kind mit Autismus schwerer fallen, kann dazu führen, dass es später im Erwachsenenalter eine Chance auf ein selbstständiges Leben hat.

9.4.8 Diäten

Spezielle **Diätmaßnahmen** sind auf jeden Fall als *alleinige* Autismustherapie nicht geeignet. Die von Rimland bereits 1988 dazu berichteten Befunde aus einer Elternbefragung mit über 6000 Teilnehmenden (siehe dazu auch Autism Research Institute, 2005) ergaben, dass bei den berücksichtigten Spezialdiäten in ca. 50 % der Fälle keine Verbesserungen beobachtet werden konnten. Dies galt sowohl für milchproduktfreie und zuckerfreie als auch für weizenmehlfreie Diäten, genauso wie für Verabreichung von Vitaminen und Spurenelementen (z. B. die Kombination von Vitamin B_6 und Magnesium).

Wenn eine ärztliche Untersuchung ergeben hat, dass sie aus anderen medizinischen Gründen notwendig sind, können sie unter Umständen das Allgemeinbefinden des Kindes oder Jugendlichen so verbessern, dass auch die autismusspezifischen Verhaltensweisen beeinflusst werden. Anderenfalls belasten sie die Betroffenen und damit auch die Familie nur unnötig.

9.4.9 Tiefenpsychologisch orientierte Kindertherapien

Laut Steinhausen (2016) haben sich **psychodynamisch orientierte Psychotherapien** bei Autismus-Spektrum-Störungen als ineffektiv erwiesen und Freitag (2008) merkt zusätzlich an, dass bei diesen Therapien die Gefahr besteht, dass die Betroffenen sich mehr und mehr mit sich selbst beschäftigen und Interaktionen mit anderen stärker ausweichen. Dies ist gerade in Bezug auf die Entwicklung der sozialen und kommunikativen Fähigkeiten als sehr hinderlich anzusehen.

Psychodynamisch orientierte Therapien gehen von der Annahme aus, dass durch die Aufarbeitung vorhandener emotionaler Konflikte (vor allem mit den Eltern) im Rahmen von analytischen Gesprächen oder einer tiefenpsychologisch orientierten Spieltherapie die selbstständige Lern- und Arbeitsfähigkeit hergestellt werden könne. Diese Vorgehensweise ist bei Kindern und Jugendlichen mit einer Autismus-Spektrum-Störung aufgrund ihrer Kommunikationsprobleme und ihrer eingeschränkten Fähigkeiten zur Selbstreflexion problematisch. Tiefenpsychologisch orientierte Psychotherapien haben sich daher bei Autismus-Spektrum-Störungen nicht bewährt.

Fazit: Die massiven Entwicklungsausfälle von Kindern mit Autismus-Spektrum-Störung müssen durch ein gezieltes, entwicklungspsychologisch fundiertes Therapieprogramm ausgeglichen werden.

KAPITEL

10

S. Metzler, K. Hippler

Kinder mit Autismus-Spektrum-Störungen im Kindergarten

10.1 Auswahl des Kindergartens

Viele Eltern junger Kinder mit einer Autismus-Spektrum-Störung stehen vor der Entscheidung, welche Art des Kindergartens für ihr Kind am besten geeignet ist. Allgemein gilt: Es gibt nicht **den einen** richtigen Kindergartenplatz. Kinder mit Autismus-Spektrum-Störungen unterscheiden sich sehr bezüglich ihres kognitiven Entwicklungsniveaus, ihrer Kommunikationsfähigkeit, ihrer (sensorischen) Sensibilität oder anderer Bedürfnisse. Die Auswahl des Kindergartens kann daher nur individuell für das jeweilige Kind getroffen werden. So gibt es im deutschsprachigen Raum die Möglichkeit, das Kind in einem regulären Kindergarten, einem Kindergarten mit Integrationsgruppen oder einem (heilpädagogischen) Sonderkindergarten unterzubringen.

Im Zuge der Inklusionsbewegung (siehe dazu UNESCO, 1994) werden heute die meisten Gruppen für Kinder mit besonderen Bedürfnissen als Integrationsgruppen geführt. Dabei wird mittlerweile nicht mehr von Integration, sondern von *Inklusion* gesprochen, da es nicht mehr nur darum gehen soll, Menschen mit Behinderung in den Alltag von Nicht-Behinderten zu integrieren. Vielmehr ist das Ziel die Schaffung von Rahmenbedingungen, welche von vornherein ein selbstverständliches Miteinander und eine aktive, möglichst uneingeschränkte Teilnahme *aller* Kinder am täglichen Leben ermöglichen. Im Moment existieren beide Begriffe noch nebeneinander und werden im allgemeinen Sprachgebrauch oft auch noch deckungsgleich verwendet.

In Inklusions- bzw. Integrationskindergärten besuchen sowohl Kinder mit typischer Entwicklung als auch Kinder mit besonderen Bedürfnissen die Gruppe. Letztere werden durch Fachpersonal (z. B. sonderpädagogische Fachkräfte) begleitet, die spezielle Förderpläne für die Kinder erstellen. In eine Integrationsgruppe werden in der Regel weniger Kinder aufgenommen als in reguläre Kindergartengruppen. Dabei gibt es Phasen, in denen die Kinder miteinander spielen, basteln oder singen und Phasen, in denen sie getrennt voneinander betreut werden. Die spezielle Förderung von Kindern mit Behinderung umfasst spezielle pädagogische Fördermaßnahmen, die individuell ausgerichtet sind, z. B. Entwicklung und Förderung der Selbstständigkeit, der emotionalen, körperlichen und geistigen Entwicklung, der Konzentration und Ausdauer sowie sozialer Fertigkeiten.

Integrative Erziehung ist im Kindergartenalter eine große Chance für alle Kinder, weil soziales Lernen und gegenseitige Akzeptanz dadurch gefördert werden können. Mit dem neuen Kinderförderungsgesetz besteht in Deutschland seit 2013 ein individuell einklagbarer Rechtsanspruch auf einen *bedarfsgerechten* Betreuungsplatz. Kinder mit Behinderung haben einen Anspruch auf zusätzliche Betreuung (dies gilt in Deutschland z. B. auch bei einer Einzelintegration in einen Regelkindergarten). Allerdings gibt es keine Vorgaben für die *gemeinsame* Erziehung und Betreuung von Kindern mit und ohne Behinderung, also keinen Rechtsanspruch auf einen integrativen Kindergartenplatz. Ähnliches gilt auch für Österreich.

Im deutschsprachigen Raum ist die Zahl der Sonderkindergärten rückläufig, in denen ausschließlich Kinder mit Behinderung betreut werden. Manchmal kann jedoch auch der Besuch einer Sonderkindergartengruppe bei Kindern mit Autismus-Spektrum-Störungen sinnvoll sein, insbesondere bei stärker ausgeprägter *zusätzlicher* Beeinträchtigung im kognitiven, kommunikativen oder auch körperlichen Bereich. Sonderpädagogische Förderung in der Kleingruppe kann dabei auch zur *Vorbereitung* für eine Inklusion/Integration zu einem späteren Zeitpunkt dienen. Kinder mit Autismus-Spektrum-Störungen können dabei in Kleingruppen von Kindern mit unterschiedlichen Handicaps oder in Gruppen mit einem Schwerpunkt auf Wahrnehmungsstörungen bzw. Autismus-Spektrum-Störungen betreut und gefördert werden. Als Vorteil dieser Betreuungsart kann die hohe fachliche Qualifikation der Fachkräfte gesehen werden, die z. T. auch über eine Zusatzausausbildung im Bereich Autismus-Spektrum-Störung verfügen und somit auf den sehr speziellen Wahrnehmungs- und Lernstil dieser Kinder eingehen können. Dies ist in integrativen Settings derzeit leider noch eher selten der Fall. Oftmals stehen in Sonderkindergärten auch vielfältige Therapieangebote (wie Physiotherapie oder Logopädie) vor Ort zur Verfügung, die sich die Eltern andernfalls einzeln und mit viel Aufwand „zusammensuchen" müssten.

Unabhängig von der *Art* des Kindergartens können Eltern bei der Auswahl eines geeigneten Platzes für ihr Kind mit Autismus-Spektrum-Störung auf bestimmte Rahmenbedingungen achten:

- Gruppengröße und -zusammensetzung: Diese sollte für das Kind möglichst überschaubar sein.
- Räumliche Gegebenheiten: Besonders ist auf klare räumliche Einteilungen in verschiedene Spiel- und Arbeitsbereiche, Rückzugsmöglichkeiten bzw. Möglichkeiten für Einzel- oder Kleingruppenförderung zu achten.
- Wohnortnähe: Dies sollte nicht unterschätzt werden, da die Entwicklung und Förderung sozialer Beziehungen und Freundschaften gerade bei Kindern im Autismus-Spektrum wesentlich ist.
- Vorhandensein von Struktur und Ritualen: Kinder im Autismus-Spektrum profitieren von einem vorhersehbaren, klaren Tagesablauf und gemeinsamen Ritualen, ein zu hoher Anspruch an selbstständiges, freies Arbeiten kann sich hingegen kontraproduktiv auswirken.
- Autismus-spezifische Ausbildung des Fachpersonals.
- Rücksichtnahme auf wahrnehmungsspezifische Besonderheiten von Kindern im Autismus-Spektrum (z. B. Möglichkeit zur Vermeidung einer zu massiven Geräuschkulisse oder zu vieler visueller Reize).
- Betreuungsschlüssel.
- Therapiemöglichkeiten vor Ort, z. B. autismusspezifische Therapieangebote, Logopädie, Physio- und Ergotherapie.
- Information der Kindergartenpädagoginnen und -pädagogen über Autismus-Spektrum-Störungen inkl. Bereitschaft zur Vernetzung mit den Eltern und den anderen Fachpersonen.

10.2 Typische Verhaltensweisen von Kindergartenkindern mit Autismus-Spektrum-Störungen

Kindergartenpädagoginnen beschreiben oft schon sehr bald nach Eintritt eines Kindes in die Gruppe Verhaltensschwierigkeiten bzw. Auffälligkeiten im Sinne des Autismus-Spektrums. Dies liegt daran, dass das Kind hier meist erstmals in eine regelmäßige Gruppensituation kommt und daher die Interaktion mit Gleichaltrigen unausweichlich ist. Gerade in der Interaktion mit Gleichaltrigen zeigen sich, sowohl bei Kindern mit frühkindlichem Autismus als auch bei Kindern mit Asperger-Syndrom, die Schwierigkeiten am deutlichsten. Auch haben Kindergartenpädagoginnen den unmittelbaren Vergleich zu Kindern mit typischer Entwicklung.

So wird z. B. beschrieben, dass das Kind eine verzögerte oder abweichende Entwicklung in den Bereichen Sprache, kognitive Fähigkeiten, Selbsthilfefertigkeiten und Spielniveau aufweist und/oder dass es eine Beeinträchtigung sozialer und kommunikativer Fähigkeiten zeigt (z. B. reagiert es nicht auf Rufen des Namens, hat wenig oder auffälligen Blickkontakt, zieht sich aus dem Kontakt entweder ganz zurück und beobachtet nur oder nimmt in unangemessener Weise Beziehungen auf). Des Weiteren fallen stereotype, repetitive Verhaltensweisen (z. B. wiederholtes, stereotypes Aufreihen von Objekten und Spielmaterialien, Auf- und Abdrehen des Lichtschalters oder Wasserhahns, Beschäftigung mit sensorischen Interessen, wie Klimpern mit Schlüsseln, Beriechen von Objekten) oder auch spezielle, eingeengte Interessen auf (z. B. für öffentliche Verkehrsmittel, bestimmte Tierarten).

Die meisten Kinder mit Autismus-Spektrum-Störungen im Kindergartenalter haben zudem massive Verhaltensschwierigkeiten, die mit ihren Defiziten in der Regulation ihrer Emotionen, ihrer sensorischen Überempfindlichkeit und dem mangelnden Sozialverständnis in Zusammenhang stehen. Kindergartenpädagoginnen berichten auch von ausgeprägten Wutanfällen aus vermeintlich nichtigem oder nicht nachvollziehbarem Anlass. Bei genauerem Hinsehen kommen Impulsdurchbrüche häufig in den folgenden Situationen vor:

- Überstimulation und Reizüberflutung (z. B. hoher Lärmpegel, viele visuelle Reize, etwa Kinder in Bewegung)
- Gruppenaktivitäten (z. B. beim Stuhlkreis)
- Veränderungen und Übergangssituationen (z. B. Bring-/Abholsituation, Raumwechsel, Betreuungswechsel, Aufforderung, eine Tätigkeit zu beenden).

Oft sind erst die Beobachtungen der Kindergartenpädagogin Anlass für die Einleitung einer diagnostischen Abklärung in Richtung einer Autismus-Spektrum-Störung.

In den vergangenen Jahren wurde die Erstdiagnose immer früher gestellt. Dies hat zum einen mit einer größeren Bewusstheit und mehr Wissen zu tun, zum anderen mit den verbesserten standardisierten Testverfahren im Kleinkindalter. So enthält die neu aufgelegte ADOS-2 (Poustka u. a., 2015) die Möglichkeit, Kinder bereits im Alter von 12 Monaten mit dem „Kleinkind-Modul" auf den Verdacht einer Autismus-Spektrum-Störung hin zu untersuchen.

10.3 Elemente erfolgreicher Integration und Intervention

Anerkannte, effiziente Therapie- und Unterstützungsangebote für Kinder mit einer Autismus-Spektrum-Störung haben einige grundlegende Gemeinsamkeiten, die ihre besondere Art der Wahrnehmung und Informationsverarbeitung berücksichtigen. Diese Maßnahmen setzen immer (a) an der Gestaltung der Umgebung und (b) am Aufbau von Kompetenzen beim Kind an. Im Bereich der sozialen Kompetenz steigen die Anforderungen an das Kind mit zunehmendem Alter. Viele Kinder mit Autismus-Spektrum-Störungen können diesen Ansprüchen aber nicht gerecht werden. Für die meisten führt dieser Umstand ohne entsprechende individuelle Förderung und eine günstige Gestaltung ihres Umfeldes unweigerlich zu negativen sozialen Erfahrungen mit der Gleichaltrigengruppe. In der Adoleszenz kann es außerdem zu reaktiven Störungen wie Depressionen und Ängsten kommen. Dies verdeutlicht die Wichtigkeit einer frühen und adäquaten Förderung von Kindern mit Autismus-Spektrum-Störung mit dem Ziel, die weitere Entwicklung positiv zu beeinflussen.

10.3.1 Gliederung von Aktivitäten und Verhaltensweisen in Kleinstschritte

Kinder mit Autismus-Spektrum-Störungen haben meist Schwierigkeiten, die einzelnen Schritte einer Tätigkeit (z. B. Hände waschen, Tisch decken, anziehen, ausziehen) als zusammenhängende Sequenz zu verstehen und zu überblicken. Es ist daher wesentlich, eine neu zu lernende Aktivität in ihre Bestandteile zu gliedern (Beispiel Hände waschen: Wasserhahn aufdrehen, Seife auf die Hand geben, Hände unters Wasser, Hände reiben, Wasserhahn zudrehen, Papiertuch nehmen, Hände trocknen, Papier in den Abfalleimer werfen).

Dabei helfen v. a. (bildhafte) Darstellungen von Plänen, die die einzelnen Handlungsschritte für das Kind sichtbar machen und damit als Orientierungshilfe dienen können (➤ Kap. 10.3.4). Wenn Pläne verwendet werden, sollten diese dem jeweiligen Entwicklungsstand des Kindes angepasst werden. Mit sehr jungen Kindern oder Kindern mit Entwicklungsverzögerung müssen zu Beginn häufig noch **Erst-Dann-Pläne** verwendet werden (z. B. Zuerst male ich einen Strich, dann spiele ich mit meinem Lieblingsspielzeug ➤ Abb. 10.1).

Zudem müssen vor allem bei der Darstellung von Plänen für den Einsatz bei entwicklungsverzögerten Kindern am Anfang häufig noch konkrete Objekte verwendet werden (z. B. ein Seifenstück, ein kleines Handtuch, die in einem Regal in der richtigen Reihenfolge als Plan angeordnet werden). Bei steigendem Entwicklungsstand können zur Gestaltung eines Plans dann auch Fotos oder Bilder bzw. Wörter anstatt der konkreten Gegenstände verwendet werden. Bei der Gestaltung eines Plans können je nach Interesse und unter Berücksichtigung sensorischer Überempfindlichkeiten verschiedene Materialien einbezogen werden (Beispiele: Bilder, die an einem Klettverschlussband der Reihenfolge nach befestigt werden oder die in einem Ringbuchordner der Reihe nach angeordnet sind und umgeblättert werden können; Bilder zum Abreißen oder Abhaken). Pläne sollten idealerweise gemeinsam mit dem Kind ge-

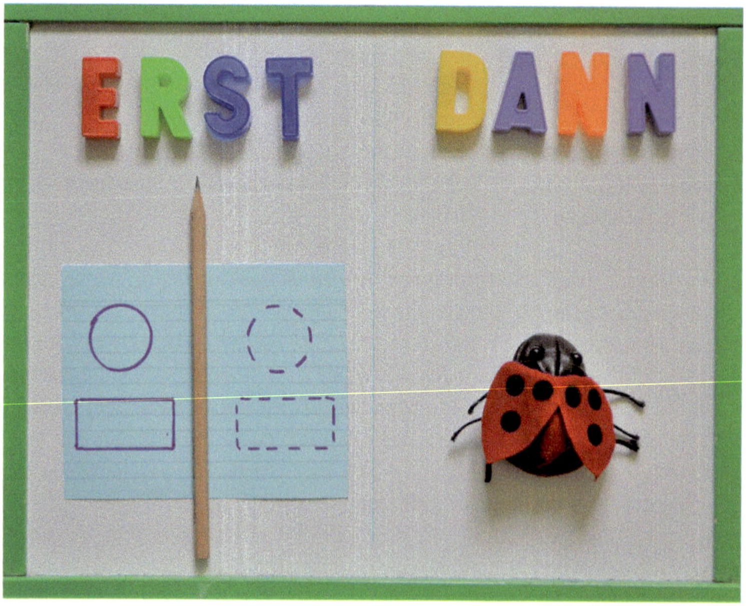

Abb. 10.1 Erst-Dann-Plan. [P430]

staltet werden, z. B. können die Kinder bei der Auswahl, bei der Reihung oder beim Ausschneiden der Bilder mithelfen. Wird das Kind aktiv bei der Gestaltung des Plans einbezogen, ist gewährleistet, dass es sich auch tatsächlich um den Plan des Kindes handelt. Der Plan sollte dort aufgehängt oder angebracht werden, wo er verwendet wird (z. B. beim Händewaschen neben dem Waschbecken > Abb. 10.2, oder beim Anziehen in der Garderobe beim Platz des Kindes). Pläne müssen mithilfe der betreuenden Person eingeführt und geübt und dann auch tatsächlich verwendet werden. Die Präsenz der Betreuungsperson bei der Durchführung der einzelnen Schritte ist zunächst notwendig. Dies bietet auch Gelegenheit, das zu lernende Verhalten durch die Verwendung von Verstärkern zu unterstützen.

Es gibt verschiedene Arten von Plänen. **Ablaufpläne** stellen die einzelnen Schritte einer Tätigkeit dar, **Zeitpläne** zeigen die Programmpunkte eines Tages oder einer Woche. Diese verschiedenen Arten von Plänen sollten nicht in derselben Abbildung miteinander vermischt dargeboten werden, da sie dann zu unübersichtlich werden, sodass das Kind Schwierigkeiten hat, sie selbstständig als Orientierungshilfe zu benutzen.

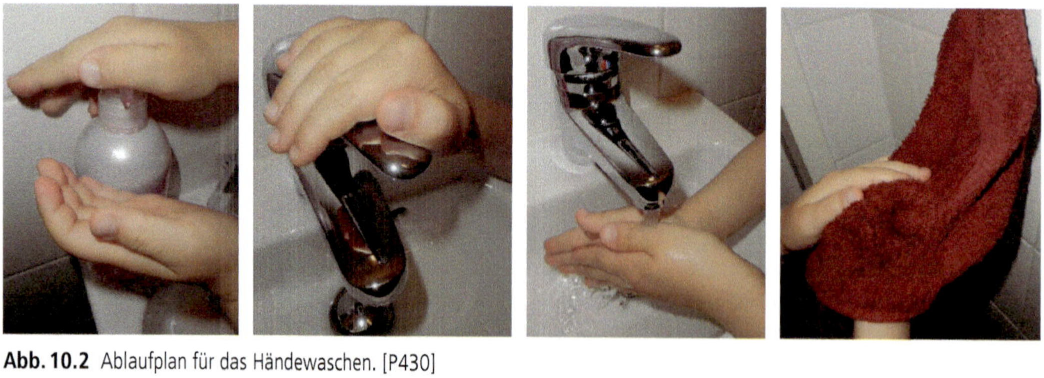

Abb. 10.2 Ablaufplan für das Händewaschen. [P430]

10.3.2 Gestaltung von Spielen und Aufgaben

Bevor man mit einem Kind mit einer Autismus-Spektrum-Störung zu arbeiten beginnt, ist es wichtig, sich zu überlegen: **Welche Inhalte** sollte das Kind erlernen und **wie gestalte ich den Lernablauf?**

Viele Kinder mit Autismus-Spektrum-Störungen haben ein sehr inhomogenes Entwicklungsprofil. Dies bedeutet, sie haben möglicherweise herausragende oder gute Fähigkeiten in einem bestimmten Bereich (z. B. bezüglich ihrer speziellen Interessen, wie Meerestiere, Autos oder das Nachlegen von Mustern), jedoch Defizite in anderen Entwicklungsbereichen (z. B. wechselseitiges Spiel, Imitation, Feinmotorik). Dies ist von Kind zu Kind sehr unterschiedlich. Daher ist die Beobachtung (bzw. psychologische Testung) des individuellen Stärken-/Schwächenprofils gerade bei Kindern mit Autismus-Spektrum-Störung wesentlich. Aus dieser Beobachtung ergibt sich die Auswahl der Arbeitsaufgaben und Materialien. Bei den meisten Kindern mit einer Autismus-Spektrum-Störung geht es zunächst um recht basale Lernziele, die als Vorläufer für die soziale und kognitive Entwicklung gelten. Deshalb wird zunächst oft Blickkontakt, Aufmerksamkeitsfokussierung und Imitationsfähigkeit aufgebaut. Bei der Förderung der kognitiven Entwicklung kommt der Fähigkeit des Zuordnens eine besondere Bedeutung zu, da das Verstehen übergeordneter Konzepte eine Grundvoraussetzung vieler anderer kognitiver Leistungen ist. So kann z. B. der Oberbegriff „Tiere" durch das Zuordnen von Tierbildern, Stofftieren oder Tierfotos geübt werden. Nachdem basale Vorläuferfertigkeiten geübt wurden, können komplexere soziale Fertigkeiten, z. B. das „Turn Taking" (Abwechseln können bei Spielen) trainiert werden. Dadurch kann die soziale Interaktion mit anderen Kindern gefördert werden.

Viele Kinder mit einer Autismus-Spektrum-Störung haben große Probleme, sich selbst zu organisieren. Es müssen daher kleinste Handlungsschritte mitbedacht und gelernt werden, die bei anderen Kindern mit typischer Entwicklung meist „nebenbei" erlernt werden. Die Auswahl, der Beginn, das Bearbeiten und das Beenden einer Tätigkeit müssen dabei oft eigens in vielen Übungsdurchgängen an einem Arbeitsplatz geübt werden. Wichtig ist also, dass das Kind lernt:

- Wo befinden sich meine Materialien?
- Wo kann ich sie bearbeiten?
- Wann ist die Aufgabe/das Spiel fertig?
- Wohin räume ich die Materialien, nachdem ich fertig bin?
- Was mache ich danach?

Damit das Kind das Beenden einer Aufgabe versteht, können „Fertig-Schachteln" oder Regalfächer für das Ablegen erledigter Spiele/Aufgaben verwendet werden. Hilfreich für die Durchführung sind zudem **Aktivitätspläne,** die die Reihenfolge der geplanten Tätigkeiten (z. B. erstens Puzzle, zweitens Zuordnen, drittens Ausmalübung) visuell darstellen. Dies kann, angepasst an den Entwicklungsstand des Kindes, auf verschiedene Art und Weise geschehen (z. B. mittels bebilderter oder, wenn das Kind die Zahlen schon kennt, nummerierter Boxen in einem Regal oder mithilfe eines Ringbuchordners, in dem die Reihenfolge der Aktivitäten durch Umblättern nachvollziehbar ist).

10.3.3 Aufbau von Motivation

Kinder mit typischer Entwicklung lernen von Geburt an vor allem über **Imitation** (z. B. Nachahmen von Gesichtsausdrücken, Nachspielen von Alltagsaktivitäten, wie „Kochen" in der Puppenküche). Kinder mit typischer Entwicklung lernen zudem über **soziale Verstärkung,** d. h., das Kind wird durch Lob und Zuwendung der Eltern motiviert und angespornt, etwas Neues auszuprobieren. So freut sich ein Kind, wenn der Vater es beim Bauen eines Turms lobt, und wird ermuntert, diesen nochmals und höher zu bauen.

Kinder mit Autismus-Spektrum-Störung lernen anders, weil sich ihre Wahrnehmung von jener von Kindern mit einer typischen Entwicklung unterscheidet. Dies bedeutet für Eltern und Kindergartenpädagogen bzw. -pädagoginnen, dass sie im Umgang mit dem Kind gar nicht oder kaum auf Lernen durch Imitation und die Wirkung sozialer Verstärkung bauen können. Eltern von Kindern mit Autismus-Spektrum-Störungen berichten oft, dass sie mit „normalen" pädagogischen Methoden nicht sehr weit kommen. Es ist daher wichtig herauszufinden, was das Kind **stattdessen motiviert.**

Am Beginn jeglichen Lernens steht daher die **Suche nach geeigneten Motivationsmitteln** (Verstärkern). **Unmittelbar einsetzbare Verstärker** können sein: bevorzugte Objekte und Spielzeuge (z. B. Kreisel, Seifenblasen, blinkende oder musikerzeugende Spielsachen, Züge, Bilderbücher zu bestimmten Sachthemen) oder Lieblingsaktivitäten (z. B. Trampolin springen, schaukeln, Laufrad fahren). Das Kind entwickelt im Verlauf ein Verständnis dafür, dass das Erlernen neuer Verhaltensweisen mit einem geliebten Verstärker verbunden ist. Zeigt ein Kind ein erwünschtes Verhalten, so wird es unmittelbar danach mit dem Verstärker belohnt. Beispiel: Setzt sich ein bislang sehr aktives Kind auf Aufforderung auf seinen Stuhl, wird es sofort belohnt, indem es kurz mit Seifenblasen spielen darf. Somit entsteht beim Kind die Assoziation, dass ein bestimmtes Verhalten eine positive Folge hat.

Es empfiehlt sich, eine **Liste an verfügbaren Verstärkern** anzulegen, die für das betreffende Kind passen. Wichtig hierbei ist, dass eine Vielzahl verschiedener Verstärker vorhanden ist und nur die betreuende Bezugsperson unmittelbaren Zugang zu den Verstärkern hat. Die Bezugsperson sollte in der Lage sein, dem Kind sofort nach Zeigen des positiven Verhaltens den jeweiligen Verstärker zu geben. Auch sollte immer wieder geprüft werden, ob die Verstärker auf der Liste für das Kind noch attraktiv genug sind, damit die Motivation, neues Verhalten zu lernen, erhalten bleibt. Die Dauer der Beschäftigung mit dem Verstärker sollte gerade am Anfang noch kurz gehalten werden, damit das Kind das Wechselspiel zwischen Lernzeit und Belohnung versteht. Die Erfahrung in der Praxis zeigt, dass oftmals die anfänglich anstrengende, neu zu erlernende Aktivität schon nach kurzer Verknüpfung mit dem Verstärker selbst zu einer lustigen oder interessanten Tätigkeit werden kann.

Das Zusammensein mit anderen Menschen hat für viele Kinder mit Autismus-Spektrum-Störung als solches zunächst keine verstärkende Wirkung. Daher werden soziale Verstärker mit beliebten Aktivitäten verknüpft (z. B. dem Kind kurz das Trampolinspringen erlauben und dies mit Lob und Zuwendung verbinden). Freude und Spaß am Lernen und an der Interaktion sollten immer im Mittelpunkt stehen.

Nach der Einführung von unmittelbaren Verstärkern können später auch **Token-Systeme** eingesetzt werden. Token sind symbolische „Zwischen"-Verstärker (z. B. Punkte, Smileys, Sticker/Pickerl, Bilder von bevorzugten Objekten), die das Kind für eine gelungene Aufgabenbewältigung erhält. Hat es eine gewisse, vorher festgelegte Anzahl Tokens gesammelt, kann es diese später gegen einen unmittelbaren Verstärker eintauschen. Damit das Kind den Überblick behält, wie viele Tokens es schon erworben hat und wie viele noch fehlen, um die Belohnung (z. B. ein Spiel am Computer spielen) zu erhalten, können Tokenbretter eingesetzt werden (➤ Abb. 10.3). Dazu eignet sich z. B. ein Klemmbrett, das mit einem Klettverschluss-Band oder Magnet versehen ist.

Der Vorteil von Token-Systemen ist, dass eine Verstärkung *nicht immer unmittelbar* nach einem erwünschten Verhalten erfolgen muss, was dazu führt, dass das Kind befähigt wird, über eine längere Zeitspanne mehrere Aktivitäten nacheinander auszuführen. Dies entspricht auch einer natürlichen Situation (zum Vergleich: Im Alltag machen wir auch erst eine Reihe von Tätigkeiten, z. B. staubsaugen und Wäsche aufhängen und „belohnen" uns dann mit einem Kaffee oder einer Pause).

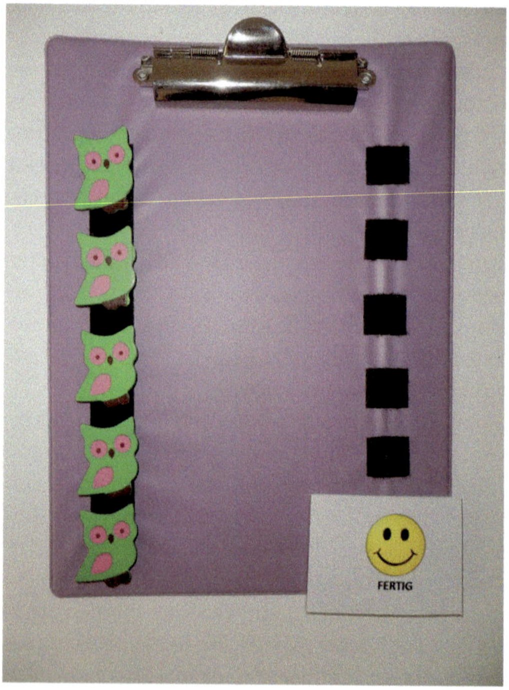

Abb. 10.3 Tokenbrett. [P430]

Token-Systeme können auch für das Verstärken *mehrerer* erwünschter Verhaltensweisen eingesetzt werden (z. B. das Kind bekommt Smileys, wenn es eine Aufgabe des Vorschulblatts erledigt hat, zwischendurch Blickkontakt aufnimmt oder spontan ein Bedürfnis auf adäquate Weise geäußert hat, wie um Hilfe bitten oder einen Stift verlangen). Wichtig hierbei ist, dass das positive Verhalten des Kindes immer möglichst konkret benannt und mit dem Geben des Tokens verbunden wird (Beispiele: „Du hast das Dreieck sehr schön nachgemalt!"; „Schön, dass du mich beim Sprechen anschaust!"; „Super, dass du gesagt hast, dass du einen Stift brauchst!").

Ein weiterer Vorteil von Token-Systemen ist, dass die Kinder die Tokenbretter *überallhin mitnehmen* können, womit auch eine Verstärkung bei einem Raum- oder Betreuungswechsel erleichtert wird.

Token-Systeme unterstützen auch den Abbau unerwünschter Verhaltensweisen. Ein konkretes Beispiel wäre der 5-jährige Stefan, der zur Kontaktaufnahme andere Kinder zwickt und stößt. Im ersten Schritt ist es wichtig, Stefan Strategien zu vermitteln, wie er auf angemessene Weise mit anderen Kindern Kontakt aufnehmen kann (z. B. ansprechen, antippen, ein Spielzeug zeigen). Auch die betreuende Person muss sich überlegen, welches positive Verhalten sie sich anstelle des negativen Verhaltens (zwicken, hauen) wünscht. Oft wissen Erwachsene genau, was sie bei Kindern nicht wollen (sie sollen z. B. *nicht* hauen, schreien), vergessen aber, sich zu überlegen bzw. dem Kind zu vermitteln, was dieses **stattdessen** konkret tun kann. Zeigt Stefan also das vorher besprochene oder mit Bildern erarbeitete positive Verhalten (z. B. Antippen eines Kindes), kann dieses mit einem Token-System verstärkt werden (in diesem Fall muss natürlich das andere Kind vorher darüber informiert werden, dass das Antippen von dem Kind mit Autismus freundlich gemeint ist). Wird dies konsequent durchgeführt, ist davon auszugehen, dass Stefan das erwünschte Verhalten häufiger zeigen wird und das unerwünschte Verhalten damit weniger wird bzw. abgebaut wird.

In der Praxis hören wir allerdings immer wieder von Eltern oder Betreuungspersonen: „Nun haben wir eine ‚Stickerliste' für das Kind mit Autismus-Spektrum-Störung eingeführt, aber es nützt gar nichts. Das unerwünschte Verhalten ist immer noch da und das Kind kann das positive Verhalten nicht zeigen. Es bringt also nichts!" Bei genauerem Nachfragen zeigen sich häufig folgende Fehlerquellen:

- Die Interessen des Kindes wurden bei der Gestaltung der „Stickerliste" nicht berücksichtigt. Beispiel: Stefan findet Smileys als Token uninteressant, kleine Bilder von Autos hingegen freuen ihn sehr, wodurch er noch stärker zur Mitarbeit angeregt werden kann.
- Das Zielverhalten wurde entweder negativ oder nicht konkret genug formuliert. Beispiel: Stefan wird von den Betreuungspersonen dazu angehalten, „nicht zu zwicken", oder sie sagen ihm, er solle „lieb zu den anderen Kindern sein". In beiden Fällen weiß Stefan nicht, welches Verhalten er konkret zeigen soll.
- Der Abstand zwischen Zielverhalten und Verstärkung (Token) ist zu groß. Beispiel: Stefan zeigt das erwünschte Verhalten (spricht ein Kind zur Kontaktaufnahme an), die Betreuungsperson muss aber erst noch einen Token oder Verstärker im Raum suchen. Verstärker (Tokens) müssen immer verfügbar sein und sofort übergeben werden.
- Der Zeitraum, der für das erwünschte Verhalten gefordert wird, ist zu lang. Beispiel: Die Betreuungsperson verspricht Stefan, dass er einen Sticker bekommt, wenn er den ganzen Vormittag im Kindergarten „zu den anderen Kindern lieb war". Gerade bei Kindern mit Autismus-Spektrum-Störung ist unmittelbare Verstärkung zunächst von größter Wichtigkeit. Erst wenn verstanden wurde, dass positives Verhalten und Verstärkung in Verbindung stehen und ein gewisses Entwicklungsniveau des Kindes erreicht wurde, können längere Zeiträume überhaupt überblickt werden. Vor allem Kinder, die viele störende Verhaltensweisen zeigen, brauchen häufiges, unmittelbares, positives Feedback für angemessenes, erwünschtes Verhalten.
- Der Verstärker hat seinen Motivationscharakter verloren. Beispiel: Stefan bekommt Token (kleine Autobilder) für positives Verhalten und darf nach einer gewissen Anzahl eine Weile mit den Autos spielen. Er findet mittlerweile Autos aber gar nicht mehr so spannend, sondern beschäftigt sich lieber mit einem bestimmten Computerspiel. Achtung: Bei zu starkem, exzessivem Interesse an einer Tätigkeit besteht die Gefahr, dass Kinder aus dieser „Belohnungsaktivität" nicht mehr zur

Durchführung anderer Aktivitäten zu bewegen sind.

- Es ist zu schwierig oder zu leicht, den Verstärker zu erhalten. Beispiel: Für Stefan ist es sehr schwierig, am Tisch sitzen zu bleiben. Er bekommt daher schon nach einer halben Minute einen Token und darf bereits nach 2 Token wieder aufstehen und mit dem Auto spielen. Dies bedeutet: Für Tätigkeiten, die für das Kind sehr anstrengend sind, empfiehlt es sich, schon nach wenigen Tokens den beliebten Verstärker zu übergeben. Bei Aktivitäten, die für das Kind einfacher sind, kann eine größere Anzahl an Tokens (über einen längeren Zeitraum) eingesetzt werden, bis das Kind die gewünschte Belohnung bekommt.
- Hat ein Kind ein neues Verhalten mithilfe eines Token-Systems erlernt, so kann dieses nach einer gewissen Anzahl an Übungsdurchgängen, in denen das erwünschte Verhalten gezeigt wurde, wieder ausgeschlichen werden. Das bereits erlernte Verhalten sollte dabei so gefestigt sein, dass es nach Weglassen der Tokens weiter bestehen bleibt. Die Anzahl der Übungsdurchgänge kann dabei je nach Kind und Aufgabe sehr unterschiedlich sein. Gerade im sozialen Bereich sollten jedoch Verhaltensweisen, z. B. Blickkontakt oder angemessenes Bitten um Hilfe, auch nach Ausschleichen eines Token-Systems hin und wieder verstärkt werden (z. B. durch spezifisches Lob und/oder Tokens). Das Tokenbrett kann dann für eine neue Aufgabe angepasst bzw. ein weiteres Tokenbrett eingeführt werden.

10.3.4 Strukturierung und Visualisierung

Alle Autismus-spezifischen, nachweislich effizienten Therapieprogramme haben einen wesentlichen Bestandteil gemeinsam: **Struktur.** Kinder mit Autismus-Spektrum-Störung haben Schwierigkeiten mit Veränderung, Unerwartetem und Übergangssituationen. Dies hat mit ihren basalen Wahrnehmungsbesonderheiten zu tun (Schwierigkeiten bei der räumlichen und zeitlichen Orientierung, eingeschränkte kognitive Flexibilität und Handlungsplanung). Zudem zeigen sie deutliche Probleme, Situationen in ihrer Gesamtheit zu erfassen oder das Wesentliche einer Situation zu erkennen. Struktur ist außerdem wichtig, da nahezu alle Kinder mit Autismus-Spektrum-Störung eine sensorische Überempfindlichkeit und eine Filterschwäche, d. h. Schwierigkeiten beim Ausblenden von Unwichtigem, zeigen, was zu Überlastung (Overload) führt. Hinzu kommen soziale Verständnisschwierigkeiten, z. B. Defizite im Verstehen der Gefühle, Bedürfnisse, Handlungen und Äußerungen anderer. Oft haben sie auch massive Probleme, die eigenen Gefühle und Bedürfnisse zu erkennen und mitzuteilen (z. B., wenn sie durstig, wütend oder müde sind). Struktur gibt demnach Sicherheit und Orientierung und reduziert Irritierbarkeit und Angst.

Strukturierungshilfen sind daher aus den oben angeführten Gründen unverzichtbar in der Therapie und Förderung von Kindern mit Autismus-Spektrum-Störung. Da Lernen bei Kindern mit Autismus-Spektrum-Störung über den visuellen Sinneskanal erleichtert wird, haben sich **visuelle Strukturierungs- und Kommunikationshilfen** besonders bewährt.

Zeitliche Strukturierung: Kinder mit Autismus-Spektrum-Störung profitieren von möglichst konkreten Zeitangaben, die ihnen anzeigen, wie viel Zeit sie für eine Aktivität zur Verfügung haben. Da viele Kinder mit Autismus-Spektrum-Störung bzw. Kinder im Kindergartenalter allgemein mit der Uhr oder anderen detaillierten Zeitangaben noch überfordert sind, werden hier einfache Strukturierungsmittel, wie Sand- oder Eieruhren, eingesetzt. Besonders empfiehlt sich auch der Einsatz eines „Time-Timers" ™ oder ähnlich aufgebauter Zeitmesser. Hierbei kann eine bestimmte Zeit durch eine farbliche Scheibe eingestellt werden, die im Zeitverlauf immer kleiner wird, bis kein farbliches Sichtfeld mehr zu sehen ist sobald die Zeit abgelaufen ist. Hiermit kann der abstrakte Begriff Zeit bzw. die ablaufende Zeit besser dargestellt werden. Zusätzlich kann auch ein Signalton eingestellt werden, der das Ende der Zeit akustisch signalisiert.

Kinder mit Autismus-Spektrum-Störung haben mit unstrukturierten freien Spielzeiten häufig Schwierigkeiten. Durch ihre sozialen Probleme schließen sie sich anderen nicht an oder verharren in stereotypen oder ritualisierten Spielen oder Beschäftigungen. Unstrukturierte Pausen, die von den meisten Menschen als angenehm erlebt werden

(z. B. Plaudern oder freies Spiel), können vom Kind mit einer Autismus-Spektrum-Störung oft als massiv belastend und verunsichernd wahrgenommen werden. Es ist daher wichtig, systematisch Pausen für das Kind in den Kindergartentag einzubauen, diese aber angeleitet oder strukturiert zu begleiten.

Räumliche Strukturierung: Kinder mit einer Autismus-Spektrum-Störung profitieren zudem sehr von räumlicher Struktur. Es kann oft hilfreich sein, dem Kind einen eigenen Arbeitsplatz einzurichten, an dem es (eventuell mit Unterstützung) malen, basteln, schneiden oder Vorschulübungen machen kann. Der Platz kann mittels eines Teppichs, einer Bodenmarkierung oder mit anderen Hilfsmitteln gekennzeichnet sein. Da Kinder mit Autismus-Spektrum-Störung von zu vielen Reizen oft überfordert oder abgelenkt sind, empfiehlt es sich, diesen Platz möglichst reizarm zu gestalten und mit Hilfsmitteln wie einem Paravent, einem Regal oder Ähnlichem abzuschirmen. Es sollte ein Platz sein, an dem das Kind möglichst ruhig und störungsfrei arbeiten kann (z. B. sollte der Platz nicht an einem Ort sein, an dem die anderen Kinder oft vorbeigehen und Materialien holen müssen). Auf eventuelle sensorische Überempfindlichkeiten des Kindes sollte dabei ebenfalls geachtet werden (z. B. bei einem lichtempfindlichen Kind sollte der Platz nicht vor dem Fenster sein).

Viele Kinder haben große Probleme in der **Entscheidungsfindung** und tun sich schwer, aus einer Vielzahl von Beschäftigungsmöglichkeiten etwas auszuwählen. Obwohl in den meisten Kindergärten unterschiedliche Spielbereiche in der Regel schon gut gekennzeichnet sind (z. B. Bauecke, Puppen-, Bastelecke), genügen diese Einteilungen für Kinder mit Autismus-Spektrum-Störung oft nicht. Klar gekennzeichnete Bereiche und das Anbieten einer überlegten Abfolge von entwicklungsgemäßen Spielmaterialien (Ablaufpläne ➤ Kap. 10.3.1) sind hier äußerst wichtig. Idealerweise macht z. B. Ali, solange er es noch nicht schafft, sich in der Gruppe zu beschäftigen, ein Puzzle an seinem mit Regalen abgeschirmten Arbeitsplatz, ohne dass er dabei von anderen Spielmaterialien abgelenkt wird. Auch bei der Darbietung von Materialien sollte es für die Kinder immer klar sein, welche Aufgaben in welcher Reihenfolge zu erledigen sind bzw. wann eine Aufgabe zu Ende ist.

Übergänge stellen für die meisten Kinder mit Autismus-Spektrum-Störung eine besondere Herausforderung dar. Häufig reagieren sie bei Raum-, Betreuungs- oder Situationswechseln irritiert und verunsichert. Für regelmäßige Übergänge (z. B. Gehen in den Turnsaal oder in den Garten) können Bodenmarkierungen oder die Übergabe von Hilfskarten an das Kind (z. B. Bild des Turnsaals oder des Gartens) in der Situation des Übergangs hilfreich sein. Rechtzeitiges Ankündigen von Übergängen durch visuelles Material (Pläne, Karten mit Bildern oder Fotos) ist ebenso hilfreich.

Warten und Leerlaufsituationen stellen freie und unstrukturierte Zeiten dar, die für die meisten Kinder schwierig sind. Bei Kindern mit Autismus-Spektrum-Störung kommt noch hinzu, dass sie oft auch nicht verstehen, was in diesen Zeiten passiert und welches Verhalten von ihnen erwartet wird bzw. wo sie sich aufhalten sollen. Daher kann es hilfreich sein, dem Kind „Wartehilfen" zu geben. Dies kann eine nicht endende Tätigkeit sein, die als strukturierte „Überbrückung" zwischen der einen und der nächsten Tätigkeit angeboten wird (z. B. Auffädeln, Steckperlen). Aber auch ein markierter „Wartestuhl" oder eine Bodenmarkierung (z. B. Fußabdrücke oder ein „X" am Boden) können dafür eingesetzt werden, da sie angeben, wo das Kind warten soll.

10.3.5 Generalisierung von Gelerntem

Eltern von Kindern mit einer Autismus-Spektrum-Störung berichten oft, dass Entwicklungs- oder Therapiefortschritte, die das Kind bei den Eltern zeigt, im Kindergarten oder in anderen Alltagssituationen nicht sichtbar sind und umgekehrt.

Kinder mit Autismus-Spektrum-Störung haben ein großes Problem beim **Generalisieren** erlernter Fertigkeiten, d. h. beim Übertragen einer erlernten Fertigkeit auf ein anderes Setting, eine andere Person oder anderes Übungsmaterial. Es ist bekannt, dass das Erlernen abstrakter übergeordneter Konzepte nicht dem natürlichen Wahrnehmungs- und Lernstil von Kindern entspricht, sondern dass sie stattdessen viele Einzelinformationen und -details wahrnehmen und sich diese einprägen.

Lernt Max z. B., ruhig am Tisch zu sitzen und eine Aufgabe zu erledigen in einem bestimmten Zimmer mit einer bestimmten Person sowie einem anderen, für ihn wichtigen Schlüsselreiz (z. B. liegt am Tisch immer der gleiche rote Stift), so kann es sein, dass er diese Fertigkeit mit genau diesen Rahmenbedingungen verknüpft und in anderen Situationen nicht mehr abrufen kann. Oder: Sophie lernt das Zuordnen von Formen mit blauen Holzklötzchen und kann es mit Plastikteilen oder in anderen Farben nicht mehr. Wenn Kinder mit Autismus-Spektrum-Störung also den Anschein erwecken, dass sie eine neue Fertigkeit erlernt haben, so heißt es nicht notwendigerweise, dass sie diese bereits auf andere Situationen, Personen und Materialien übertragen können. Daher ist es beim Trainieren neuer Fertigkeiten unabdingbar, von Beginn an die Generalisierung dieses Verhaltens mit zu bedenken. Sobald ein Handlungsablauf verstanden wurde, sollte daher in verschiedenen Settings, mit verschiedenen Personen und mit unterschiedlichen, möglichst im natürlichen Umfeld vorkommenden Materialien weiter geübt werden.

Wichtig hierbei ist natürlich auch, dass alle Betreuungspersonen gut vernetzt sind und ein gemeinsames Wissen darüber haben, welche Fertigkeiten das Kind gerade übt, damit es diese bei verschiedenen Personen und in unterschiedlichen Settings gleichermaßen trainieren kann.

10.3.6 Erlernen von Handlungen durch Prompting

Das **Prompting** ist ein wichtiger Bestandteil etablierter Autismus-Therapieformen, das besonders bei kognitiv und motorisch beeinträchtigten Kindern mit Autismus-Spektrum-Störung hilfreich ist.

Übersetzt bedeutet „Prompt" im Deutschen „Vorgabe" oder „Hinweis". Nach MacDuff u. a. (2001) sind „Prompts" Anweisungen, Gesten, Demonstrationen, Berührungen oder andere Maßnahmen, mit denen das Kind so unterstützt wird, dass es eine richtige oder passende Reaktion zeigen kann. Die Idee des Promptings geht Hand in Hand mit der des fehlerlosen Lernens. Dabei soll das Kind beim Erlernen einer neuen Fertigkeit (z. B. Perlenkette auffädeln, Klettverschluss schließen oder um ein bevorzugtes Objekt bitten) manuell oder verbal so unterstützt werden, dass es die Aufgabe meistern kann und ein sofortiges Erfolgserlebnis erfährt. Genau hierin liegt der Vorteil des Promptings: Die Motivation zum Erlernen einer neuen Aufgabe ist hoch, da das Lernen vom Kind als positiv und stetiger Fortschritt erlebt wird. Im pädagogischen Alltag tendieren betreuende Personen oft dazu, entwicklungsbeeinträchtigten Kindern viel zu viele verbale Instruktionen zu geben, die sie weder aufnehmen noch verarbeiten, geschweige denn umsetzen können. Prompting bzw. fehlerloses Lernen hilft, Instruktionen wegzulassen oder auf ein Minimum zu beschränken, um das Kind möglichst gut in seiner Selbstständigkeit und Unabhängigkeit zu unterstützen. Die Wörter „nein" oder „nicht", die im Alltag mit Kindern häufig Verwendung finden, werden beim fehlerlosen Lernen nicht benutzt, sodass das Kind immer eine konkrete Anleitung hat, was von ihm erwartet wird. Dies hat auch den Vorteil, dass das Wort „Nein!" in wirklich gefährlichen und wichtigen Situationen seine Wirkung behält. Die Vielzahl an Prompts ermöglicht es des Weiteren, dass die Auswahl individuell auf Lerntypus und Fähigkeiten des Kindes abgestimmt werden kann.

Arten des Promptings: Zu Beginn kann oft das vollständige händische Führen notwendig sein (volles, körperliches Prompting). Beispiel: Die Betreuungsperson sitzt hinter dem Kind, legt die Hände auf die des Kindes und führt diese, um einen Faden durch eine Holzperle zu ziehen oder einen Klettverschluss zuzumachen. Im Verlauf wird dieses volle Prompting immer mehr ausgeschlichen (entspricht dem „Prompt Fading" in der Fachsprache), sodass die Aktivität des Kindes nur noch teilweise geführt wird (teilweises körperliches Prompting). Später wird die Unterstützung so weit ausgeschlichen, dass z. B. die Berührung des Ellbogens oder ein Antippen der Schulter zum Initiieren der Aktivität oder schließlich die reine Anwesenheit im Raum genügen, damit das Kind das Erlernte ausführt. Somit wird die Selbstständigkeit des Kindes von Anfang an gefördert (➤ Tab. 10.1).

Beim Einsatz von Prompting ist auf ein rasches Zurücknehmen des Prompts unbedingt zu achten. Denn gerade bei Kindern mit Autismus-Spektrum-Störung entsteht schnell eine assoziative Verknüpfung zwischen dem Prompt und dem Ausführen einer Tätigkeit, sodass eine „Prompt-Abhängigkeit" entstehen kann. Dies bedeutet im schlechtesten Fall, dass das Kind z. B. nur noch Blickkontakt aufnimmt, wenn die Pädagogin sagt „Schau mich an!", oder nur noch die Schuhe zumacht, wenn es eine bestimmte verbale Aufforderung bekommt. **Generell gilt daher:** Nur so viel Prompting wie nötig einsetzen und auf zu viele verbale Prompts möglichst verzichten. Verbale Prompts oder wiederholte Anweisungen machen das Kind abhängig von der Anwesenheit und verbalen Aufforderung einer bestimmten Person.

Wie bereits erwähnt, ist zudem auf ein rasches, eventuell stufenweises Zurücknehmen der Prompts zu achten. Tritt das neu erlernte Verhalten in der Folge spontan (also ohne Prompting) auf, muss dieses unbedingt gelobt bzw. verstärkt werden.

10.4 Umgang mit herausforderndem Verhalten

Genauso unterschiedlich wie das Erscheinungsbild von Kindern mit Autismus-Spektrum-Störung können auch die Ursachen für **herausforderndes Verhalten** sein. Gründe sind u. a. ihre Beeinträchtigungen der räumlichen und zeitlichen Orientierung und ihre mangelnde kognitive Flexibilität, Schwierigkeiten im Umgang mit Veränderungen und Neuem allgemein, verzögerte Reaktionen auf Anforderungen, hohe Ablenkbarkeit, Probleme im Umgang mit sozialen Anforderungen (z. B. Mitarbeit bei Gruppenaktivitäten), geringe Eigeninitiative bei sozialen Interaktionen und Probleme, mit Reizüberflutung umzugehen. Die möglichen Gründe für ein auftretendes Problemverhalten müssen daher zunächst analysiert und darauf aufbauend Interventionen zur Lösung des Problems entwickelt werden.

Es bedarf daher jeweils einer genauen **Verhaltensanalyse.** Hierbei wird festgehalten, welche Auslöser dem Verhalten vorausgegangen sind (z. B. eine Aufforderung wie „Setz dich bitte zum Tisch!"). Das

Tab. 10.1 Arten des Promptings (in Anlehnung an Alberto und Troutman, 2003).

Art des Promptings	Erklärung und Beispiele
Volles körperliches Prompting	Die Betreuungsperson führt die Hände des Kindes vollständig, damit dieses eine neue Aktivität erlernt (z. B. Schuhe binden, Linie nachzeichnen).
Teilweises körperliches Prompting	Die Betreuungsperson führt nur durch einen (schwierigeren) Teil der Aktivität, z. B. das Auswählen und Nehmen eines Bauklötzchens – den Rest erledigt das Kind selbst.
Modell-Prompting	Die Betreuungsperson oder ein anderes Kind der Kindergartengruppe machen eine Aktivität vor (z. B. Tischabfälle in den Abfallkübel werfen, einen Sandkuchen machen).
Geste	Die Betreuungsperson deutet auf den Tagesplan oder zeigt auf den Teller, wenn es Zeit zum Essen ist, oder macht eine gestische Bewegung für „Komm bitte her!".
Volles verbales Prompting	Die Betreuungsperson sagt den Satz vor „Wasser, bitte" oder allen Kindern wird gesagt: „Zeit für den Stuhlkreis!", dem Kind mit Autismus werden die einzelnen Schritte angesagt (z. B. „Nimm einen Stuhl", „Trage ihn zum Platz neben XY!" „Setze dich hin." „Warte, bis XY sagt, was zu tun ist.").
Teilweises verbales oder Phonem-Prompting	Beim Benennen von Bildern sagt die Betreuungsperson z. B. nur die erste Silbe vor, z. B. „So" statt „Sonne", oder wenn die Pädagogin möchte, dass das Kind nach etwas fragt, anstatt zu jammern, gibt sie den Satzanfang vor: „Ich möchte…".
Visuelles Prompting (Foto, Zeichnung, Text …)	Übergeben einer Karte mit dem Bild des Turnsaals *oder* ausgehängter Tagesplan mit Auflistung der einzelnen Aktivitäten in der richtigen Reihenfolge.
Akustisches Prompting	Zeitsignal zum Beenden der Pause mit einem Wecker.
Positionierungs-Prompting	Die richtige Reaktionsmöglichkeit wird in die Nähe des Kindes gerückt (z. B. ist bei einem Formensteckspiel die richtige Wahl das Viereck, so wird dieses auf dem Tisch näher zum Kind gerückt).

darauffolgende Verhalten des Kindes wird ebenfalls genau beschrieben. Außerdem wird festgehalten, **wann, wo, wie oft und wie lange** es zu beobachten war. Ein sehr wichtiger Schritt gilt der Beschreibung der **Konsequenzen,** die vonseiten der Betreuungsperson auf das vom Kind gezeigte Verhalten folgen (z. B. besondere Aufmerksamkeit, Ignorieren oder Zurechtweisung).

Nicht selten tragen Bezugs- oder Betreuungspersonen unbewusst dazu bei, unerwünschtes Verhalten aufrechtzuerhalten. Beispielsweise bittet eine Betreuungsperson ein Kind, sich hinzusetzen, das daraufhin wegläuft und schreit. Die Betreuungsperson läuft dem Kind hinterher und versucht mit ihm zu reden (Beispiel: „Warum machst du denn das? Du kannst das doch schon. Komm doch mit mir mit.“). Das Kind läuft jedoch weiterhin laut schreiend herum. Um es zu beruhigen, gibt sie ihm letztendlich sein Lieblingsspielzeug und lässt es in einer ruhigen Ecke damit spielen. Hier verstärkt die Betreuerin unabsichtlich das unerwünschte Verhalten.

Wesentlich beim Umgang mit herausforderndem Verhalten ist daher die Analyse der eigentlichen Funktion dieses Verhaltens. In der Verhaltenstherapie unterscheidet man vier Funktionen:

- Aufmerksamkeitssuche,
- Vermeidung einer unerwünschten Aktivität,
- Zugang zu einem gewünschten Objekt oder einer gewünschten Aktivität und
- Selbststimulation.

Es ist wesentlich, diese Funktion zu erkennen, um eine geeignete pädagogische Maßnahme auswählen zu können. Kinder mit Autismus-Spektrum-Störung handeln in der Regel nicht mutwillig oder absichtlich provokant, sondern können sich aufgrund ihrer andersartigen Wahrnehmung oft nicht adäquat verhalten.

!

Abschließend kann man sagen, dass Geduld, Humor, Akzeptanz, eine wohlwollende Haltung und das Wissen um die sehr speziellen Stärken und Schwächen von Kindern mit Autismus-Spektrum-Störung in der Arbeit im Kindergarten genauso wichtig sind wie die Kenntnis der spezifischen pädagogischen bzw. therapeutischen Maßnahmen. Zu einer gelungenen Integration trägt zudem die Offenheit für das Ausprobieren neuer und kreativer Methoden maßgeblich bei.

KAPITEL 11

T. Zöttl, A. Diestelberger

Inklusion in das Bildungssystem: Prinzipien und Umsetzungen

Seit der 1994 erfolgten Veröffentlichung der UNESCO-Resolution zur generellen Etablierung der Inklusion von Kindern mit besonderem Förderbedarf in das reguläre Schulwesen finden weltweit umfangreiche Initiativen zur Verwirklichung dieses Programms statt. Für Kinder und Jugendliche mit einer Autismus-Spektrum-Störung bedeutete dies eine äußerst vorteilhafte Entwicklung. Um adäquate Vorbilder und Übungsmöglichkeiten für den Aufbau ihres eigenen Sozialverhaltens zu bekommen, müssen sie die Gelegenheit haben, mit sich typisch entwickelnden Kindern spielen und lernen zu können. Dass Kinder mit verschiedenen Beeinträchtigungen reguläre Kindergärten und Schulklassen als „Integrationskinder" besuchen konnten, war schon immer möglich und bedeutete, dass im Rahmen des Unterrichts und der anderen Rahmenbedingungen auf ihre besonderen Bedürfnisse Rücksicht genommen wurde. Die Bildungsinstitution konnte über die Aufnahme der Kinder entscheiden. **Inklusion** bedeutet jedoch, dass die betreffende Bildungsorganisation verpflichtet ist, diese Kinder aufzunehmen und für sie entsprechende Fördermöglichkeiten zur Verfügung zu stellen. Das Spektrum der Störungsbilder ist in Inklusionsklassen daher wesentlich breiter, sodass in inklusiven Bildungseinrichtungen entsprechende strukturelle und curriculare Vorkehrungen getroffen werden müssen.

Aufgrund der Besonderheiten ihres Störungsbildes hat die Inklusion von Kindern und Jugendlichen mit Autismus-Spektrum-Störungen in das reguläre Schulsystem tiefgreifende Auswirkungen auf die Gestaltung des gesamten Schulalltags. Von besonderer Bedeutung ist in diesem Zusammenhang die Einrichtung und Evaluierung überzeugender Modelle der Individualisierung und Differenzierung des Unterrichts.

Zwar stellt das Unterrichten eines Inklusions- bzw. Integrationskindes mit Autismus eine anspruchsvolle Aufgabe und damit eine echte Herausforderung dar, bedeutet aber auch eine Chance. Vieles von dem, was beim Unterrichten von Kindern mit Autismus unbedingt beachtet werden muss, um erfolgreich arbeiten zu können, verbessert auch die Qualität des Unterrichts für die anderen Kinder in der Klasse. Inklusion fordert von den Lehrenden, dass sie in ihrem Unterricht Methodenvielfalt wirksam werden lassen. Ziel ist es daher, über eine Vielfalt verschiedener „pädagogischer Werkzeuge" zu verfügen und dieses Repertoire ständig zu erweitern. Je mehr unterschiedliche Ansätze bekannt sind, umso vielfältiger und variantenreicher kann unterrichtet werden.

Kinder und Jugendliche mit Autismus sind förderbar, der Weg, der ihnen offen steht, ist jedoch oft schmal. Es handelt sich buchstäblich um eine Gratwanderung, die sich aber lohnt. Alles, was für Kinder mit Autismus im System Schule geradezu lebensnotwendig ist, hilft auch den anderen Kindern. Pädagogen und Pädagoginnen, die diese Herausforderung annehmen, werden sich in vielen Situationen als **agierend** erleben können, wo andere vielleicht nur **reagieren.**

11.1 Berücksichtigung der Stärkenperspektive

Ein wichtiger Zugang zum erfolgreichen Unterrichten in Inklusionsklassen ist die Verwirklichung der sogenannten „Stärkenperspektive" (McCashen und Masman, 2005). Die theoretische Grundlage des Ansatzes stellt das Modell der **positiven Entwicklung** von Seligman und Csikszentmihalyi (2000) dar. Dieser Zugang geht davon aus, dass die einseitige Fokussierung auf negative Entwicklungen und ihre Behandlung es versäumt, die Stärken der Schüler und Schülerinnen zum Ausgangspunkt der Förderung zu machen.

Im angloamerikanischen Raum hat die Beachtung der Stärkenperspektive schon früh Gewicht gewonnen. Zunehmend scheint sich auch das Schulsystem im deutschsprachigen Raum in diese Richtung zu bewegen. Die ersten Fragen bei der Erstellung eines Förderplans lauten daher: „Was kann jemand besonders gut? Was macht er oder sie besonders gerne?" Es geht um die Verwirklichung des Prinzips „Erst die Stärken stärken, um an Schwächen arbeiten zu können!". Diese Haltung ist auch die Basis, auf der eine positive Beziehung aufgebaut werden kann. Gerade für Kinder mit Autismus, die so oft erleben, dass Anforderungen an sie gestellt werden, die sie nicht erfüllen können, ist es so wichtig, dass sie erleben, dass man das sieht und schätzt, was sie gut können. In diesem Zusammenhang hat sich die Praxis des differenzierten Lobens bewährt (➤ Kap. 7.2.4): Loben gibt dem Pädagogen ein wichtiges Werkzeug in die Hand. Differenziertes Lob bedeutet, nicht einfach zu sagen: „Das hast du aber gut gemacht!", sondern genau zu definieren, was gut gemacht wurde: „Diese Schulübung hast du heute besonders schön abgeschrieben. Du hast keinen einzigen Fehler gemacht!"

Wie diese Überlegungen zeigen, ist Inklusion kein Sparmodell. Das Unterrichten von Kindern mit besonderem Förderbedarf, und hier vor allem von Kindern mit Autismus-Spektrum-Störung, kann gleichsam als „Hohe Schule der Methodik" verstanden werden.

11.2 Vorbereitung

Zuerst einmal ist es bei der organisatorischen Vorbereitung auf die Aufnahme eines Kindes mit Autismus in eine Klasse wesentlich, sich **Wissen um das Wesen des Autismus** anzueignen. Der belgische Autismusforscher Ludo Vande Kerckhove spricht in seinen Workshops von der Bedeutung des „Autismus Lesen Lernen": Es gilt, sich jener Merkmale bewusst zu werden, die autismusspezifisch sind und bei der Unterrichtsarbeit beachtet werden müssen. So darf z. B. im pädagogischen Umgang mit Kindern mit Autismus-Spektrum-Störung nichts „nebenbei" geschehen, sondern es kommt darauf an, **von Beginn an nach einem genauen, diagnostisch abgesicherten Förderplan** vorzugehen.

Am entscheidendsten für den Erfolg der pädagogischen Arbeit mit Kindern und Jugendlichen mit Autismus ist aber das bewusste Engagement der Pädagogen und Pädagoginnen oder, anders ausgedrückt, das **Wollen** (siehe dazu Diestelberger und Zöttl, 1999). Wird die neue Aufgabe voller Zuversicht als Herausforderung angesehen und im Vertrauen auf die eigenen Kompetenzen und die Bereitschaft und Fähigkeit dazuzulernen begonnen, ist das Wichtigste erfüllt. Aus einer solchen Position der gelassenen pädagogischen Selbstsicherheit heraus kann man sich zuversichtlich auf das Wagnis einlassen, ein Kind mit Autismus zu unterrichten. In vieler Hinsicht bedeutet dies einen **Perspektivenwechsel.**

11.3 Bedeutung des strukturierten Lehrens und Lernens

Der Kernpunkt erfolgreichen Unterrichtens von Kindern mit Autismus ist das **strukturierte Lehren und Lernen.** Definitionsgemäß ist unter **Struktur** ein Gefüge zu verstehen, das sich aus einer Anordnung von Teilen zusammensetzt, zwischen denen klar definierte Abhängigkeitsbeziehungen bestehen. Diese Beziehungsmuster lassen sich in Form von Strukturmodellen anschaulich darstellen und im Rahmen von Untersuchungen evaluieren. Strukturieren bedeutet allgemein, dass komplexe Ganzheiten in ihre Teile zerlegt werden und die zutage tretenden Zusammenhangsmuster bzw. Abläufe anschaulich dargestellt werden. Im pädagogischen Kontext geht es darum, auf diese Weise einen Ablaufplan für die Unterrichtsarbeit zu erstellen. Dazu müssen Ziele definiert werden und es muss untersucht werden, welche Voraussetzungen gegeben sein müssen, um diese erreichen zu können.

Schüler und Schülerinnen mit Autismus-Spektrum-Störungen haben etwas gemeinsam: Sie brauchen verlässliche Strukturen, an die sie sich halten können. Strukturen geben Sicherheit. Sie engen nur dann ein, wenn versucht wird, die Kinder in allen Bereichen den vorgegebenen lehrplanmäßigen und sonstigen Zielen anzupassen. Es kommt allerdings darauf an, die Strukturen so zu entwickeln, dass sie hilfreich sind. Dazu gehört die Bereitschaft, sie ggf. zu ändern, wenn sie sich nicht als zielführend erwiesen haben. Erst dann erfüllen sie ihren Zweck. Strukturen, so verstanden, machen frei, da sie entlastend wirken. Eigentlich schätzen alle Kinder hilfreiche Strukturen, aber sie sind nicht im selben Maß von ihnen abhängig, wie dies bei Kindern und Jugendlichen mit Autismus der Fall ist.

Dazu ein Beispiel: Um für ein Kind mit Autismus den Schuleinstieg in eine inklusiv geführte Klasse der (österreichischen) „Neuen Mittelschule" leichter zu machen, fertigten die Lehrerinnen einen Wochenkalender an. Mit Klettleisten konnten die Tage immer mit neuen Inhalten befüllt werden. Täglich wurde zu Unterrichtsende der nächste Tag angekündigt und auf dem dafür vorgesehenen Streifen befüllt. Bald übernahmen die Kinder der Klasse mit großer Begeisterung diese Aufgabe. Nach jeder erledigten Aufgabe oder Stunde durfte das Kind mit Autismus das Kärtchen herunternehmen. Nach einigen Wochen war diese Hilfe nicht mehr notwendig und die Lehrerinnen wollten den Wochenkalender entfernen. Weil alle Kinder so entschieden protestierten, wurde er beibehalten und als Klassenkalender weitergeführt.

11.4 Zusammenarbeit mit den Eltern

Einen wichtigen Schritt im Zuge einer erfolgreichen Inklusion eines Kindes mit Autismus stellt das vorbereitende Elterngespräch dar. Die Lehrkraft hat hier die Gelegenheit, wichtige Informationen über das Kind aus der Perspektive der Eltern zu erhalten: Wie sehen diese ihr Kind, von welchen speziellen Merkmalen berichten sie, was hat ihr Kind besonders gerne, womit beschäftigt es sich häufig und was mag es überhaupt nicht? Für die Lehrer und Lehrerinnen bedeutet das, sich Wissen über das Kind anzueignen, das bereits beim ersten Treffen eingesetzt werden kann. Erst nach einem solchen Gespräch soll es zum ersten direkten Kontakt mit dem Kind oder Jugendlichen mit Autismus selbst kommen. Der erste Kontakt ist für die zukünftige Beziehung und Zusammenarbeit so wichtig, dass man nichts dem Zufall überlassen sollte.

Ein weiterer Vorteil des vorbereitenden Elterngespräches besteht darin, dass man auch die Eltern kennen- und verstehen lernt. So wie sich Kinder mit Autismus voneinander unterscheiden, so unterschiedlich sind auch deren Eltern. Dabei sollte bedacht werden, dass Eltern behinderter Kinder durch deren Symptomatik selbst auf ihre Weise belastet sind. Sie haben einen langen Weg hinter sich, wenn sie erstmals mit der zukünftigen Lehrkraft in Kontakt kommen. Auf der anderen Seite haben viele dieser Eltern eine beeindruckende Expertise im Umgang mit ihrem Kind erworben, darauf sollte man achten. Einige von ihnen bleiben allerdings erstaunlich „ahnungslos". Manche haben die Erfahrung gemacht, dass sie für die vorurteilsfreie Behandlung ihres Kindes „kämpfen" mussten, daher erscheinen sie zu fordernd, manchmal vielleicht fast als aggressiv. Sie brauchen tatsächlich niemanden, der moralisierende Appelle an sie richtet, aber eine kundige Fachkraft, die ihnen das Gefühl vermittelt, dass ihr Kind in guten Händen sein wird. Manche haben wiederum übertriebene Forderungen und unerfüllbare Vorstellungen. In diesen Fällen geht es darum, die Eltern zu realisierbaren Zielen hin zu führen und auf diesem nicht immer einfachen Weg zu begleiten.

11.5 Empfehlungen für die Praxis

Eine gelingende Inklusion von Kindern und Jugendlichen mit Autismus in die Regelschule fußt darauf, dass im Unterricht gesicherte Strukturen vorgegeben und hilfreiche Regeln eingehalten werden.

Der Eintritt in die erste Klasse der Grundschule ist mit erheblichen Veränderungen verbunden, die auch für das Inklusions- bzw. Integrationskind mit Autismus aufgrund seines Störungsbildes eine große Herausforderung bedeuten. Im Kindergarten gab es die Möglichkeit, sich weitgehend frei im Raum zu bewegen bzw. seinen Platz zu suchen, in der Schule findet es eine festgelegte Ordnung vor. Es muss sich an den neuen, in der Schule im Rahmen des Unterrichts üblichen Kommunikationsstil gewöhnen. Der Schwerpunkt liegt eher bei der sprachlichen Vermittlung von Informationen und Anweisungen als beim Lernen durch Spielen und visuell vermittelten Angeboten. Die Lehrkraft ist genötigt, auf die dadurch ausgelösten Emotionen (Ängste, aber auch Aggressionsdurchbrüche) bei dem Kind in einfühlsamer und kompetenter Weise einzugehen. Schließlich benötigen viele Kinder mit Autismus-Spektrum-Störung viel mehr Zeit für Aufgabenbearbeitungen, was in den Unterrichtsplan eingebaut werden muss. Entsprechend angepasste Überlegungen müssen angestellt werden, wenn das Kind aufgrund eines Klassen- oder Schulwechsels neu in die Klasse kommt.

Im Folgenden werden einige Anregungen für den praktischen Umgang mit diesen Herausforderungen gegeben.

11.5.1 Platzwahl

Welcher Platz im Klassenraum erscheint geeignet? In der Praxis haben sich Lösungen bewährt, die bestimmte wichtige Aspekte berücksichtigen, z. B.:

- Guter Sichtkontakt zur Lehrkraft (➢ Abb. 11.1).

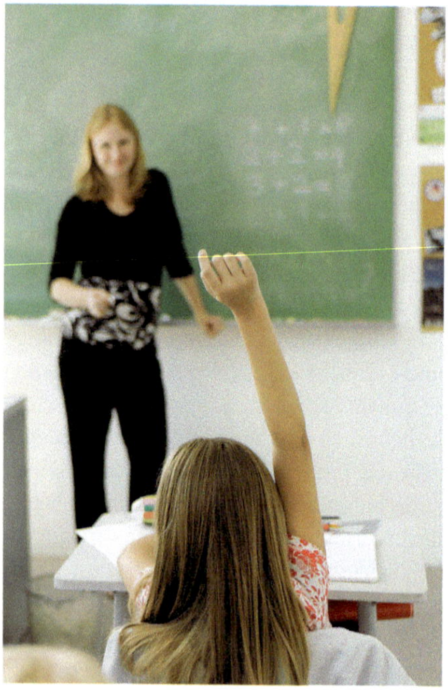

Abb. 11.1 Uneingeschränkter Sichtkontakt zu den Lehrern erleichtert Kindern mit Autismus die Konzentration auf den Unterricht. [J787]

- Das Kind sollte in die Gemeinschaft „eingebettet" sein, aber ohne bedrängende Nähe (vielleicht gibt es in der Klasse ein Kind, das das Kind mit Autismus bereits kennt und gut mit ihm auskommt).
- Es sollte möglichst wenig Ablenkung vorhanden sein, z. B. kein direkter Blick ins Freie, keine ablenkenden Geräusche oder Lichtreflexe.
- Wenn einmal der ideale Sitzplatz des Kindes gefunden wurde, sollte dieser nicht mehr geändert werden.

Ältere Kinder mit Autismus auf einem höheren Kompetenzniveau kann man in diesen Entscheidungsprozess unter Umständen auch mit Erfolg einbeziehen. Dazu ein Beispiel: Ein Junge mit Autismus in der 5. Schulstufe war sehr unkonzentriert und leicht ablenkbar. Er reagierte auf jede Bemerkung der anderen Kinder, drehte sich um und sprang immer wieder auf. Als die Lehrerin ihn fragte, ob er glaube, sich an einem anderen Platz besser konzentrieren zu können, und ihn aufforderte, einen Platz zu wählen, wurde seine Konzentration deutlich besser. Er hatte sich einen Platz abseits der anderen Kinder ausgesucht, bei dem er vor allem kein anderes Kind hinter sich sitzen hatte.

Des Weiteren ist es hilfreich, sich jene Wege, die das Kind mit Autismus im Klassenraum zurückzulegen hat, als Linien am Boden vorzustellen. Je mehr Kreuzungen mit den Wegen anderer sich dabei ergeben, umso öfter kann es zu kritischen Begegnungen kommen, die das Kind belasten und zu unerwünschten Reaktionen Anlass geben können. Durch entsprechende Vereinfachung der Wege können diese Anlässe eingeschränkt werden.

11.5.2 Sprache der Lehrkräfte

Die sprachlichen Äußerungen der Pädagogen und Pädagoginnen müssen klar und strukturiert erfolgen. Das Sprechtempo sollte nicht zu rasch sein. Es empfiehlt sich außerdem, bewusst auf die Betonung und die Sprachmelodie insgesamt zu achten (modulierte Sprechweise ➢ Kap. 7.2.2).

Bei Kindern und Jugendlichen mit Autismus-Spektrum-Störung treten einige Besonderheiten beim Sprachverständnis auf, die von den Lehrenden in ihrem eigenen Sprachverhalten berücksichtigt werden müssen, um verstanden zu werden.

Allgemein haben Kinder im Grundschulalter Schwierigkeiten, abstrakte Begriffe zu verstehen, und brauchen daher bildhafte Umsetzungen. Das „formale Denken" entwickelt sich erst ab dem Alter von etwa 11 Jahren. Bei Kindern und Jugendlichen mit Autismus dauert diese Problematik allerdings wesentlich länger an.

Aufforderungen, die man an die ganze Klasse richtet, werden von Kindern mit Autismus oft nicht befolgt, da sie sich nicht angesprochen fühlen. Hier ist es hilfreich, wenn man nach der allgemeinen noch eine direkte Aufforderung an das Kind richtet: „Auch du, Peter: Nimm bitte dein Mitteilungsheft heraus!"

Sprichwörtliche Redewendungen können für Verwirrung sorgen, da sie von Kindern und Jugendlichen mit Autismus-Spektrum-Störung meistens wörtlich genommen werden. Dazu ein Beispiel: Beim Essen war nicht mehr viel Ketchup in der Tube, also sagte der Vater: „In dieser Tube ist nicht mehr viel Ketchup. Du musst sie auf den Kopf stellen!" Das tat das Kind dann auch, aber es stellte die Tube tatsächlich auf seinen Kopf.

Auch Aufforderungen werden wörtlich genommen, daher muss man auf die Formulierungen achten und genau sagen, was man meint. So informierte z. B. eine Lehrerin die Schüler und Schülerinnen des ersten Schuljahres beim Betreten der Turnsaalgarderobe: „Hier ziehen sich alle aus!" Sie war entsetzt, als sich ein Junge mit Autismus tatsächlich komplett auszog, und prophezeite später den Eltern, er werde einmal ein Triebverbrecher werden.

Auch Ironie ist völlig fehl am Platz, da sie nicht verstanden wird. So ist es z. B. durchaus üblich, zu jemandem, der etwas falsch gemacht hat, in abfälligem Ton zu sagen: „Na super!" Ein Kind mit Autismus würde dies für ein Lob halten. Für diese Kinder bedeutet „super" immer super und nichts anderes.

11.5.3 Einsatz von Visualisierungen

Alle Kinder nützen bildhafte Vorstellungen bei ihren ersten Denkvorgängen im Kleinstkindalter und greifen auch später auf diese zurück, wenn sie die Sprache zu gebrauchen lernen (Goswami, 2001). Da eine ganze Reihe von Kindern mit Autismus Probleme beim Sprachaufbau haben, nutzen sie vermehrt Visualisierungen. Die Stärke vieler Kinder mit Autismus liegt daher im visuellen Bereich. Auch Kinder, die keine Sprache entwickelt haben, lassen sich daher durch geeignete Visualisierungen erreichen. Diese werden z. B. im TEACCH-Trainingskonzept (➤ Kap. 9.2.2) mit Gewinn eingesetzt. Gelegentlich fehlt es Kindern mit Autismus nur an der Fähigkeit, ihren bildhaften Vorstellungen bzw. Denkprozessen die entsprechenden Worte zuzuordnen. Ihre tatsächliche Leistungsfähigkeit wird daher häufig nicht erkannt. (So wurde z. B. ein 7-Jähriger mit Autismus gefragt, womit man einen Nagel einschlagen kann. Das Wort „Hammer" fiel ihm nicht ein, aber er zeigte auf einen Hammer, der zufällig auf einem Nebentisch lag.)

11.5.4 Umgang mit der Angst vor Neuem

In einem Punkt unterscheiden sich Kinder und Jugendliche mit Autismus-Spektrum-Störung besonders von anderen: Sie sind nicht die kleinen Forscher und Forscherinnen, die sich die Welt erobern und Dinge infrage stellen. Sie freuen sich nicht wie andere Kinder, wenn die Lehrkraft in die Klasse kommt und ankündigt, dass „heute etwas Neues gemacht wird". Allein diese Ankündigung kann schon zu Stress führen. Es geht daher darum, diese Formulierung zu vermeiden und stattdessen mit einem sorgfältig geplanten, motivierenden Einstieg zu beginnen. Dazu ein Beispiel: In einer Unterrichtsstunde, in der es um die subjektive Temperatureinschätzung ging, hatte die Lehrerin drei Schalen mit Wasser (sehr warm, warm, kalt) vorbereitet. Die Kinder wurden angewiesen, die linke Hand in das sehr warme und die rechte in das kalte Wasser zu tauchen und anschließend beide in das warme Wasser. Zur Überraschung der Kinder empfand dann die linke Hand das warme Wasser als kalt und die rechte als warm. Hierbei war es wichtig, dass die Lehrerin zunächst einige sich typisch entwickelnde Kinder den Versuch machen ließ und erst anschließend das Kind mit Autismus fragte, ob es auch den Versuch machen wolle.

11.5.5 Zeitvorgabe

Der Faktor Zeit muss bewusst beachtet werden. Sehr oft benötigen Kinder und Jugendliche mit Autismus-Spektrum-Störung eine längere Anlaufzeit, die geduldig abgewartet werden muss. Für sie sollte daher grundsätzlich viel Zeit für die Lösung von Aufgaben oder die Durchführung von Anweisungen vorgesehen werden. Die Erfahrung zeigt, wie viel Zeit ein individuelles Kind für eine bestimmte Aufgabe in der Regel braucht. Die Anlaufzeit darf nicht mit einer Verweigerung verwechselt werden. In diesem Fall kann es hilfreich sein, zunächst auf Distanz zu gehen und etwas später offen und freudvoll, Zuversicht ausstrahlend, darauf zurückzukommen.

11.5.6 Umgang mit aggressiven Episoden

Ein besonders belastendes Detail beim Unterrichten von Kindern mit Autismus stellen die gelegentlich (z. B. als Folge von erlebter Überlastung) auftretenden Aggressionsdurchbrüche dar. Bei Kindern mit Autismus können schon „Kleinigkeiten“ Aggressionen auslösen, z. B. ein falsches Wort oder eine unbeabsichtigte Berührung. Manche Aggressionen können aber auch als Folge fehlender Ausdrucksmöglichkeiten auftreten. Hier hat es sich bewährt, klare „Rituale“ dafür zu entwickeln, wie mit diesen Situationen routinemäßig umgegangen werden kann. An diesen Strukturen können sich dann alle orientieren: das Kind mit Autismus, die Mitschüler und Mitschülerinnen und die Lehrkräfte.

!

Werden die speziellen Methoden und Handlungskonzepte des „Strukturierten Lehrens und Lernens", die sich beim Unterrichten von Kindern und Jugendlichen mit Autismus-Spektrum-Störung in Inklusions- bzw. Integrationsklassen bewährt haben, zum festen Bestandteil der Unterrichtsgestaltung, wird dadurch die Qualität des gesamten Unterrichts auf ein höheres Niveau gehoben. Für die unterrichtenden Lehrkräfte bedeutet dies, dass sie zunehmend Sicherheit und Souveränität auch in fordernden Situationen gewinnen.

11

KAPITEL

12 Schulische Inklusion in der Praxis

B. Rollett

12.1 Ziele und Voraussetzungen

Wie im vorangegangenen Kapitel dargelegt wurde, eröffnet die Inklusion von Kindern und Jugendlichen mit Autismus-Spektrum-Störung in das Regelschulsystem besondere Chancen, ihre Kompetenzen auszuweiten. Diese verfolgt zwei Hauptziele: Zum einen geht es um die Förderung der **sozialen Kompetenzen,** zum anderen um die der **schulischen Kompetenzen.** In beiden Fällen liefert die Inklusion verbesserte Möglichkeiten, diese Ziele zu verwirklichen.

Durch die Eingliederung in eine Schulklasse, in der zum Großteil Kinder bzw. Jugendliche mit typischer Entwicklung unterrichtet werden, erhalten Kinder und Jugendlichen mit Autismus die Möglichkeit, durch den Kontakt mit ihren Mitschülern und Mitschülerinnen ihre sozialen Kompetenzen aufzubauen und ihr Sozialverhalten zu entwickeln. So können sie sich z. B. aufgrund der kompetenten Anleitung durch die Lehr- und Betreuungspersonen die speziellen Kenntnisse und Verhaltensweisen aneignen, wie man Kontakte knüpft und aufrechterhält, wie man sich in Gruppensituationen verhält oder wie man gemeinsam spielen und lernen kann. Eine wichtige Voraussetzung dafür ist, dass es den Lehrkräften gelingt, für eine gute Klassengemeinschaft zu sorgen. Dazu ist es notwendig, dass sie es verstehen, ihre **Führungsrolle in zielführender Weise wahrzunehmen.**

In diesem Zusammenhang muss wieder betont werden, dass Personen mit Autismus-Spektrum-Störung in der Regel keine Selbstlerner sind. Man kann daher z. B. nicht darauf vertrauen, dass sie von selbst erkennen, welche Regeln in ihrer Schulklasse (und allgemein in ihrem sozialem Umfeld) gelten, sondern muss ihnen diese strukturiert in kleinen Schritten beibringen, wobei eine einfühlsame Unterstützung notwendig ist.

Die Anlässe, die zeigen, dass bei einem Kind mit Autismus in einer sozialen Situation ein Lerndefizit besteht, können sehr unterschiedlich sein. Wann immer ein Verhaltensproblem auftaucht, sollten sich Betreuungspersonen daher fragen:

- **Was** könnte das Kind mit Autismus nicht gelernt oder nicht verstanden haben und was muss mit ihm daher **neu erarbeitet werden,** um derartige Situationen in Zukunft zu vermeiden?
- **Welches** stereotyp verfestigte Verhalten des Kindes stört oder verhindert die Problemlösung und muss daher **abgebaut werden?**

BEISPIEL

Wie in dem Fallbeispiel „Bernhard" (➤ Kap. 6) berichtet wurde, hatte der Junge die Gewohnheit entwickelt, andere Kinder auf dem Spielplatz zu „kicken", um ihre Aufmerksamkeit zu wecken. Ihm fehlte einerseits das Verständnis dafür, dass dies absolut nicht zielführend ist, wenn man mit anderen Kindern spielen will, andererseits hatte sich bereits eine fest eingefahrene Gewohnheit gebildet, auf Kinder mit Kicken zu reagieren, da vonseiten der Betreuungspersonen versäumt worden war, früh genug einzugreifen. Die neue Verhaltensregel, die es zu lernen galt, hieß daher „Ich darf nicht kicken". Um dorthin zu gelangen, musste erst das falsche Verhaltensmuster abgebaut werden. Dafür wurde die verhaltenstherapeutische Methode der „Reaktionsverhinderung" gewählt: Bernhard durfte nur so lange in der Kindergruppe bleiben, als er das „Kickverhalten" **nicht** zeigte. Er wurde sofort für kurze Zeit weggeführt, wenn er dazu ansetzte. Gleichzeitig wurde ihm in freundlichem, aber bestimmtem Ton die Regel vorgesprochen „Nein, du darfst nicht kicken". Die Formulierung einer solchen Regel muss bei jedem Anlass immer in der gleichen Form erfolgen, damit sie sich einprägen kann. Da Bernhard sich bereits für die Kinder interessierte (für ein Kind mit Autismus eine sehr positive Entwicklung), hatte er ein Bedürfnis, wieder mit ihnen zusammen zu sein. Nach einer kurzen Auszeit durfte er daher wieder zur Gruppe zurückkehren, aber nur so lange, bis sich der nächste „Kickanfall" andeutete. Diese Übung wurde so lange fortgesetzt, bis das Kicken nicht mehr auftrat. Es ist klar, dass eine derartig zeitintensive Intervention sich nur dann lohnt, wenn es sich um ein Verhalten handelt, dessen Abbau für die weitere Entwicklung des Kindes und seine soziale Integration in die Gleichaltrigengruppe sehr wichtig ist.

Im Rahmen der Inklusion darf das zweite Hauptziel nicht aus den Augen verloren werden. Das betroffene Kind soll durch den individuell auf es abgestimmten Förderplan die besten Chancen erhalten, seine **schulischen Kompetenzen in einem breiten Fächerspektrum aufzubauen und weiterzuentwickeln** (und daran auch Freude haben).

Dazu müssen die organisatorischen Voraussetzungen geschaffen werden. Wegen der notwendigen intensiven Förderarbeit darf die Schüleranzahl in der Klasse nicht zu groß sein. Je nach Klassenstufe sollte sie nicht mehr als 15 bis höchstens 20 Schüler und Schülerinnen betragen. Weniger ist immer besser! Im günstigsten Fall sollte außerdem pro Klasse nur ein Inklusions- bzw. Integrationskind mit einer Autismus-Spektrum-Störung vorhanden sein, um die in diesen Fällen notwendige äußerst umfassende und sehr spezialisierte Betreuung zu sichern.

Ein häufiges Missverständnis bei der Realisierung der Inklusion von Kindern mit besonderem Förderbedarf in Regelklassen allgemein ist das folgende: Man gibt sich einfach damit zufrieden, dass das Kind bzw. der Jugendliche von der Klasse gut angenommen wird, und unterstützt dies, resigniert aber, was die konsequente Verfolgung der Lernziele betrifft. Zwar mögen die Heranwachsenden so eine schöne Zeit erleben, eine gute Vorbereitung auf ein späteres, selbstständiges Erwachsenenleben stellt dies aber nicht dar.

Dass eine solche, gut gemeinte Vorgehensweise durchaus auch aufgrund pädagogischer Überzeugungen gewählt werden kann, macht das folgende Beispiel deutlich: Im Rahmen einer Rechenstunde in einer 3. Grundschulklasse stellte die Klassenlehrerin Kopfrechenaufgaben, die die Kinder mündlich lösen mussten. Das Kind mit Autismus stand vor der Klasse. Es erhielt die Anweisung, jenem Kind, das als nächstes drankommen sollte, ein Bällchen aus einem Korb zuzuwerfen. Es bekam aber selbst keine Aufgaben gestellt. Auf die später vorgebrachte Frage, weshalb das Kind nicht einfachere, seinem Kompetenzniveau entsprechende Rechenaufgaben vorgegeben bekommen hatte, antwortete die Lehrerin, dass es ihr wichtiger sei, dass das Kind „gut in die Klasse eingebunden" sei und dass sie beim gemeinsamen Kopfrechnen und anderen Gelegenheiten daher immer so vorgehe. Bei einer zielführenden Inklusion geht es aber nicht nur darum, die soziale Entwicklung zu fördern, sondern vor allem auch darum, schulische Kompetenzen zu erweitern. Es spricht nichts dagegen, ausnahmsweise einmal so vorzugehen, wie dies die Lehrerin in dem Beispiel tat. Diese Vorgangsweise kann aber nicht als Ersatz für die aktive Teilnahme am Rechenunterricht dienen.

In der Grundschule umfasst der reguläre Lehrplan die Maximalziele für die Förderung in den einzelnen Unterrichtsfächern, von denen je nach den im Rahmen der Eingangsdiagnose festgestellten Lernmöglichkeiten und -defiziten des Kindes mit Autismus Abstriche zu machen sind, um ein passendes individualisiertes Förderprogramm zusammenstellen zu können. Dieses sollte dann mit viel Verständnis für die besondere Situation des Kindes oder Jugendlichen als Richtschnur für die weitere Arbeit dienen.

Ein wichtiger Hinweis: Wenn in einem Fach keine Lernfortschritte (mehr) bei einem Inklusions- bzw. Integrationskind zu beobachten sind, sollte eine genaue Diagnose durchgeführt werden, um die Ursachen zu ermitteln und sie möglichst rasch abstellen zu können. Unter Umständen könnte es notwendig sein, den Förderplan neu anzupassen. Keinesfalls darf man die Dinge einfach laufen lassen, da sonst kostbare Förderzeit verspielt wird. Hier sind auch die Eltern zur Mitarbeit und Unterstützung aufgerufen. Eine enge Zusammenarbeit mit ihnen lohnt sich.

In diesem Zusammenhang muss auf ein spezielles Problem von Kindern und Jugendlichen mit einer Autismus-Spektrum-Störung hingewiesen werden. Es gelingt ihnen nur schwer, etwas, was sie sich bereits in einer bestimmten Form eingeprägt haben, zu verändern. Es ist daher wichtig, die Bearbeitung von Aufgaben von Anfang an so vorzugeben, wie dies auch in weiterer Folge verlangt wird. (Auch für sich typisch entwickelnde Kinder und Jugendliche ist das Umlernen viel schwerer als das Neulernen, für Kinder und Jugendliche mit einer Autismus-Spektrum-Störung stellt es jedoch ein nur schwer zu überwindendes Hindernis dar.) Wenn Umlernen erforderlich ist, muss daher damit gerechnet werden, dass dies unverhältnismäßig lange Zeit erfordert.

So kann es z. B. in der ersten Grundschulklasse zu Schwierigkeiten kommen, wenn das Kind im Rahmen der vorbereitenden Arbeit im Kindergarten gelernt hat, die Zahl 7 mit einer Wellenlinie zu beginnen, in der Schule aber ein gerader Strich verlangt wird. Dies kann zu erheblichen, für die uninformierte Lehrkraft unverständlichen Widerständen führen, die möglicherweise als „herausforderndes Verhalten" fehlinterpretiert werden. Es ist daher notwendig, ein geeignetes Umlernprogramm zu entwickeln und sich für die Umsetzung sehr viel Zeit zu nehmen. Um den geforderten geraden Strich in der 7 zu erlernen, lässt man das Kind die Wellenlinie zunächst einmal nur etwas gerader ausführen, um sie anschließend Schritt für Schritt an den geforderten geraden Strich anzunähern. Es lohnt sich, mit den Bildungsinstitutionen, in denen das Kind bisher gefördert wurde, Kontakt aufzunehmen, um solchen Problemen vorzubeugen.

Wie diese Hinweise zeigen, ist echte Inklusion mit einem nicht unerheblichen Vorbereitungs- und damit Arbeitsaufwand verbunden. Ohne die kompetente Mitarbeit einer zusätzlichen Fachkraft ist der Aufwand kaum zu leisten. Es reicht z. B. keineswegs aus, das Kind immer wieder einmal nur „zuhören" zu lassen, wenn mit der Klasse anspruchsvollere Themen bearbeitet werden, oder es zu lange Zeiteinheiten hindurch nur mit einfacheren Übungen zu beschäftigen, die es allein durchführen kann, während die Klasse dem normalen Unterricht folgt. Im ersten Fall lernt ein Kind mit Autismus-Spektrum-Störung aufgrund seiner Besonderheiten nichts, im zweiten Fall können Motivationsprobleme entstehen, wenn es sich vom Unterrichtsgeschehen ausgeschlossen fühlt. Langfristig kann es sogar dazu kommen, dass es einen Widerwillen gegen alles aufbaut, was nach Schule aussieht, und damit beginnt, die Mitarbeit zu verweigern. Dieser Effekt kann übrigens auch bei sich typisch entwickelnden Vorschulkindern auftreten, wenn sie zu lange mit eher monotonen schriftlichen Vorschulübungsaufgaben beschäftigt sind, wie eine Untersuchung von Gasser (1991) gezeigt hat. Unter diesen Umständen kann sich langfristig eine **Anstrengungsvermeidungsmotivation** (Rollett, 1997) entwickeln, die sich darin äußert, dass Kinder jede schulische Anstrengung mit allen ihnen zur Verfügung stehenden Mitteln verweigern, da sie mit den mit der Tätigkeit verbundenen negativen Gefühlen nicht zurechtkommen (siehe dazu Rollett und Bartram, 1998).

Da Kinder und Jugendliche mit einer Autismus-Spektrum-Störung verlässliche Strukturen brauchen, kommt es in Inklusions- und Integrationsklassen besonders darauf an, dass die Lehrpersonen es verstehen, **ihre Führungsposition in kompetenter Weise wahrzunehmen.** Am besten hat sich hier der **autoritative Führungsstil** bewährt. Dieser entspricht dem autoritativen Erziehungsstil nach Baumrind (1971): keine bloße Machtausübung, wie dies beim autoritären Stil der Fall ist, sondern **freundliche, verständnisvolle Zuwendung, gepaart mit äußerster Konsequenz** bezüglich der langfristigen Verfolgung der pädagogischen Ziele, aber auch der Bereitschaft, zuverlässig in **positiver Weise helfend einzugreifen,** wenn es dabei Probleme gibt, und der Fähigkeit, alternative Lernwege anzubieten. Völlig verfehlt bei Kindern und Jugendlichen mit Autismus-Spektrum-Störung ist ein „Laissez-faire-Stil", d. h. ein Führungsverhalten, das vor allem durch Nichteingreifen und fehlende Strukturvorgaben gekennzeichnet ist.

12.2 Vorauslaufende Planungen

Die wichtigste Regel für eine erfolgreiche Schullaufbahn von Kindern und Jugendlichen mit Autismus lässt sich wie folgt formulieren: Sie brauchen eine **gut strukturierte Lernumgebung,** in der ihnen die Chance geboten wird, durch sorgfältig geplante, kleinschrittige Lernprogramme sowohl die **sozialen als auch die schulischen Lernziele** im Rahmen ihrer Möglichkeiten zu erreichen. Im Folgenden soll daher auf einige, wichtige **Rahmenbedingungen einer erfolgreichen Inklusion bzw. Integration** beispielhaft eingegangen werden (➤ Kap. 11).

Zunächst einmal müssen alle Bedingungen, die die **Strukturierung der räumlichen Lernumgebung** charakterisieren, in die Planung einbezogen werden: Dazu gehört die Berücksichtigung der räumlichen Voraussetzungen, die das Schulgebäude und den Pausenhof bieten, sowie die räumliche Gestaltung des Klassenzimmers und der Sonderräume, insbesondere der Turnhalle. Für die klassenführende Lehrkraft ist es wichtig, diese Komponenten in ihre Planungen einzubeziehen.

Ebenso sorgfältig sind die räumlichen Voraussetzungen für die Sicherung der **sozialen Eingebundenheit des Kindes bzw. Jugendlichen in die Klasse** zu planen. Nicht nur der Sitzplatz ist mit Bedacht auszuwählen, sondern auch die **Sitznachbarn** sollten so ausgesucht werden, dass das Inklusions- bzw. Integrationskind mit ihnen gut zurechtkommt und auch diese durch es nicht überfordert werden. Lebhafte Kinder oder solche, die dazu neigen, andere Kinder zu stören, sind als Sitznachbarn absolut ungeeignet. Wegen ihrer Probleme können sich Kinder und Jugendliche mit Autismus-Spektrum-Störung auch nicht an derartige Sitznachbarn „gewöhnen", wie manchmal fälschlicherweise angenommen wird.

Durch geduldige übende Anleitung muss die Lehrkraft des Weiteren dafür sorgen, dass der **Arbeitsplatz immer übersichtlich und aufgeräumt ist.** Dies gilt auch für den Platz des Sitznachbarn. Mit einem Kind mit Autismus-Spektrum-Störung muss man das Einhalten der Ordnung Schritt für Schritt erarbeiten. Bloße Ermahnungen genügen hier nicht. Am besten ist es natürlich, wenn man diese Norm für die ganze Klasse einführt und auch dafür sorgt, dass sie eingehalten wird.

Sehr wichtig ist weiterhin, einen Plan für die Art zu erstellen, wie das Kind die **Pausen verbringt.** Für manche Kinder ist es besser, wenn sie an ihrem Platz sitzen bleiben dürfen, für andere müssen ruhige Plätze am Gang bzw. auf dem Schulhof gefunden werden, wohin sie sich in der Pause zurückziehen können, falls sie dies benötigen. Falls eine Pausenaufsicht vorgesehen ist, kann die Aussichtsperson gelegentlich diese Zeit dazu nutzen, um dem Kind dabei zu helfen, den Anschluss an andere Schüler und Schülerinnen bzw. die Klassengruppe zu finden.

Da Kinder und Jugendliche mit Autismus mit Veränderungen sehr schlecht umgehen können, ist es notwendig, sie auf **jede absehbare Veränderung im Schulalltag frühzeitig vorzubereiten.** Wenn z. B. das Klassenzimmer renoviert wird und daher ein anderer Raum benutzt werden muss, sollte man dies nicht nur der Klasse als Ganzes mitteilen, sondern mit dem Kind noch gesondert vorbereitend besprechen. Klassenausflüge oder andere Unternehmungen müssen sehr sorgfältig geplant werden. Vor allem ist zu überprüfen, ob das Kind bzw. der Jugendliche schon so weit ist, mit entsprechender Unterstützung mitzumachen zu können und daran auch Spaß zu haben.

12.3 Inhaltliche Planung des schulischen Programms

Um die individuelle schulische Förderung eines Kindes oder Jugendlichen mit Autismus-Spektrum-Störung optimal planen zu können, ist zunächst eine genaue Diagnose der für das **schulische Lernen relevanten Fähigkeiten** erforderlich. Außerdem muss der in den einzelnen Schulfächern jeweils bei ihm bereits vorhandene Stand der Kenntnisse und Fertigkeiten (**sachstruktureller Entwicklungsstand,** vgl. Wirtz, 2014) ermittelt werden.

Zu Ersteren gehört jedenfalls eine differenzierte Entwicklungs- bzw. Intelligenzdiagnostik und, je nach Bedarf, die Erfassung weiterer für den Schulerfolg wichtiger Vorausetzungen, z. B. Aufmerksamkeit und Konzentration, Motivation, Belastbarkeit. Handelt es sich um die Ersteinschulung, dann sollte diese Diagnoseschleife bereits vor der Einschulung vorgenommen werden. Einen ausführlichen Überblick bringt das Buch „Diagnostik in der Klinischen Kinderpsychologie" (Irblich und Renner, 2009).

Bei der Erfassung des sachstrukturellen Entwicklungsstands lohnt es sich, zunächst einmal die vorhandene Unterlagen durchzusehen (z. B. Arbeitsunterlagen, Schulhefte und Schulbücher). In den einzelnen Unterrichtsfächern können, wenn vorhanden, auch schulstufenspezifische Testverfahren zur Anwendung kommen. Von den Lehrkräften, die das Kind unterrichten werden, können Probearbeiten vorgegeben werden, um festzustellen, welche Kenntnisse bzw. Kompetenzen bei dem Kind in dem betreffenden Unterrichtsfach bereits verlässlich ausgebildet sind bzw. wo die gezielte Förderung anzusetzen hat.

Als allgemeine Richtschnur für die Realisierung des individuellen Förderplans gilt das Prinzip der **Zone der nächsten Entwicklung** (Vygotski, 1985/1987): Zielführendes und damit erfolgreiches Lernen ist nur möglich, wenn vom jeweiligen Entwicklungsstand des Lernenden in dem betreffenden Lernbereich ausgegangen wird und die weiteren Lernschritte darauf aufbauend geplant und durchgeführt werden. Zur Unterstützung sollten geeignete Orientierungshilfen vorgesehen werden (Scaffolding).

Für jedes Unterrichtsfach muss ein eigener individueller Förderplan erstellt werden, wobei klar geregelt werden sollte, welche Aufgaben die Klassenlehrkraft und welche die Stützlehrkraft übernimmt. Im Idealfall kann das Inklusions- bzw. Integrationskind aufgrund des so entwickelten, differenzierten Förderplans dem Unterrichtsgeschehen seinem Entwicklungsstand entsprechend gut folgen und die für es **vorgesehenen Lernziele erreichen.**

Eine oft zu wenig beachtete wichtige Voraussetzung für das Gelingen der Inklusion sind die **Reaktionen der Mitschüler und Mitschülerinnen** im Hinblick auf die Tatsache, dass das Inklusions- bzw. Integrationskind andere und oftmals „leichtere" Aufgaben zu bewältigen hat und dafür gelobt wird. Durch geeignete Aufklärungsmaßnahmen muss verhindert werden, dass es als Folge davon als „dumm" abgestempelt wird oder dass Neidgefühle wegen seiner vermeintlichen Bevorzugung entstehen.

Günstig ist es daher, gleich zu Beginn mit der Klasse zu besprechen, dass das Inklusions- bzw. Integrationskind noch einiges zu lernen hat, was die anderen vielleicht schon können, und dass es die Aufgabe aller in der Klasse ist, ihm dabei zu helfen. Auf diese Weise sollte die gemeinsam eingegangene Verpflichtung (Commitment) gefördert werden, das Kind gut aufzunehmen und es zu unterstützen. Wenn sich in der Folge jemand aus der Klasse einmal nicht daran halten sollte, kann man ihn oder sie an diese Vereinbarung erinnern bzw., wenn dies nicht reicht, das Commitment in einem neuerlichen Gespräch mit der gesamten Klasse „auffrischen".

Es ist sehr wichtig, dass jede Äußerung, die eine Abwertung des Inklusions- bzw. Integrationskindes bedeutet, entweder sofort oder, wenn dies nicht möglich ist, bei nächster Gelegenheit aufgegriffen und besprochen wird. Es hat sich **nicht** bewährt, derartige Äußerungen einfach zu übergehen. Schweigen der Erwachsenen wird in solchen Fällen von den Kindern oft als Zustimmung gedeutet. Solange es sich um einzelne Bemerkungen einiger Mitschüler und Mitschülerinnen handelt, lassen sie sich leicht durch einen kurzen Hinweis oder, wenn notwendig, ein späteres gemeinsames Gespräch entkräften. Wenn daraus jedoch einmal eine von der ganzen Klasse geteilte Einstellung geworden ist, weil man die Dinge zu lange laufen ließ, lassen sich negative Haltungen nur noch schwer ändern. Wie positiv sich ein derartiges Commitment der gesamten Klasse für die positive Integration eines Kindes mit bestimmten Defiziten in die Schulklasse auswirken kann, zeigt nachfolgendes Beispiel.

BEISPIEL

Eine Lehrerin, die an einer Untersuchung über „Lehrer als Experten" (vgl. Rollett, 1992) teilgenommen hatte, erzählte, dass sie sich fast vier Grundschuljahre hindurch besonders um einen Jungen bemüht hatte, der offenbar nicht in der Lage war, das Lesen zu erlernen. Im vierten Schuljahr passierte plötzlich Folgendes: Während einer Leseübung nahm der Junge selbstständig das Buch zur Hand und las laut einen Absatz völlig richtig vor. Was die Lehrerin besonders freute: Die ganze Klasse war erst verblüfft, dann begannen alle Beifall zu klatschen und zu rufen: „Unser Toni kann lesen!"

!

Inklusion ist dann erfolgreich, wenn die Mitschüler und -schülerinnen lernen, verständnisvoll auf das Kind einzugehen und die pädagogischen Maßnahmen der Lehrkraft mitzutragen. Dies geschieht jedoch nicht „von selbst", sondern erfordert eine entsprechende Erziehungsarbeit durch die Klassenlehrkraft.

12.4 Anregungen und Umsetzungsbeispiele

Im Folgenden werden **Anregungen für die konkrete Unterrichtsarbeit** gegeben, wobei die Besonderheiten von Kindern mit einer Autismus-Spektrum-Störung berücksichtigt sind.

Allgemein gilt, dass Inklusions- bzw. Integrationskinder etwa alle 10 Minuten kurz **angelächelt, angesprochen oder drangenommen** werden sollten, damit sie nicht verleitet werden, entweder zu träumen oder Störverhalten zu zeigen. Handelt es sich um Kinder mit Autismus-Spektrum-Störung, ist es besonders wichtig, darauf zu achten, dass sie nicht unbemerkt in ihre Stereotypien verfallen.

Wenn es aufgrund der Sprachfähigkeiten des Kindes mit Autismus-Spektrum-Störung prinzipiell möglich ist, es in **Lehrer-Schüler-Gespräche** einzubeziehen, sollte man sich zuvor schon Fragen überlegen, die es **sicher beantworten** kann. Man sollte außerdem beachten, dass diese Kinder (bzw. Jugendlichen) eine längere Denkpause als die anderen bis zur Beantwortung benötigen. Es ist daher wichtig, ihnen diese Wartezeit in einer ruhigen, freundlichen, aufmunternden Form zu gewähren.

Bei **Diktaten** hat es sich bewährt, den Text, den die Klasse diktiert bekommt, dem Integrationskind als **Lückentext** vorzugeben. Es muss dann nur die Wörter einfügen, die für sein Lernniveau angemessen sind.

Beim **Aufsatzschreiben** kann man dem Kind gestatten, bestimmte Szenen oder den gesamten Verlauf auch als Zeichnung auszuführen. Auf diese Weise lassen sich komplexere Inhalte wiedergeben, ohne dass das Kind überfordert wird. Falls das Kind Schwierigkeiten beim Zeichnen hat, können auch Bildkarten vorgegeben werden, die das Kind zu einer Geschichte zusammenstellen und eventuell anschließend nacherzählen kann. Wenn es dem Kind möglich ist, können die gezeichneten Bilder durch kurze Zwischentexte miteinander verbunden werden und die Bilder durch einige geschriebene Wörter ergänzt werden. Ziel sollte es sein, die sprachlichen Formulierungen langsam auszuweiten.

Beim **Lesen** ist es besonders wichtig, dass auch das Inklusions- bzw. Integrationskind immer wieder ein Wort oder einen kleinen Satz lesen darf. Die Vorbereitung sollte am besten mit der Stützlehrkraft durchgeführt werden. Es hat sich bewährt, dass diese eine **Kartei** mit den Wörtern erstellt und führt, die das Kind bereits lesen kann bzw. an deren Erarbeitung es gerade ist, damit die Lesetexte es nicht überfordern (➤ Abb. 12.1).

Die Freude am Erlesen von Texten kann sehr gefördert werden, wenn man darauf achtet, dass sich das Kind beim Lesen die entsprechenden Szenen **bildhaft vorstellt** und nicht nur mechanisch Worte plappert. Auf diese Weise wird auch das „sinnverständige Lesen" gefördert. Ein Grund dafür, dass manche Kinder lesefaul sind, besteht nämlich darin, dass sie beim Lesen nur Buchstaben und Wörter, aber keine bunten Bilder und Szenenfolgen „sehen". Es ist daher sehr wichtig, die Entstehung dieses „Kinos im Kopf" zu fördern. Dies geschieht am besten dadurch, dass man nach dem Lesen einer Geschichte alle Kinder in der Klasse (und natürlich auch, wenn dies möglich ist, das Integrationskind mit Autismus) anregt, sich die Personen und Szenerien bildhaft auszumalen. Man lässt sie z. B. diskutieren, wie die Prinzessin aus der gelesenen Geschichte wohl aussieht. Dazu können Fragen wie die folgenden dienen: „Wer hat sie sich blond, wer hat sie sich dunkelhaarig vorgestellt?", „Steht etwas darüber in der Geschichte?", „Welches Kleidchen hat sie wohl an?", „Wie sieht das Schloss der Prinzessin aus?" Oft führt diese Vorgehensweise zu spannenden Diskussionen, wer mit seiner Vorstellung von den geschilderten Szenen wohl recht hat. (Dies kann zu einer kleinen Textinterpretationsübung benutzt werden, indem man mit den Kindern nachliest, welche Hinweise einem der Autor oder die Autorin zur Szenengestaltung und zu den dargestellten Personen gegeben hat.)

Es versteht sich, dass das Inklusions- bzw. Integrationskind **bei Rechenaufgaben gesonderte, seinem Kenntnisstand angepasste Arbeitsunterlagen erhält.** Sind erhebliche Ausfälle vorhanden, sollte außerdem eine entsprechende Unterstützung durch **gezielte Einzelförderung** vorgesehen werden.

Dazu ein Beispiel: Ein häufiges Problem in der Grundschule besteht darin, dass das Integrations-

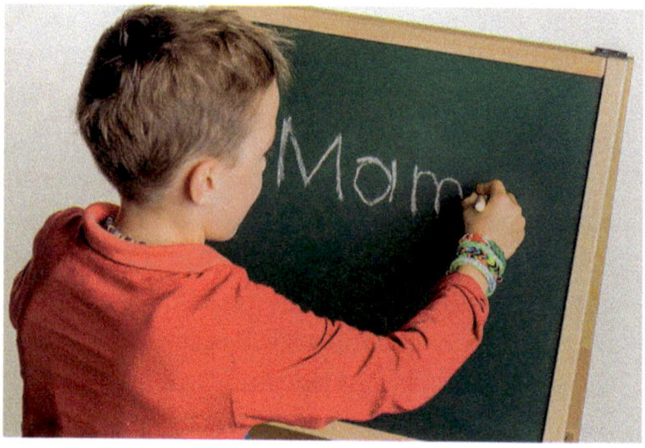

Abb. 12.1 Schreiben nach Diktat ist ein wichtiger Schritt. [J787–028]

kind noch keine oder nur eine eingeschränkte Vorstellung vom Zahlenraum bzw. der Zahlengerade aufgebaut hat. Dies führt dazu, dass es auch Probleme mit den Rechenoperationen Addition und Subtraktion hat. Hier hat sich ein von Galperin (1973) entwickeltes Verfahren bewährt. Es geht davon aus, dass komplexere Denkvorgänge ihren Ursprung in der „Verinnerlichung" einfacher, zunächst durch Bewegungen, dann aber auch durch Bilder bzw. Sprache repräsentierter Handlungsschemata haben. Falls Defizite bestehen, ist es daher möglich und zielführend, diesen Verinnerlichungsprozess durch entsprechende Übungen zu unterstützen.

Die Praxis hat gezeigt, dass durch ein derartiges Programm auch sehr massive Fälle von Rechenschwäche (Dyskalkulie) erfolgreich behandelt werden können.

Interventionsprogramm: Rechnen im Zahlenraum bis 10

1. **Vorbereitung der Orientierungsgrundlage.** Große Karten, die mit den Zahlen von 1–10 beschriftet sind, werden auf die einzelnen Stufen einer Treppe gelegt, die mindestens 10 Stufen enthält. Zur besseren Übersicht werden die 5 und die 10 in einer anderen Farbe gestaltet.
2. **Erarbeitung.** Das Kind bekommt Additionsaufgaben gestellt und wird aufgefordert, diese durch Hinaufgehen handelnd auszuführen. Jede Zahl und jeder Rechenschritt sowie das Ergebnis sollten sofort laut mitgesprochen werden. Sobald das Kind sagt, dass es nicht mehr nötig sei, auf und ab zu laufen, und von sich aus anbietet, die Treppe nur mehr „anzusehen", ist bereits eine erste vorstellungsmäßige Verinnerlichung eingetreten. Nachdem auch diese Vorgehensweise durch Übung gefestigt ist, kann man dem Lernenden anbieten, eine Zeichnung der Treppe anzufertigen und die Rechenaufgaben mit ihrer Hilfe am Schreibtisch durchzuführen. Die Rechenschritte müssen aber noch immer laut ausgesprochen werden. Wenn dies sicher beherrscht wird, werden die Rechenschritte leise und schließlich nur mehr „innerlich" ausgesprochen.
   In derselben Weise geht man bei der Erarbeitung der Subtraktion vor. Durch weitere Übungen werden die Rechenvorgänge so automatisiert, dass für die betreffenden Rechenaufgaben keine Anschauungshilfen mehr notwendig sind. Die Erweiterung des Zahlenraums erfordert meist nur mehr die bildhafte Veranschaulichung. So hat es sich bewährt, die Zahlen von 1–100 als fortlaufenden Zahlenstrahl an einer Wand des Klassenzimmers (und möglichst auch zu Hause) anzubringen, wobei die 10er eine gesonderte Farbe erhalten.

Die **Förderung der Motivation** des Integrationskindes ist von besonderer Wichtigkeit. Hier kommt es besonders auf persönliche Zuwendung an. Häufiger Blickkontakt, gepaart mit einem Lächeln oder einem Lob, kann Wunder wirken (auch die anderen Kinder in der Klasse sind dafür dankbar). Sehr wichtig: Man sollte Schülern und Schülerinnen mit Autismus diese Angebote machen, ohne auf eine entsprechende Reaktion zu warten. In den Untersuchungen zum Wiener Kontakt- und Interaktionstraining (➤ Kap. 7) hat es sich gezeigt, dass die Botschaft einer freundlichen Unterstützung auch ankommt, was sich langfristig gesehen in einer zunehmenden Verbesserung der emotionalen Erreichbarkeit äußert.

Zur Unterstützung der Lernmotivation hat es sich bewährt, Schülern und Schülerinnen routinemäßig **Hinweise zu geben, was sie schon erreicht haben.** Beispiel: „Die kurzen Wörter kannst du schon sehr gut lesen. Jetzt wollen wir uns besonders anstrengen, damit du auch die etwas längeren Wörter lesen lernst." Auf diese Weise kann die neue Lernaufgabe zu einem auch selbst angestrebten Ziel werden. Dasselbe gilt für entsprechend kindgemäß formulierte **Informationen über die Ziele,** die mit einer bestimmten Unterrichtseinheit erreicht werden sollen: „Heute wollen wir lernen, welche Tiere in unseren Wäldern wohnen. Vielleicht trefft ihr einmal eines dieser Tiere bei einem Spaziergang." Wenn man den Kindern die geplanten **Lehr**ziele mitteilt, können diese leichter zu eigenen **Lern**zielen werden.

Wenn das Inklusions- bzw. Integrationskind Fragen stellt oder Befürchtungen äußert, die zeigen, dass es darunter leidet, weniger zu können oder zu leisten als die anderen, hat es sich bewährt, es daran zu erinnern, was es in der Klasse alles schon gelernt und geschafft hat: „Schau, wie gut du jetzt das ‚w' schreiben kannst! Das hast du früher nicht gekonnt. Du bist wirklich tüchtig! Auch du wirst noch viel Neues lernen können!"

Zum Schluss ist ein Problem zu nennen, das leider beim Umgang mit Kindern mit Autismus häufig auftritt und im schulischen Kontext zu besonders nachteiligen Folgen führt. Da diese Kinder ihren Gesprächspartnern so wenig Hinweise geben, was in ihnen vorgeht, was sie denken und fühlen, scheuen sich manche Betreuungspersonen, denen es besonders wichtig ist, Kinder nicht einzuschränken, ihnen die konkrete Anweisungen zu geben, die sie aufgrund ihres Störungsbildes so dringend benötigen. So kann es geschehen, dass sie schließlich ganz darauf verzichten, das Kind zur Mitarbeit zu motivieren – entweder aus falsch verstandener Rücksichtnahme auf seine Kontaktabwehr oder als Reaktion auf den oft heftig auftretenden Lernwiderstand. Dies kann zur Folge haben, dass sie dem Kind zu wenig Führung und Anleitung anbieten.

Viele Kinder und Jugendliche mit Autismus-Spektrum-Störung sind am glücklichsten, wenn man sie in Ruhe ihren Stereotypien überlässt, und wehren sich zunächst gegen jede Einflussnahme und vor allem auch gegen jede neue Lernaufgabe, wobei sie bei den Abwehrmaßnahmen recht erfinderisch sein können: „So tun, als ob man nichts hört", „gezielt etwas anderes machen, als man soll", jammern, Trotzanfälle oder einfach passiver Widerstand. Viele dieser Reaktionen sollten im Kindergarten bzw. im Zuge der therapeutischen Begleitung des Kindes bereits gemildert oder schon weitgehend abgebaut worden sein. Wenn dies nicht in ausreichendem Maße der Fall ist, sollte die gezielte Arbeit an diesen Verhaltensweisen in Zusammenarbeit mit der Stützlehrkraft erfolgen, da diese die Möglichkeit zur intensiven Einzelarbeit hat. Beispiele dafür bietet die Einzelfalldarstellung im nächsten Abschnitt (➤ Kap. 12.5).

Wenn gelegentlich (noch) Tobsuchtsanfälle vorkommen, sollte man sich davon nicht einschüchtern lassen, sondern sich darauf konzentrieren, das Kind zu beruhigen. Sehr günstig ist es, wenn man einen Nebenraum zur Verfügung hat, in dem sich das Kind fassen kann. In der Verhaltenstherapie wird dies als **Time-out-Verfahren** (Auszeitverfahren) bezeichnet. Dem Kind sollte dies **nicht als Strafe** vermittelt werden, **sondern als freundliche Hilfe,** sein Gleichgewicht wiederzufinden. Auch dann, wenn diese Möglichkeit nicht besteht, sollte für solche Zwischenfälle wenigstens eine Liege in einer Ecke der Klasse vorgesehen werden, wo das Kind sich hinlegen und fassen kann. Sehr wichtig ist es, dafür zu sorgen, dass die Episode **rasch beendet** werden kann, sodass das Kind wieder auf seinen Platz zurückkehren kann. Andernfalls entdeckt es sonst womöglich, dass es nur zu schreien braucht, um sich gemütlich zurückziehen zu können. Selbstverständlich muss den anderen Kindern erklärt werden, dass das Inklusions- bzw. Integrationskind nicht „unartig" ist, wenn es sich so benimmt, sondern noch ein Stück Selbstbeherrschung lernen muss, worüber die anderen in der Klasse bereits verfügen.

In den ersten beiden Schuljahren erfordert die Inklusion bzw. Integration zwar eine genaue Planung der Fördermaßnahmen, doch fallen eventuelle Minderleistungen des Kindes mit Autismus-Spektrum-Störung noch nicht so auf, da immer einige langsamer Lernende in der Lerngruppe zu finden sind. Ab der dritten Schulstufe wird es in der Regel schwieriger, da die anderen Kinder zu diesem Zeitpunkt im Lesen, Schreiben und Rechnen oft schon weiter vorangeschritten sind, sodass in den einzelnen Fächern bereits schwierigere Aufgaben gestellt werden, während viele Inklusions- bzw. Integrationskinder noch einen Nachholbedarf haben. Man muss daher seinen Unterricht besonders sorgfältig planen, um eine gute Förderung dieser Kinder zu erreichen, ohne die anderen zu vernachlässigen. Wichtig ist außerdem, ihren Eltern zu vermitteln, dass dies keine Diskriminierung bedeutet, da es das Ziel ist, den Inklusions- bzw. Integrationskindern die besten Chancen im späteren Leben zu eröffnen, indem man ihnen ihren ganz besonderen Lernweg einräumt. In kindgemäßer Weise sollte diese Botschaft auch an das Kind weitergegeben werden.

Allgemein ist ein gut strukturiertes, individuelles Arbeitsprogramm für alle Lernbereiche, verbunden mit einem klaren Konzept für die Förderung der Persönlichkeitsentwicklung und des Sozialverhaltens des Inklusions- bzw. Integrationskindes, die Voraussetzung für ein Gelingen schulischer Inklusion. Nicht weniger wichtig sind eine gute, vertrauensvolle Zusammenarbeit zwischen Klassenlehrkraft und Stützlehrkraft, um sich gegenseitig bei der Unterrichtsarbeit wirksam unterstützen zu können, sowie eine zielführende Zusammenarbeit mit den Eltern des Kindes.

Ein Beispiel für die konkrete pädagogische Arbeit im ersten Schuljahr mit einem Integrationskind mit Autismus findet sich in dem folgenden Praxisbericht.

12.5 Lern- und Förderbereiche im ersten Schuljahr: Ein Beispiel aus der Praxis

Um einen Einblick zu geben, wie die Verwirklichung der dargestellten Förderrichtlinien im ersten Grundschuljahr in der Praxis aussehen kann, wird in diesem Abschnitt der Zeugnisbericht des Stützlehrers eines Kindes mit Autismus wiedergegeben. Dieser kann als Modell für eine gelungene Förderarbeit dienen.

Es handelt sich um den Jungen, dessen Entwicklung bereits dargestellt wurde (➤ Kap. 6). Die Therapie des Kindes begann, als es 5 Jahre alt war. Damals konnte sich der Junge bis auf einige stereotype Redewendungen sprachlich noch nicht ausdrücken. Die Förderung der Sprachentwicklung stellte daher den ersten Therapieschwerpunkt dar. Unterstützt durch die Einzeltherapie, konnte er nach zwei vorbereitenden Jahren als Integrationskind in einen Regelkindergarten und später in die erste Klasse der zuständigen Grundschule aufgenommen werden.

In dem folgenden Bericht werden zunächst die Bereiche aufgeführt, in denen das Kind im ersten Schuljahr unterrichtet und gefördert wurde. Der Zeugnisbericht wurde von dem das ganze Jahr hindurch als Stützlehrer tätigen Heilpädagogen erstellt.

Der Förderplan umfasste die folgenden Spezialgebiete:

- **Wohlbefinden**
- **Sprache** (Sprachverständnis, mündlicher Ausdruck, Beteiligung beim Lehrer-Schüler-Gespräch, kommunikative Kompetenzen im Umgang mit Erwachsenen und im Umgang mit Kindern)
- **Lesen** (Merkwörter, Lesen neuer Wörter, Sinnerfassung, Lesen im Einzelunterricht und im Klassenverband, Aufmerksamkeitsspanne beim Lesen, Lesemotivation)
- **Schreiben** (Buchstaben, Wörter)
- **Mathematik** (vornumerische Operationen, natürliche Zahlen, Zahlenraum bis zehn, Operationen, Raumorientierung und räumliche Beziehungen, Umgang mit Geld, Geometrie)
- **Musische Fächer und Sport** (Singen, Zeichnen/Malen, Handarbeiten, Turnen, Schwimmen)
- **Persönlichkeitsentwicklung**

Zumindest in den Anfangsjahren ist eine ausführliche **individuelle verbale Beurteilung** des Inklusions- bzw. Integrationskindes wesentlich günstiger und informativer als eine Ziffernbenotung, wie der folgende Bericht anschaulich zeigt.

Zeugnisbericht für das 1. Schuljahr

K. Hess

Vorbemerkungen

Bernhard besuchte im Schuljahr 1988/89 die erste Primarklasse. In den musischen Fächern, in der Sachkunde, im Lesen und Schreiben nahm er am regulären Klassenunterricht teil. Im Lesen und im Schreiben bot ihm der schulische Heilpädagoge (SHP) im Klassenverband besondere Hilfestellung an. In Mathematik wurde mit Bernhard ein individuelles Förderprogramm durchgeführt. Während zwei Wochenlektionen besuchte er anstelle des Klassenunterrichts eine heilpädagogische Einzelförderung.

Berichterstattung

Der Bericht ist aus den unterrichtsbegleitenden Beobachtungen der Klassenlehrerin und des SHP entstanden. Die Darstellung der individuellen Lernfortschritte wird im Hinblick auf die Richtziele des Lernplans vorgenommen.

(1) Bernhards Wohlbefinden

Bernhard kommt gern zur Schule, und er fühlt sich in der Klasse wohl. Wenn er am Morgen das Schulzimmer betritt, begrüßt er die Lehrerin und den Heilpädagogen mit einem strahlenden Gesicht. In der heilpädagogischen Einzelförderung spricht er häufig davon, dass er zu den Kindern in die Schule möchte. Nach der Turnstunde am Freitagnachmittag (letzte Lektion der Woche), die er allein mit dem SHP absolviert, äußert er jeweils den Wunsch: „Komm, wir gehen in die Schule!"

Am Montagmorgen braucht Bernhard eine lange Anlaufzeit. Er wirkt an diesem Morgen sehr unruhig und gähnt besonders häufig. Er kann sich zu Beginn der Woche nur langsam wieder auf den Schulbetrieb umstellen. Im Allgemeinen ist er aber in den ersten Morgenlektionen aufnahmefähiger geworden.

Bernhard kann nicht so lange am selben Unterrichtsgegenstand verweilen wie seine Kameraden. Seiner kürzeren Aufmerksamkeitsspanne wird mit einer engeren Unterrichtsrhythmisierung entsprochen. Die festen Strukturen, die ihm der SHP in der Einzelarbeit vorgibt, sind für den Knaben manchmal unangenehm. Er zeigt aber Freude, wenn er durch diese Hilfe eine geforderte Leistung auch tatsächlich erbringen kann.

(2) SPRACHE

(2.1) Sprachverständnis

Bernhard scheint die im Unterricht verwendete Sprache zu verstehen. Es ist aber unklar, welchen Informationsteil er aus dem Sprach- und Situationskontext erschließen muss (z. B. Gestik und Mimik der Lehrperson, Bilder, Gegenstände, Handlungen der Kameraden). Arbeitsanweisungen, die die Lehrerin an das ganze Kollektiv richtet, führt er in der Regel korrekt aus. Wenn er eine Arbeit ausführen soll, orientiert er sich vorwiegend an seinen Kameraden.

(2.2) Mündlicher Ausdruck

Bernhard bildet im Dialekt und in hochdeutscher Sprache korrekte Sätze. Er besitzt einen reichen Wortschatz mit differenzierten Adjektiven und Verben. Wenn er seinen Kameraden aus einem Bilderbuch oder von eigenen Erlebnissen erzählen darf, tragen seine schön intonierten Sätze aber nur wenig Mitteilungscharakter. Vor der ganzen Klasse spricht er zu leise. Die Beschreibungen sind rein akustisch nicht verständlich und die geäußerten Sinneinheiten ergeben zusammen keine logische Reihenfolge.

Einen einfachen, klaren und eindeutigen Sachverhalt kann Bernhard akustisch und logisch verständlich ausdrücken. Er wird von seinen Kameraden und von den Lehrpersonen häufig dazu aufgefordert: „Bernhard, sag es noch einmal, ich habe dich nicht verstanden!" Es scheint, als ob er in kontrollierten Situationen eine große Überwindung bräuchte, sich laut und deutlich auszudrücken. In entspannten Situationen artikuliert er sich verständlich.

(2.3) Beteiligung im mündlichen Unterricht (Sachkunde)

Zu Beginn des Schuljahres war Bernhard sehr stark auf die Unterstützung des Heilpädagogen angewiesen. Der Heilpädagoge war für ihn eine wichtige Bezugsperson, die ihm Sicherheit gab. Ohne diese Hilfe war es für ihn schwierig, sich im sozialen Verband mitzuteilen.

Im 2. Semester des Schuljahres wurden in der Sachkunde die Themen „Igel", „Arche Noah" und „Indianer" behandelt. Bernhard hat große Freude an Tieren. Er zeigte in diesen Stunden ein großes Interesse und beteiligte sich phasenweise sehr aktiv am mündlichen Unterricht. Die Anzahl seiner Beiträge ist aber im Vergleich zum ersten Semester gesunken. Er hat gelernt, dass er sich vorbereiten muss, bevor er seine Hand aufhalten darf. Die Qualität seiner Beiträge hat sich dadurch erhöht. Auf geschlossene Fragen gibt er überwiegend adäquate Antworten (z. B. Was frisst der Igel? Wie heißt die Frau des Indianers?). Bernhard überrascht manchmal mit einem Sachwissen, das die anderen Schüler nicht haben. Mit offenen Fragen weiß er allerdings wenig anzufangen. Auf Fragen nach vergangenen Erlebnissen (z. B. Sonntagserlebnisse, Geburtstagsfest, Theaterbesuch) gibt er entweder keine Auskunft oder er weicht ihnen aus. Seine Beiträge bestehen meistens nur aus Einwortsätzen. Wenn er dazu angehalten wird, formuliert er auch Mehrwortsätze.

(2.4) Kommunikative Kompetenzen … im Umgang mit Erwachsenen

Bernhard tritt von sich aus in Interaktion. Er verkehrt mit der Lehrerin häufig über eine spielerische Interaktionsform. Er ruft „Berni, Berni" o. Ä. und tippt sie gleichzeitig am Oberkörper an. Solche Spiele zwischen ihm und der Lehrerin sind häufig zu beobachten. Der Junge benutzt viele Gelegenheiten für einen spontanen Austausch mit ihr. Er ruft sie, wenn er ihr etwas zeigen oder mitteilen möchte. Auf dem Lehrausflug gibt er ihr von sich aus die Hand.

Bei der Aneignung neuer Lerninhalte nehmen Bernhards enge Beziehungen zum Heilpädagogen eine wichtige Funktion ein. Die vom Heilpädagogen klar vorgegebenen Strukturen geben Bernhard Sicherheit und bilden die Voraussetzung für ein konzentriertes Aufnehmen neuer Inhalte und für die Bewältigung komplexer Situationen. Die Beziehung zum Heilpädagogen bildet für Bernhard einen Schonraum, in dem neue Verhaltensweisen gelernt und so weit gefestigt werden, bis sie ihm auch außerhalb des Schonraums verfügbar sind. Wenn er durch neue Situationen verunsichert wird, sucht er die Nähe des Heilpädagogen.

Bernhards Mitteilungen an seine Lehrperson sind im Verlauf des Jahres zahlreicher und differenzierter geworden. Sie umfassen neben sachlichen Informationen auch Bewertungen (z. B. das ist schön) und Gefühle (z. B. ich habe Angst). Wenn Bernhard mit der Bewältigung einer Situation überfordert ist (z. B. wegen Müdigkeit oder zu hoher Leistungsanforderung), gibt er „Antworten" in Form von Echolalie (z. B. Frage: Welche Zahl ist größer? – Bernhards Antwort: Welche Zahl ist größer!). Seine „Mitteilungen" beschränken sich dann auf dieselben immer wiederkehrenden stereotypen Sätze oder gestellte Fragen, die er auch selber beantworten könnte.

In der Einzelförderung kann Bernhard einem längeren Dialog folgen. Er sucht dabei einen spontanen Blickkontakt. Zu Beginn des Schuljahres musste der Blickkontakt immer wieder konsequent gefordert werden, damit er aufmerksam zuhörte. Inzwischen ist er auch fähig, seinen Blick auf eine Aufgabe zu richten und gleichzeitig Aufgabeninstruktionen entgegenzunehmen.

... im Umgang mit Kindern

Bernhard sucht beim Fangenspielen auf dem Pausenplatz gern Körperkontakte zu seinen Kameraden. Er findet allerdings nicht immer die angepasste Form. Im Morgenkreis sitzt er meistens neben denselben vier oder fünf Kindern, die eine regelmäßige Kontaktaufnahme zu ihm suchen. Diese Kameraden spricht er auch von sich aus an.

Bernhard bemerkt es jedes Mal, wenn ein Kind fehlt. Er fragt dann nach, wo es ist.

Während des mündlichen Unterrichts im Morgenkreis sind unter den Kindern zahlreiche nonverbale Interaktionsformen zu beobachten. Bernhard ist daran aktiv beteiligt. Es fällt ihm jedoch schwer, einem Kind zuzuhören und zu ihm einen Blickkontakt zu finden. Einzelne Schüler in der Klasse haben gelernt, eine Botschaft so an ihn heranzutragen, dass es ihm möglich ist, die Information aufzunehmen und adäquat darauf zu reagieren. Bevor sie ihm etwas mitteilen, verlangen sie „Bernhard, schau mich an!". Dabei halten sie ihn an der Schulter und schauen ihm bewusst in die Augen.

In einer Gruppenarbeit kann Bernhard einen aufgabenbezogenen Beitrag leisten. Dieser entsteht allerdings nicht in der Interaktion mit den Kameraden. Bernhard nimmt sich eigenständig eine Teilaufgabe heraus und bearbeitet sie für sich allein.

Einzelne Schüler unternehmen immer wieder den Versuch, mit ihm zu lesen oder ihm beim Rechnen zu helfen. Leider sind sie mehrheitlich enttäuscht, dass Bernhard auf ihre Hilfestellung mit einer totalen Leistungsverweigerung reagiert. Damit er sich von seinen Kameraden helfen lässt, ist die Anwesenheit des Heilpädagogen notwendig.

Bernhard wurde in diesem Schuljahr von einigen Kindern zum Geburtstagsfest eingeladen. Er hat an jedem Fest ohne eine besondere Begleitung teilgenommen.

(3) LESEN

(3.1) Buchstaben und Buchstabenverbindung

Bernhard kennt alle Buchstaben des Alphabets und einige Buchstabenverbindungen (ei, ch, sch, ck, pf, au, eu). Manchmal verwechselt er die Buchstaben „b" und „d". Er kann sie phonetisch richtig aussprechen. Es muss aber bewusst darauf geachtet werden, dass die Laute f, w, m, b, p, s mit der korrekten Zahn- und Lippenstellung gebildet werden. Die Zahnstellung der oberen Schneidezähne muss vermutlich korrigiert werden.

(3.2) Merkwörter

Die Merkwörter „ist, in, im, mit, um, am, vor, nur, bei, und, was, wo" erkennt und liest er als Worteinheit.

(3.3) Lesen neuer Wörter

Neue Wörter mit ca. 4–5 Buchstaben (z. B. Fest, Auto, Motor, Fisch) kann er lesen. Für das sukzessive Erlesen eines Wortes in der Leserichtung braucht

Bernhard aber eine Hilfestellung. Häufig errät er ein Wort, sobald er einen oder zwei Buchstaben erkennt. Die Synthese von Buchstaben zu einem Wort gelingt ihm sicher, wenn er einen **Lesepfeil** zu Hilfe nehmen darf.

(3.4) Sinnerfassung

Bernhard versteht den Sinn der gelesenen Wörter. Er beantwortet Fragen über ihre Bedeutung richtig. Vier bis fünf nacheinander gelesene Wörter kann er als Sinneinheit verstehen.

(3.5) Lesen im Einzelunterricht/im Klassenverband

Wenn Bernhard der ganzen Klasse vorlesen soll, gelingen ihm manchmal die einfachsten Wörter nicht. In dieser Anforderungssituation wirkt er sehr gehemmt und überfordert. Bernhard zeigt wesentlich bessere Leseleistungen im Einzelunterricht.

(3.6) Aufmerksamkeitsspanne beim Lesen

Die Texte, die in der Klasse gelesen werden, sind für Bernhard zu umfangreich und häufig zu schwierig. Er kann sich bei diesen Texten nur schwer auf das sukzessive Erlesen eines einzelnen Wortes konzentrieren. Mit dem Lesepfeil wird ihm diese Leistung ermöglicht. Seine Aufmerksamkeitsspanne beim Lesen eines neuen Textes im Einzelunterricht reicht für etwa 10–15 Wörter.

(3.7) Lesemotivation

Bernhard zeigt seit Kurzem ein spontanes Leseverhalten. Im Allgemeinen muss ein Text von einem Erlebnis oder einem Bild ausgehen, damit die Wörter selber für ihn einen Aufforderungscharakter zum Lesen haben.

(4) SCHREIBEN

(4.1) Buchstaben

Bernhard kann alle großen und kleinen Buchstaben in Druckschrift lesbar schreiben. Der Schreibfluss ist bei den meisten Buchstaben automatisiert. Es bereitet ihm aber Schwierigkeiten, sich an Linien zu halten und Buchstaben oder Zahlen in konstanter Größe zu schreiben. Der Bleistiftstrich ist sehr zaghaft und unpräzise. Bernhard gibt sich meistens nicht mit der ersten Fassung eines geschriebenen Buchstabens zufrieden. Gerne wird ein Buchstabe 2- bis 3-mal ausradiert und noch einmal neu versucht. Mit anderen Schreibwerkzeugen (Filzstift, Pinsel oder Kreide) ist er mutiger, gibt mehr Schreibdruck und lässt eine erste Fassung des Geschriebenen stehen.

Wenn er müde ist, schreibt er einige Buchstaben spiegelbildlich verkehrt (z. B. s, a, m, n).

(4.2) Wörter

Bernhard kann kurze Wörter selbstständig und korrekt von der Wandtafel abschreiben. Er versteht, dass Phoneme durch Schriftzeichen kodiert werden. Die Schriftumsetzung von diktierten Wörtern gelingt ihm erst ansatzweise, jedoch bereits bei der rein auditiven Vorgabe (ohne dass er die Lautbildung am Mund des Lehrers ablesen kann). Dafür müssen die Wörter langsam vorgesprochen und die Vokale und Konsonanten markant herausgehoben werden.

(5) MATHEMATIK

(5.1) Vornumerische Operationen

Die vornumerischen Operationen (z. B. Reihenbildung, Klassifikation, Zuordnungen, Volumen- und Zahlerhaltung) beherrscht Bernhard ausreichend für das Erlernen der mathematischen Operationen wie der Addition und der Subtraktion. Zur Festigung von sicheren Basisvoraussetzungen werden sie aber weiterhin als ergänzender Bestandteil im Förderungsprogramm beibehalten.

(5.2) Natürliche Zahlen

Bernhard kann von 1 bis 20 zählen. Von 1 bis 10 zählt er vorwärts und rückwärts. Er kann diese Zahlen lesen und schreiben. Er hat die Strategie des Weiterzählens von 10 bis 20 verstanden. (Bevor die Namen elf und zwölf eingeführt wurden, zählte er ein-zehn, zwei-zehn, drei-zehn ...) Die Bedeutung des Stellenwertes der Ziffern (17 = 10 + 7) kennt er noch nicht.

(5.3) Zahlenraum

In diesem Schuljahr haben wir uns vor allem im Zahlenraum von 0 bis 10 bewegt.
Bernhard

- kann ungeordnete Zahlenkarten von 0 bis 20 in der korrekten Reihenfolge legen,
- findet heraus, welche Zahl (bei ungeordneten Zahlen von 0 bis 10) fehlt,
- kann von jeder Zahl den Vorgänger und den Nachfolger nennen und aufschreiben,
- weiß, dass jeder Vorgänger/Nachfolger um genau 1 kleiner/größer ist,
- macht korrekte Größer-/Kleiner-Vergleiche, z. B. 7 > 5, 5 < 7,
- erfasst Mengen bis 3 simultan,
- kennt die Würfelbilder und kann ihnen die richtige Zahl zuordnen und
- besitzt einen Mengenbegriff bis 6.

Häufig verweigert Bernhard eine Aufgabe, obwohl er sie lösen „könnte“. Wenn er müde oder wenig motiviert ist, kann ihm jede dieser Einzelleistungen misslingen.

(5.4) Operationen

Bernhard kann verschiedene Handlungen (z. B. auf der Treppe, mit der Waage, mit Gläsern, Steckkuben, Zahlenstreifen) mit Ziffern von 1 bis 10 und den Operationszeichen (+/–/=) als Gleichung protokollieren. Umgekehrt versteht er es, eine einfache Gleichung auf verschiedene Handlungen zurückzuführen. Damit ihm abstrakte Operationen mit Zahlen gelingen, braucht er manchmal auch im Zahlenraum bis 10 noch Hilfsmittel. Es muss ihm immer wieder Gelegenheit gegeben werden, die Operationen auf der Handlungs- und Bildebene selber durchzuführen, damit die formalen Operationen auf einem sicheren Fundament aufgebaut werden können. Manchmal ist es schwierig abzuschätzen, ob er Aufgaben auch ohne Hilfsmittel bewältigen könnte. Zahlreiche Beobachtungen deuten darauf hin, dass er fähig ist, Additionsaufgaben bis 10 auf abstrakter Ebene (ohne Hilfsmittel) zu bewältigen. Aus verschiedenen Gründen gelingt es ihm nicht immer. Entweder zeigt er eine Anstrengungsvermeidung (mit Hilfsmitteln ist es bequemer), kann sich nicht auf eine Aufgabe konzentrieren, oder die Leistung ist noch so schwer zu erbringen, dass sie ihm in einem Leistungstief nicht möglich ist.

Die Additionen, Subtraktionen und Ergänzungen mit +1/+2/–1/–2 kann Bernhard im Zahlenraum bis 10 auf formaler Ebene auch ohne Hilfsmittel sicher lösen. Die verschiedenen Aufgabentypen müssen dabei nicht voneinander getrennt angeboten werden.
Beispiel:

7 + 2 = □	3 + 1 = □
8 + □ = 9	9 – □ = 8
5 – □ = 3	4 + □ = 6
6 – 1 = □	7 – 2 = □

Bernhard löst 20 bis 25 solcher Aufgaben ohne Unterbrechung. Er muss aber von Beginn an informiert werden, welches „Pensum“ er zu bewältigen hat. Von der festgelegten Anforderung wird in der Regel nicht abgewichen. Damit er sich in den Aufgaben nicht verliert, braucht er allerdings die Hilfestellung einer Lehrperson. Bernhard zeigt seine Arbeitsblätter jeweils mit großer Freude der Lehrerin.

(5.5) Raumorientierung und räumliche Beziehungen

Bernhard versteht und verwendet die Begriffe rechts – links, vorn – hinten, oben – unten, innen – außen, neben – zwischen.

(5.6) Umgang mit Geld

Er weiß die Namen der Münzen und Noten bis 20. Er versteht deren Wertordnung noch nicht (er ordnet die Münzen z. B. nach ihrer Materialgröße und nicht nach Wertgröße).

(5.7) Geometrie

Bernhard kann die geometrischen Grundfiguren Dreieck, Quadrat, Rechteck und Kreis sowie die Körper Würfel und Kugel richtig benennen. Er findet in seiner Umwelt selbstständig entsprechende Figuren und Körper (Transfer).

(6) MUSISCHE FÄCHER

(6.1) Singen

Bernhard hat im ersten Semester höchst selten mitgesungen. Wenn er speziell dazu aufgefordert wird, singt er zaghaft mit. Seine Stimme ist sehr fein und leise.

(6.2) Turnen

Die Turnstunden werden von verschiedenen Lehrkräften erteilt. Beim Turnlehrer und bei der Klassenlehrerin setzt Bernhard einen starken Eigenwillen durch. Es gelingt ihm häufig, seinen eigenen Interessen abseits vom Klassenverband nachzugehen. In den Turnstunden, die der SHP erteilt, halten sich solche Ausbrechversuche in einem kleineren Rahmen.

Bernhard geht im Freispiel sehr geschickt mit dem Ball um. Seine Bewegungen im Fußballspiel sind gut koordiniert, sie wirken harmonisch. Er besitzt ein außerordentlich gutes Gleichgewicht. In Partnerübungen kann er den Ball kontrolliert fangen und werfen. Bernhard lässt sich gern auf Interaktionsspiele ein. Sie sind für ihn eine Gelegenheit, neue soziale Austauschformen zu lernen. Er macht vor allem gern Bewegungen vor, die von der ganzen Klasse nachgeahmt werden.

In verschiedenen Gruppenspielen versteht er die Regeln noch nicht. Sie müssen mit ihm schrittweise erarbeitet werden, damit er adäquat an einem Spiel teilnehmen kann.

(6.3) Schwimmen

Bernhard hat in diesem Jahr schwimmen gelernt. Er kann im Brustgleichschlag 10–15 Meter weit schwimmen. Er springt vom Einmeterbrett.

(6.4) Zeichnen/Malen

Bernhard zeichnet und malt spontan und mutig. Er hat gelernt, auch zu einer vorgegebenen Thematik etwas darzustellen.

(6.5) Handarbeiten

Im handwerklichen Gestalten ist Bernhards Einsatz sehr unterschiedlich. Wenn er motiviert ist, arbeitet er selbstständig. Seine Leistungen im Schneiden und Malen sind auch im Vergleich mit seinen Kameraden gut. Mit neuen Arbeitstechniken freundet er sich nur sehr langsam an (z. B. Kleistern). Arbeiten, bei denen die Hände schmutzig werden, gefallen ihm weniger.

(7) Zusammenfassung des Ist-Zustands: Leistungsfortschritte und Persönlichkeitsentwicklung

Bernhard kommt gern zur Schule und fühlt sich wohl in der Klasse. Er hat in diesem Schuljahr große persönliche Leistungsfortschritte erzielt. Im Rechnen löst er die ersten Operationen auf formaler Ebene. Er liest und versteht einfache Texte, wenn er dazu eine Hilfestellung erhält. Das Schreiben von Wörtern bereitet ihm noch Schwierigkeiten, gelingt ihm aber bereits bei der rein auditiven Vorgabe von kurzen Wörtern. Bernhard muss für das Erbringen dieser kognitiven Leistungen sehr stark geführt werden, was für ihn und die Lehrperson manchmal sehr anstrengend ist. Er zeigt aber selber jeweils Freude über seine erreichten Fortschritte.

Der Knabe hat sich in seiner Persönlichkeit in positiver Art weiterentwickelt. Er hat sich den Kameraden und den Lehrpersonen gegenüber geöffnet, teilt sich ihnen mit und meldet ihnen seine Bedürfnisse an.

Abschließend ist zu sagen: Kinder mit Autismus brauchen eine überlegte, verlässliche Struktur für die Unterrichtsarbeit. Eine ausführliche Dokumentation der Arbeit mit dem Kind und ein detaillierter Zeugnisbericht leisten daher zweierlei: Sie bringen genaue Informationen über das im letzten Schuljahr Erarbeitete und liefern damit eine gute Ausgangsbasis für die Entwicklung des Förderplans für das kommende Schuljahr.

Auf die Besonderheiten der schulischen Inklusion von Kindern und Jugendlichen mit einem Asperger-Syndrom wird im folgenden Kapitel ausführlich eingegangen. In diesem Zusammenhang werden unter anderem auch Hinweise für die praktische Arbeit mit Kindern mit Autismus-Spektrum-Störung im Sekundarschulbereich gegeben.

KAPITEL

13 Asperger-Syndrom und hochfunktionaler Autismus

K. Hippler, S. Metzler

13.1 Asperger-Syndrom und hochfunktionaler Autismus, was ist was?

Der Begriff „Asperger-Syndrom" wurde von der britischen Autismusforscherin Lorna Wing im Andenken an den Wiener Kinderarzt **Hans Asperger** geprägt, der das Störungsbild 1944 unter der Bezeichnung „autistische Psychopathie" beschrieb.

Hans Asperger war fasziniert von einer Gruppe Kindern, die durch ein charakteristisches Nebeneinander von sehr guten kognitiven Fähigkeiten einerseits und tiefgreifenden Schwierigkeiten in der sozialen Kommunikation andererseits auffielen. Asperger glaubte, dass ausschließlich Jungen davon betroffen seien, und beobachtete, dass sie hochoriginelle, spezifische Interessen und Begabungen sowie eine auffallende motorische Ungeschicklichkeit zeigten.

Asperger ging ursprünglich davon aus, dass das von ihm beschriebene Zustandsbild eine vollkommen eigenständige Diagnose aus dem Bereich der Persönlichkeitsstörungen („Psychopathie") darstellt, die vom frühkindlichen Autismus klar abgrenzbar ist.

Mittlerweile besteht Einigkeit darüber, dass das Asperger-Syndrom Teil des Autismus-Spektrums ist und sich auch vom „High-functioning-Autismus" (Autismus auf hohem Funktionsniveau) nicht abgrenzen lässt. Der „High-functioning Autismus" bezeichnet dabei Kinder, die bereits vor dem 36. Lebensmonat autistische Symptome und eine Entwicklungsverzögerung aufweisen, ihre sprachlichen und intellektuellen Defizite aber im Laufe ihrer Entwicklung „aufholen". Kinder mit Asperger-Syndrom hingegen weisen keine kognitive Entwicklungsverzögerung auf, im Gegenteil wird vor allem hinsichtlich der Sprachentwicklung häufig beschrieben, dass die Kinder sehr früh grammatikalisch korrekt oder wie „kleine Erwachsene" sprechen.

Obwohl das Asperger-Syndrom in den neuen Diagnosekriterien des DSM-5 nicht mehr als eigene Kategorie aufscheint, wird sich die Bezeichnung wohl noch eine Zeit lang halten, da sich mittlerweile eine starke „Asperger Community" gebildet hat, die sich mit der Diagnose „Asperger-Syndrom" weitaus besser identifizieren kann als mit „Autismus". Da Autismus – je nach kognitivem und sprachlichem Niveau – ganz unterschiedlich aussehen kann, wird dem Asperger-Syndrom bzw. dem hochfunktionalen Autismus ein eigenes Kapitel gewidmet. Der Einfachheit halber wird im Nachfolgenden nur noch von „Asperger-Syndrom" die Rede sein.

13.2 Wie äußert sich Autismus bei gut begabten Kindern, Jugendlichen und Erwachsenen?

Trotz der guten Begabung von Kindern mit Asperger-Syndrom ist die landläufige Meinung, dass es sich um eine verdeckte Hochbegabung handle, nicht richtig. Natürlich gibt es unter Kindern mit Autismus-Spektrum-Störungen auch gelegentlich Hochbegabte. Was aber öfter vorkommt, sind **Inselbegabungen,** d. h. außergewöhnliche Begabungen in bestimmten Bereichen, z. B. Mathematik, auf musischen Gebieten, im mechanisch-technischen oder visuell-räumlichen Bereich oder bei ungewöhnlichen Gedächtnisleistungen.

Zusätzliche (d. h. komorbide) Beeinträchtigungen, z. B. Hyperaktivität, Aufmerksamkeitsprobleme oder Aggressionsneigung, können zunächst die Symptome eines Asperger-Syndroms verdecken. Die richtige Diagnose erfolgt daher in vielen Fällen leider immer noch sehr spät, was mitunter negative Folgen für das betroffene Kind und dessen Umgebung haben kann. Andererseits wiederum scheint das Asperger-Syndrom derzeit im deutschsprachigen Raum zu einer Art Modediagnose zu werden.

Die frühe Erkennung des Asperger-Syndroms ist deshalb so wichtig, weil ein besseres Verständnis der basalen Probleme des Kindes durch die Umwelt schon einen ersten Schritt in der Intervention darstellt. Eltern werden nicht in eine Sündenbock-Rolle gedrängt und die Entwicklung sekundärer Störungen (d.h. Reaktionen auf das Unverständnis der Umgebung) kann oft vermieden werden. Die Verkennung einer Autismus-Spektrum-Störung bzw. Fehldiagnosen können dazu führen, dass das Kind gehänselt oder ausgegrenzt wird. Auch mangelndes Verständnis seitens der Umgebung, unpassende Beschulung oder „Therapeuten-Hopping" und Resignation der Eltern können als Folgen beobachtet werden.

Es bestehen z.T. immer noch falsche Vorstellungen über die charakteristischen Symptome autistischer Zustandsbilder: Oft wird z.B. angenommen, dass das Vorliegen von Blickkontakt eine Diagnose des Autismus-Spektrums ausschließt. Dies ist ein Irrtum, da das Fehlen von Blickkontakt nur eines von vielen Symptomen des Autismus ist. Bei genauerem Hinsehen findet sich gerade bei Personen mit Asperger-Syndrom eher eine mangelnde (zeitliche) Integration verschiedener nonverbaler Ausdrucksformen (➤ Tab. 13.1). Auch besteht oft die Vorstellung, dass alle Menschen im Autismus-Spektrum distanziert seien und Kontakt oder Berührung ablehnen würden. Gerade bei Menschen mit Asperger-Syndrom ist ein Rückzug oder ein Desinteresse an sozialem Kontakt aber selten. Lorna Wing (Wing und Gould, 1979) beschrieb in einer ihrer ersten klassischen Studien zum Autismus-Spektrum drei Untergruppen der sozialen Interaktion, die immer noch ihre Gültigkeit haben:

- den unnahbaren Typus,
- den passiven Typus und
- den aktiven, aber seltsam wirkenden Typus.

Unnahbare Kinder vermeiden den Kontakt mit anderen, erleben ihn als bedrohlich und beängstigend. Dies sind die Kinder, die z.B. beim Erstkontakt unter dem Tisch sitzen und sich die Ohren zuhalten, sich abwenden, schreien oder weinen, wenn man versucht, mit ihnen in Beziehung zu treten. Passive Kinder vermeiden den Kontakt nicht, aber man hat das Gefühl, sie lassen diesen eher „über sich ergehen". Die aktiven Kinder gehen durchaus auf andere zu, aber ihre Annäherung ist oft distanzlos oder unpassend. Es fehlen ihnen die richtigen Strategien, wie sie auf andere zugehen können. Dies ist der häufigste Typus bei Menschen mit Asperger-Syndrom.

Im Folgenden werden charakteristische Merkmale von Menschen mit Asperger-Syndrom im Entwicklungsverlauf aufgezeigt.

Tab. 13.1 Überblick über charakteristische Merkmale bei Schulkindern mit Asperger-Syndrom (Hippler, 2005; in Anlehnung an Gillberg, 2002).

Merkmal	Beispiele
1. Beeinträchtigung der sozialen Beziehungen	• Kein generelles Ablehnen zwischenmenschlichen Kontakts, doch ist das Zugehen auf andere oft ungeschickt und zum Scheitern verurteilt • Keine gleichaltrigen Freunde (bzw. nur oberflächliche, zweckorientierte „Freundschaften"); eventuell kommt das Kind besser mit Erwachsenen, jüngeren oder älteren Kindern zurecht • Mangel an intuitivem Situationsverständnis, an „gesundem Menschenverstand": Das Kind verhält sich daher oft *unabsichtlich* unangemessen, „wie ein Elefant im Porzellanladen", besserwisserisch oder arrogant anmutend • Mangelnde Anpassungsfähigkeit der kindlichen Reaktionen an unterschiedliche Situationen (z.B. Öffentlichkeit versus Privatsphäre, Spielkamerad versus Autoritätsperson) • Soziale Naivität, hohe Vulnerabilität gegenüber Spott und Hänseleien
2. Beeinträchtigung der nonverbalen Kommunikation	• Eingeschränkte oder ungewöhnliche Mimik und Gestik, reduziertes Spektrum an emotionalem Mienenspiel und stimmlichem Ausdrucksvermögen • Schlechtes „Timing" nonverbaler Signale bzw. beeinträchtigte Integration von Gesichtsausdruck, Blickkontakt und Sprache (z.B. Kind schaut einen nicht zur erwarteten Zeit an) • Schwierigkeiten, nonverbale Signale und soziale Hinweisreize (z.B. Gesichtsausdruck anderer) im Kontext richtig zu erkennen und angemessen darauf zu reagieren

Tab. 13.1 Überblick über charakteristische Merkmale bei Schulkindern mit Asperger-Syndrom (Hippler, 2005; in Anlehnung an Gillberg, 2002). *(Forts.)*

Merkmal	Beispiele
3. Beeinträchtigung der gesprochenen Sprache und Kommunikation	• Oberflächlich gesehen perfekte Sprache, „spricht wie aus einem Buch", gewählte Sprache • Aussprache manchmal ungewöhnlich (z. B. bezüglich Betonung, Sprechtempo oder Lautstärke) • Beeinträchtigung der Pragmatik (d. h. der angemessenen Anwendung der Sprache zur angemessenen Bewältigung von Alltagssituationen im kommunikativen Kontext); dies führt z. B. zu endlosen Monologen über Spezialinteressen, Langatmigkeit, zu stundenlangem Debattieren über scheinbar Nebensächliches oder zu mangelndem Eingehen auf den Zuhörer • Probleme mit *small talk,* Probleme mit dem Abwechseln *(turn taking)* im Gespräch • Mangelndes Verstehen nicht konkreter, mehrdeutiger Inhalte (z. B. Ironie, Witze, Sarkasmus)
4. Auffälligkeiten im Vorstellungsvermögen	• Kaum interaktives So-tun-als-ob Spiel oder Rollenspiel als Kind (z. B. Vater-Mutter-Kind mit anderen), möglicherweise trotz „blühender" Fantasie in Bezug auf die eigene Gedankenwelt • Sich wiederholende Spielmuster • Probleme, sich in die Gedanken- und Gefühlswelt anderer hineinzuversetzen bzw. die eigenen Gefühle und Gedanken in einer Situation zu reflektieren
5. Spezialinteressen	• Interessen oder Hobbys von eingeengter, zwanghafter Qualität (z. B. Verkehrsmittel, Wetter, Vogelarten, Insekten, Elektronik), denen meist alleine nachgegangen wird. Dies umfasst oft: Sammeln bestimmter Gegenstände oder Anhäufen von Wissen zu einem bestimmten Themengebiet • Oft enorme Gedächtnisleistungen
6. Festhalten an Routinen oder Ritualen	• Manchmal heftige Reaktionen auf unerwartete Änderungen des Tagesablaufs oder örtlicher/situativer Gegebenheiten • Beibehalten scheinbar sinnloser Rituale (auch verbaler Rituale) • Einbeziehen anderer in die Rituale möglich (z. B. Kind besteht darauf, dass die Mutter Dinge auf eine bestimmte Art sagt)
7. Intelligenz/besondere Fähigkeiten	• Intelligenz im Durchschnitts- bis überdurchschnittlichen Bereich • Manchmal: herausragende „Inselbegabungen" (z. B. Gedächtnis, mathematisch, mechanisch, technisch, musikalisch, zeichnerisch) • Häufig besserer Verbal- als Handlungs-IQ
8. Sensorisch-motorische Auffälligkeiten	• Ungeschicklichkeit • Eventuell: eigenartiger, steifer Gang bzw. ungewöhnliche Körperhaltung • Seltener: motorische Stereotypien, Manierismen (Händeflattern) • Über- bzw. Unterempfindlichkeiten auf sensorische Reize
9. Komorbidität (zusätzliche Diagnosen)	• Häufig: Aufmerksamkeits- und/oder Hyperaktivitätssyndrom, oppositionell-verweigerndes Verhalten, Lern- und Konzentrationsstörungen, spezifische Phobien, Zwänge, Tics • Später (ab dem Jugendalter): oft depressive Zustandsbilder, Angststörungen

13.2.1 Asperger-Syndrom im Säuglings- bis Vorschulalter

Wenn man Eltern von Kindern mit Asperger-Syndrom im Nachhinein über die frühkindliche Entwicklung ihres Kindes nachdenken lässt, so finden sich meist eher unspezifische Symptome im Säuglings- und Kleinkindalter, wie Schlafstörungen, Fütterstörungen oder eine reduzierte Aufmerksamkeitsspanne, die man noch nicht mit Autismus in Verbindung bringen würde. Manchmal kann es bei Kindern mit Asperger-Syndrom zu plötzlichen „Entwicklungssprüngen" mit Auslassung üblicher Stadien (z. B. Krabbelstadium, Plapperstadium) kommen, d. h., das Kind spricht plötzlich in ganzen Sätzen oder „steht auf einmal auf und geht". Oft wird in der frühen Entwicklung entweder von extremer Passivität und Apathie oder aber von Hyperaktivität berichtet. Auffallend kann auch eine mangelnde Anschmiegsamkeit und Starrheit bzw. ein schlaffer Muskeltonus der Babys sein. Manchmal berichten die Mütter und Väter von frühen Fixierungen oder Spezialinteressen, bestimmten Ritualen oder einer Abneigung gegenüber Veränderungen. Das Spielverhalten ist oft wenig variantenreich, manchmal durch viele Wiederholungen gekennzeichnet und weist nur eingeschränkte Imitations- oder „So-tun-als-ob"-Elemente auf.

Meist kommt es aber erst mit Eintritt in den Kindergarten zu ernsthafteren Problemen. Das Kind kann sich schlecht in die Gruppe integrieren oder beobachtet die anderen nur aus der Ferne, ohne sich zu beteiligen. Der Kontakt zu Gleichaltrigen kann auf die anderen Kinder zu stürmisch, mitunter aggressiv, besserwisserisch oder eigentümlich wirken. Sehr häufig berichten Eltern, dass ihr Kind mit Erwachsenen wunderbar klarkommt oder sich auch mit deutlich jüngeren Kindern besser versteht. Der Umgang mit Gleichaltrigen hingegen stellt die höchste Anforderung an soziale Kompetenz. Erwachsene versuchen meist, auf das Kind einzugehen, sind überrascht oder fasziniert von den speziellen Begabungen des Kindes. Auch kann das Kind mit Asperger-Syndrom den jüngeren Bruder oder ein kleineres Kind mit seinem Wissen beeindrucken oder im Spiel dominieren. Spricht ein Junge mit Asperger-Syndrom jedoch mit einem Gleichaltrigen minutenlang nur über bestimmte Typen von Zügen und Schienen, ohne den anderen wirklich einzubeziehen, findet dieser das schnell langweilig oder komisch und zieht sich zurück.

Beunruhigend erscheint die Tatsache, dass viele Eltern berichten, dass die von ihnen beobachteten Symptome von konsultierten Fachleuten anfangs häufig nicht ernst genommen werden und erste Interventionen daher erst sehr spät anlaufen können.

13.2.2 Asperger-Syndrom bei Schulkindern

Am deutlichsten und charakteristischsten zeigen sich die Symptome des Asperger-Syndroms im Schulalter, da das Kind hier auf höhere Anforderungen in Bezug auf seine Flexibilität, die soziale Integrationsfähigkeit und das Leistungsverhalten trifft.

Die typischen Merkmale in diesem Alter sind daher in untenstehender Tabelle mit Beispielen zusammengefasst.

Eltern erleben die Schulzeit ihres Kindes mit Asperger-Syndrom oft als überaus schwierige Zeit: Das Kind verweigert die Mitarbeit oder das Erledigen der Hausaufgaben („Wieso soll ich etwas üben, das ich bereits kann?") oder geht im Unterricht nur den eigenen Interessen nach. Dabei verstricken sich die Eltern oft in fruchtlosen „Endlos-Debatten" mit ihrem Kind. Es ist wichtig zu verstehen, dass diese Schwierigkeiten meist aus der anderen Wahrnehmung und dem mangelnden Verständnis der Situation heraus entstehen. Diskutieren hilft also wenig, stattdessen sollte mit klar strukturierten Plänen (z. B. den „Zuerst – Dann"-Plänen ➤ Kap. 10) und kurzen Erklärungen gearbeitet werden (z. B. „Alle Kinder müssen Hausaufgaben machen, damit die Lehrerin sieht, was sie bereits verstanden haben. Und nun beginnst du mit Nummer 1 auf deinem Plan.").

13.2.3 Asperger-Syndrom bei Jugendlichen und Erwachsenen

Viele Menschen mit Asperger-Syndrom eignen sich im Laufe ihres Lebens bestimmte soziale Umgangsformen an und können dadurch ihre basalen Wahrnehmungsdefizite teilweise kompensieren. Ein junger Mann z. B. zeigte seiner Therapeutin einmal mehrere Dutzend Ordner, die mit verschiedenen Situationen betitelt waren: z. B. „Gespräche über das Wochenende" oder „Einkaufen gehen". Über die Jahre hatte er aus einer bestimmten Fernsehserie Dialoge herausgeschrieben und diese gesammelt, um sie im Alltag anwenden zu können. Die meisten Menschen müssen in diesen Situationen nicht nachdenken und es ist unvorstellbar, wie mühevoll und anstrengend es sein muss, sich derartige Gespräche bewusst zu überlegen und dann in die Praxis umzusetzen. Hinzu kommt, dass nicht jede Situation gleich ist und auch Unvorhergesehenes dazwischenkommen kann. Die Problematik wird auch in dem folgenden in der Süddeutschen Zeitung vom 24./25.6.2000 abgedruckten Erfahrungsbericht der Susanne N. eindrucksvoll dargestellt (zitiert nach Dalferth, 2004):

„Wenn jemand zu mir ‚guten Morgen!' sagt, muss ich erst überlegen, bis mir einfällt, dass ich darauf mit ‚guten Morgen' antworten muss. Es gibt Situationen, in denen man antwortet: ‚danke, gleichfalls', oder ‚dir auch', aber das ist nicht immer so. Wenn jemand z. B. sagt ‚herzlichen Glückwunsch zum Geburtstag', ist ‚dir auch' nicht angebracht und man muss nur ‚danke' sagen. Bei ‚guten Appetit' ist es besonders kompliziert: da muss ich erst mal feststellen, ob der, der das sagt, auch isst. Wenn ja, muss ich ihm auch guten Appetit wünschen, wenn nicht, hat es keinen Sinn, dann muss ich ‚danke' sagen."

Auch in der Kommunikation treffen Menschen mit Asperger-Syndrom aufgrund ihrer typischen Defizite auf besondere Schwierigkeiten: Häufig haben sie trotz guter Intelligenz Probleme, bildliche Ausdrücke (Metaphern) zu verstehen. Diese spielen aber in der Alltagssprache eine große Rolle: So sagte die Lehrerin z. B. zu einem 12-jährigen Jungen mit Asperger-Syndrom: „Mach dich auf die Socken." Sie war sehr ärgerlich, als der Betreffende begann, seine Schuhe auszuziehen, da er die Aufforderung wörtlich verstanden hatte, die Lehrerin aber glaubte, er wolle sich über sie lustig machen.

Die Betroffenen brauchen daher nicht nur eine Umgebung, die für ihre Schwierigkeiten Verständnis hat, sondern vor allem konkrete, dem jeweiligen Entwicklungsstand angepasste Erklärungen, um ihre Beeinträchtigung überwinden zu können. Weiter unten finden sich dazu weitere Anregungen.

Einigen Jugendlichen und Erwachsenen wird ihr Anderssein im Laufe ihrer Entwicklung auf schmerzhafte Weise bewusst. Eine verständliche Reaktion besteht darin, dass sie an sich zu zweifeln beginnen und Depressions- und Schuldgefühle entwickeln. Andere beginnen damit, sich eine Wunschwelt auszumalen, die ihren eigenen Bedürfnissen vollständig entspricht, z. B. eine Welt der Automaten, in der alles vorherbestimmt und damit vorhersagbar ist.

In der Praxis erlebt man auch häufig, dass Jugendliche mit Asperger-Syndrom sich permanent unfair oder ungerecht behandelt fühlen. Dies hat damit zu tun, dass sie soziale Situationen immer wieder missverstehen und eine mögliche Eigenbeteiligung an einem Konflikt nicht reflektieren können. Möglicherweise haben sie zudem noch oft erlebt, dass sie verspottet und gemobbt wurden bzw. aufgrund ihrer sozialen Naivität immer wieder diejenigen waren, die letztendlich vom Lehrpersonal „erwischt" wurden. Dies kann im Laufe des Erwachsenenalters zu einer fast paranoid gefärbten Wahrnehmung führen, bei der die Betroffenen anderen Personen schon von vornherein mit Misstrauen begegnen. Attwood (2008) beschreibt noch eine weitere Reaktion, nämlich die Tendenz mancher Menschen mit Asperger-Syndrom, die eine ausgeprägte Fähigkeit zur Imitation besitzen, das Verhalten anderer Personen einfach nachzuahmen, ohne Rücksicht darauf, ob es in einer bestimmten Situation überhaupt angemessen ist. Es ist daher von entscheidender Bedeutung für die weitere Entwicklung des Kindes, derartige Reaktionen rasch zu entdecken und in einfühlsamer Weise mit ihm zu bearbeiten.

!

Bei guter Begabung, einem verständnisvollen Umfeld und entsprechender Unterstützung können Kinder mit Asperger-Syndrom auch höhere Schulen bzw. ein Studium erfolgreich abschließen, in für sie geeigneten Berufen Zufriedenheit finden und ein selbstständiges Leben führen.

13.3 Erklärungsmodelle für die besondere Wahrnehmung bei Menschen im Autismus-Spektrum

Es gibt drei psychologische Modelle, die die Besonderheiten von Menschen mit Autismus-Spektrum-Störungen besser verständlich machen: die Beeinträchtigung der „exekutiven Funktionen", die Theorie der mangelnden „zentralen Kohärenz" und die Beeinträchtigung der „Theory of Mind". Gerade bei Menschen mit Asperger-Syndrom sind diese Modelle hilfreich in der Eltern- und Aufklärungsarbeit, denn sie liefern Erklärungen, warum Betroffene trotz guter Intelligenz immer wieder unangemessenes Verhalten zeigen, welches man meist nicht von ihnen erwarten würde.

Exekutive Funktionen: Dies sind Funktionen des Frontalhirns, die dem Menschen helfen, eine Aktivität oder Aufgabe zu planen, zu beginnen, zu organisieren und zu beenden. Menschen mit Problemen in den exekutiven Funktionen haben demnach Schwierigkeiten in den Bereichen

- Impuls- und Emotionskontrolle,
- flexibles Denken,

- Arbeitsgedächtnis (also „Zwischenspeichern“ von Informationen),
- Selbst-Beobachtung,
- Handlungsplanung,
- Initiative und Antrieb,
- Selbst-Organisation und
- Aufmerksamkeit.

Diese Beeinträchtigung findet sich bei allen Formen des Autismus-Spektrums, sie fällt jedoch bei intellektuell gut begabten Personen besonders auf, da man von ihnen auch in diesem Bereich gute Leistungen erwartet. Auch Kinder mit anderen Diagnosen (z. B. Aufmerksamkeits- und Hyperaktivitätsstörungen) haben Defizite in den exekutiven Funktionen. Im Alltag mit Kindern mit Asperger-Syndrom spielen vor allem die mangelnde Impulskontrolle und die Inflexibilität des Denkens eine große Rolle: Max hat z. B. erwartet, dass die Klasse einen Ausflug ins Museum macht, auf den er sich besonders gefreut hat. Die Lehrerin ist aber erkrankt, daher kann der Ausflug nicht stattfinden. Max kann sich aufgrund seines inflexiblen Denkens auf die neue Situation nicht einstellen und ist frustriert. Aufgrund der mangelnden Impulskontrolle beginnt er verzweifelt zu schreien und mit Stühlen zu werfen, anstatt zu sagen, was ihn irritiert, oder sich Unterstützung zu holen.

Zentrale Kohärenz: Das Modell der „zentralen Kohärenz“ wurde von der britischen Psychologin **Uta Frith** und ihren Kollegen entwickelt (Frith, 1989; Jacobson, 2005, S. 27 ff.) und bezeichnet die Fähigkeit, einzelne Informationen zu einer Gesamtheit zusammenzufassen und dadurch das Wichtige vom Unwichtigen zu unterscheiden. Mangelnde zentrale Kohärenz könnte man gut mit dem Sprichwort „den Wald vor lauter Bäumen nicht sehen“ beschreiben. Menschen mit Autismus-Spektrum-Störungen verarbeiten demnach Reize aus der Außenwelt „kontextfrei“, d. h. ohne den größeren Zusammenhang zu sehen. Sie merken sich viele Details, fassen diese aber nicht zu einem „großen Ganzen“ zusammen. Dies erklärt ihre Langatmigkeit, wenn sie etwas erzählen, ihre Schwierigkeit zu verallgemeinern oder auch ihre Probleme, die Handlung einer Geschichte kurz darzustellen. Da sie sprachlich so kompetent wirken, ist ihre soziale Umwelt nicht darauf vorbereitet, dass sie in ihrem Verständnis von komplexen Situationen beeinträchtigt sind. Oft wird dies als Absicht interpretiert. Die Betroffenen sehen sich dann mit Vorwürfen und Verärgerung ihrer sozialen Umwelt konfrontiert, ohne zu verstehen, weshalb es dazu gekommen ist. Die mangelnde zentrale Kohärenz erklärt jedoch auch die Stärken von Menschen im Autismus-Spektrum: ihr gutes Auge für Kleinigkeiten, die anderen gar nicht auffallen, oder ihre enormen Gedächtnisleistungen. Ein kleiner Junge, der zur Erstdiagnose wegen Verdachts auf Asperger-Syndrom in die Praxis kam, antwortete z. B. auf die Frage, was er auf einem Wimmelbild sehe, das Kinder zeigte, die eine Schneeballschlacht machten: „Ich sehe da 23 offene Münder.“ Dies war wahrscheinlich noch niemandem vor ihm aufgefallen, gleichzeitig hatte er jedoch Probleme zu beschreiben, was die Kinder auf dem Bild tun und fühlen.

Theory of Mind: Weitere Probleme ergeben sich daraus, dass Kinder mit Autismus-Spektrum-Störungen über eine mangelhaft entwickelte Fähigkeit verfügen, eine **Theory of Mind** zu entwickeln. Wie bereits beschrieben, handelt es sich dabei um Theorien darüber, was eine andere Person weiß, denkt und fühlt. Die meisten Menschen mussten diese Fähigkeit nicht „erlernen“, sie entwickelte sich quasi nebenher. Entwicklungsstufen der Theory of Mind sind z. B. das Imitationsvermögen, das Erkennen von Emotionen in Gesichtern, das Verstehen unterschiedlicher Vorlieben bei unterschiedlichen Personen und das Unterscheiden von absichtlichem versus unabsichtlichem Verhalten. Korrekte Vorstellungen über den anderen stellen eine wesentliche Voraussetzung dar, um mit ihm in adäquater Weise umgehen und kommunizieren zu können. Die Beeinträchtigungen, die mit einer mangelhaften Theory of Mind zusammenhängen, erwecken bei anderen den Eindruck, dass das Kind oder der Jugendliche arrogant, verständnislos oder sogar absichtlich aggressiv sei. Wieder ist es der Gegensatz zwischen der guten sprachlichen Ausdrucksfähigkeit und dem großen Detailwissen von Menschen mit Asperger-Syndrom auf der einen und ihrem fehlenden Einfühlungsvermögen auf der anderen Seite, der die Gesprächspartner zu einer besonders negativen Einschätzung veranlasst. Ein kognitiv gut begabter Jugendlicher mit hochfunktionalem Autismus wurde z. B. von den Klassenkameraden dazu angehalten, zu einem Mädchen zu gehen und dieses zu küssen, da das Mädchen sich das angeblich wünsche. Der betreffende Jugendliche versuchte dies prompt und wurde von dem Mädchen natürlich zurückgewiesen und von den Klassenkameraden ausgelacht. Hier zeigt sich deutlich das mangelnde Verständnis für die eigentlichen Absichten der Klassenkameraden bzw. für die Gefühls- und Gedankenwelt des Mädchens (beeinträchtigte Theory of Mind) und die daraus entstehenden Konflikte.

!

Mangelnde Theory of Mind sollte dabei jedoch nicht mit „Gefühlskälte" verwechselt werden. Die meisten Menschen mit Autismus-Spektrum-Störungen können, wenn sie erkennen, wie es jemand anderem geht, durchaus Mitleid und Mitgefühl empfinden.

13.4 Was tun bei Verdacht auf Asperger-Syndrom? – Die Bedeutung der Diagnosestellung

Wie bereits erwähnt, stellt die korrekte, möglichst frühe Diagnose schon den ersten Schritt zu einem besseren Verständnis und damit zur besseren Unterstützung Betroffener dar. Zur differentialdiagnostischen Abklärung empfiehlt sich eine Überweisung in eine klinisch-psychologische oder fachärztliche Praxis für (Kinder- und Jugend-)Psychiatrie mit Erfahrung im Bereich Autismus-Spektrum-Störungen. Unerlässlich sind die Erhebung einer detaillierten Entwicklungsanamnese und die Vorgabe des Autismus Diagnostischen Interviews (ADI-R) bzw. der Diagnostischen Beobachtungsskala für Autistische Störungen (ADOS-2). Speziell bei kognitiv gut begabten bzw. gut kompensierten Menschen mit Asperger-Syndrom sind allerdings viele Testverfahren zu wenig sensibel und zeigen nicht immer den für eine Diagnose erforderlichen Schweregrad an Auffälligkeit. Auch bei Theory-of-Mind-Tests oder Tests zu den exekutiven Funktionen kann es manchmal trotz deutlichen Vorliegens der Diagnose zu unauffälligen Ergebnissen kommen, da die Betreffenden aufgrund ihrer guten intellektuellen Begabung gelernt haben, wie gewisse Gesichtsausdrücke zu deuten sind (Beispiel: eine gerunzelte Stirn mit seitlichem Blick in die Ferne bedeutet „nachdenklich") oder nach dem Ausschlussverfahren (was ein bestimmter Gesichtsausdruck **nicht** bedeuten kann) vorzugehen. Wichtig ist daher das Einholen von Information über das Verhalten in sozialen Beziehungen und Gruppensituationen (im Kindergarten, in der Schule, am Arbeitsplatz oder bei Partner/Partnerin). Da die Eins-zu-eins-Situation mit einem Erwachsenen für eine Person mit Asperger-Syndrom meist die Situation ist, in der sie am besten zurechtkommt, haben viele der Fachleute, denen sie vorgestellt werden oder die sie selbst konsultieren, zunächst den Eindruck, als wäre die Person völlig unauffällig. Nach mehreren Terminen bzw. einem Telefonat mit der Lehrerin kann sich dieser Eindruck rasch ändern. Die Auffälligkeiten von Menschen mit Asperger-Syndrom werden nämlich oft vor allem in sozial herausfordernden, unstrukturierten, neuen, wenig vorhersehbaren oder stressauslösenden Situationen deutlich. Daher sollten möglichst mehrere Personen, die die Person in einer Reihe von Settings erleben, am Diagnoseprozess (etwa durch Fragebögen oder Interviews) beteiligt werden.

Medizinische Untersuchungen (z.B. neurologische Abklärungen, Einsatz bildgebender Verfahren) sind vor allem bei schwerer intellektuell beeinträchtigten Kindern mit Autismus-Spektrum-Störungen indiziert, da hier ein vermehrter Anteil organischer Ursachen vorliegt. Bei Kindern mit Asperger-Syndrom ist dies seltener und es muss je nach Fall und Vorliegen von Verdachtsmomenten vorgegangen werden.

13.5 Psychoedukation: Aufklärung über Autismus-Spektrum-Störungen

Viele Eltern erleben die Diagnose Asperger-Syndrom als Erleichterung, da sie häufig eine anstrengende und mitunter kränkende Odyssee von Fachperson zu Fachperson hinter sich haben, wo sie kaum Informationen, wenig oder unangemessene Hilfe oder gar Schuldgefühle vermittelt bekamen. Wesentlich ist die Aufklärung über die Diagnose, z.B. über die basalen

Beeinträchtigungen oder Besonderheiten, die hinter den Verhaltensauffälligkeiten des Kindes stehen, Ursachen und Prognose. Verhaltensweisen, die vorher als absichtlich „provokant", „gefühlskalt" oder „stur" gesehen wurden, können vor dem Hintergrund der Diagnose meist anders interpretiert werden und geben Ansatzpunkte und Ideen für die weitere Arbeit mit dem Kind. Auch die Stärken und Spezialinteressen des Kindes sollten unbedingt in die Aufklärungsarbeit einfließen.

Psychoedukation (Aufklärungsarbeit) und Einbezug der Eltern sowie zentraler Bezugspersonen sollten im Rahmen jeder Therapie erfolgen bzw. vorab schon stattfinden. Je älter die betroffenen Kinder sind, desto notwendiger ist die Aufklärung über ihre eigene Diagnose. Umgekehrt kann eine Psychoedukation nicht früh genug, dem Alter und der Entwicklung entsprechend, beginnen. Viele Eltern machen sich Sorgen, dass sich das Kind durch eine Diagnose stigmatisiert fühlen könnte, und scheuen sich davor, das Kind „einzuweihen". Wenn Aufklärung nicht auf wertende Art geschieht, sondern die Stärken und Schwächen des Kindes ehrlich miteinander besprochen werden, kann die Mehrheit der Kinder die Diagnose völlig problemlos akzeptieren. Viele reagieren sogar mit Erleichterung, da sie endlich eine Erklärung für ihre Besonderheit oder das Gefühl, „anders" zu sein, haben. In der Literatur gibt es mittlerweile viel hilfreiches Aufklärungsmaterial für verschiedene Altersgruppen.

Auch fragen sich Eltern häufig, welchen Einfluss die Verhaltensbesonderheiten ihres Kindes mit Autismus-Spektrum-Störung auf die Geschwisterkinder hat. Geschwisterkinder leiden nicht selten unter den autistischen Beeinträchtigungen ihres Bruders bzw. ihrer Schwester sowie unter der häufig eingeschränkten Zeit, die ihre Eltern aufgrund von Untersuchungen und Therapieterminen für sie zur Verfügung haben. Eine Aufklärung von Geschwisterkindern über Autismus-Spektrum-Störungen und deren Folgen kann einerseits ein Verständnis für besondere Verhaltensweisen aufbauen, andererseits den Umgang der Geschwisterkinder miteinander positiv beeinflussen.

Psychoedukation kann auch in Gruppen stattfinden. Kinder und Jugendliche mit Asperger-Syndrom oder hochfunktionalem Autismus empfinden das Sprechen über ihre besonderen Stärken und Schwächen oft als hilfreich. In der Gruppe erleben sie zudem, dass sie mit ihren Problemen nicht allein sind, sondern dass andere Kinder oder Jugendliche dieselbe Diagnose haben und bei ihnen ähnliche Themen oder Schwierigkeiten vorliegen. Eine Aufklärungsarbeit kann ebenso auch im schulischen Kontext, in der Klasse, durchgeführt werden.

Eine Vernetzung der mit dem Kind arbeitenden Bezugs- und Betreuungspersonen ist überaus sinnvoll, um diese zu informieren und in ein gemeinsames Interventionskonzept einzubeziehen, da gerade Kinder mit Autismus-Spektrum-Störungen Probleme haben, neu Erlerntes auf verschiedene Situationen und Bezugspersonen zu übertragen. Hierbei könnte z. B. ein gemeinsames Vorgehen im Umgang mit „endlosen Debatten" vonseiten des Kindes mit Asperger-Syndrom besprochen werden. Generell gilt, dass Fachleute und Eltern den betroffenen Kindern trotz ihrer guten Intelligenz soziale Situationen erklären und alternative Strategien zur Situationsbewältigung aufzeigen müssen.

13.6 Interventionen bei Asperger-Syndrom

Erfolgreiche Arbeit mit Kindern mit Asperger-Syndrom stellt meist eine Mischung aus Förderung der beeinträchtigen Bereiche sowie einer Anpassung der Umgebung an die Bedürfnisse des Betroffenen dar. Wie bei vielen anderen Beeinträchtigungen auch gibt es aber nicht **die** spezielle Therapie, zumal die im Vordergrund stehenden oder komorbiden Störungen vielfältig sind und nicht „Heilung" (im Sinne eines vollständigen Rückgangs der kindlichen Besonderheiten), sondern ein besseres Zurechtkommen oder Handling mit den Schwierigkeiten angestrebt wird.

Es sollte vielmehr ein maßgeschneidertes Interventionsprogramm gemeinsam mit der Familie erarbeitet werden, wobei sich dabei vor allem verhaltenstherapeutisch orientierte Methoden als effizient erwiesen haben. Gerade bei Kindern mit Asperger-Syndrom muss dabei auch häufig abgewogen werden, wann spezielle Ausnahmen (z. B. Vermeidung der überfordernden Pausensituation durch Verbleiben im Computerraum, Rückzug, Beschäftigung mit Spezialinteressen) als Erholung und Ressource des Kindes akzeptiert werden können und wann dem Kind signalisiert werden muss, dass es sich in die Gemeinschaft eingliedern oder auf andere Rücksicht nehmen sollte. Dies ist oft ein recht schwieriger Balanceakt. Eine kompetente und möglichst längerfristige begleitende Elternberatung oder ein Elterntraining sind dabei äußerst wichtig.

Viele Kinder mit Asperger-Syndrom profitieren vom Einsatz strukturierender Programme, wie ABA oder TEACCH (➤ Kap. 9), um schwierige (soziale) Situationen in ihrer Komplexität und Bedrohlichkeit zu reduzieren. Wie bereits erwähnt, handelt es sich dabei um verhaltenstherapeutische Strategien, die bei speziellen Problemen besonders hilfreich sind, da die noch fehlenden Fertigkeiten damit aufgebaut werden können.

Da Kinder mit Asperger-Syndrom häufig auch Probleme im sensomotorischen Bereich haben, kann zusätzlich auch eine Ergotherapie zur Förderung motorischer Funktionen sowie zur Behandlung wahrnehmungsbezogener Über- und Unterempfindlichkeiten (z. B. im taktilen oder akustischen Bereich) indiziert sein (➤ Abb. 13.1).

Für viele Betroffene bietet sich soziales Kompetenztraining (entweder im Einzel- oder im Gruppensetting) mit Rollenspiel-Elementen an, etwa zum Erlernen von Alltagssituationen, die jedoch für Menschen mit Autismus-Spektrum-Störungen besonders schwierig sind, wie Begrüßen/Verabschieden, Zurechtkommen im öffentlichen Leben, Gespräche führen, Kontakte knüpfen oder Freundschaften aufbauen. Da Betroffene vor allem mit Gleichaltrigen im sozialen Miteinander Schwierigkeiten haben, ist häufig ein Gruppentraining einer Einzelförderung vorzuziehen.

Zur Verbesserung der Emotionsdekodierungsfähigkeit bieten sich verschiedene Methoden an (z. B. Fotokarten, die emotionale Gesichtsausdrücke darlegen, Bildkarten, Rollenspiele, Theory-of-Mind-Trainings, Videoanalysen). Es sollte dabei immer auf die individuelle Gestaltung der Materialien, angepasst an die Bedürfnisse des Betreffenden, Wert gelegt werden. Besonders aufschlussreich in der praktischen Arbeit ist die gemeinsame Analyse von Videoaufnahmen, die emotionale Situationen mit der betreffenden Person dokumentieren. Diese helfen dem Kind oder Jugendlichen zu lernen, wie er oder sie Gefühle angemessen ausdrücken und diese auch bei anderen erkennen kann. Zudem können computergestützte Trainings eingesetzt werden. Bei einigen Kindern ist auch die Förderung exekutiver Funktionen notwendig (z. B. Handlungsplanung, Steuerung des eigenen Verhaltens).

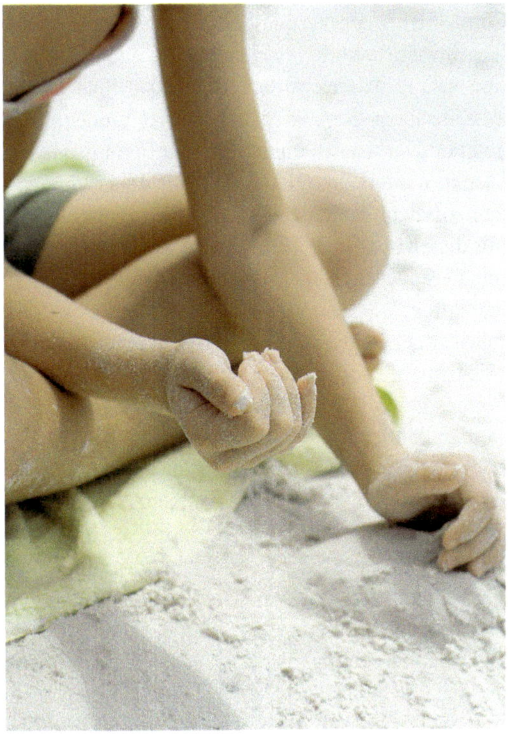

Abb. 13.1 Ergotherapie ist geeignet, z. B. taktile Kompetenzen bei Kindern mit Asperger-Syndrom zu stärken. [J787]

Eine generelle Herausforderung beim Training sozio-emotionaler Fertigkeiten ist die Übertragung in die Alltagssituation, da Menschen mit Autismus-Spektrum-Störungen bekanntlich damit große Schwierigkeiten zeigen. Damit die gelernten Fertigkeiten auch in das alltägliche Leben integriert werden können, werden Eltern oder andere Bezugspersonen in die Förderung stark einbezogen. Zudem wird inzwischen bei sozialen Kompetenztrainings der Einsatz von (Haus-)Aufgaben empfohlen, sodass die Betroffenen das Erlernte auch zwischen den Gruppenterminen, mit anderen Personen und in anderen Umgebungen üben müssen.

Kreative Methoden, wie das Schreiben von sozialen Geschichten (Social Stories) oder Zeichnen von

Comic-Strips zur Verdeutlichung komplexer sozialer Alltagssituationen, stellen zudem auch lustvolle und sehr praxisrelevante Ansätze dar (Social-Stories-Ansatz ➤ Kap. 9). „Social Stories" und „Comic Strip Conversations" eignen sich für den Einsatz bei immer wiederkehrenden, unklaren oder schwierigen sozialen Situationen oder zu deren Reflexion. Mit diesen Methoden kann zudem auch der Umgang mit Veränderungen geübt werden, die im Alltagsleben immer wieder vorkommen. Die Bücher von Carol Gray geben hierbei auch für Laien eine gut nachvollziehbare Anleitung, wie solche Geschichten oder Comics geschrieben und in der Praxis angewendet werden können.

Psychologische Behandlung oder Psychotherapie im Einzelsetting ist häufig bei Personen mit Asperger-Syndrom hilfreich, die spezifische oder sekundäre Schwierigkeiten zeigen (z. B. Lernprobleme, Verweigerung, depressive Tendenzen, Angst- oder Zwangsstörungen oder mangelnde Konfliktlösefähigkeit innerhalb der Familie). Idealerweise sollten die behandelnden Fachleute Erfahrung im Bereich Autismus-Spektrum-Störungen haben und bewährte Methoden aus autismusspezifischen Therapieverfahren anwenden können (z. B. aus ABA oder TEACCH ➤ Kap. 9.2).

Medikamentöse Behandlung kann zwar die Primärsymptomatik von Autismus-Spektrum-Störung nicht beeinflussen, ist aber bisweilen indiziert, wenn sekundäre oder komorbide Schwierigkeiten vorliegen, die die Lebensqualität und Entwicklungsmöglichkeit des Betroffenen erheblich beeinträchtigen, wie etwa stark restriktives Zwangsverhalten, heftige Impulsdurchbrüche, Aggression, ausgeprägte Aufmerksamkeitsprobleme, motorische Unruhe oder Depression. Erfahrungen liegen dabei vor allem mit (atypischen) Neuroleptika, Amphetaminen oder Antidepressiva vor, wobei diese natürlich nur in Kombination mit anderen therapeutischen Maßnahmen eingesetzt werden sollten.

Praxisorientierte Ratgeber für Eltern und Selbst-Betroffene, wie etwa der von Tony Attwood (2016), können als Übersicht über die Verhaltensbesonderheiten von Menschen mit Asperger-Syndrom und möglichen Förderansätzen unterstützend sein.

13.7 Beschulung von kognitiv gut begabten Kindern mit Autismus-Spektrum-Störung

Die Schuljahre bedeuten auch für gut begabte Kinder mit Asperger-Syndrom oder hochfunktionalem Autismus und ihre Eltern häufig eine große Herausforderung. Dies hängt zum Großteil nicht mit den schulischen Leistungen im Sinne von Noten zusammen. Vielmehr treffen die Kinder gerade in sozialen Situationen aufgrund ihrer typischen Beeinträchtigungen auf besondere Schwierigkeiten in der Schule. So kommen viele trotz ihrer guten intellektuellen Begabung mit den Anforderungen der Schule nicht so zurecht, wie man erwarten würde.

Ist es jedoch gelungen, durch frühe Förderung im Kindergartenalter eine entsprechende Arbeitshaltung und soziale Fertigkeiten, die von Schulkindern erwartet werden, aufzubauen, können Kinder mit Asperger-Syndrom durchaus auch ohne Integrationsstatus in eine Regelklasse eingeschult werden. Hierbei bedarf es aber einer kontinuierlichen Beobachtung, ob ein Unterstützungsbedarf nicht doch notwendig ist, da dies in der Praxis immer wieder übersehen wird.

Ob die Diagnose in der Schule bekannt gegeben werden soll, ist eine viel gestellte Frage von Eltern. Häufig befürchten sie, dass ihr Kind nach Bekanntgabe der Diagnose den gewünschten Schulplatz nicht erhalten könnte, dass es ausgegrenzt wird oder dass die Chancen in Bezug auf Ausbildung oder spätere Arbeitsmöglichkeiten dadurch sinken. Demgegenüber steht, dass Lehrkräfte nur auf die besonderen Bedürfnisse von Kinder mit Autismus-Spektrum-Störung eingehen können, wenn ihnen die Diagnose bekannt ist. Die Kluft zwischen der oft hohen Intelligenz und den autismusspezifischen Schwierigkeiten kann durch Mitteilung der Diagnose auch vermieden oder verringert werden, da Lehrer und Lehrerinnen oftmals berichten, dass sie nicht verstehen, weshalb ein Kind mit Autismus-Spektrum-Störung gewisse Dinge nicht kann, obwohl es doch sonst so viel weiß und so klug ist. Für die Offenlegung der Diagnose spricht auch, dass erst dann ein Nachteilsausgleich zum Tragen kommen oder eine zusätzliche Assistenz für die Schule beantragt werden kann. Ist auch den Mitschülern und Mitschülerinnen die Ursache der oft merkwürdig erscheinenden Verhaltensweisen des Kindes mit Asperger-Syndrom vermittelt worden, können Ausgrenzung und Mobbing durch einen entsprechend kompetenten Einsatz der Lehrkräfte verhindert werden. Nicht zu guter Letzt kann es für das betroffene Kind selbst zudem sehr anstrengend und überfordernd sein, wenn es permanent Schwierigkeiten verdecken und kompensieren muss.

Für einige Kinder mit AS und HFA ist die Einschulung nur mit Integrationsstatus möglich, da sie dann spezielle Fördermöglichkeiten erhalten können, die sie in der Schule benötigen. In Österreich (Wien) gibt es z. B. seit dem Schuljahr 1996/1997 ein etabliertes Integrationsmodell in Schulen für Kinder mit Autismus-Spektrum-Störung. Dabei erhalten die Kinder eine Eins-zu-eins-Begleitung in unterschiedlichem, den Bedürfnissen des einzelnen Kindes angepasstem Ausmaß (z. B. Hilfe bei der Organisation und Bearbeitung von Schulaufgaben, in Pausen und/oder beim sozialen Austausch mit anderen Schülern und Schülerinnen). Trotz dieser benötigten Unterstützung gilt es auch, dem Wunsch mancher Kinder mit einer Autismus-Spektrum-Störung gerecht zu werden, möglichst unauffällige Hilfen in der Schule zu erhalten. In manchen Ländern wie Deutschland kann auch ein Nachteilsausgleich zum Einsatz kommen, der gewisse Unterstützungsmaßnahmen regelt, die den Bedürfnissen des Kindes mit Autismus-Spektrum-Störung entgegenkommen. In sonderpädagogischen Zentren werden Kinder mit Asperger-Syndrom und hochfunktionalem Autismus nur noch selten betreut.

Neben der Auswahl der geeigneten Schulform und einer rechtzeitig startenden Vorbereitung auf die Schule bzw. auf einen Schulwechsel stellt auch ein regelmäßiger Austausch der Eltern mit den Lehrpersonen eine wichtige Grundlage dar. Eltern und Lehrpersonen können so die Bewältigung des Schulalltags aufmerksam begleiten, um bei Problemen rasch helfen zu können.

Eltern können das Kind auch bei den Hausaufgaben und dem Lernen für die Schule unterstützen, um auch hier rechtzeitig eingreifen zu können, wenn dies notwendig ist. In der Praxis zeigt sich, dass viele Eltern um Hilfestellung bezüglich der Hausaufgabensituation bitten. Die Frage „Wie kann mein Kind mit Asperger-Syndrom motiviert werden, die Hausaufgaben zu machen?" spielt dabei häufig eine zentrale Rolle. Nicht selten entstehen endlos erscheinende Diskussionen über die Hausaufgaben oder das Kind leistet großen Widerstand. Der Sinn von Hausaufgaben wird von vielen dieser Kinder und Jugendlichen infrage gestellt bzw. erscheint ihnen unklar. Generell kann ein ritualisierter Ablauf der Hausaufgabensituation sowie die Verschriftlichung der Hausaufgaben (schriftliche Aufgabenstellung) Erleichterung bringen. Wenn nötig und möglich, kann für umfangreichere Trainingsaufgaben eine entsprechende Nachhilfe durch geschultes Fachpersonal organisiert werden. Für viele Betroffene ist es auch von Vorteil, die Hausaufgaben bereits in der Nachmittagsbetreuung erledigt zu haben und somit zu Hause die dringend notwendigen Ruhe- und Rückzugsphasen zu ermöglichen. Beitragend zur Förderung der Selbstständigkeit empfiehlt sich für daheim ein Plan, der dem Kind hilft zu entscheiden, welche Schulsachen für den nächsten Schultag eingepackt werden müssen.

13.7.1 Unterstützungsmöglichkeiten in der Schule

Es gibt inzwischen einige aus dem europäischen Raum stammende Handreichungen als Unterstützung für Lehrer und Lehrerinnen, die Kinder mit einer Autismus-Spektrum-Störung unterrichten. Im Folgenden werden einige Ideen für grundlegende praktische Unterstützungsmaßnahmen dargestellt. Diese müssen trotz der gemeinsam zugrunde liegenden Schwierigkeiten jedoch immer individuell an das jeweilige Kind angepasst werden, da sich Schüler und Schülerinnen mit Asperger-Syndrom sehr stark voneinander unterscheiden können. Auch soll jeweils nur so viel Hilfestellung gegeben werden, wie notwendig ist.

Voraussetzung für die Umsetzung von Fördermaßnahmen ist immer das Verständnis für die „unsichtbaren" Schwierigkeiten, die Kinder mit Asperger-Syndrom haben, und deren Folgen für den Schulalltag. Die Bereitschaft der Lehrkräfte zum Umdenken und Offenheit für neue, nicht alltägliche Methoden, die individuell an das einzelne Kind angepasst werden, machen den Lernerfolg oft erst möglich.

Für den Großteil der Kinder und Jugendlichen mit Asperger-Syndrom stellen weniger die schulischen Lerninhalte eine Schwierigkeit dar als die Anforderungen an ihre Arbeitshaltung, Selbstständigkeit und vor allem an das soziale Miteinander in der Gruppe. Gruppensituationen sind für die meisten betroffenen Kinder und Jugendlichen eine große Herausforderung, da oft keine ausreichende Struktur vorhanden oder eine Reizüberflutung gegeben ist. Zudem verstehen viele Kinder mit Autismus-Spektrum-Störung trotz ihrer guten kognitiven Begabung nicht, nach welchen Regeln Menschen miteinander in Beziehung stehen und interagieren. Sie beginnen dann häufig Kontakte zu vermeiden oder an starren Routinen bzw. speziellen Gesprächsthemen festzuhalten.

13.7.2 Raum und Zeit

Im Unterricht sind daher klar definierte Tagesabläufe (z. B. der Einsatz von individuell erstellten Plänen) und Arbeitsplätze sowie strukturierte Pausenangebote mit Rückzugsmöglichkeiten wichtig. Neben visuellen und strukturierenden Hilfsmitteln und Arbeitsmaterialien (➤ Kap. 9) unterstützt eine reizreduzierte Umgebung zusätzlich die Lernmöglichkeiten und Entspannungsphasen des betroffenen Kindes oder Jugendlichen. Hier können vor allem Zeitangaben (wann und wie lange) und räumliche Strukturierungsmittel (wo) unterstützend mitwirken, da viele trotz der guten Intelligenz über eine beeinträchtigte Zeit- und Raumorientierung verfügen. Nicht zuletzt kann auch die Sitzplatzwahl eine Auswirkung auf die schulische Mitarbeit und die Beteiligung am Gruppengeschehen haben.

13.7.3 Arbeitsaufträge

Die Möglichkeit, bei der Erledigung schulischer Aufgaben mitzubestimmen, hat eine positive Auswirkung auf die Motivation, die häufig fehlt oder eingeschränkt ist. Als Ursache wird vermutet, dass Kinder mit Autismus-Spektrum-Störung den Sinn von gewissen Aufgaben nicht verstehen und sie diese in der Folge nicht ausführen wollen. Zur Förderung der Motivation, aber auch zum Erkennen von Fortschritten in schulischen Belangen kann auch ein Buch oder Heft mit Aufzeichnungen über die erreichten Fortschritte geführt werden.

Die Durchführung von Arbeitsaufträgen kann z. B. durch schriftliche Anweisungen sowie das Nachfragen, ob Aufträge oder das Gesagte verstanden wurden, erleichtert werden. Multiple-Choice-Aufgaben kommen den Bedürfnissen von Kindern mit Asperger-Syndrom sehr entgegen, da sie weder Einschätzungen noch freies Formulieren der Antworten verlangen. Zusätzlich können gezielt eingesetzte Linien und Lückentexte die Anzahl der erwarteten Antworten erleichtern und dem Kind verdeutlichen, wo es seine Antworten notieren soll. Werden offene Fragen eingesetzt, helfen dem Kind Leitfragen oder eine Angabe, in welchem Umfang Antworten erwartet werden, z. B. „Schreibe drei Sätze über …!" (vgl. Tuckermann et al, 2012).

Viele Kinder und Jugendliche mit Asperger-Syndrom haben aufgrund der ausgeprägten Detailwahrnehmung Schwierigkeiten, Zusammenhänge zu erkennen und relevante von irrelevanten Informationen bei Lernunterlagen zu unterscheiden. Spezielle (farbliche) Markierungen und Schablonen können dabei helfen, Wesentliches aus Texten zu erkennen. Zudem kann das Erarbeiten von beispielhaften Lösungen oder das Anbieten von Beispieltexten unterstützen. Im Bereich der Mathematik können klare und eindeutige Formulierungen etwa von Textaufgaben helfen, die gestellten Aufgaben zu lösen. Des Weiteren erscheint es fair, kreativen Lösungsansätzen eine Chance zu geben. Wird dem lernenden Kind mit Asperger-Syndrom außerdem auch mehr Zeit für die Durchführung von Aufgaben, Schularbeiten oder Tests gewährt, so kommt dies dem häufig verlangsamten Arbeitstempo entgegen. Wichtig ist auch das Einführen und Fördern einer selbstständigen Lernkontrolle, wozu viele betroffene Kinder aufgrund ihrer guten kognitiven Begabung auch in der Lage sind.

13.7.4 Gruppenaktivitäten, soziales Miteinander und Kommunikation

Viele Kinder mit Asperger-Syndrom müssen langsam an Gruppenaktivitäten, z. B. das Sitzen im Stuhlkreis, herangeführt werden, da sie oft Probleme mit körperlicher Nähe aufweisen. Andere kommen hingegen ihren Mitmenschen auch körperlich zu nahe und brauchen konkrete Anleitung, was diesbezüglich angemessen ist. Obwohl von den meisten der Wunsch nach Sozialkontakten geäußert wird, muss man letztendlich auch akzeptieren, dass manche Kinder mit Autismus-Spektrum-Störung nicht ähnlich häufig mit anderen in Kontakt stehen wollen oder können wie die meisten anderen Kinder.

Manche Kinder, vor allem mit Asperger-Syndrom, zeigen sich grobmotorisch oder in der Koordination unbeholfen oder ungeschickt, was sie im Turnunterricht oder bei Bewegungsspielen oft rasch an ihre Grenzen stoßen lässt. Dazu tragen zusätzlich auch die sozialen Schwierigkeiten mit anderen bei. Es ist daher für einzelne Kinder eine gesonderte Anleitung für ein Spiel bzw. eine Befreiung von bestimmten Spielen wie Ballspielen oder Gruppenarbeiten förderlich.

Im Allgemeinen müssen für eine gelungene Integration des Kindes mit Asperger-Syndrom soziale Regeln explizit erklärt werden, da sie nonverbale Signale der Gesprächspartner oft nicht verstehen und für die meisten unklar ist, was von ihnen konkret erwartet wird. Beispielsweise kann erklärt werden, wie man grüßt, wann man jemanden ansprechen kann, woran man erkennen kann, ob die andere Person noch am Gesprächsthema interessiert ist oder wem man Vertrauliches erzählen kann, wann, wo und wie lange man über seine Spezialinteressen sprechen kann. Dafür können z. B. visuelle Hilfen, Signalwörter oder Rollenspiele eingesetzt werden. Zum Umgang mit den besonderen Interessen kann auch ein Heft für Spezialinteressen zum Einsatz kommen.

Wie bereits erwähnt, besteht zudem eine Schwierigkeit zu erkennen, wie sich andere Menschen fühlen oder was sie denken. Da sprachliche Äußerungen zudem häufig wortwörtlich genommen werden, sollte eine einfache und klare Sprache sowie eine konkrete Ansprache („du" anstatt „wir" oder mit dem Namen ansprechen) angewandt werden, da dies viele Menschen mit Autismus-Spektrum-Störung entlastet. Missverständliche, doppeldeutige Aussagen oder Metaphern sollten im Unterricht entweder vermieden oder es sollte explizit erklärt werden, was damit gemeint ist. Kinder erzählen sich untereinander auch oft Witze, die Kinder mit Asperger-Syndrom oft nicht verstehen können. Betroffene wollen sich allerdings oft darin üben, da Witze erzählen und verstehen können auch einen Weg darstellt, um sozial akzeptiert zu werden.

Für Kinder, die sich sehr schwer an Gruppengesprächen beteiligen können, können vorgefertigte Satzanfänge helfen, um am Unterrichtsgeschehen teilzunehmen (z. B. „Kann ich …?" „Ich habe gelesen, dass …"). Auch könnten einzelne Kinder aus der Klasse bestimmte Funktionen übernehmen, um dem Kind mit Asperger-Syndrom zu helfen (z. B. gemeinsame strukturierte Spiele in der Pause, Hilfestellung geben beim Wechsel in den Turnsaal).

Besonders wichtig – und leider ebenfalls typisch – ist, dass viele Betroffene Opfer von Hänseleien und anderen Formen von **Bullying** sind. Bullying lässt sich nur verhindern, wenn die gesamte Schulklasse in den Aufarbeitungsprozess einbezogen wird und die Schule insgesamt dies unterstützt (Olweus und Limber, 2007). Ein aufklärendes Klassengespräch kann für ein besseres Verständnis des Andersseins und einen förderlichen Umgang der Kinder untereinander hilfreich sein.

!

Menschen mit Asperger-Syndrom und hochfunktionalem Autismus können im Laufe ihres Lebens durch ihre guten intellektuellen Fähigkeiten viele ihrer Defizite kompensieren. Ihre speziellen Interessen und/oder Begabungen können hilfreich sein in der Ausbildungs- und Jobwahl. Mit Verständnis für ihre Besonderheiten, möglichst konkreten Anleitungen, einem hohen Maß an Strukturierung und nicht zuletzt Geduld und Humor ist oft nur minimale Unterstützung notwendig, damit sie sich optimal entwickeln können. Oder, wie es eine Frau mit Asperger-Syndrom formulierte: „Versuchen Sie niemals das Kind an sich zu verändern. Lehren Sie es aber ‚soziale Überlebensstrategien', damit es in der Welt zurechtkommt. Und: Lassen Sie den Autismus niemals als Entschuldigung für Fehlverhalten gelten. Es gibt Regeln, an die sich jeder zu halten hat – Entschuldigungen und Ausreden bedeutet, wertvolle Lernerfahrung zu verhindern."

KAPITEL

14 Berufliche Chancen für Jugendliche mit Autismus

B. Rollett

Zu den gesicherten Ergebnissen der Forschung zur **Berufswahl** von Jugendlichen allgemein zählt, dass sie sorgfältig und vor allem früh genug vorbereitet werden muss. Jugendliche, die bereits Gelegenheit hatten, sich im Rahmen eines Berufspraktikums oder einer „Schnupperlehre" über ihren zukünftigen Beruf und seine Anforderungen zu informieren, haben in der Regel bessere Chancen, ihn mit Erfolg zu absolvieren. Besonders wichtig ist es, dass der gewählte Beruf den Interessen der Auszubildenden entspricht. Ist das nicht der Fall, führt dies zu erhöhten Abbrecherquoten.

Was für unbelastete Jugendliche gilt, trifft für junge Menschen mit Autismus umso mehr zu. Man sollte sich daher früh Gedanken machen, welche Berufsmöglichkeiten für einen bestimmten Jugendlichen mit Autismus aufgrund der vorhandenen Kompetenzen infrage kommen, und dann jenen Beruf in die engere Wahl ziehen, für den er oder sie sich am meisten interessiert. Der Beruf soll ja vor allem auch Freude machen. Dazu ist eine Diagnose seiner oder ihrer berufsspezifischen Fähigkeiten und Lernvoraussetzungen notwendig. Es ist daher empfehlenswert, früh genug eine Berufsberatung in Anspruch zu nehmen, in deren Rahmen auch die entsprechenden psychologischen Berufseignungsverfahren durchgeführt werden können. Auf dieser Grundlage kann man dann gezielt nach passenden Gelegenheiten suchen, um erste Erfahrungen mit einem infrage kommenden Berufsfeld zu ermöglichen. Diese sollten auch dazu genutzt werden, um herauszufinden, welche begleitenden Unterstützungsmaßnahmen die Betroffenen unter Umständen dabei benötigen. In Deutschland können sich Menschen mit Autismus-Spektrum-Störungen bei der Berufsorientierung an das Integrationszentrum MAut (www.m-aut.de) wenden, das umfangreiche Beratungs- und Hilfsmaßnahmen anbietet und vor allem auch bei der Vermittlung einer ersten Ausbildungs- bzw. Arbeitsstelle behilflich ist.

Die ersten Überlegungen zur Berufswahl finden in der Regel in der Familie und im Bekanntenkreis statt. Die professionellen Betreuer und Betreuerinnen von Jugendlichen mit Autismus-Spektrum-Störungen sollten sich von Anfang an in diesen Diskurs einbringen, um Fehlentscheidungen entgegenzuwirken. Erfahrungsgemäß ist es extrem schwierig, Jugendliche, die sich aufgrund einer falschen Beratung bereits für einen Beruf begeistert haben, zu dessen erfolgreicher Ausübung ihnen aber entscheidende Kompetenzen fehlen, wieder davon abzubringen.

BEISPIEL

Im Rahmen einer Berufsberatung erhielt ein Jugendlicher mit einer Autismus-Spektrum-Störung den Rat, eine Uhrmacherlehre zu beginnen, da er mit Leidenschaft Uhren sammelte. Zwar verfügte er über einen Hauptschulabschluss, lag aber notenmäßig eher im Bereich „befriedigend bis genügend", was für diesen hochspezialisierten Beruf nicht unbedingt ausreicht. Dazu kam, dass auch seine Handgeschicklichkeit eher mäßig ausgeprägt war. Die Wahrscheinlichkeit, diese Berufsausbildung erfolgreich abschließen zu können, war daher eher gering.

Von großem Vorteil ist es, wenn die Ausbilder und Ausbilderinnen an der späteren Arbeitsstelle mit den Besonderheiten von Menschen mit Autismus vertraut sind. So sollten sie z. B. wissen, dass das oft als „unzugänglich" erlebte autistische Verhalten **nicht bedeutet,** dass sie selbst oder andere Mitarbeiter und Mitarbeiterinnen von der Person mit Autismus abgelehnt werden oder dass diese an der betreffenden Tätigkeit keinen Gefallen finden oder sie vielleicht sogar verweigern wollen, sondern dass es sich einfach um übliches autistisches Verhalten handelt. Die Ausbilder und Ausbilderinnen sollten daher über die Fähigkeit verfügen, Toleranz zu üben und in angemessener Weise auf die Betroffenen einzugehen. Dazu gehört auch, dass auf einen autoritären Führungsstil verzichtet wird. Zurechtweisungen und Vorwürfe führen bei Personen mit Autismus-Spektrum-Störung in der Regel nur zu einer Verstärkung der unerwünschten Symptome und sollten daher unterlassen werden. Gut strukturierte Anweisungen und ein Führungsstil, der durch Freundlichkeit, gepaart mit Festigkeit und sehr viel Lob, ausgezeichnet ist, sind vielmehr am Platz.

Die Ausbilder von Menschen mit Autismus sollten daher darüber informiert sein, dass diese mit verwirrenden und wechselnden Anweisungen nur schlecht umgehen können und es daher notwendig ist, Arbeitsanweisungen entsprechend übersichtlich und eindeutig zu gestalten. Ein weiteres Problem besteht darin, dass sie mit Veränderungen nicht gut zurechtkommen. Wenn daher Routinen im Arbeitsablauf verändert werden, muss ihnen ein entsprechendes Training angeboten werden.

Zu jedem Beruf gibt es ein bestimmtes „Berufsbild", das die für seine Ausübung notwendigen Kompetenzen umfasst. Bei jeder Berufsberatung ist es daher erforderlich, einerseits die Anforderungen der einzelnen Berufsbilder der Berufe, für die sich der oder die Beratungsperson interessiert, zu berücksichtigen und andererseits festzustellen, ob die geforderten Kompetenzen in einem ausreichenden Maße vorhanden sind. Wenn es möglich ist, sollte dies aufgrund einer testpsychologischen Diagnose erfolgen.

Da bezüglich der intellektuellen und anderen Kompetenzen Heranwachsender mit Autismus sehr große Unterschiede bestehen, ist es aber von Vorteil, sich schon im Vorlauf einen gewissen Eindruck zu verschaffen, um unrealistischen Berufswünschen vorbeugen zu können.

1. Bei **geringeren Kompetenzen** wird man eine **Tätigkeit an einem geschützten Ausbildungs- oder Arbeitsplatz** wählen. Selbst hier ist es nicht selten notwendig, die Betreuer und Betreuerinnen auf die Besonderheiten von Menschen mit Autismus-Spektrum-Störung aufmerksam zu machen und mit ihnen eng zusammenzuarbeiten. Am günstigsten ist es natürlich, wenn eine im Umgang mit Jugendlichen mit Autismus erfahrene Fachkraft vorhanden ist.
   Sind **entsprechende Kompetenzen** und Interessen vorhanden, kann man an **einfache Anlernberufe** denken: Arbeiten im Verpackungswesen, in der Gebäudereinigung oder jenen Bereichen in der Lagerverwaltung, in denen keine komplizierteren Entscheidungen zu treffen sind, z. B. Routinetätigkeiten in der Konfektionsherstellung u. Ä. Allgemein sind Arbeiten günstig, die relativ gleich bleibende Verrichtungen verlangen. Besonders zu beachten ist dabei, welche **sprachlichen** Möglichkeiten vorhanden sind. Je besser diese sind, desto eher können Tätigkeiten gewählt werden, bei denen Absprachen notwendig sind.
2. Die **nächste Kompetenzstufe** macht es möglich, schwierigere Anlernberufe und bestimmte **Lehrberufe** zu wählen: Bei guter Raumwahrnehmung und ausreichenden motorischen und kognitiven Kompetenzen stellt z. B. der Beruf des Gabelstaplerfahrers eine aussichtsreiche berufliche Alternative dar. Sehr oft haben Jugendliche mit Autismus Sonderinteressen, die man durch ein auf sie zugeschnittenes Programm zu einer Berufsmöglichkeit ausbauen kann. Wenn sich ein entsprechend befähigter Jugendlicher z. B. sehr für Autos interessiert und keine zu großen Schwierigkeiten mit der Kommunikation hat, ist ein Beruf im örtlichen Transportwesen möglich (Fernfahrertätigkeit kommt aufgrund der autistischen Einschränkungen nicht infrage). Um den theoretischen Teil der Führerscheinprüfung erfolgreich bestehen zu können, ist erfahrungsgemäß eine Einzelnachhilfe durch eine autismuserfahrene Fachkraft notwendig. Auch der Fahrlehrer bzw. die Fahrlehrerin sollte bereit sein, auf die Besonderheiten des Jugendlichen mit Autismus einzugehen. Dies gilt natürlich für alle, die in der Ausbildung von Jugendlichen mit Autismus-Spektrum-Störung beschäftigt sind. Weitere Beispiele: Wenn ein guter Sinn für Farben vorhanden ist, kann man an den Beruf des Malers und Anstreichers denken. Verfügt der oder die Betreffende über Liebe zur Natur und eine gute Auffassungsgabe, ist der Beruf des Gärtners anzuraten. Wie diese Beispiele zeigen, ist es wichtig, individuelle Fähigkeiten und Interessen mit den Anforderungen des Berufsbildes in Einklang zu bringen.
3. Sind **gute intellektuelle Voraussetzungen, entsprechendes Interesse** und die jeweiligen **berufsspezifischen Befähigungen** vorhanden, kommen auch **anspruchsvolle Lehrberufe,** z. B. Automechaniker, infrage. Weniger geeignet sind allerdings Lehrberufe mit sehr viel Kundenkon-

takt (z. B. Friseur, Kellner, Verkäufer) oder stressreiche Berufe, z. B. Koch.

4. Für Jugendliche auf einem **hohen Kompetenzniveau** sind die Weiterführung der schulischen Ausbildung bis zum Abitur mit anschließender Fachausbildung bzw. ein Studium möglich. Wieder ist es von entscheidender Bedeutung, dass das gewählte Berufsfeld auch den Interessen der Jugendlichen entspricht.

14.1 Berufsspezifische Tätigkeiten und Anforderungen

Mit jedem Beruf sind charakteristische **berufsspezifische Tätigkeiten** verbunden, deren Ausübung entsprechende Anforderungen an die physischen und psychischen **Kompetenzen** der Berufstätigen stellt. Bei der Suche nach einem möglichen Beruf muss daher beides berücksichtigt werden, nämlich einerseits, welche Tätigkeiten in einem bestimmten Beruf zu verrichten sind, und andererseits, welche Kompetenzen für die Ausübung dieser Tätigkeiten notwendig sind. Im Rahmen der Berufsberatung muss festgestellt werden, ob eine Übereinstimmung zwischen den beruflichen Anforderungen in dem betreffenden Lehrberuf und den individuellen Kompetenzen des Berufsanfängers bzw. der Berufsanfängerin besteht. Diese Gesichtspunkte müssen bereits bei der vorbereitenden Beratung beachtet werden. Eine exakte Diagnose des vorhandenen Fähigkeitsprofils kann in professionellen Berufsberatungseinrichtungen erfolgen.

Für die vorbereitende Beratung wird im Folgenden eine Liste von häufig genannten physischen und psychischen Berufsanforderungen vorgestellt. Bei der Suche nach einem möglicherweise geeigneten Berufsfeld kann diese zu einer vorläufigen Einschätzung wichtiger Kompetenzen eines/r Berufsanfängers bzw. -anfängerin herangezogen werden. Auf dieser Grundlage ist es möglich, ein – sicher noch sehr grobes – individuelles Fähigkeitsprofil zu erstellen, das eine erste Orientierung vermittelt, welche Berufe infrage kommen könnten und welche eher nicht anzuraten wären, da wichtige Voraussetzungen nicht vorhanden sind.

!

Die Checkliste ist dazu gedacht, die überlegte **Suche nach einem möglichen Berufsfeld** zu erleichtern. Um eine **testpsychologisch gestützte Diagnose** zu erhalten, sollte man sich an eine entsprechend autorisierte Berufsberatungsinstitution wenden, die außerdem mit den besonderen Problemen von Jugendlichen mit Autismus vertraut sein sollte.

Der folgende Katalog soll daher eine erste **Orientierungshilfe** geben. Verfügt z. B. ein Berufsanfänger nicht über einen „kräftigen Körperbau", kommt der Beruf des Maurers für ihn eher nicht infrage, da hier der Umgang mit schweren Lasten eine Berufsanforderung darstellt.

Die detaillierten, für alle anerkannten Berufsausbildungen bereitgestellten Listen von spezifischen **Berufsanforderungen** finden sich unter folgenden Adressen im Internet: www.berufskunde.com für Deutschland, Österreich und die Schweiz oder http://bis.ams.or.at/qualibarometer/index.php speziell für Österreich. Die dort ersichtlichen Beschreibungen können zur weiteren, differenzierteren Beratung herangezogen werden.

Katalog physischer und psychischer Berufsanforderungen

Physische Anforderungen

1. *Kräftiger Körperbau:* Bezeichnet die Fähigkeit, Arbeiten, die mit Heben, Tragen, Schieben und Ziehen verbunden sind, durchführen zu können (hauptsächlich das Hantieren mit schweren Objekten). Bezeichnet ebenso die Fähigkeit, Arbeiten, die während eines längeren Zeitraums einseitige Belastungen der Beine und Füße mit sich bringen, durchführen zu können.
2. *Körperliche Wendigkeit:* Bezeichnet die Fähigkeit, Arbeiten auf engem Raum und in ungewöhnlichen Körperpositionen durchführen zu können.
3. *Hand- und Fingergeschicklichkeit:* Bezeichnet die Fähigkeit, Arbeiten, für die präzise und sichere Handführung erforderlich ist, durchführen zu können.

4. *Sehvermögen:* Bezeichnet die Fähigkeit, Arbeiten, die große Anforderungen an die Augen stellen, durchführen zu können.
5. *Hörvermögen:* Bezeichnet die Fähigkeit, Arbeiten, die große Anforderungen an das Gehör stellen, durchführen zu können.
6. *Geruchs- und Geschmackssinn:* Bezeichnet die Fähigkeit, Arbeiten, die große Anforderungen an das Riechen und Schmecken stellen, durchführen zu können.
7. *Gleichgewichtsgefühl:* Bezeichnet die Fähigkeit, Arbeiten, die Bewegungskoordination und Schwindelfreiheit erfordern, auch in gefährlichen Situationen, durchführen zu können.
8. *Psychische Ausdauer:* Bezeichnet die Fähigkeit, Arbeiten, die große Energie und Ausdauer erfordern und den Kreislauf stark belasten, durchführen zu können. Dies gilt auch für schwere oder langwierige Arbeiten sowie für Arbeiten, die unter erschwerten Umweltbedingungen, z. B. starker Hitze, ausgeführt werden.
9. *Unempfindlichkeit der Haut:* Keine besondere Veranlagung zu Allergien gegenüber bestimmten Materialien und chemischen Substanzen.
10. *„Freisein" von Infektionskrankheiten:* Gesetzliche Regelungen beachten.

Psychische Anforderungen

1. *Form- und Raumgefühl:* Bezeichnet die Fähigkeit, Formen und räumliche Dimensionen zu erfassen und sie zueinander in Verbindung bringen zu können.
2. *Technisches Verständnis:* Bezeichnet die Fähigkeit, sich in technische Zusammenhänge hineinzuversetzen, sowie das Vermögen, technische Probleme (auch rechnerisch) zu lösen.
3. *Organisationstalent:* Bezeichnet die Fähigkeit, erhaltene Aufträge verantwortlich durchzuführen bzw. umfassende Arbeitsprogramme erstellen und umsetzen zu können.
4. *Kontaktfähigkeit:* Bezeichnet die Fähigkeit, Kundenkontakte anzubahnen und diese zufriedenstellend zu gestalten, sowie das Erfordernis, sich in die Situation anderer Menschen versetzen zu können.
5. *Fähigkeit zur Zusammenarbeit:* Bezeichnet die Fähigkeit, mit einem oder mehreren Kollegen die verschiedenen Auffassungen und Interessen im Hinblick auf die gemeinsame Aufgabe effektiv gestalten zu können.
6. *Sprachliches Ausdrucksvermögen:* Bezeichnet die Fähigkeit, Arbeiten, die Sinn für Wortbedeutungen und Nuancierung erfordern, durchführen zu können, und/oder die Befähigung, qualifizierte schriftliche oder mündliche Formulierungen und Darstellungen artikulieren zu können.
7. *Logisch-analytisches Denken:* Bezeichnet die Fähigkeit, z. B. administrative, juristische, ökonomische oder technische Zusammenhänge erfassen sowie wichtige Fakten analysieren, Schlussfolgerungen daraus ziehen und darauf aufbauende Entscheidungen treffen zu können.
8. *Psychische Belastbarkeit:* Bezeichnet die Fähigkeit, psychische Stabilität bei anstrengender Tätigkeit, z. B. Isolierung, Akkord- oder Schichtarbeit und unregelmäßiger Arbeitszeit, aufzubringen und aufrechterhalten zu können.
9. *Gestalterische Fähigkeit:* Bezeichnet das Gefühl für Wirkung (Effekt) und Wert bei Farbe, Form, Material oder Tönen und die Fähigkeit, diese auch mit eigenen Ideen und Kunstverständnis gestalten und umsetzen zu können.
10. *Reaktionsfähigkeit:* Bezeichnet die Fähigkeit, rasch wechselnde Impulse oder Ereignisse in den Arbeitsablauf einbeziehen und notwendige alternative Handlungen/Beschlüsse durchführen zu können.
11. *Merkfähigkeit:* Bezeichnet die Fähigkeit, Zahlen, Namen oder Daten im Gedächtnis zu behalten und sie bei Bedarf reproduzieren zu können.
12. *Selbstständigkeit:* Bezeichnet die Fähigkeit, ohne detaillierte Anweisungen zu arbeiten und konstruktive Vorschläge unterbreiten zu können, die eigenverantwortlich durchgeführt werden (übernommen aus: Österreichisches Institut für Berufsbildungsförderung, 1987, Berufslexikon 1, 8. A., Wien, S. 6 ff.).

Der Vorteil dieses Katalogs besteht darin, dass jene Kompetenzen aufgelistet werden, die (natürlich in unterschiedlichem Ausmaß) **für viele Berufe von Wichtigkeit** sind und daher geeignet sind, eine erste Entscheidungsgrundlage dafür zu liefern, welche Berufe für eine bestimmte Person infrage kommen könnten und für welche dies aufgrund fehlender Kompetenzen nicht der Fall ist.

Wenn es daher darum geht, noch vor der Inanspruchnahme einer professionellen Beratung einen ersten Überblick über möglicherweise infrage kommende Berufsfelder für einen Berufsanfänger bzw. eine Berufsanfängerin zu erhalten, lohnt es sich, eine Einschätzung anhand des Schemas in ➤ Abb. 14.1 vorzunehmen.

Eine wichtige Voraussetzung ist allerdings, dass die Betreuungspersonen den Jugendlichen/die Jugendliche gut kennen und daher ungefähr einschätzen können, über welche Ausprägungen er oder sie in den einzelnen Bereichen verfügt. Sie sollten sich aber auch über die speziellen beruflichen Anforderungen in den einzelnen Berufsfeldern (das jeweilige „Berufsbild") informieren. Detaillierte Informationen dazu finden sich z. B. unter www.berufenet.arbeitsagentur.de/berufenet und www.berufskunde.com.

Der Beruf des **Bäckers** (in einem traditionell arbeitenden Klein- bis Mittelbetrieb) erfordert z. B. die folgenden Kompetenzen (vgl. Berufslexikon 1,

Physische Anforderungen	0	1	2	3	4	5	6
01. Kräftiger Körperbau							
02. Körperliche Wendigkeit							
03. Hand- und Fingergeschicklichkeit							
04. Sehvermögen							
05. Hörvermögen							
06. Geruchs- und Geschmackssinn							
07. Gleichgewichtsgefühl							
08. Psychische Ausdauer							
09. Unempfindlichkeit der Haut							
10. „Freisein" von Infektionskrankheiten							
Psychische Anforderungen	0	1	2	3	4	5	6
01. Form- und Raumgefühl							
02. Technisches Verständnis							
03. Organisationstalent							
04. Kontaktfähigkeit							
05. Fähigkeit zur Zusammenarbeit							
06. Sprachliches Ausdrucksvermögen							
07. Logisch-analytisches Denken							
08. Psychische Belastbarkeit							
09. Gestalterische Fähigkeit							
10. Reaktionsfähigkeit							
11. Merkfähigkeit							
12. Selbstständigkeit							

Abb. 14.1 Fähigkeitenprofil: Die individuelle Ausprägung ist nach den 6 Stufen zu bewerten und einzutragen (0 = nicht vorhanden, 6 = sehr hohe Ausprägung). [P429]

S. 11): „Hand- und Fingergeschicklichkeit (händische Teigformung), Geruchs- und Geschmackssinn (Abschmecken, Testen der Lebensmittel), Unempfindlichkeit der Haut (Allergiegefahr durch Mehl oder Eiweiß), Freisein von Infektionskrankheiten (Arbeit mit Lebensmitteln), Fähigkeit zur Zusammenarbeit (Arbeiten in der Gruppe), psychische Belastbarkeit (Nachtarbeit), gestalterische Fähigkeit (Ausgestalten der Backwaren)."

Ebenso wichtig wie das Fähigkeitsprofil ist die **Berücksichtigung der Interessen.** Wer in einem ungeliebten Beruf landet, wird dort kaum etwas leisten. Am besten ist es, wenn die Jugendlichen im Rahmen eines Berufspraktikums Gelegenheit erhalten, das Tätigkeitsfeld in der Praxis kennenzulernen, um so herausfinden zu können, ob dieser spezielle Beruf für sie geeignet ist und ihnen auch zusagt.

Bei allen **Lehrberufen** besteht der kritische Punkt darin, auch die **Berufsschule** erfolgreich zu absolvieren, da die Lehre sonst nicht abgeschlossen werden kann. Dies ist ein Problem, das viele Jugendliche haben, die in ihrem Beruf durchaus talentiert sind, aber Schwierigkeiten mit dem schulischen Lernen haben. Für Auszubildende mit einer Autismus-Spektrum-Störung sind daher dieselben Unterstützungsmaßnahmen einzuplanen, die sie bereits während ihrer Schulzeit erhielten, um mit dem Lernpensum zurechtzukommen.

Sehr häufig benötigen sie aber auch zusätzlich Unterstützung für die Eingliederung in den Lehrbetrieb und die erfolgreiche Bewältigung des Arbeitsalltags. Eine bewährte Praxis ist es daher, Jugendlichen mit Autismus von Anfang an eine mit den Problemen von jungen Menschen mit Autismus-Spektrum-Störung vertraute **Begleitperson** zur Seite zu stellen, die ihnen hilft, mit den schulischen und beruflichen Anforderungen zurechtzukommen. Man sollte keinesfalls warten, bis Schwierigkeiten auftreten.

Ein guter Kontakt der Eltern (und anderer Betreuungspersonen) sowohl mit den Lehrkräften als auch mit den Ausbildern bzw. Ausbilderinnen am Arbeitsplatz ist außerdem unbedingt notwendig, um Probleme abzufangen, noch bevor sie auftreten.

Berufswahl bei sehr kompetenten Jugendlichen mit Autismus: Jugendliche mit Autismus, deren Fähigkeiten sich auf einem hohen Funktionsniveau befinden, und Jugendliche mit Asperger-Autismus können – entweder als Externist mit einem Privatlehrer oder in der regulären weiterführenden Schule – auch **höhere Bildungswege** erfolgreich absolvieren, wenn man ihnen die entsprechende pädagogische und therapeutische Unterstützung gibt. Damit steht ihnen eine Vielzahl von Berufen mit höheren Anforderungen offen. Es sind genügend Fälle von Menschen mit Autismus bekannt, die ein **Studium** absolvierten und entsprechend anspruchsvolle Berufe erfolgreich ausüben. Dies zeigte z. B. die von der Forschungsgruppe Klicpera durchgeführte Nachuntersuchung der Patienten und Patientinnen von Hans Asperger und Lorna Wing (siehe dazu Hippler, 2003; Hippler und Klicpera, 2003, 2005).

Allerdings sind auch in diesen Fällen bestimmte Regeln bei der Auswahl des endgültigen Berufs zu beachten: Alles, was ständig wechselnde Planungen, Organisation, Flexibilität beim Treffen von Entscheidungen oder kompliziertere Absprachen erfordert, ist für Personen mit Autismus-Spektrum-Störung weniger geeignet. Da sie sich schlecht auf andere Menschen einstellen können, kommen Lehrtätigkeiten und Sozialberufe grundsätzlich eher nicht in Betracht. Auch Tätigkeiten in der Kundenbetreuung oder komplexe Managementaufgaben sind nicht anzuraten. Berufe mit sehr hohen Belastungen physischer oder psychischer Art sind ebenfalls zu vermeiden, da für einen Menschen mit Autismus allein schon die ständige Anpassungsleistung, die der Berufsalltag erfordert, eine sehr große Belastung bedeutet. Sehr gut sind dagegen Tätigkeiten in der reinen Forschung, in spezialisierten technischen Berufen, aber auch im Archiv- und Bibliothekswesen und Ähnlichen geeignet. Bei mathematischen Sonderbegabungen bieten Spezialisierungen in der IT-Branche ein lohnendes Berufsfeld.

14.2 Allgemeine Regeln für die berufliche Integration von Menschen mit Autismus-Spektrum-Störungen

Dalferth (2005) kam zu dem Ergebnis, dass vor allem ein begleitendes Training der sozialen und kommunikativen Kompetenzen während der Berufsausbildung die Chancen für die Integration in den Berufsalltag verbessert.

In jedem Fall ist es notwendig, Menschen mit Autismus am neuen Arbeitsplatz genügend Zeit und geeignete Hilfen zu geben, damit sie sich an die Anforderungen gewöhnen können. Wenn nötig, sollte der Arbeitsplatz an die besonderen Bedürfnisse angepasst werden. Viele Menschen mit Autismus-Spektrum-Störung kommen mit sehr lauten, wenig organisierten, durch viel Publikumsverkehr belasteten Arbeitsplätzen schlecht zurecht. Hier sollte ein geeigneter Arbeitsplatz im Betrieb gefunden werden. Wegen ihrer Probleme, Veränderungen zu tolerieren, sind Arbeitsplätze mit ständig wechselnden Zeitstrukturen und Orten für sie ungünstig. Schon im Voraus sollten daher Alternativen überlegt werden.

Ein weiterer Hinweis: Auch wenn es beruflich gut klappt, können Schwierigkeiten mit dem „bürokratischen Umfeld" auftreten: Steuererklärungen, Versicherungen, Ausfüllen von Krankenscheinen, Urlaubsgesuche usw. spielen im Berufsleben eine wichtige Rolle. Viele Menschen und ganz besonders Personen mit Autismus sind damit überfordert. Sie brauchen daher eine helfende Hand. Auch das Abgrenzen gegen überzeugend bzw. autoritär auftretende Verkäufer, Spendeneintreiber oder Menschen, die sich Geld ausborgen oder von ihnen eine Bürgschaft für einen Kredit haben wollen, gelingt oft nicht. Hier ist ebenfalls Unterstützung notwendig.

Selbst gut integrierte Menschen mit Autismus haben Schwierigkeiten, jemand um Rat zu fragen, wenn sie sich irgendwo nicht auskennen. Dies kann im Beruf zu Problemen führen. Familie und Therapeuten sollten daher ständig darauf vorbereitet sein, Hilfe anzubieten. Verständnis der Kollegen und Kolleginnen und der Vorgesetzten am Arbeitsplatz und die Bereitschaft, wenn nötig einzugreifen und zu helfen, können den Erfolg der Berufstätigkeit unterstützen.

Dalferth (2004, S. 9 ff.) weist besonders auf die **Bedeutung von Strukturierungshilfen** am Arbeitsplatz für die erfolgreiche Integration von Jugendlichen mit Autismus hin. Dazu entwickelte er ein Modell, das sich am TEACCH-Programm von Schopler orientiert und folgende **Ebenen der Strukturierung** enthält:

1. **Räumliche Strukturierung.** Arbeitnehmer mit Autismus sind auf Orientierungshilfen angewiesen, um sich am Arbeitsplatz zurechtfinden zu können. Ihr Arbeitsplatz sollte klar gegliedert sein, Beschriftungen oder Bebilderungen oder Raumteiler haben sich dabei bewährt. Unordentlichkeit und Unübersichtlichkeit sind zu vermeiden.
2. **Zeitliche Strukturierung.** Auch im Jugendalter haben manche Menschen mit Autismus noch Probleme dabei, von sich aus mit einer Arbeit **anzufangen,** aber auch, **sie zu beenden.** Wenn man mit ihnen gezielt die entsprechenden Anfangs- und Stoppsignale einübt, ist diese Schwierigkeit leicht zu überwinden. Menschen mit Autismus können außerdem Zeiten, die für eine Arbeit notwendig sind, schlecht einschätzen und benötigen daher bei der Zeiteinteilung Unterstützung. Unbestimmte Zeitangaben (z. B. „bald", „etwas später", „nachher", „im Laufe des Nachmittags") verwirren sie. Man sollte die Zeitabläufe daher genau planen, mit dem Arbeitnehmer mit Autismus durchsprechen und, wenn irgend möglich, entsprechende Strukturierungshilfen in Form von schriftlichen oder bildlichen Plänen zur Verfügung stellen. Ebenso sollten Zeiten für Pausen klar vorgegeben werden.
3. **Arbeitsorganisation.** Die Arbeitsmaterialien sollten immer an derselben Stelle zur Verfügung stehen und es sollte klar vorgegeben werden, in welcher Reihenfolge die Arbeitsschritte durchzuführen sind. Der Arbeitsplatz sollte außerdem nicht häufig wechseln.
4. **Materialgestaltung und Präsentation.** Die für den Arbeitsprozess notwendigen Materialien sollten so gekennzeichnet sein, dass sie sich leicht erkennen lassen. Dalferth schlägt z. B. vor, Materialien, die zusammengehören, mit Farbetiketten zu versehen und durch farbliche Schemata zu kennzeichnen.
5. **Unterweisungsmethoden und Instruktionen.** Lange Erklärungen überfordern Menschen mit Autismus. Anweisungen sollten in kleine Schritte untergliedert und einzeln erarbeitet werden. Als Erinnerungshilfe sollten die Anweisungen schriftlich oder bildlich festgehalten werden, damit die Arbeitnehmer sich daran orientieren und auch das fertige Arbeitsergebnis auf diese Weise kontrollieren können.
6. **Handlungsroutinen.** Da Menschen mit Autismus aufgrund ihrer wenig entwickelten zentralen Kohäsion Probleme haben, Einzelhandlungen in einen größeren Sinnzusammenhang einzubetten, brauchen sie Hilfe bei der Verkettung der einzel-

nen Arbeitsschritte. Es ist daher wichtig, die Abfolge der Arbeitshandlungen gesondert einzuprägen.

7. **Soziale Regeln im Betrieb.** Die Arbeitnehmer mit Autismus benötigen besondere Unterstützung dabei, die – meist unausgesprochenen – sozialen Regeln am Arbeitsplatz zu lernen. Hier hat sich der Einsatz von „Job-Coaches“ bewährt, die mit ihnen diese Regeln einüben. Dasselbe gilt für den nächsten Punkt.
8. **Kommunikation mit Kollegen.** Sowohl der Mitarbeiter mit Autismus als auch die Kollegen am Arbeitsplatz müssen bereit sein, in angemessener Weise miteinander zu kommunizieren. Für die anderen Mitarbeiter bedeutet dies, dass sie lernen müssen, auf die Besonderheiten des Arbeitskollegen mit Autismus Rücksicht zu nehmen.

KAPITEL 15

B. Rollett

Jugendliche mit Autismus auf dem Weg ins Erwachsenenalter

15.1 Von der Machtlosigkeit und reaktiven Selbstbehauptung zur Selbstständigkeit

Erwachsenwerden bedeutet, dass man bereit ist, im Rahmen der eigenen Möglichkeiten selbst für sich zu sorgen und die diesbezüglichen Kompetenzen ständig weiterzuentwickeln. Viele Jugendliche mit Autismus-Spektrum-Störung sind mit der Welt überfordert. Sie sind daher auf andere Menschen angewiesen, die bereit sind, ihnen zu helfen und für sie da zu sein. Dies kann allerdings auch zu einem Problem werden, wenn die Betroffenen beginnen, sich **zu sehr auf diese Hilfen zu verlassen** und sich selbst immer weniger zuzutrauen. Da dies andererseits aber recht bequem ist, kann dies dazu führen, dass diese Hilfen von den Jugendlichen immer häufiger energisch eingefordert werden und die Bemühungen der Betreuungspersonen, ihnen die neuen Kompetenzen zu vermitteln, die eine größere Selbstständigkeit ermöglichen würden, kategorisch abgelehnt werden.

Es ist wichtig, die Heranwachsenden im Rahmen ihrer Möglichkeiten **schon frühzeitig zu mehr Selbstständigkeit zu erziehen.** Wird dies versäumt, kann dies zur Folge haben, dass die Betroffenen ihre eigenen Fähigkeiten in Bereichen, in denen sie durchaus gute Kompetenzen aufweisen, zu gering einschätzen: Ihre „Selbstwirksamkeitserwartung", wie der Fachausdruck lautet, ist unrealistisch niedrig. Dies führt dazu, dass sie die Bewältigung von Aufgaben erst gar nicht versuchen und sich dagegen wehren, wenn man ihnen im Rahmen eines Trainingsprogramms die Möglichkeit eröffnet, ihre Kompetenzen zu erweitern.

Es ist daher notwendig, derartigen Entwicklungen frühzeitig vorzubeugen. Ein wichtiges Prinzip besteht darin, den Förderplan so zu gestalten, dass die zu lernenden Kompetenzen **schrittweise im Rahmen der Alltagsbewältigung** vermittelt und aufgebaut werden.

Kommt es dabei gelegentlich zu Problemen, kann dies ein Zeichen sein, dass man bei der Bewältigung der neuen Aufgaben und der damit verbundenen Anforderungen zu rasch vorgegangen ist oder wichtige Zwischenschritte ausgelassen hat und der Förderplan revidiert werden muss. Das Ziel selbst darf aber auf keinen Fall aus den Augen verloren werden. Es kommt darauf an, dass das Erlernen der neuen Kompetenzen für das Kind bzw. den Jugendlichen eine positiv erlebte Situation darstellt. Nur so kann langfristig die Bereitschaft und Fähigkeit zu überlegtem, zielbezogenem Handeln in wichtigen Anforderungsbereichen aufgebaut werden.

Eine wichtige Regel im Rahmen der Entwicklungsbegleitung von Kindern und Jugendlichen besagt, dass darauf geachtet werden muss, Anlässe zu nutzen, die sich im Alltag anbieten, um ihre Bereitschaft zu fördern, die Bewältigungskompetenzen zu erweitern. In der angloamerikanischen Literatur wird dies als **Empowerment** (kompetent machen) bezeichnet.

BEISPIEL

Im Rahmen eines Intensivseminars für künftige Heilpädagogen und -pädagoginnen war eine dreiwöchige Unterrichtsteilnahme von sechs Studierenden und ihrer Dozentin in einem vierten Schuljahr einer Sonderschule vorgesehen. Zwischen der Dozentin und der Klassenlehrerin war vereinbart worden, dass in einer gemeinsamen Intervention die Bereitschaft der Schüler und Schülerinnen entwickelt werden sollte, beim Auftreten von Kenntnislücken daran zu arbeiten, diese möglichst umgehend zu schließen. Der Lehrerin war nämlich aufgefallen, dass bei ihren Schülern und Schülerinnen die Ausrede überhandgenommen hatte, auf Anforderungen einfach zu sagen „Das weiß ich nicht" oder „Das kann ich nicht". Da nun sechs Studierende quasi als „Hilfslehrende" zur Verfügung standen, konnte mit einer entsprechenden Intervention begonnen werden.

Zu diesem Zweck wurde die Klasse so umgeräumt, dass einige Arbeitsplätze für Einzelunterweisungen zur Verfügung standen. In einem Einführungsteil wurde mit der Klasse die neue Regel erarbeitet: **„Wenn man etwas nicht weiß oder kann, dann lernt man es einfach!“** Es wurde vereinbart, dass diese Formulierung von nun an immer gebraucht werden sollte, sobald ein Kind in der Klasse auf eine Frage oder Arbeitsanweisung mit dem Satz reagierte: „Das kann (bzw. das weiß) ich nicht!“ Die Lehrerin fragte dann sofort: „Was tut man, wenn man etwas nicht weiß (kann)?“, worauf die ganze Klasse zu antworteten hatte: „Wenn man etwas nicht weiß oder kann, dann lernt man es einfach!“

Ein Studierender bzw. eine Studierende übernahm es anschließend sofort, in Einzelarbeit mit dem Kind die Lücke zu schließen bzw. die ersten Schritte in diese Richtung zu unternehmen, falls dafür mehr Zeit erforderlich war. Im letzteren Fall wurde von der Klassenlehrerin und der Dozentin ein individuelles Programm erstellt und dafür Zeit im Rahmen des differenzierten Unterrichtsablaufs vorgesehen. Schon nach kurzer Zeit begannen die Kinder sich selbst zu korrigieren, wenn ihnen bei einer Arbeitsanweisung z. B. der Satz „Das kann ich nicht“ herausgerutscht war, indem sie etwa sagten „Ich weiß schon, dann lernt man es einfach“. In diesem Fall wurde nachgefragt, ob sie versuchen wollten, die Aufgabe allein zu lösen, oder ob sie eine Einzelnachhilfe in Anspruch nehmen wollten. Die Klassenlehrerin berichtete, dass die Schüler und Schülerinnen auch nach Beendigung des Seminars wesentlich mehr Bereitschaft zeigten zu versuchen, Probleme selbstständig zu lösen bzw. gezielt um Hilfe zu bitten, wenn Schwierigkeiten auftraten.

In ähnlicher Weise kann man natürlich im Rahmen von Einzelbetreuungen vorgehen. In diesem Fall ist es besonders wichtig, dass bei dem Kind bzw. Jugendlichen nicht der falsche Eindruck entsteht, dass es sich um eine Kritik handelt, sondern im Gegenteil um die hilfreiche neue Erkenntnis, dass „Lernen sich lohnt“. Der Schwierigkeitsgrad der Aufgaben muss so gewählt werden, dass diese nach Abschluss des Lernprozesses erfolgreich bewältigt werden können.

Für Menschen mit Autismus ist es – genauso wie für jeden Heranwachsenden – notwendig zu lernen, wie man in sozial verträglicher, verantwortlicher Weise mit den eigenen Bedürfnissen und den Ansprüchen an andere umgeht. Dies heißt, dass man nicht nur das **Nehmen und das Stellen von Ansprüchen,** sondern auch das **Entwickeln von Eigeninitiative und das Geben** lernen muss, wobei dies natürlich im Rahmen der eigenen Möglichkeiten geschieht.

In der Anfangsphase jeder Autismustherapie bedeutet es zunächst einen großen Fortschritt, wenn Kinder mit einer Autismus-Spektrum-Störung die Kontaktschranke so weit überwunden haben, dass sie überhaupt in die Lage versetzt werden, **Wünsche zu äußern.** Wenn irgend möglich, sollte man diese erfüllen, damit das neue Verhalten bekräftigt und damit gefestigt wird.

Man darf diese Regel allerdings keinesfalls so missverstehen, dass man auch unsinnigen Anliegen nachgibt. In diesem Fall besteht die Gefahr, dass sich daraus das weiter unten beschriebene, nur schwer beeinflussbare autistische Durchsetzungsverhalten entwickelt. Können daher einige Wünsche nur z. T. oder nicht erfüllt werden, greift man zunächst am besten auf die gezielte Ablenkung durch Angebote zurück, von denen man weiß, dass sie der oder die Betroffene besonders schätzt. Bei kleinen Kindern kann dies z. B. ein attraktives Spiel sein, bei Jugendlichen eine kurzfristige sportliche Betätigung.

Wenn die Betroffenen gelernt haben, dass es sich lohnt, eigene Wünsche zu äußern, da sie dann des Öfteren auch erfüllt werden, fällt es ihnen leichter zu akzeptieren, dass auch andere gelegentlich eine Bitte äußern (z. B. „Gib mir bitte den Löffel“), und sind dann eher bereit, diese auch zu erfüllen. Schritt für Schritt kann man dann damit beginnen, Gelegenheiten zu schaffen, bei denen das Kind bzw. der Jugendliche seinerseits etwas für jemanden tun kann, wobei diese Person sich dann besonders herzlich bedanken sollte. Auf diese Weise werden solche Anlässe zu etwas Erfreulichem. Einfache Beispiele wären z. B. die Bitte um Hilfe beim Tragen von Gegenständen, Öffnen von Türen, Mithilfe beim Einräumen des Geschirrspülers.

Die wichtige Entwicklung, die hierdurch eingeleitet wird, betrifft den Aufbau des **prosozialen Verhaltens.** Dies stellt einen entscheidenden Schritt bei der Entwicklung der Erwachsenenpersönlichkeit dar. Wenn diese Gelegenheiten jedoch versäumt werden, kann es, wie oben bereits erwähnt, dazu kommen, dass die vielfältigen unterstützenden Handlungen der Betreuungspersonen zur Gewohnheit werden und die Betroffenen sie nachdrücklich einfordern. Erschwerend wirkt sich in diesen Fällen das Bedürfnis von Menschen mit Autismus nach stereotyper Gleichheit des Tagesgeschehens aus, da sie Sicherheit vermittelt. Jede Abweichung vom Gewohnten kann zur Folge haben, dass die Betroffenen ihren Unmut zu äußern beginnen. Ihr Ärger kann unter Umständen sehr massive Formen annehmen. Die Rollen beginnen sich umzukehren: Aus dem auf Hilfe Angewiesenen wird ein Befehlender, aus dem Helfer ein Befehlsempfänger.

Ein Beispiel für das schrittweise Vorgehen beim Aufbau neuer, flexiblerer Reaktionen in Anforderungssituationen, die es möglich machen, dass der Wunsch der Betreuungsperson berücksichtigt wird, bringt der folgende Bericht der Betreuerin aus einem Trainingszentrum für Kinder und Jugendliche mit Autismus-Spektrum-Störung:

BEISPIEL

In diesem Zentrum gibt es die Regel, dass jeder zumindest kosten muss, wenn er eine Speise nicht essen möchte. Stellen die Betroffenen dann fest, dass sie sie wirklich nicht mögen, wird das Essen weggeräumt. Auf diese Weise lernen sie, sich begründet für oder gegen etwas zu entscheiden. Würde man einfach auf die Weigerung eingehen und die Speise sofort abräumen, dann würde man nur das Durchsetzungsverhalten unterstützen. Die Betreuerin beschreibt ihr Vorgehen bei einem Konflikt mit einem Jugendlichen mit Autismus wie folgt: „Während einer Zwischenmahlzeit weigerte er sich, indem er lautstark ärgerliche Laute ausstieß, eine Banane anzufassen, geschweige denn zu essen. Ich brach ein kleines Stück von der Banane ab und schob es ihm, während er gerade den Mund zu einem weiteren Protest öffnete, zwischen die Lippen. Er schluckte es im Ganzen, ohne zu kauen, hinunter, was typisch für ihn ist, und protestierte weiter, aber nicht mehr ganz so vehement und überzeugt. Ich verstärkte ihn für das Hinunterschlucken, indem ich ihm über den Kopf streichelte und dazu sagte „Du bist aber brav … so eine gute Banane, die schmeckt." Nachdem er auf dieselbe Weise noch ein Stück der Banane gegessen hatte, griff er von sich aus nach der Banane. Mit leichter Handführung ergriff er sie und biss ein Stück davon ab. Danach aß er selbstständig den Rest auf."

Diese Szene hätte ohne die überlegte Einwirkung der Betreuerin ganz anders verlaufen können: Der Jugendliche hätte sich in einen Zornanfall hineingesteigert und schließlich „gesiegt", d.h. sich mit seiner Weigerung durchgesetzt, aber auf den Genuss der Banane hätte verzichten müssen.

Die Betreuerin verwendete einerseits verhaltenstherapeutische Techniken: Dafür sorgen, dass das **gewünschte Verhalten überhaupt stattfindet, Aufteilen der Verhaltensabfolge in kleine Schritte, Einsetzen positiver Bekräftigungen;** andererseits ging sie nach der **niederlagelosen Methode** von Gordon (1979) vor. Da der Jugendliche **selbst entscheiden** durfte, ob er die Banane aufessen wollte oder nicht, nachdem er davon gekostet hatte, stellte es keine „Niederlage" für ihn dar, dass er sich für das Verspeisen der Banane entschieden hatte, sondern im Gegenteil eine selbst verantwortete Handlung. Da die Betreuerin es ihm freigestellt hatte, ob er weiteressen wollte oder nicht, wäre es aber auch für sie selbst kein Prestigeverlust gewesen, wenn sich der Junge gegen das Aufessen der Banane entschieden hätte. Natürlich kann man bei so einem Ausgang die Tür auch für eine andere Entscheidung offen lassen, indem man sie zwar akzeptiert, aber andeutet, dass der Jugendliche sich vielleicht ein nächstes Mal anders entscheiden könnte: „Paul (Name geändert) möchte heute die Banane nicht essen. Vielleicht probiert Paul die Banane morgen noch mal."

Kinder und Jugendliche mit Autismus müssen oft Entwicklungsstufen nachholen, die andere weit früher erledigt haben. Auch bei sich typisch entwickelnden Kleinkindern, die die Entwicklungsaufgaben der Trotzphase meistern sollen, stellt die geschilderte Vorgehensweise eine erfolgreiche Methode dar. In allen diesen Fällen geht es um die Entwicklung von **sozial verträglichen Formen der Selbstständigkeit bzw. Selbstbehauptung** anstelle von unnachgiebigen Durchsetzungsversuchen. Wird dieser wichtige Entwicklungsschritt versäumt, kann die autistische Selbstbehauptung bzw. das autistische Durchsetzungsverhalten zu einer regelrechten Tyrannei ausarten. Sie stellt das schwerwiegendste Problem unzureichend therapierter Jugendlicher und Erwachsener mit Autismus dar und führt nur zu oft dazu, dass sie in der Familie nicht mehr zurechtkommen.

15

BEISPIEL

Ein 25-jähriger junger Mann mit Autismus, der seit seinem 13. Lebensjahr in einem Sonderschulheim lebt, besuchte seine Familie an Wochenenden und in den Ferien: „Zurzeit ist eine dieser Marotten, die oft eher den Eindruck innerer Zwänge (statt Willensäußerungen) vermitteln, z. B. der vehemente Drang, Wirtschaften und Restaurants aufzusuchen, um einen oder mehrere Kaffees zu trinken (eher ein rituelles Spiel mit Kaffee, Sahne und Würfelzucker) oder gar – im Rahmen von Ausflügen in den Ferien – ganze Mahlzeiten zu essen. Am Anfang dieser Gewohnheit, vor einigen Jahren, ging dies recht gut. Er benahm sich in der Wirtschaft anständig, erregte wenig Aufsehen und ließ sich jeweils innerhalb nützlicher Frist bewegen, wieder weiterzugehen. (…) Vor etwa einem Jahr hat er nun aber begonnen, seine Forderungen zu steigern, zeitweise bis ins Maßlose. Er will z. B. mehr als ein Mal am Tag ins Restaurant, ist nicht mehr nur mit einem Kaffee zufrieden, sondern insistiert, dass wir weitere und immer wieder einen weiteren bestellen, auch bevor die vorhergehenden ausgetrunken sind und obschon er gar nicht mehr recht trinken und Zucker essen mag. Es ist schon vorgekommen, dass diese Prozedur – trotz (oder wegen?) ständigen, diskreten Drängens unsererseits – zwei bis drei Stunden gedauert hat, und der bisherige Rekord waren 11 Kaffees (natürlich koffeinfrei…). Meistens kommt eine solche Kaffee-Orgie erst dann zu einem glücklichen Abschluss, wenn die Blase von Fritz (Name geändert) endlich so voll ist, dass er nicht länger unterdrücken kann, auf die Toilette zu gehen, und dies schließlich zum Anlass für den Aufbruch genommen werden kann. Auch die Variante des aller-aller-letzten Kaffees unter der Bedingung, dass Fritz ihn außerhalb des Restaurants beim Aufbruch trinkt, war schon erfolgreich. (…) Wehe, wenn seine Wünsche nicht erfüllt werden! Lautes Ausrufen, Schreien, Toben bis Aggressionen (Haare ausreißen) können die Folge sein.“

Die therapeutische Einschränkung eines derartigen unangemessenen Durchsetzungsverhaltens ist sicher nicht leicht und erfordert die Vertrautheit mit der Anwendung verhaltenstherapeutischer Prinzipien, wie sie in dem vorliegenden Buch an verschiedenen Stellen ausführlicher beschrieben werden (➤ Kap. 9, ➤ Kap. 10). Im Heim machte der junge Mann keine Probleme, da die Betreuungspersonen wussten, wie sie mit seinen autistischen Selbstbehauptungstendenzen umgehen mussten. Die Eltern berichteten auch darüber: „Zum Glück ist es den Betreuern unseres Sohnes gelungen, die Eskalation zu unterbrechen. In der Regel genügen zwei Restaurantbesuche pro Woche mit je einem Kaffee und etwa 20 Minuten Dauer, um Fritz zufriedenzustellen. Bei uns zu Hause und in den Ferien hingegen bangen wir von Tag zu Tag, ob es uns gelingen werde, ein vernünftiges Gleichgewicht zu finden.“ Hier wäre eine entsprechende Schulung der Eltern hilfreich gewesen.

Je mehr sich die aggressiven autistischen Durchsetzungstechniken verfestigen konnten, da zu wenig dagegen unternommen wurde, desto länger dauert es, bis man sie abgebaut hat. Das wichtigste Interventionsprinzip ist dabei, wie wir schon an anderer Stelle gezeigt haben, dass der oder die Betroffene mit den aggressiven Aktionen **nichts erreichen** darf, wohl aber Zuwendung und andere positive Bekräftigungen erhält, **wenn das erwünschte Verhalten gezeigt wird.** Man darf sich durch die oft sehr massiven Aktionen von Kindern und Jugendlichen mit Autismus nicht zum einfachen Nachgeben verführen lassen, sondern muss versuchen, die Situation so umzugestalten, dass sie zu einer Lerngelegenheit wird. Die neue Regel, die es in diesen Fällen zu lernen gilt, heißt: „Wenn ich unangemessenes Verhalten aufgebe, dann erhalte ich etwas Erfreuliches, wenn ich das nicht mache, bekomme ich nichts.“

15.2 Umgang mit dem neu auftretenden Autonomiebedürfnis

Ein besonderes Problem bildet das Bedürfnis nach mehr Selbstständigkeit, das bei allen Jugendlichen und daher auch bei Jugendlichen mit einer Autismus-Spektrum-Störung auftritt. Je größer das Ausmaß der Behinderung in den lebenspraktischen Bereichen bei dem oder der Betroffenen ist, desto schwieriger wird es zu entscheiden, wie weit man diesem Verlangen nachgeben kann, ohne ihn oder sie zu gefährden. Wenn in derselben Familie ein stärker eingeschränkter Jugendlicher mit Autismus und ein etwa gleichaltriges, sich typisch entwickelndes Geschwisterkind leben, kann es im Jugendalter zu besonderen Schwierigkeiten kommen, die sich in Widerstand und Zornausbrüchen äußern, wenn Ersterer erleben muss, dass Bruder oder Schwester wesentlich mehr Freiheiten genießt als er oder sie selbst, z. B. allein ausgehen, einkaufen gehen, Partys besuchen, kleine Reisen unternehmen. Hier ist eine verständnisvolle therapeutische Begleitung hilfreich.

Aber auch sozial kompetentere Jugendliche mit Autismus haben Probleme, am „normalen" Jugendleben teilzunehmen. Sie haben Schwierigkeiten, die vielen unausgesprochenen Regeln der Jugendkultur zu erkennen und sich entsprechend zu verhalten, und werden daher leicht zu Außenseitern. Viele Jugendtreffs sind ihnen zu laut und zu gedrängt, sodass sie dazu neigen, sich diesen zu entziehen, aber in der Folge darunter leiden und sich ausgeschlossen fühlen. Hier kommt es darauf an, geeignete Alternativen zu finden: Hobbyvereine, die den Sonderinteressen der Jugendlichen entgegenkommen, oder Kurse, die den doppelten Zweck haben, neue Kompetenzen zu vermitteln und andere in einer geschützten Umgebung kennenzulernen. So bietet z. B. das Zentrum Arche Noah in Wien regelmäßige Freizeitclubtreffen für Jugendliche mit Autismus-Spektrum-Störung an, bei denen gemeinsam Unternehmungen verschiedener Art stattfinden.

Auf der anderen Seite stellt das neue Bedürfnis nach mehr Autonomie einen wertvollen Entwicklungsanreiz dar, den es zu nutzen gilt, indem man Schritt für Schritt neue Kompetenzen aufbaut, die Jugendlichen mit Autismus ein angemessenes Maß an Selbstständigkeit vermitteln können. Das im Jugendalter neu erwachende Bedürfnis nach mehr Autonomie bietet die Voraussetzung, den Prozess des Selbstständigwerdens voranzutreiben, da die Jugendlichen nun selbst ein Interesse an einer Erweiterung ihres Aktionsradius haben und dann eher bereit sind, dafür neue Aufgaben und Verantwortungen zu übernehmen.

15.3 Umgang mit der körperlichen und psychischen Entwicklung in der Pubertät und im frühen Jugendalter

In der **Pubertät** und im **Jugendalter** treten einige neue Probleme auf, die es zu bewältigen gilt, andere präsentieren sich in neuer Form. Die hormonelle Umstellung im Zuge der psychosexuellen Entwicklung kann zu Krisen führen. Es ist daher notwendig, die Jugendlichen behutsam dabei zu begleiten. Die Eltern sollten sich bewusst sein, dass viele der typischen Verhaltensprobleme der Pubertät und des beginnenden Jugendalters auch bei sich typisch entwickelnden Jugendlichen auftreten. Es ist aber äußerst wichtig, die Heranwachsenden nicht sich selbst zu überlassen, sondern sie in diesen neuen Lebensabschnitt einzuführen und ihnen bei Schwierigkeiten gezielt zu helfen.

Sehr häufig tritt verstärkt Onanie – bei beiden Geschlechtern – auf. Es ist von Bedeutung, dass die Bezugspersonen diese Situation nicht dramatisieren. Eine wichtige Aufgabe besteht darin, den Betroffenen zu vermitteln, dass dies nicht „schlimm" sei, dass das Verhalten aber nicht im Beisein anderer und vor allem nicht in der Öffentlichkeit geschehen dürfe. Methodisch können hier dieselben Verfahren eingesetzt werden, die beim Löschen von Stereotypien angewendet werden: Ablenkung, Anbieten anderer Verhaltensmöglichkeiten, kleine Belohnungen, wenn es gelungen ist, bei unpassenden Gelegenheiten auf die Selbstbefriedigung zu verzichten. Gelegentlich kommt es aus bloßer Langeweile zur Selbstbefriedigung. In diesem Fall kommt es darauf an, derartige Situationen zu vermeiden. Ein die Jugendlichen ausfüllendes und sie erfüllendes Freizeitprogramm ist in dieser Situation besonders hilfreich.

Die mit der sich entwickelnden Sexualität verbundenen neuen Entwicklungsaufgaben bedeuten für Jugendliche mit Autismus oft eine erhebliche Belastung. Sie brauchen nun besondere Unterstützung, um z. B. ihr verändertes (und für sie selbst oft befremdliches) Kontaktbedürfnis zu Personen des anderen Geschlechts in die richtigen Bahnen zu lenken. Einmalige Hinweise bewirken hier nichts, die neuen Verhaltensweisen im Umgang mit dem anderen Geschlecht (z. B. akzeptierte Formen der Kontaktanbahnung) müssen geduldig situationsbezogen eingeübt werden.

BEISPIEL

So begann z. B. der 15-jährige Hans (Name geändert) in der Straßenbahn, junge Frauen zu streicheln, was natürlich zu erheblichen Konflikten Anlass gab. Hier war es notwendig, ihm sehr klar zu vermitteln, dass dies nicht erlaubt ist, dass es aber durchaus am Platz sei, einige nette Worte zu wechseln. Auch dafür mussten die passenden Anlässe und Redewendungen im Rollenspiel erarbeitet werden.

In ihrer Persönlichkeit gut organisierte Menschen mit Autismus können zu einer tragfähigen Partnerschaft finden, wie die Forschungsarbeiten von Hippler (2003) gezeigt haben. Erste Beziehungen zum anderen Geschlecht stellen auch für sich typisch entwickelnde Jugendliche eine neue Erfahrung und damit Herausforderung dar, mit der sie nicht immer allein fertigwerden, sondern den Rat und die Unterstützung von Vertrauenspersonen innerhalb und außerhalb der Familie benötigen. Jugendliche mit Autismus brauchen diese Unterstützung in höherem Maße. Wegen der ungewöhnlichen Verhaltensweisen und Reaktionen von Menschen mit Autismus ist immer wieder „Übersetzungshilfe" angesagt, um den Personen mit Autismus selbst und ihren Partnern und Partnerinnen Erklärungen zu liefern, die ihnen eine bessere Bewältigung von auftretenden Schwierigkeiten ermöglichen. Es handelt sich um Erklärungen, was das Verhalten ihres Freundes oder ihrer Freundin zu bedeuten hat und wie man darauf so reagieren kann, dass Missverständnisse und unnötige Konflikte vermieden werden. So fällt es z. B. vielen Menschen mit Autismus schwer, ihre liebevollen Gefühle verbal auszudrücken, was als Lieblosigkeit missverstanden werden kann. Hier ist es hilfreich, den Partner oder die Partnerin darauf hinzuweisen, dass andere Liebesbezeugungen, z. B. kleine Geschenke oder andere Aufmerksamkeiten die Stelle verbaler Liebesbekundungen übernehmen.

15.4 Umgang mit Demotivation und Passivität

Wenn Menschen immer wieder erleben, dass ihre Anstrengungen wenig Erfolg haben und daher auch wenig Anerkennung finden, oder häufig kritisiert werden, kann es dazu führen, dass an die Stelle eines leistungsmotivierten Verhaltens eine gewohnheitsmäßige Abwehr aller Leistungsanforderungen tritt. Bei Personen mit Autismus-Spektrum-Störung, die, aus welchen Gründen auch immer, in einem entweder zu wenig oder zu sehr unterstützenden und daher verwöhnenden, häuslichen Umfeld aufwachsen, kommt dies relativ häufig vor.

Allgemein gilt, dass Leistungseinsatz mit körperlicher und/oder geistiger Anstrengung verbunden ist. Wird sie zu groß, besteht die ressourcenschonende Reaktion darin, eine Pause einzulegen oder andere Wege zu suchen, um die Anstrengungen auf ein erträgliches Maß zu reduzieren. In diesen Fällen handelt es sich um problemlösende Formen von Anstrengungsvermeidung. Werden Menschen jedoch dauerhaft überfordert, kommt es zu dysfunktionalen, nicht problemlösenden Formen der Anstrengungsvermeidung (Rollett, 2006). Ziel der Bemühungen ist es dann nicht mehr, notwendigen Anforderungen zu entsprechen, sondern alle Möglichkeiten einzusetzen, um die Übernahme von Aufgaben wirkungsvoll zu verweigern, auch wenn man dazu durchaus in der Lage wäre, z. B. unerschütterliche Passivität, Jammern, Argumentieren oder Affektdurchbrüche (➤ Kap. 12).

BEISPIEL

Der 14-jährige Manfred entwickelte einen eindrucksvollen Zornausbruch, als er in der Tagesstätte, die er besuchte, ein Glas Saft verlangte und von der Betreuerin aufgefordert wurde, sich den Saft selbst aus dem Kühlschrank zu holen (wozu er von seinen Kompetenzen her durchaus in der Lage war). Zu Hause war er gewöhnt, dass seine Eltern ihm diesen Wunsch immer erfüllten.

Mit den Eltern wurde daher vereinbart, dass sie zu Hause damit beginnen sollten, ihn langsam in freundlicher Form zu mehr selbstständigem Verhalten zu motivieren. Als erste Aufgabe sollte erarbeitet werden, Manfred dazu zu ermuntern, sich den Saft selbst zu holen. Diesen Prozess sollten die Eltern unterstützen, indem sie anfangs den Saft gemeinsam mit Manfred holen gingen und ihn jedes Mal besonders für seine Initiative lobten.

Sobald das neue Verhalten zu Hause zur Gewohnheit geworden war, konnte es in einem zweiten Schritt auch in der Tagesstätte eingefordert werden. Bei derartigen Trainings ist daher eine enge Kooperation zwischen Elternhaus und Betreuungseinrichtung erforderlich.

Für die Betreuer und Betreuerinnen in Tageseinrichtungen ist es wichtig, in Erfahrung zu bringen, welche Erwartungen die Jugendlichen mit Autismus aufgrund ihrer häuslichen Erfahrungen an die Mithilfe der Betreuungspersonen haben, um aggressive Entgleisungen zu vermeiden.

Menschen mit Autismus-Spektrum-Störungen verstehen es außerdem oft nicht, dass zu Hause andere Regeln gelten als in anderen Umgebungen und umgekehrt. Will man sie auf das Leben in der Erwachsenenwelt besser vorbereiten, muss daher zu Hause damit begonnen werden, langsam ein selbstständigeres Verhalten aufzubauen. Aus diesem Grund wurde auch mit Manfreds Eltern besprochen, wie sie mit ihm schrittweise, ohne Druck und mit viel Lob verbunden, erarbeiten könnten, häufiger für sich selbst zu sorgen.

Der Weg, neues Verhalten zunächst in der vertrauten Welt der Familie aufzubauen und erst dann in der Tagesstätte oder am Arbeitsplatz zu erwarten, ist wesentlich einfacher als das umgekehrte Vorgehen. Wann immer dies möglich ist, sollte man daher selbstständiges Verhalten zunächst zu Hause entwickeln und einüben.

Wird es von der Familie und anderen Betreuungspersonen versäumt, das Familienmitglied mit Autismus schrittweise zu mehr Selbstständigkeit und zur Übernahme notwendiger, wenn auch anstrengender Tätigkeiten zu führen, besteht die Gefahr, dass sich bei ihnen eine **Haltung der gewohnheitsmäßigen Anstrengungsvermeidung** entwickelt: Sobald eine Tätigkeit subjektiv als anstrengend eingeschätzt wird, wird versucht, diese von vornherein zu vermeiden. Je häufiger derartige Verweigerungen akzeptiert werden, desto schwieriger wird es, sie später wieder abzubauen. Dazu ein weiteres Beispiel:

BEISPIEL

Der 15-jährige Jonas (Name geändert), der über sehr geringe sprachliche Kompetenzen verfügte und in einem Autismuszentrum tagesbetreut wurde, weigerte sich jedes Mal, wenn sich die Gruppe für einen Spaziergang umzog, seine Schuhe anzuziehen. In der Vergangenheit hatte er es auf diese Weise erreicht, dass die jeweilige Betreuungsperson ihm die Schuhe anzog, damit es nicht zu längeren Wartezeiten für die ganze Gruppe kam.

Die Betreuungspersonen (und auch er selbst) waren sich aber durchaus bewusst, dass er eigentlich seine Schuhe schon selbst anziehen konnte und nur keine Lust dazu hatte. In einem neuen Anlauf sollte seine Anstrengungsvermeidung überwunden werden. Es wurde daher schon 20 Minuten früher damit begonnen, Jonas zu bitten, in die Garderobe zu gehen. Zunächst musste man ihn durch freundliches Zureden dazu motivieren. In der Garderobe angekommen, wurde er gebeten, die Schuhe selbst aus dem Fach zu holen, was er anfänglich wieder unter Stöhnen zu verweigern versuchte. War dies erfolgt, stellte er die Schuhe neben sich ab, setzte sich auf die Bank, zeigte immer wieder darauf, seufzte laut und schaute dabei die Betreuer erwartungsvoll an. Die Betreuerin zog ihm aber die Schuhe nicht an, sondern benutzte die Methode der Handführung, um zu erreichen, dass er zunächst einmal die Schuhe in die Hand nahm und in einem weiteren Schritt schließlich auch über seine Füße zog. Für jeden dieser Schritte wurde er natürlich gelobt. Diese Methode wurde in der Folge beibehalten und führte schließlich dazu, dass Jonas nach Aufforderung selbstständig in die Garderobe ging und sich die Schuhe anzog, wenn auch weiterhin unter Stöhnen. Er erhielt jedes Mal erneut Lob.

15.5 Emotionsmanagement in schwierigen Situationen: Umgang mit negativen Gefühlszuständen

Während bei kleinen Kindern die Verantwortung für das richtige **Emotionsmanagement** zunächst weitgehend bei den erwachsenen Betreuungspersonen liegt, verschiebt sich diese im Laufe der individuellen Entwicklung immer mehr zu den Heranwachsenden selbst, wobei es natürlich darauf ankommt, dass die entsprechenden Kompetenzen Schritt für Schritt entwickelt werden. Jugendliche mit Autismus brauchen dabei besonders viel einfühlsame Förderung und langfristige Unterstützung.

So haben Menschen mit Autismus bekanntlich große Probleme, sich auf Neues einzustellen. **Überraschende Änderungen sind daher eine besonders häufige Quelle für Verunsicherungen bis hin zu Unmut und Ärger.** Aus diesem Grund haben z. B. Eltern und Betreuungspersonen, die zu einem intrusiven, das heißt oft abrupt eingreifenden, Erziehungsverhalten neigen, nicht selten besondere Probleme mit dem Kind oder Jugendlichen mit Autismus (Interaktions- und Kontaktprogramm ➤ Kap. 7).

Eine wichtige, frustrationsreduzierende Maßnahme besteht darin, den Sohn oder die Tochter immer behutsam **auf Veränderungen vorzubereiten.** Wenn z. B. ein Spaziergang, auf den sich der oder die Jugendliche gefreut hat, nicht möglich ist, da es zu regnen begonnen hat, ist dies ausführlich in einer den jeweiligen sprachlichen und kognitiven Fähigkeiten angepassten Weise zu besprechen. Wichtig ist, darauf hinzuweisen, dass der Spaziergang nachgeholt wird, wenn die Sonne wieder scheint. Eine weitere Regel: Keinesfalls sollte man sich in die Rolle dessen drängen lassen, der an dem Ausfall des Spaziergangs Schuld hat, indem man sich zu lange mit Erklärungen aufhält, dass ein Spaziergang bei Regen nicht angenehm sei. Bei Jugendlichen mit Autismus kann dies fälschlich so ankommen, als wolle man die Tatsache, dass der Spaziergang ausgefallen ist, verteidigen. Es ist vielmehr notwendig, dass man **emotional die Partei des enttäuschten Jugendlichen ergreift** und gemeinsam bedauert, dass der „dumme Regen" den Spaziergang verhindert hat.

15.5.1 Umgang mit Ärger und Wutausbrüchen

Wutausbrüche können auf Eltern und Betreuungspersonen äußerst bedrohlich wirken. Leicht gesagt, aber schwer umzusetzen ist die Regel, dass man dies keinesfalls zeigen sollte. Angst aufseiten der Betreuungspersonen vergrößert die Gefahr von Übergriffen, da die damit verbundenen Verhaltensweisen Schwäche signalisieren. Man sollte daher versuchen, diese Gefühle unter Kontrolle zu halten und trotz des unangemessenen Verhaltens in sehr bestimmter Weise, aber gleichzeitig auch freundlich zugewandt mit dem oder der Jugendlichen umgehen. In vielen Fällen ist ein **Situationswechsel** bei aggressiven Durchbrüchen eine günstige Intervention. Eine bewährte Maßnahme besteht darin, zu Hause und in der Betreuungseinrichtung einen Raum als Beruhigungszone einzurichten. Ein Hinweis: Tobenden Jugendlichen sollte man sich nie von vorn, sondern grundsätzlich von hinten oder von der Seite nähern, wenn es zu ihrer eigenen oder zur Sicherheit von anderen notwendig ist, sie aus der Situation herauszuführen und an einen Ort zu bringen, wo sie sich gefahrlos entspannen können. Die Erfahrung muss zeigen, ob es dem Jugendlichen leichter gelingt, aus dem Wutanfall auszusteigen, wenn er dann allein gelassen wird oder wenn die Betreuungsperson anwesend ist.

15.5.2 Die Unterstützung des Ausstiegs aus einem Zornanfall

Die im nächsten Abschnitt beschriebenen Maßnahmen beziehen sich auf die Bewältigung von Situationen, in denen die betroffenen Personen (noch) nicht über ausreichende Kompetenzen zur Bewältigung frustrierender Alltagserfahrungen verfügen und daher ein funktionierendes Ärgermanagement durch die Betreuungspersonen erforderlich ist.

Entspannungsübungen, die selbstverständlich außerhalb der Aggressionssituation eingeübt werden müssen, sind eine weitere Möglichkeit, um einen rascheren Ausstieg aus dem Zornanfall zu unterstützen.

Die **Vermittlung von mehr Kompetenz bei der Bewältigung frustrierender Alltagssituationen** aufseiten der Jugendlichen stellt daher die wichtigste Maßnahme zur Verringerung aggressiver Durchbrüche dar, da hierdurch erreicht werden kann, dass Wutgefühle in vielen Fällen gar nicht auftreten.

Eine wichtige Voraussetzung eines guten Ärgermanagements durch die Betreuungspersonen besteht darin, die **frühen Anzeichen** zu erkennen, um den Aufbau der Aggression durch rasche, ablenkende Interventionen zu unterbrechen. Ärgeranzeichen können z. B. bestimmte Redewendungen sein, die der Jugendliche stereotyp in solchen Situationen gebraucht, aber auch ein zunehmend aggressiver werdender Stimmton, charakteristische Veränderungen der Mimik, schnelleres Atmen, Rötung des Gesichts, ein starrer Blick bei weit geöffneten Augen. Eine Liste dieser Anzeichen kann den Betreuungspersonen helfen zu erkennen, dass rasches beruhigendes Einschreiten erforderlich ist. Wie bereits ausgeführt, stellt in solchen Situationen die gezielte Ablenkung die wichtigste Maßnahme dar.

BEISPIEL

Der 17-jährige Max (Name geändert) neigte z. B. dazu, seine Mahlzeiten richtiggehend herunterzuschlingen, sofort eine neue Portion zu verlangen und extrem wütend zu reagieren, wenn ihm dies verweigert wurde. Die Betreuerin hatte daher die Regel eingeführt, dass Max immer nur eine eher kleine Portion erhielt (die auch auf einem relativ kleinen Teller angerichtet wurde, damit dies Max nicht auffiel), sodass er, ohne eine Gewichtszunahme zu riskieren, eine zweite Portion bekommen konnte. Meist funktionierte dies. Gelegentlich, und zwar vor allem, wenn es sich um ein Lieblingsgericht handelte, reagierte er schon beim Anblick der ersten Portion aggressiv.

Als die Betreuerin die aufkommende Erregung des Jugendlichen bemerkte, griff sie sofort ein, indem sie ihm in zwar bestimmtem, aber freundlichem Ton sagte: „Max, du musst dich nicht ärgern. Schau, in dem großen Topf ist noch sehr viel drin!“, und ihn in den großen Topf hineinsehen ließ. In ähnlicher Weise fuhr sie fort, bis Max sich beruhigt hatte und zu essen begann.

Völlig verfehlt wäre es, auf einen bereits erregten Jugendlichen mit Autismus mit Vorwürfen und Ermahnungen zu reagieren und dabei vielleicht auch noch einen negativ emotionalisierenden Stimmton zu verwenden. Aus diesem Grund sind lautes Schimpfen, aber auch Ironie und Herabsetzungen nicht am Platz. Oft hört man von Erziehungspersonen, dass ihre lautstark vorgebrachten Zurechtweisungen zur Erziehung des oder der Betroffenen in derartigen Situationen „notwendig“ seien. Eine wichtige Regel, die nicht nur für Jugendliche mit Autismus gilt, besagt dagegen, **dass man nicht erziehen kann, wenn der oder die Betroffene gerade höchst erregt ist.** Erst muss die Erregung abgeklungen sein, dann kann man mit Aussicht auf Erfolg versuchen, den Konfliktanlass im Gespräch oder durch entsprechende Maßnahmen zu bewältigen.

Kontraproduktiv sind sowohl ein ärgerlicher als auch ein hilfloser Tonfall, da diese zu weiteren Eskalationen führen können. Wie oben erwähnt, sollte ein freundlich-bestimmter, beruhigender Stimmton gewählt werden.

Jedes Ärgermanagementprogramm bei Kindern und Jugendlichen mit Autismus-Spektrum-Störung muss berücksichtigen, dass es in der Anfangsphase notwendig ist, den Betroffenen zunächst einmal das **Erkennen** von Ärgergefühlen zu vermitteln. Sobald dies geleistet ist, hat es sich bewährt, dafür ein Codewort zu verwenden, das aus dem Sprachschatz des Betroffenen stammt und ihm daher unmittelbar verständlich ist: Beispiele wären „Nicht ausrasten!“, „Schluss!“, „Alles gut!“. Im Rahmen einer längerfristigen Intervention kann man dann mit dem Jugendlichen erarbeiten, wie er oder sie die Ärgeranzeichen bei sich selbst erkennen kann, um dann etwas dagegen unternehmen zu können. Dies muss natürlich in entsprechenden Trainings eingeübt werden (Trainingsmodule ➤ Kap. 16).

Eine weitere nützliche Maßnahme besteht darin, durch Beobachtungen im Alltag eine **Liste jener Situationen** anzulegen, die bei dem oder der Betroffenen häufig zu Ärger führen. Vieles lässt sich bereits durch ein Vermeiden derartiger Anlässe bewältigen, wobei dem oder dem Jugendlichen zunehmend eine aktive Rolle zugewiesen werden kann, indem sie selbst mit der Zeit lernen, kritischen Situationen auszuweichen.

Ist die einfache Vermeidung der ärgerauslösenden Situation nicht möglich, sind in einem weiteren Schritt problemangepasste Bewältigungsstrategien für bestimmte, häufig auftretende Ärgersituationen in Form von **Wenn-dann-Verbindungen** zu erarbeiten. Der 14-jährige Manfred hatte z. B. gelernt, sich bei aufkommender Wut in einen Ruheraum zurückzuziehen, sich hinzulegen und Musik zu hören („**Wenn** ich ein Ärgergefühl habe, **dann** gehe ich in den Ruheraum und höre Musik!“). Da Personen mit Autismus eine Neigung zu gleichbleibenden Verhaltenssequenzen haben, kommt ihnen eine solche klare Formulierung einer Handlungsanweisung entgegen.

Diese Methode kann auch zur Bewältigung von kritischen aggressionsauslösenden Situationen in der stationären Betreuung angewendet werden. So war man in einem New Yorker Spital, dem Mohawk Valley Psychiatric Center, zur Unterstützung sowohl des Pflegepersonals als auch der Patienten und Patientinnen selbst dazu übergegangen, große Tafeln aufzuhängen, auf denen sprachlich und in Bildform Möglichkeiten aufgelistet waren, mit Wutgefühlen und den resultierenden aggressiven Handlungsimpulsen fertigzuwerden (siehe Visalli u. a., 1997). Als Beispiele für aggressionsbewältigende Maßnahmen wurden genannt: sportliche Übungen, Entspannungstechniken, ablenkende Tätigkeiten wie Musik hören, sich mit einer Freizeitaktivität beschäftigen, aber auch sich allein in den Ruheraum zurückziehen, sich hinlegen und in eine weiche Decke kuscheln. Diese Aufzählung diente als Erinnerungshilfe sowohl für die Betreuungspersonen als auch für die Betroffenen selbst, um bei aufkommendem Ärger auf eine abbauende Tätigkeit ausweichen zu können.

Man sollte diese Liste aufgrund der individuellen Erfahrungen mit den betreffenden Jugendlichen individuell erweitern. Falls diese den Tag in einer geschützten Werkstätte oder einer anderen Betreuungseinrichtung verbringen, sollte dieselbe Erinnerungstafel sowohl dort als auch zu Hause angebracht werden. Sind die Jugendlichen an einem Regelarbeitsplatz tätig, würde dies wahrscheinlich stören. In diesem Fall kann man ihnen eine Erinnerungskarte mitgeben, auf die sie bei Bedarf zurückgreifen können. Das Nachsehen und „sich selbst erinnern" müssen entsprechend eingeübt werden.

15.6 Übergang zum beginnenden Erwachsenenalter

Auf das Jugendalter folgt eine Entwicklungsphase, die in der neueren entwicklungspsychologischen Literatur als **beginnendes Erwachsenenalter** (Emerging Adulthood, vgl. Arnett, 2000, 2015) bezeichnet wird. In der Regel wird der Eintritt in diese Phase mit Vollendung des 18. Lebensjahres angenommen. Sie ist dadurch gekennzeichnet, dass, wie dies inzwischen vielfach der Fall ist, die Berufsausbildung noch nicht abgeschlossen ist und daher die vollen Verpflichtungen des Erwachsenenalters noch nicht übernommen werden können bzw. müssen. Für die Betreuung von jungen Menschen mit Autismus-Spektrum-Störung bedeutet diese Entwicklung einen Vorteil, da ihre Sonderstellung dadurch nicht so auffällig ist. Es ist daher empfehlenswert, diese Periode intensiv zu nutzen, um mögliche berufliche Entwicklungen in Gang zu setzen und zu fördern sowie Möglichkeiten des selbstständigen Lebens außerhalb der Herkunftsfamilie zu klären und zu verwirklichen. In diesem Zusammenhang ist es wichtig, die im sozialen Umfeld für Menschen mit Autismus-Spektrum-Störung angebotenen Beratungs- und Fördermöglichkeiten zu erkunden und zu nutzen.

Auf ein im Zuge des Erwachsenwerdens gelegentlich auftretendes Problem von Personen mit Autismus muss hier hingewiesen werden: Mit dem Wegfall des jugendlichen Aussehens lässt die Bereitschaft der Umwelt nach, die Betroffenen bei Problemen mit Nachsicht und freundlich zu behandeln. Menschen, die sie nicht kennen, erwarten daher von ihnen mehr Selbstständigkeit und soziale Kompetenz, als sie vielleicht zu leisten imstande sind. Für die jungen Erwachsenen kann dies eine sehr frustrierende, ihren bisherigen Erfahrungen zuwiderlaufende Erfahrung bedeuten. Hier ist eine einfühlsame Beratung erforderlich, verbunden mit konkreten Verhaltenstrainings. Die wirksamste Strategie besteht darin, den Betroffenen nicht nur Verständnis entgegenzubringen (so wichtig dies selbstverständlich ist), sondern ihnen für die Bewältigung dieser kritischen Situationen neue Verhaltensweisen zu vermitteln. Geeignet sind auch hier entsprechend gut geplante und vorbereitete Rollenspiele. Wieder muss betont werden, dass es mit einmaligen Aktionen nicht getan ist, sondern geduldig geübt werden muss. Den Eltern und anderen Betreuungspersonen ist daher auch eindringlich nahezulegen, in ihrem täglichen Umgang mit Heranwachsenden mit Autismus keine zu kleinkindhaft-verwöhnende Haltung einzunehmen, sondern den Betroffenen im Rahmen ihrer Möglichkeiten Schritt für Schritt immer mehr Gelegenheiten zum Erlernen der Selbstständigkeit anzubieten. Eine wichtige Voraussetzung auf diesem Weg stellt die Erarbeitung eines akzeptablen Sozialverhaltens dar.

Aber auch, wenn der Schritt in die Selbstständigkeit bereits weitgehend gelungen ist, sehnen sich manche junge Erwachsene mit Autismus in die Zeit zurück, in der sie als Jugendliche noch entsprechende Nachsicht und konkrete Unterstützungen von ihrer Umwelt erwarten konnten.

BEISPIEL

Herta (Name geändert), eine 24-jährige Frau mit Autismus-Spektrum-Störung und guten kognitiven Fähigkeiten, erklärt ihrer Therapeutin immer wieder, dass sie „lieber noch ein kleines Kind" wäre, weil ihr die Anforderungen, die täglich an sie gestellt würden, in Wirklichkeit zu viel wären, obwohl sie sie meistens erfüllen könne. Gleichzeitig betont sie aber, dass es ihr wichtig sei, wie eine Erwachsene behandelt zu werden, und sie bereit sei, sich dafür auch einzusetzen. So hatte es Herta z. B. schließlich geschafft, allein mit den öffentlichen Verkehrsmitteln zu ihrer Arbeitsstelle zu fahren, worauf sie sehr stolz war.

Junge Erwachsene mit Autismus-Spektrum-Störung benötigen nicht nur viel Ermunterung und Lob, sondern vor allem auch Anerkennung ihrer Bemühungen auf dem Weg zur größeren Selbstständigkeit.

KAPITEL 16

B. Rollett, M. Felinger, K. Lauscher

Kommunikative und soziale Fähigkeiten: Förder- und Lernprogramme

In diesem Kapitel werden Trainings zur Förderung der kommunikativen und sozialen Fähigkeiten und Fertigkeiten von weniger kompetenten Jugendlichen und jungen Erwachsenen mit einer Autismus-Spektrum-Störung vorgestellt. Ihre Ausformung ist für eine gute Integration in die soziale und arbeitsbezogene Umwelt von größter Bedeutung. Zum Teil handelt es sich um Anleitungen zum Nachholen wichtiger Entwicklungen.

Menschen mit Autismus können sehr unterschiedliche kognitive Ausgangskompetenzen besitzen. Entsprechend sind die Fortschritte verschieden groß, die sie durch Trainingsprogramme erreichen können. So manche benötigen auch noch im Jugend- und Erwachsenenalter lerntherapeutische Unterstützung. Die im Folgenden dargestellten Fördermethoden der kommunikativen und sozialen Kompetenzen sollen dafür Anregungen geben. Für alle Menschen mit Autismus gilt, dass eine Förderung dieser Kompetenzen ihre Leistungen allgemein entscheidend verbessern kann. Sie entscheiden wesentlich darüber, wie gut es den Betroffenen gelingt, ein selbstständiges Leben zu führen.

Im Rahmen eines von B. Rollett, M. Felinger und K.Lauscher (1999) im Wiener Rehabilitationszentrum für Menschen mit Autismus oder einer anderen Behinderung „Rainman's Home" durchgeführten und vom österreichischen Bundesministerium für Wissenschaft und Verkehr unterstützten Forschungsprojekts wurden daher Trainingseinheiten für den sozialen und kommunikativen Bereich entwickelt, die im Folgenden ausführlicher dargestellt werden. Die einzelnen Trainingsbausteine wurden von K. Lauscher und M. Felinger gestaltet, die auch die Interventionen durchführten.

U. Kastner-Koller stellte bereits ein umfassendes Förderprogramm für die Unterstützung der Entwicklung von Kindergartenkindern mit Autismus-Spektrum-Störung vor (➤ Kap. 8). Die dort dargestellten Methoden können in bestimmten Fällen in entsprechend abgewandelter Form auch bei Jugendlichen und jungen Erwachsenen eingesetzt werden, die die entsprechenden Förderziele noch nicht erreicht haben. Falls man daher mit stärker beeinträchtigten Jugendlichen oder Erwachsenen mit Autismus zu tun hat, lohnt es sich, die geschilderten Fördermethoden auch bei ihnen anzuwenden. Dazu ein Beispiel:

BEISPIEL

Die Sprachanbahnung stellt ein wichtiges, wenn auch in so manchen Fällen schwierig zu erreichendes Teilziel jeder Autismusbehandlung dar. Selbst wenn der Betroffene bereits die Adoleszenz erreicht hat, ohne sprechen zu lernen, kann es noch möglich sein, den Gebrauch einiger Wörter zu entwickeln. Man geht dabei nach derselben Methode vor, die bei der Sprachanbahnung bei sich typisch entwickelnden Kleinkindern zum Einsatz kommt. Karin Lauscher arbeitete therapeutisch mit Manuel, der noch keine sinnvollen Worte gebrauchen konnte. Das Therapieziel bestand in diesem Fall darin, aus den Lauten, die Manuel spontan verwendete, sinnvolle Wörter zu bilden. Dazu wurden zu den Lauten, die Manuel immer wieder von sich gab (vor allem „be" und „me"), Wörter gesucht, die möglichst ähnlich wie diese beiden Laute klingen. Sie sollten außerdem Manuel bekannt sein und in seinem Leben eine wichtige Rolle spielen. Das erste Wort, das Manuel auf diese Weise zu gebrauchen lernte, war „Bett": Manuel saß in den Therapiestunden immer gern auf dem Bett. Wenn er bei dieser Gelegenheit von sich aus den Laut „be" produzierte, wurde ihm das Wort „Bett" deutlich und betont vorgesagt. Wenn er wieder „be" sagte, lobte ihn die Therapeutin, „sehr gut, du hast ‚Bett' gesagt", und gab ihm ein Bonbon. Im nächsten Schritt wurde Manuel dann gelobt, wenn sich der Laut etwas in Richtung „Bett" verändert hatte, sodass er dem Wort Bett ähnlicher wurde. Immer wurde er dann verbal gelobt und erhielt ein

Bonbon. In der Verhaltenstherapie wird diese Vorgangsweise als **Shaping** (Verhaltensformung) bezeichnet.

Als Nächstes wurde eine für Manuel relevante Bedeutung für den Laut „me" gesucht. Da Manuel immer mehr von den Bonbons haben wollte, die er für gute Leistungen erhielt, wurde das Wort „mehr" ausgewählt und in analoger Weise eingeübt. Bei diesen Übungen war es wichtig, genügend Pausen einzulegen, da es immer nur sehr kurze Zeit möglich war, seine Aufmerksamkeit zu gewinnen. Nach den zwei Therapieeinheiten war festzustellen, dass Manuel damit begann, spontan das Wort „Bett" zu verwenden, wenn er auf dem Bett sitzen wollte, und das Wort „mehr", um auszudrücken, dass er noch ein Bonbon haben wollte. In der Folge begann er das Wort „mehr" auch dann zu verwenden, wenn er mehr von irgendetwas haben wollte. Ein Wortschatz von zwei Worten mag sehr wenig erscheinen, für Manuel bedeutete dies aber einen echten Durchbruch, da es darauf aufbauend gelang, ihm durch geduldige Trainingsarbeit eine rudimentäre Verwendung der Sprache im Alltag zu vermitteln.

Wie bereits erwähnt, bauen die folgenden Trainingseinheiten zur Verbesserung der kommunikativen und interaktiven Fähigkeiten z. T. auf den Methoden auf, die sich bereits bei der Förderung junger Kinder mit einer Autismus-Spektrum-Störung bewährt haben (➤ Kap. 8.6.1). Die Art des Beziehungsaufbaus der hier (aus sprachlichen Gründen) generell als „Betreuungspersonen" Bezeichneten zu den Jugendlichen bzw. jungen Erwachsenen erfolgte nach den Kriterien des „Wiener Kontakt- und Interaktionstrainings" (➤ Kap. 7): Aufbau einer guten Beziehung durch einen freundlichen, nicht drängenden Augenkontakt und die entsprechende Mimik, modulierte Sprechweise, Berücksichtigung des individuellen psychischen Tempos durch Zuwartenkönnen und Geduld, Flexibilität in den Angeboten, lernwirksames Feedbackgeben und die verlässliche positive Beantwortung von Kontaktangeboten (➤ Abb. 16.1). Es wurde darauf hingearbeitet, dass dieselben Verhaltensweisen zunehmend auch von den Jugendlichen selbst übernommen werden konnten.

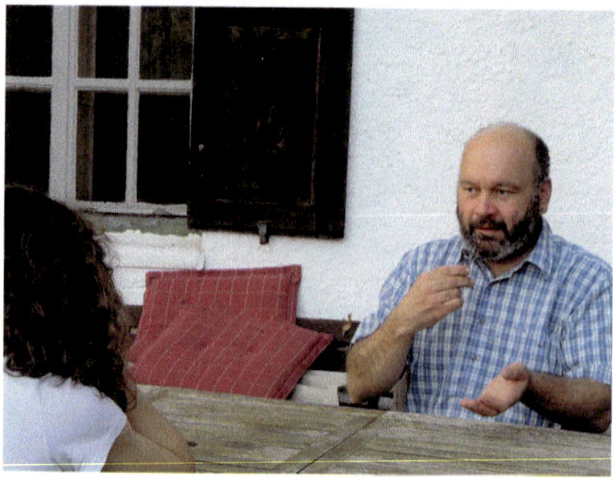

Abb. 16.1 Einzeltherapiesitzung. [M294]

16.1 Förderung der kommunikativen Sprachbeherrschung

Um die kommunikativen Fähigkeiten von Jugendlichen mit Autismus zu entwickeln, ist es notwendig, auf mehreren Gebieten Übungen anzubieten: nicht nur zur aktiven und passiven Sprachbeherrschung selbst, sondern auch zu den Voraussetzungen im zwischenmenschlichen Bereich, so z. B. zum Wissen darüber, was der Gesprächspartner wissen kann und was nicht, und zum Verständnis von ich und du. Zu allen diesen Bereichen werden im Folgenden Trainingseinheiten vorgestellt.

16.1.1 Ganze Sätze verwenden

Auch Personen mit Autismus-Spektrum-Störung, die bereits gelernt haben, in ganzen Sätzen zu sprechen, fallen im Jugendalter dadurch auf, dass sie lieber den für sie bequemeren Weg gehen und nur in Ein- bis Dreiwortsätzen sprechen. Dies bedeutet jedoch, dass sie durch ihre lakonische Ausdrucksweise auf ihre Umgebung abweisend wirken, was für ihre sozialen Kontakte ungünstig ist.

Therapieziel

- In ganzen Sätzen sprechen.
- Ausbau der Einwortsätze zu Mehrwortsätzen.

Methode

Die Jugendlichen bekommen Bilder vorgelegt, die sie in ganzen Sätzen beschreiben sollen. Dabei muss schrittweise vorgegangen werden, wie das folgende Beispiel zeigt:

BEISPIEL

Günther bekommt ein Bild vorgelegt, auf dem ein Apfel abgebildet ist, und sagt „Apfel". Die Betreuungsperson antwortet: „Sehr gut: **Das ist ein Apfel.** Kannst du mir diesen ganzen Satz wiederholen?"

Nach einigen Therapiesitzungen ist der Jugendliche meist bereit, den Satz allein zu bilden, braucht aber oft noch die Aufforderung der Betreuerin, in ganzen Sätzen zu sprechen. Später genügen freundliche Mimik und Nicken der Betreuungsperson als Aufforderung, ganze Sätze zu bilden. Auch im Alltag sollte das Sprechen in ganzen Sätzen geübt werden. Bittet der Jugendliche um etwas und sagt dazu nur ein Wort (z. B. „Saft"), so ist dies eine gute Gelegenheit, ihn aufzufordern, in einem ganzen Satz zu sprechen („Ich möchte Saft."). Jede gelungene Verbesserung muss mit einem Lob belohnt werden.

16.1.2 Richtige Verwendung von „ich" und „du"

Therapieziel

- Förderung des Ich-Bewusstseins, Verwendung des eigenen Namens bzw. des Personalpronomens „ich", wenn der Jugendliche von sich selbst spricht.
- Richtige Verwendung der Personalpronomina „ich"/„du".

Methode

Es geht darum, die Unterscheidung zwischen anderen Personen und sich selbst zu festigen. Dazu werden dem Jugendlichen Fotos von sich selbst und von ihm gut bekannten Personen vorgelegt. Der Jugendliche soll zunächst den Namen der Person nennen, die er auf dem Foto erkennt, und in weiterer Folge dies in kurzen Sätzen mit dem richtigen persönlichen Fürwort verbinden („Das ist der ..., das bin ich.").

Anschließend soll der Jugendliche sein Aussehen beschreiben (wenn er dabei Probleme hat, wird ein großer Spiegel zu Hilfe genommen), wobei die Beschreibung immer mit „Ich bin ..." oder „Ich habe ..." beginnt.

Um die richtige Verwendung der Possessivpronomina zu üben, legt man dem Jugendlichen verschiedene Objekte vor (z. B. Kleidungsstücke), die teils ihm, teils anderen gehören. Er soll nun herausfinden, was ihm gehört (z. B. „Das gehört **mir,** das ist **mein** Handschuh."). Anschließend soll der Jugendliche herausfinden, was der anderen Person gehört, und auch diese Gegenstände mit dem richtigen Possessivpronomen benennen (z. B. „Das gehört **dir,** das ist **dein** ..."). Die Methode ist sehr gut geeignet, die Probleme, die manche Jugendliche mit Autismus noch mit der pronominalen Umkehr haben, auszuschalten. Sie verwenden grammatikalisch oft die zweite anstatt der ersten Person, wenn sie von sich selbst sprechen. Anfangs ist es für sie schwierig, den Rollentausch von ich und du im Gespräch zu vollziehen („pronominale Umkehr"). Es war auch festzustellen, dass die Jugendlichen lieber und leichter mit Fotos übten als mit dem Spiegel. Jens z. B. war sehr motiviert und hatte großen Spaß daran, mit den Fotos zu arbeiten. Auch als die Übung später weniger oft wiederholt wurde, verlangte er danach, wieder mit den Bildern zu arbeiten. Wichtig ist bei dieser Übung eine kontinuierliche Verstärkung in Form von Lob bei richtigen Antworten. In den ersten Therapiestunden ist meist eine größere Zahl von Durchgängen notwendig, um die Personalpronomina zu erlernen, später genügen kurze Wiederholungen, um das Erlernte zu festigen.

16.1.3 Intonation

Therapieziel

Intonation gezielt zur Kommunikation einsetzen.

Methode

Die Betreuungsperson spricht deutlich und moduliert mit dem Jugendlichen. Wenn der Jugendliche monoton und ohne Pause zwischen den Sätzen spricht, wird ihm z. B. erklärt: „So kann ich gar nicht verstehen, was du mir jetzt erzählen möchtest. Versuch doch bitte einmal, eine kurze Pause zwischen den Sätzen zu machen, damit ich dich gleich fragen kann, wenn mir etwas unklar ist." Wenn der Jugendliche versucht, moduliert und mit kurzen Pausen zwischen den Sätzen zu sprechen, wird er gelobt.

Im nächsten Schritt übt die Betreuungsperson mit dem Jugendlichen, Sätze mit verschiedener Betonung zu sprechen. Es werden dazu einfache Sätze ausgewählt, bei denen immer ein anderes Wort betont wird. So verändert sich auch jeweils die Aussage des Satzes. Der Jugendliche soll nun erkennen, welche Satzaussage durch welche Betonung entsteht.

Dem Jugendlichen werden Sätze vorgegeben, die Gefühle (z. B. Trauer, Freude, Ärger) ausdrücken und die er mit entsprechender Betonung lesen soll. Die Betreuungsperson liest dem Jugendlichen die Sätze zunächst mit übertriebener Betonung vor; wenn er die Sätze mit entsprechender Betonung wiederholen kann, wird er gelobt. Anschließend werden dem Jugendlichen neue Sätze oder Eigenschaftswörter zu Gefühlslagen vorgelegt, die er mit der richtigen Betonung wiedergeben soll. Später wird versucht, mit dem Jugendlichen eine kurze Geschichte zu lesen, wobei er sich bemühen sollte, die Intonation gezielt einzusetzen.

Für die Jugendlichen war es wesentlich leichter, die Sätze, die von der Betreuungsperson vorgelesen wurden, mit entsprechender Betonung zu wiederholen, als die Wörter oder Sätze selbst mit der richtigen Betonung zu lesen. Es konnte beobachtet werden, dass die Jugendlichen begannen, die Intonation im Alltagsbereich gezielt zur Kommunikation einzusetzen. Manche Jugendlichen neigten jedoch bei großer Aufregung oder Unsicherheit dazu, wieder monoton oder hölzern zu sprechen. Auch hier ist die Übung im Alltag von großer Bedeutung, um die Kompetenzen zu festigen.

16.1.4 Verständlichkeit/Lautstärke

Menschen mit Autismus-Spektrum-Störung verwenden oft beim Sprechen eine zu intensive Lautstärke, was von der sozialen Umwelt als Zeichen von Aggression missverstanden wird.

Therapieziel

Angemessene Lautstärke.

Methode

Dem Jugendlichen wird erklärt, dass es für andere Gruppenmitglieder sehr störend ist, wenn er so laut spricht. Die Betreuungsperson versucht, so laut wie der Jugendliche zu sprechen, und fragt ihn anschließend, ob er die „normale" Lautstärke oder das sehr laute Sprechen als angenehmer empfinde. Meist geben die Betroffenen an, dass sie selbst die normale Lautstärke angenehmer finden. Daraufhin erklärt die Betreuungsperson, dass man leise zu sprechen üben kann, indem man „Sprachspiele" spielt. Dabei wird den Jugendlichen gezeigt, wie man mit seiner Stimme experimentieren kann. So werden z. B. Vokale in verschiedenen Tonlagen und Lautstärken vorgesprochen. Der Jugendliche soll zunächst erkennen, welche Tonlagen und Lautstärken für ihn selbst angenehm bzw. unangenehm sind.

Die Jugendlichen, die an dieser Übung teilnahmen, hatten großen Spaß daran, verschiedene Lautstärken (von flüstern bis sehr laut sprechen) auszuprobieren, und konnten auch anschließend darüber berichten, was sie als angenehm und unangenehm empfunden hatten.

Anschließend wird mit dem Jugendlichen besprochen, wann und warum man in bestimmten sozialen Situationen leiser sprechen sollte (z. B. wenn jemand schläft, arbeitet und nicht gestört werden soll) und wann lautes Sprechen am Platz ist.

Der Jugendliche soll selbst Gründe dafür finden, warum es für andere Personen störend sein kann, wenn man zu laut spricht. Er soll auch Beispiele dafür angeben, in welchen Situationen er selbst gern möchte, dass andere leise sprechen.

BEISPIEL

Ludwig reagierte anfangs auf den Hinweis, dass er manchmal zu laut spreche, abweisend und meinte, dass er schließlich krank sei und deshalb so laut spreche. Hier war es notwendig, dem Jugendlichen zu erklären, dass man ihn nicht kritisieren möchte, dass es auch sehr wichtig sei, laut und deutlich sprechen zu können, dass man ihn aber nicht mehr verstehen könne, wenn seine Stimme zu laut werde.

!

Da Menschen mit Autismus-Spektrum-Störung in bestimmten Situationen, z. B. bei Aufregung oder Unsicherheit, Probleme haben, in angemessener Lautstärke zu sprechen, ist es wichtig, sie im Alltag immer wieder darauf hinzuweisen, wenn ihre Stimme zu laut wird.

16.1.5 Verständlichkeit/Sprachtempo

Therapieziel

Angemessenes Sprachtempo.

Methode

Der Jugendliche wird von der Betreuungsperson aufgefordert, langsamer zu sprechen. Wenn das Sprachtempo nicht reduziert wird, wird dem Jugendlichen rückgemeldet, dass man ihn so nicht verstehen könne, da er zu schnell spreche. Die Betreuungsperson spricht mit dem Jugendlichen übertrieben langsam und motiviert ihn dazu, in ähnlich langsamem Tempo zu sprechen. Dem Jugendlichen wird erklärt, dass er sich beim Sprechen nicht zu beeilen brauche, da er genug Zeit habe, um mit der Betreuungsperson zu kommunizieren. Der Jugendliche bekommt Sätze vorgelegt, die er langsam und deutlich lesen soll. Sprechen in angemessenem Tempo wird verbal verstärkt.

Auch hier zeigte sich wieder, dass **freundliche Mimik** und **Lob** entscheidend für den Therapieerfolg sind.

BEISPIEL

Nach jeder positiven Verstärkung war z. B. Jens sehr bemüht, langsamer zu sprechen, hatte anfangs allerdings Schwierigkeiten, bei dem langsamen Sprachtempo zu bleiben. In der Arbeit mit Jens waren zunächst nur kleine Erfolge sichtbar. So konnte der Jugendliche anfangs nur einen Satz in angemessenem Sprachtempo sprechen. Erst ab der 23. Therapiesitzung begann er kontinuierlich langsamer zu sprechen.

Da dieser Jugendliche zu Beginn auch schwer zum Sprechen zu motivieren war, war es hier besonders wichtig, das Lob differenziert einzusetzen, also den Jugendlichen einerseits für alle Äußerungen zu loben, das angemessene Sprachtempo aber ebenfalls gezielt lobend zu bekräftigen. Wesentlich war es auch, dem Jugendlichen immer wieder zu vermitteln, dass die Betreuungsperson für ihn genug Zeit habe und er deshalb nicht so schnell sprechen müsse.

16.1.6 Verständlichkeit/Artikulation

Therapieziel

Üben der Aussprache von Wörtern.

Methode

Wörter, die der Jugendliche unverständlich ausspricht, werden von der Betreuungsperson korrigiert und anschließend vom Jugendlichen mehrmals wiederholt.

Auch bei dieser Übung ist es wichtig, differenziert zu loben, und zwar vor allem bei Personen, die wenig sprechen und nur sehr schwer zum Sprechen zu motivieren sind. Diese Jugendlichen müssen einerseits für die Bereitschaft zu sprechen und andererseits für das richtig ausgesprochene Wort gelobt werden. Wenn der Jugendliche bei einem Wort große Schwierigkeiten hat, wird dieses Wort zunächst in Silben geteilt. Die Silben sollen vom Jugendlichen gut verständlich wiedergegeben werden, danach wird das ganze Wort geübt.

Die richtig ausgesprochenen Wörter werden mehrmals wiederholt (auch in den folgenden Einheiten), bevor man ein weiteres Wort einlernt. Für jedes Wort, das der Jugendliche deutlich spricht, wird er gelobt. Von Bedeutung ist bei dieser Übung das ständige Wiederholen der Wörter, die der Jugendliche deutlicher auszusprechen gelernt hat.

BEISPIEL

Günther sprach anfangs sehr undeutlich. Ab der 19. Therapiestunde war eine merkbare Besserung zu sehen. Der Jugendliche sprach deutlicher und verständlich. Auch bei dieser Übung wurde die Erfahrung gemacht, dass Lob eine wesentliche Komponente ist, um rasch und effektiv zu lernen. Das deutlichere Sprechen und die daraus resultierende bessere Verständlichkeit des Jugendlichen motivierten ihn dazu, mehr zu sprechen, da er auch von den anderen Gruppenmitgliedern vermehrt in Gespräche einbezogen wurde und mehr Zuwendung bekam.

16.1.7 Echolalien abbauen

Therapieziel

Reduktion der Echolalien.

Methode

Echolalien sind bei Personen mit Autismus-Spektrum-Störung ein besonders auffälliges Merkmal. Bestimmte Wörter, Teile eines Satzes oder Redewendungen werden dabei unverändert wiederholt. Echolalien können für Menschen mit Autismus-Spektrum-Störung mehrere Funktionen erfüllen, z. B. mehr Aufmerksamkeit der sozialen Umwelt auf sich zu lenken, die Kommunikation aufrechtzuerhalten oder eine bestimmte Äußerung anderer besser zu verstehen. Es ist daher zunächst notwendig abzuklären, **welche Funktion** die Echolalien für den Jugendlichen haben. Wenn die Echolalie bei einem Jugendlichen den Zweck hat, sich durch die Wiederholung eines Satzes die Bedeutung des Inhalts klarer zu machen, ist es wichtig für ihn, **sie für bestimmte Fälle** beizubehalten. Man kann aber versuchen, den Jugendlichen dahin zu führen, die Worte leise zu wiederholen.

Der Jugendliche wird gefragt, ob er eine Äußerung, die er ständig wiederholt, verstanden habe. Wenn dies nicht der Fall ist, wird die Äußerung mit ihm besprochen und nochmals erklärt. Dies wird so lange konsequent fortgesetzt, bis der Jugendliche in der Lage ist, auf die Wiederholung der betreffenden Äußerungen zu verzichten. Die Betreuungspersonen sollten sich eine **Liste der Äußerungen** anlegen, an denen sie gerade mit dem Jugendlichen arbeiten, und den Erfolg der Maßnahmen laufend kontrollieren.

Geht es in erster Linie um Aufmerksamkeitszuwendung, werden die Echolalien während eines Gesprächs am besten **durch Ignorieren** gelöscht. Keinesfalls dürfen sie zu mehr Beachtung führen. Es ist in diesem Fall jedoch notwendig, dem Jugendlichen in einem anderen Bereich (z. B. durch Anbieten eines Spiels) Aufmerksamkeit zu schenken.

Wenn die Echolalie als Stereotypie mit der Funktion der Selbststimulation verwendet wird, ist es möglich, sie entweder durch einfaches Ignorieren und gespielte Ablenkung oder die in den folgenden Abschnitten beschriebenen Methoden zu löschen.

16.1.8 Sprachstereotypien/exzessives und repetitives Stellen von Fragen

Therapieziel

Exzessives Stellen von Fragen reduzieren.

Methode

Auf eine Frage, die vom Jugendlichen mehrmals hintereinander gestellt wird, wird nur einmal ausführlich geantwortet. Dieselbe Frage wird dem Jugendlichen gestellt, und wenn er sie richtig beantworten kann, wird ihm erklärt, dass er die Antwort ganz toll verstanden habe und nicht mehr weiterfragen müsse.

Anschließend wird ihm vermittelt, dass man ihm auf die Frage nun keine Antwort mehr gebe, weil er diese ja bereits kenne. Stellt der Jugendliche weiterhin dieselbe Frage, wird dies von der Betreuungsperson ignoriert, und es wird versucht, seine Aufmerksamkeit auf etwas anderes zu lenken.

BEISPIEL

Bei Franz war die Reduktion der Sprachstereotypien besonders schwierig, da er im Abstand von 3–4 Wochen „Hochphasen" erlebte, in denen er permanent sprach und mehrmals hintereinander dieselben Fragen stellte, deren Antwort er schon kannte. Es war hier sehr wichtig, den Jugendlichen entweder durch Gegenfragen oder indem man seine Aufmerksamkeit auf etwas anderes konzentrierte, vom exzessiven Fragenstellen abzulenken.

Bei anderen Jugendlichen konnte beobachtet werden, dass sie bestimmte Fragen mehrmals stellten, weil sie **verunsichert** waren (z. B., wer sie von der Tagesstätte abholen werde oder wann ein Jugendlicher, der schon längere Zeit fehlte, wiederkommen werde). Hier war es sehr wichtig, sich mit den Jugendlichen ausführlich darüber zu unterhalten und ihnen damit die Unsicherheit zu nehmen.

Bei einigen Jugendlichen fiel auf, dass durch die Entängstigung zwar die ursprünglichen stereotypen Äußerungen gelöscht werden konnten, dass aber Fragen mit anderem Inhalt exzessiv gestellt wurden. Das exzessive Stellen von Fragen hatte für sie noch andere Funktionen, z. B. **Stimulation** oder das **Bedürfnis zur Aufrechterhaltung des Gesprächs.** Im ersteren Fall ist es angezeigt, für eine anregende Beschäftigung zu sorgen, im letzteren, mehr Zuwendung zu zeigen und daran zu arbeiten, mit dem Klienten andere Möglichkeiten zu entwickeln, ein Gespräch in Gang zu setzen. Hierfür eignen sich besonders Rollenspiele.

16.1.9 Sprachstereotypien/ Wiederholen von Phrasen

Therapieziel

Wiederholen von Phrasen reduzieren.

Methode

Die Betreuungsperson beginnt die Arbeit, indem sie eine Phrase wiederholt, die der Klient stereotyp gebraucht, und ihn fragt, wer wohl diesen Satz immer sage. Erkennt er sich darin, fragt sie weiter, ob der Jugendliche die Äußerung verstehe. Ist das nicht der Fall, wird versucht, die Phrasen des Jugendlichen durch einfaches Ignorieren zu löschen und seine Aufmerksamkeit auf etwas anderes zu lenken. Genügt dies nicht, wird mit dem Jugendlichen ein Gespräch begonnen. Treten die stereotypen Äußerungen auf, wird ihm erklärt, dass seine Äußerungen nichts mit dem Gesprächsinhalt zu tun hätten (z. B.: „Darum geht es jetzt nicht. Worüber unterhalten wir uns gerade?"). Wenn der Jugendliche im Laufe des Gesprächs wieder bestimmte Stehsätze wiederholt verwendet, wird nicht auf sie eingegangen, sondern der Jugendliche durch Gegenfragen am Wiederholen seiner Phrasen gehindert.

Eine weitere bewährte Methode besteht darin, gemeinsam mit dem Jugendlichen dieselbe Phrase mehrmals zu wiederholen (paradoxe Übung). Nach einigen Wiederholungen beendeten die Jugendlichen meist von selbst das Wiederholen der Phrasen.

BEISPIEL

Ludwig wiederholte bis zur 9. Therapieeinheit ständig Phrasen. Ab der 10. Einheit gelang es, das Wiederholen durch die beschriebenen Methoden zu reduzieren. Bei Ludwig handelte es sich in erster Linie um Gebote und Verbote, die ihm im Laufe seiner Erziehung „antrainiert" wurden und die er vor allem dann wiederholte, wenn ihn bestimmte Situationen verunsicherten oder er nicht wusste, wie er sich verhalten sollte. Hier wurde darauf geachtet, dass Äußerungen, die ihm beim Zurechtfinden in bestimmten Situationen halfen, nicht reduziert wurden, dass aber bei Phrasen, die in keinem Zusammenhang mit der momentanen Situation standen, versucht wurde, sie zu löschen.

16.1.10 Gespräch beenden

Therapieziel

Gespräch **adäquat** beenden, d. h. weder auf Fortsetzung drängen, wenn der Gesprächspartner das Gespräch bereits beendet hat, noch selbst das Gespräch abrupt beenden.

Methode

Mit dem Jugendlichen wird der Gesprächsablauf besprochen. Es wird gemeinsam überlegt, was man zu Beginn eines Gesprächs sagen kann, was man mitteilen möchte und wie man ein Gespräch beendet. Anschließend wird dies in einem Rollenspiel geübt. Bei Arnold dauerte es z. B. relativ lange (bis zur 24. Therapieeinheit), bis er lernte, ein Gespräch adäquat zu beenden. Hierbei spielt sicher eine große Rolle, dass Personen mit Autismus-Spektrum-Störung generell Schwierigkeiten mit sozial erwünschten Umgangsformen haben und dass es ihnen schwerfällt, sich in die Rolle des anderen hineinzuversetzen und sich auf seine oder ihre Erwartungen einzustellen.

Wenn der Jugendliche versucht, das Gespräch weiter aufrechtzuerhalten, obwohl der Gesprächspartner das Gespräch bereits beendet hat, fragt die Betreuungsperson den Jugendlichen, ob ihm am Gesprächsinhalt etwas unklar gewesen sei, ob er etwas nicht verstanden habe oder ob er noch etwas mitteilen möge.

Wenn er dies verneint, erklärt ihm die Betreuungsperson, wann sie wieder Zeit für ihn habe. (z. B.: „Ich muss XY eine Rechenaufgabe erklären und ihm zeigen, was er zu tun hat, und dann komme ich wieder zu dir.“) Wenn es zeitlich nicht möglich ist, sich noch am selben Tag dem Jugendlichen für längere Zeit zu widmen, wird genau besprochen, wann man wieder Zeit für ihn hat.

Es ist ebenfalls wichtig, Menschen mit Autismus klarzumachen, dass ihr Verhalten auf andere Personen unhöflich oder kränkend wirken kann, wenn das Gespräch plötzlich abgebrochen würde. Das Rollenspiel bietet auch in diesem Fall gute Möglichkeiten, um Gesprächssituationen zu erlernen und zu üben.

16.1.11 Äußerungen ohne Bezug zur aktuellen Situation

Therapieziel

Äußerungen reduzieren, die keinen Bezug zur aktuellen Situation haben.

Methode

Äußerungen, die keinen Bezug zur aktuellen Situation haben, werden von der Betreuungsperson mit dem Jugendlichen besprochen. Er wird gefragt, was ihn beschäftige und ob er mit dieser Äußerung etwas Bestimmtes mitteilen möchte.

Die Betreuungsperson geht zu Beginn des Gesprächs kurz auf die Äußerungen des Jugendlichen ein, weist ihn aber auch darauf hin, dass seine Äußerungen nichts mit dem Gesprächsinhalt zu tun haben. Während des Gesprächs werden Äußerungen, die keinen Bezug zur aktuellen Situation haben, durch Ignorieren und Gegenfragen reduziert. Der Jugendliche wird auch immer wieder dazu angehalten, selbst zu überlegen, ob die Äußerung zur Gesprächssituation passt.

Im Laufe der Zeit konnte bei einigen Jugendlichen festgestellt werden, dass sie zu einer nicht zum Gesprächsinhalt passenden Äußerung sogleich hinzufügten, dass die Äußerung nicht „hierherpasst“, und sich wieder dem Gespräch widmeten.

Da Menschen mit Autismus oft voraussetzen, dass der Gesprächspartner über alles Bescheid wisse, was sie selbst wissen, stellt die Betreuungsperson auch Fragen wie z. B.: „Glaubst du, dass ich diese Person kenne oder schon einmal getroffen habe?“, oder: „Denk einmal darüber nach, ob ich an dieser Familienfeier teilgenommen habe.“

Ziel ist es, dass der Jugendliche erkennt, dass er nicht davon ausgehen kann, dass der Gesprächspartner über dieselben Erfahrungen und Kenntnisse wie er selbst verfügt, und dass er sich im Gespräch darauf einstellen muss (Übungen zur Theory of Mind ➤ Kap. 16.3.6).

BEISPIEL

Max konnte auf diese Weise die Äußerungen, die keinen Bezug zur aktuellen Situation hatten, ab der 16. Therapieeinheit kontinuierlich reduzieren. Ab der 26. Einheit traten sie nicht mehr auf.

16.1.12 Selbstgespräche

Therapieziele

- Lautes Denken leiser durchführen.
- Gespräche anfangen lernen.
- Reduktion des autistischen Pseudodialogs.

Methode

Selbstgespräche können verschiedene Funktionen haben. Sie können den Ersatz für ein Gespräch mit anderen darstellen (autistischer Pseudodialog) oder aber zur Selbstinstruktion verwendet werden. Bei Franz z. B. war zu beobachten, dass er bei verschiedenen Tätigkeiten vor sich hin murmelte, was er zu tun hatte („Der Franz muss jetzt eine Schere holen.“). Man kann davon ausgehen, dass der Jugendliche in dieser Situation das laute Denken oder die Wiederholung einer Handlungsanweisung brauchte, um zu verstehen oder sich in Erinnerung zu rufen, wie die Handlung weiterzuführen sei. Es ist daher nicht sinnvoll, in diesem Fall das laute Denken zu löschen. Es wird aber daran gearbeitet, dass er die Selbstinstruktion leiser durchführt. Wenn es sich jedoch um den Ersatz für Kommunikation handelt, ist die Reduktion erwünscht.

Wenn der Jugendliche vor sich hin murmelt oder laut zu sich selbst spricht, wird er gefragt, mit wem er spreche, ob er jemandem etwas mitteilen möchte oder mit wem er sich jetzt gerne unterhalten würde. Ziel ist es, dass der Jugendliche erkennt, dass er mit sich selbst spricht und dass er besser etwas unternehmen sollte, um einen Gesprächspartner zu finden (z. B. Blickkontakt suchen, sich jemandem zuwenden).

Wenn der Jugendliche nichts mitteilen möchte und das Selbstgespräch auch nicht zur Handlungsstrukturierung benötigt, wird er gebeten, die Selbstgespräche zu beenden (z. B.: „XY ist jetzt leise. XY kann den Tisch abwischen, ohne dass er dabei spricht …").

16.1.13 Äußerungen, die um dasselbe Thema kreisen

Therapieziel

Reduktion der Äußerungen, die um dasselbe Thema kreisen.

Methode

Äußerungen, die um dasselbe Thema kreisen, werden mit dem Jugendlichen besprochen. Die Betreuungsperson diskutiert mit ihm, was ihn daran so beschäftigt. Anschließend wird nach Lösungsmöglichkeiten gesucht. Der Jugendliche wird auch nach den Gefühlen gefragt, die er mit diesem Thema oder dieser Äußerung verbindet. Bei angstbesetzten oder traurigen Ereignissen versucht die Betreuungsperson, das Erlebnis in Form von Zeichnungen oder Geschichten ähnlicher Thematik mit ihm aufzuarbeiten.

BEISPIEL

In dem Fall des Jugendlichen Ludwig, der sehr gern eine ältere Verwandte besuchen wollte und sehr verunsichert war, weil er den Besuch nicht organisieren konnte, kreisten die Äußerungen immer wieder um dieses Thema. Die Äußerungen konnten weder durch Ignorieren noch mit dem Hinweis reduziert werden, dass man nun über ein ganz anderes Thema spreche. Als hilfreich stellte es sich dagegen heraus, mit dem Jugendlichen Punkt für Punkt durchzugehen, wie es möglich sei, diesen Besuch zu organisieren, und was dafür alles zu tun sei. Es wurde z. B. gemeinsam überlegt, ob es überhaupt möglich sei, die Verwandte zu besuchen, wie er mit ihr in Kontakt treten könnte und welche Verkehrsmittel er benutzen müsse. Es wurde auch besprochen, welche Erwartungen mit dem Besuch verknüpft sind, wie der Besuch möglicherweise verlaufen werde und was passiere, wenn die Verwandte keine Zeit habe.

Die differenzierte Realitätsprüfung hilft dem Jugendlichen, vom stereotyp geäußerten Bedürfnis zur konkreten Handlungsplanung überzugehen.

BEISPIEL

Die Äußerungen eines anderen Jugendlichen kreisten häufig um das Thema, dass er gerne eine Lehrerin aus seiner Schule, die aber mittlerweile im Ausland lebte, eingeladen hätte. Nach Rücksprache mit den Eltern, ob das möglich sei, wurde mit dem Jugendlichen besprochen, dass die Reise zu lang und beschwerlich und dass der Besuch daher nicht möglich sei. Der Jugendliche wurde dazu motiviert, brieflich mit der Lehrerin in Kontakt zu treten, wodurch sich die Äußerungen, ob die Lehrerin zu Besuch kommen würde, deutlich reduzierten.

16.1.14 Persönliche und höfliche Form der Anrede

Therapieziel

Richtiger Gebrauch von „du" und „Sie" in der persönlichen Anrede.

Methode

In einem Gespräch wird dem Jugendlichen eine Regel vermittelt: „Alle Personen sind mit ‚Sie' anzureden. Wenn jemand es dir aber erlaubt hat, darfst du ‚du' sagen!" Anschließend wird für einzelne Personen aus dem Leben des Jugendlichen überlegt, ob diese ihm angeboten haben, dass er „du" sagen darf, oder ob er sie auch weiterhin mit „Sie" anreden müsse.

Max konnte ab der fünften Stunde mit dieser Regel richtig umgehen und es unterliefen ihm ab diesem Zeitpunkt keine Fehler mehr bei der persönli-

16

chen Anrede. Es ist jedoch zu erwähnen, dass diese Methode ein bestimmtes Maß an kognitiver Kompetenz erfordert. Nicht alle Jugendlichen mit Autismus-Spektrum-Störung können bereits mit Regeln angemessen umgehen und diese richtig interpretieren.

Falls bei Jugendlichen mit Autismus-Spektrum-Störung Defizite beim Verstehen und Weitergeben von Botschaften oder bei der Verwirklichung eines höflichen Verhaltens bestehen, sind die folgenden Übungen geeignet.

16.1.15 Botschaften übermitteln

Therapieziel

Jemandem eine kurze Botschaft übermitteln.

Methode

Der Jugendliche soll zunächst Gegenstände holen, die ihm vertraut sind und mit denen er sich gern beschäftigt. Im nächsten Schritt soll der Jugendliche Gegenstände (z. B. Schere, Klebstofftube) jemandem übergeben, der diese benötigt.

In weiterer Folge wird der Jugendliche von der Betreuungsperson instruiert, eine kurze Botschaft auszurichten, die in das Alltagsgeschehen der Tagesstätte oder der Familie eingebunden ist (z. B. jemanden bitten, ihm einen Bleistift zu geben). Der Auftrag wird mehrmals mit ihm besprochen, der Jugendliche soll die Botschaft wiederholen.

Wenn der Jugendliche zunächst Schwierigkeiten hat, zu einer Person hinzugehen, wird dies in kleinen Schritten wie folgt aufgebaut:

1. Betreuungsperson und Jugendlicher gehen gemeinsam zu einer anderen Person und die **Betreuungsperson** überbringt die Botschaft.
2. Betreuungsperson und Jugendlicher gehen gemeinsam zu einer anderen Person und der **Jugendliche** überbringt die Botschaft.
3. Der Jugendliche geht **allein** und überbringt die Botschaft selbst.

Der Jugendliche wird anschließend – nachdem er etwas geholt oder ausgerichtet hat – von der Betreuungsperson gelobt.

16.2 Sprachverständnis erweitern

16.2.1 Wortschatz erweitern

Therapieziel

Neue Worte verstehen können.

Methode

Dem Jugendlichen werden Bilder vorgegeben, auf denen Personen zu sehen sind, die Tätigkeiten ausführen (z. B. schreiben, duschen, schlafen), deren Bezeichnung er nicht kennt. Anschließend wird der Jugendliche gefragt, was die Personen auf den Bildern machen. Je nach den Kenntnissen des Jugendlichen wird der Schwierigkeitsgrad der Bilder gesteigert.

Eine weitere Übung besteht im Vervollständigen eines Satzes durch Einsetzen des richtigen Wortes. Dabei werden dem Jugendlichen kurze Sätze vorgelesen, wobei eine richtige und eine falsche Version angeboten werden. Wörter, die der Jugendliche falsch verwendet, werden mit ihm besprochen, es werden ihm Beispiele für die richtige Verwendung gezeigt. Der Jugendliche soll anschließend Sätze mit dem neuen Wort bilden. Danach wird mit ihm geübt, bis er das neue Wort richtig anwenden kann.

Eine weitere Übung besteht darin, Jugendlichen, die lesen können, eine Liste mit jeweils vier Wörtern vorzulegen, wobei drei Wörter ähnliche Bedeutung haben und ein Wort nicht dazu passt. Er soll nun herausfinden, welches Wort eine andere Bedeutung hat, und soll auch die Bedeutung der verschiedenen Wörter erklären.

Anhand von Geschichten soll der Jugendliche Wörter nennen, die er nicht kennt. Diese neuen Wörter werden mit ihm besprochen und ihm erklärt. Anschließend soll der Jugendliche eine kurze Geschichte erzählen oder Sätze bilden, wo möglichst viele dieser Wörter verwendet werden. Die Wörter werden in den nächsten Einheiten wiederholt.

16.2.2 Redewendungen verstehen lernen

Therapieziel

Redewendungen verstehen und richtig gebrauchen können.

Methode

Es ist für Menschen mit Autismus-Spektrum-Störung besonders schwierig, bildliche Redewendungen und übertragene Bedeutungen, die in der Alltagssprache häufig vorkommen, zu verstehen, da sie die Aussage der Sätze meist wörtlich nehmen (➤ Kap. 8). Im Folgenden sollen einige Übungen dazu vorgestellt werden.

Mit dem Jugendlichen wird besprochen, dass es vorkomme, dass Leute Dinge sagen, die nicht ganz wörtlich zu verstehen sind. „Diese Leute meinen das, was sie sagen, nicht ganz genau so. Wir wollen uns nun überlegen, was die Leute wirklich meinen, wenn sie solche Sätze sagen. Das, was genau in diesem Satz steht, meinen sie jedenfalls nicht."

Circa 60 metaphorische Phrasen und Redewendungen werden gesammelt und jede auf ein kleines Kärtchen geschrieben. Die Bedeutung der Redewendungen wird ebenfalls auf Kärtchen notiert und außerdem eine Liste dieser Bedeutungen angefertigt.

Einführung, was Redewendungen sind:

1. Der Jugendliche liest die Redewendung laut vor und überlegt, was diese bedeuten könnte.
2. Nun kann der Jugendliche versuchen, aus einer Liste aller Bedeutungen die richtige zu finden. Wenn der Jugendliche die passende Antwort nicht entdeckt, sagt ihm die Betreuungsperson die richtige Bedeutung der Redewendung.
3. Das Kärtchen mit der richtigen Bedeutung wird neben das Kärtchen mit der Redewendung gelegt.
4. Die Bedeutung wird mit dem Jugendlichen besprochen und es werden mögliche Eselsbrücken überlegt, damit es dem Jugendlichen leichter fällt, sich die richtige Erklärung zu merken.
5. Wenn alle Redewendungen durchgesprochen wurden, soll der Jugendliche nun allein die Kärtchen mit der jeweiligen Redewendung zu dem Kärtchen mit der richtigen Bedeutung legen.
6. Der Jugendliche bekommt die Redewendung nur noch vorgelesen und soll die richtige Bedeutung mit eigenen Worten beschreiben sowie ein Beispiel geben, wann diese Redewendung vorkommen könnte.

Im nächsten Schritt wird dem Jugendlichen eine Geschichte vorgelesen, in die bestimmte Redewendungen eingebaut sind. Er soll erklären, was die Person, die diese Redewendung gebraucht, damit sagen oder ausdrücken möchte. Die Redewendungen oder Phrasen werden in den darauffolgenden Therapieeinheiten wiederholt.

BEISPIEL

Anfangs war es für Ludwig sehr verwirrend, die Bedeutung der Phrasen nachzuvollziehen. Nach einigen Wiederholungen zeigte sich aber, dass er die Redewendungen korrekt anwenden und richtig in den Alltagsgebrauch übernehmen konnte.

!

Es ist wichtig, den Jugendlichen anfangs nicht zu viele Redewendungen vorzulegen, sondern zunächst einfache Phrasen zu erarbeiten und dann die Schwierigkeit kontinuierlich zu steigern.

16.2.3 Verständnis von Witzen

Therapieziel

Verstehen, warum und worüber andere Leute bei Witzen lachen können.

Methode

Ähnlich wie beim Verständnis von Redewendungen und Phrasen verstehen Personen mit Autismus-Spektrum-Störung Witze wörtlich und können ihre Bedeutung nicht erkennen. Ziel ist es daher auch nicht, dass Menschen mit Autismus über Witze herzhaft lachen können, vielmehr sollten sie verstehen, warum andere Menschen über Witze lachen und was sie dabei lustig finden. Es werden vier Witze ausgewählt, bei denen eine Person durch ihr „dummes" Handeln oder ihre „dumme" Aussage zum Lachen anregt. Den Jugendlichen wird erklärt, dass es Leute gebe, die über die Dummheit eines anderen lachen können. Die Jugendlichen lesen sich jeweils einen Witz durch. Danach wird die Handlung Satz für Satz analysiert. Sie überlegen bei jedem Satz, ob es sich hierbei um etwas Dummes handelt oder ob die Handlung oder die Aussage der Person sachgerecht ist. Gemeinsam wird dann die „dumme Aussage" gefunden. Im Laufe des Analysierens der verschiedenen Witze wird die Regel erarbeitet, dass die Pointe eines Witzes nahezu immer im letzten Satz liegt.

BEISPIEL

Anna hatte bei den ersten beiden Witzen noch Schwierigkeiten zu verstehen, was andere Personen daran lustig finden. Danach konnte sie mithilfe der oben beschriebenen Regeln erkennen, wo die Pointe in diesem Witz versteckt ist und welche Person durch welche Aussage als „dumm" gilt.

16.2.4 Sinnvolles Nacherzählen einer Geschichte

Therapieziel

Geschichten sinngemäß wiedergeben können.

Methode

Als Vorübung zur Nacherzählung einer Geschichte wird das Erzählen von Geschichten anhand von Bildergeschichten mit den Jugendlichen geübt. Es wird wie folgt vorgegangen:

1. Es wird ein Bild nach dem anderen aufgedeckt. Der Jugendliche soll sich das Bild erst einmal ansehen und anschließend beschreiben, was er auf dem Bild alles gesehen hat.
2. Nachdem alle Bilder durchgesprochen sind, wird der Jugendliche gebeten, ganz kurz in einem Satz die wesentliche Handlung eines jeden Bilds zusammenzufassen.
3. Nun soll der Jugendliche versuchen, aus diesen Sätzen eine kurze Geschichte zu formen. Wichtig ist, dass in dieser Geschichte alle wichtigen Handlungen enthalten sind und keine zusätzlichen Handlungen erfunden werden.

Bildgeschichten eignen sich sehr gut als Trainingsmaterial (➤ Kap. 8). Als weitere Übung bekommen die Jugendlichen daher vier bis acht einfache Bilder vorgelegt, die Begebenheiten aus dem Familienalltag zeigen (z. B. Essen im Restaurant, Geburtstagsfeier, einkaufen, schwimmen gehen). Sie sollen versuchen, die Bilder in entsprechender Reihenfolge zu ordnen, die Geschichte kurz zu erzählen und anschließend Fragen zum Handlungsablauf zu beantworten.

Nacherzählen von Geschichten: Den Jugendlichen wird eine kurze Geschichte (ca. 200–250 Wörter) vorgelesen, die sie anschließend in wenigen Sätzen sinngemäß nacherzählen sollen. Da die meisten Jugendlichen Schwierigkeiten haben, sich bis zum Ende der Geschichte zu konzentrieren, wird die Geschichte in drei bis vier Abschnitte geteilt. Nach jedem Abschnitt werden die Jugendlichen gebeten, den Inhalt der Geschichte sinngemäß wiederzugeben. Anschließend soll die gesamte Geschichte in wenigen Sätzen nacherzählt werden.

Für viele Menschen mit Autismus-Spektrum-Störung ist es schwierig, die Handlungsabläufe einer Erzählung nachzuvollziehen. Als Hilfe hat es sich daher bewährt, gezielte Fragen zum Inhalt der Geschichte zu stellen. Ein weiterer Faktor ist sicher ihre mangelnde Konzentration. Auch bei kurzen Geschichten ist es einigen Jugendlichen nicht möglich zuzuhören. An der Sitzhaltung und am Herumrutschen auf dem Sessel lässt sich z. B. deutlich bemerken, dass die Konzentrationsspanne nur sehr kurz ist. Hier ist es notwendig, zusätzlich ein Konzentrationstraining durchzuführen. Günstig ist es, mit den konzentrationsschwachen Jugendlichen kurz vor der Geschichte Entspannungstechniken einzusetzen.

16.2.5 Irrelevante Kommentare beim Nacherzählen einer Geschichte löschen

BEISPIEL

Auf Fragen, die ihm zum Inhalt der Geschichte gestellt wurden, gab Jens meist stereotype Antworten, die nichts mit der Frage zu tun hatten. So fragte die Betreuungsperson, wohin die Familie, von der die Geschichte handelte, einen Ausflug unternehmen wollte. Der Jugendliche antwortete: „Das Mädchen lacht." Auf den Hinweis, dass das nichts mit dem Ausflugsziel zu tun habe, wiederholte der Jugendliche seine Antwort.

Therapieziel

Reduktion der irrelevanten Kommentare beim Nacherzählen der Geschichte.

Methode

Wenn der Jugendliche beim Nacherzählen der Geschichte plötzlich abschweift oder von Ereignissen berichtet, die in der Geschichte nicht vorkommen, wird er von der Betreuungsperson in freundlicher Weise darauf aufmerksam gemacht. Die Betreuungsperson fragt z. B., ob diese Ereignisse in der Geschichte vorgekommen sind („Gehört das zur Geschichte? Daran kann ich mich gar nicht mehr erinnern."). Irrelevante Kommentare werden in weiterer Folge von der Betreuungsperson ignoriert und gezielte Fragen zum Inhalt der Geschichte gestellt.

16.2.6 Verständnis einer Geschichte/ eines Textes

Therapieziele

- Fragen zum Inhalt einer Geschichte richtig beantworten.
- Den Inhalt eines Textes richtig entschlüsseln.

Methode

Die folgenden Methoden eignen sich nur für Jugendliche, die bereits lesen können. Der Jugendliche wird von der Betreuungsperson motiviert, besonders gut aufzupassen und sich zu konzentrieren, um die nächste Aufgabe so gut wie möglich durchführen zu können. Er bekommt eine kurze Geschichte vorgelegt, die er zunächst genau durchlesen soll. Anschließend sollen Fragen zum Inhalt der Geschichte beantwortet werden, wobei er zu jeder Frage drei Antwortalternativen vorgelegt bekommt. Der Jugendliche soll versuchen, die Fragen ohne nochmaliges Durchlesen der Geschichte zu beantworten. Sollte der Jugendliche eine Frage nicht oder nur falsch beantworten können, darf er nochmals in der Geschichte nachlesen. Wenn er auch dann nicht die richtige Antwort findet, hilft die Betreuungsperson dem Jugendlichen und es wird gemeinsam in der Geschichte nach der richtigen Antwort gesucht.

Eine weitere Übung: Der Jugendliche bekommt eine Geschichte und ein Blatt mit 12 Bildern vorgelegt. Er erhält die Information, dass 7 der Bilder in der Geschichte vorkommen, 5 Bilder jedoch nicht zu der Geschichte passen. Der Jugendliche liest nun die Geschichte still durch und versucht, die Bilder herauszufinden, die in der Geschichte beschrieben werden. Da die Bilder oft sehr ähnlich sind, ist es wichtig, dass der Jugendliche die Geschichte sehr genau liest und auch auf Details achtet. Danach werden seine Entscheidungen mit ihm besprochen und ggf. wird nochmals aufmerksam nachgelesen, in welchen Sätzen oder Satzteilen die Information steckt, die für die richtige Entscheidung notwendig ist.

Eine weitere, sehr interessante Methode, um Textverständnis zu üben, ist das **Lösen von kleinen Rätseln.** Der Jugendliche erhält zehn kurze Beschreibungen von Gegenständen, in denen jedoch der Name des Gegenstands nicht erwähnt ist. Er muss nun versuchen zu erraten, um welchen Gegenstand es sich handelt. In vielen Fällen ist es wichtig, den Jugendlichen zu motivieren, den Text ganz genau zu lesen, damit er an kleinen Details erkennt, worum es sich bei dieser Beschreibung handelt. Abschließend soll der Jugendliche das Wort nennen, an dem er die richtige Lösung erkannt hat.

Bei einer ähnlichen Übung werden den Jugendlichen kurze **Werbesprüche** vorgelegt, aus denen sie erkennen sollen, welches Produkt hier beworben wird.

Bei einer anderen Übung erhält der Jugendliche eine Reihe von Sätzen einer **Geschichte,** die sich jedoch **nicht in der richtigen Reihenfolge** befinden. Aufgabe des Jugendlichen ist es, diese Sätze richtig zu ordnen und zu überlegen, welche Handlung früher war und welche Handlung erst aus einer anderen folgt. Die Motivation des Jugendlichen lässt sich dadurch erhöhen, dass die handelnde Person in dieser Geschichte denselben Namen trägt wie er selbst.

Eine weitere Übung zum Textverständnis: Mit dem Jugendlichen wird besprochen, dass nicht jeder Satz, den jemand sagt, auch sinnvoll, also richtig sein muss. Es gibt immer wieder Sätze, die im ersten Moment richtig scheinen; wenn man aber genau nachdenkt, merkt man, dass diese Sätze Unsinn sind.

Dem Jugendlichen werden einige Sätze aus einer Geschichte, die sinnvoll sind, und einige, die unsinnig sind, auf Kärtchen vorgelegt. Er soll entscheiden, welche Sätze sinnvoll und welche sinnlos sind. Der Jugendliche erhält hierfür einen Topf für die sinnlosen Sätze und eine Liste, auf der er die sinnvollen Sätze ankreuzen kann. Der Jugendliche bekommt jeweils ein Kärtchen von der Betreuungsperson, die es auch selbst vorliest. Der Jugendliche soll den Satz richtig zuordnen und seine Entscheidung begründen. Hat er Schwierigkeiten, die richtige Entscheidung zu finden, versucht ihn die Betreuungsperson zur richtigen Lösung hinzuführen, indem sie mit dem Jugendlichen den Satz genauer analysiert.

BEISPIEL

Eine große Rolle spielt auch hier wieder die Konzentration. Es war festzustellen, dass die Jugendlichen beim Bearbeiten der Fragen weniger Schwierigkeiten hatten, wenn sie vorher dazu motiviert wurden, besonders gut aufzupassen.

Bei Arnold konnte anfangs beobachtet werden, dass er bei den ersten Fragen zum Inhalt der Geschichte zunächst überlegte und sie dann richtig beantwortete, dass er aber im Lauf der Stunde dazu neigte, ohne zu überlegen irgendeine Antwort anzukreuzen. Hier war es wichtig, dem Jugendlichen rückzumelden, dass er die weiteren Fragen sicher ebenso gut wie die ersten beantworten könne, dass er sich noch kurz anstrengen müsse und dann eine Pause machen dürfe.

16.3 Verbesserung des Umgangs mit anderen und mit sich selbst

16.3.1 Höflichkeitsgesten/Begrüßung und Verabschiedung

Therapieziel

Betreuer und Gruppenmitglieder begrüßen.

Methode

Der Jugendliche wird durch Ermunterung und Lob motiviert, Betreuer und Jugendliche beim Betreten und Verlassen der Tagesstätte zu begrüßen. Mit dem Jugendlichen werden verschiedene Arten der Begrüßung und der Verabschiedung besprochen. Es wird überlegt, wie man Leute begrüßt, die man gut kennt, und wie man fremde Personen grüßt.

Der Jugendliche soll auch selbst Vorschläge machen, was man zur Begrüßung und Verabschiedung sagen könne (z. B. Hallo, guten Tag, Wiedersehen), und angeben, was ihm davon am meisten zusagt. Der Jugendliche wird motiviert zu erzählen, wie er seine Eltern, Freunde und Bekannten begrüße. Die Betreuungsperson bespricht mit dem Jugendlichen, worauf man bei der Begrüßung achten sollte (z. B. Hand geben, Blickkontakt herstellen).

Anschließend wird das Gelernte in einem Rollenspiel geübt.

BEISPIEL

Jens war es zunächst unangenehm zu grüßen und er musste mehrmals dazu motiviert werden. Bei ihm spielte das Nachahmungsverhalten beim Erlernen der Höflichkeitsgesten eine wesentliche Rolle. Jens sah, dass andere Jugendliche Freude daran hatten, den Betreuern die Hand zu geben und sie zu begrüßen. Nach einiger Zeit begrüßte auch Jens die Betreuer, ohne dass er dazu motiviert werden musste.

16.3.2 Blickkontakt während eines Gesprächs/einer Interaktion

Wie in diesem Buch an anderer Stelle bereits dargestellt wurde, ist es für Personen mit Autismus-Spektrum-Störung besonders schwer, während eines Gesprächs einen Blickkontakt zum Gesprächspartner herzustellen bzw. zu halten. Die soziale Umwelt deutet mangelnden Blickkontakt als Ablehnung. Falls Jugendliche noch nicht gelernt haben, Blickkontakt aufzunehmen, ist es daher wichtig, diesen aufzubauen.

Therapieziele

- Blickkontakt mit dem Gesprächspartner herstellen.
- Blickkontakt mit dem Gesprächspartner aufrechterhalten.

Methode

Wesentliche Voraussetzungen sind ein freundlicher Blickkontakt und eine freundliche Mimik der Betreuungsperson selbst. Der Jugendliche wird aufgefordert, die Betreuungsperson anzuschauen. Kann der Jugendliche mindestens 3 Sekunden den Blickkontakt halten, wird er gelobt. Im nächsten Schritt soll der Jugendliche den Blickkontakt von selbst herstellen, wenn er mit der Betreuungsperson sprechen möchte. Das Gespräch beginnt erst, wenn der Jugendliche den Blickkontakt hergestellt hat. Gelingt es dem Jugendlichen, wird er von der Betreuungsperson entsprechend gelobt. Der Blickkontakt wird in weiterer Folge auf die Dauer einer kurzen Gesprächssituation ausgebaut. Schließlich wird der Jugendliche auch dazu motiviert, beim Grüßen und Verabschieden Blickkontakt zu seinem Gesprächspartner herzustellen. Solange der Jugendliche damit noch Schwierigkeiten hat, erinnert ihn die Betreuungsperson daran.

BEISPIEL

Durch die eben beschriebene Art der Verstärkung konnte bei allen Jugendlichen eine Verbesserung im Herstellen und Aufrechterhalten ihres Blickkontakts erreicht werden.

Durch die Verbesserung des Blickkontakts erscheinen Personen mit Autismus im Gespräch mit anderen Menschen freundlicher, ihr Verhalten entspricht eher den sozialen Normen.

16.3.3 Nimmt von sich aus Körperkontakt zu einer Betreuungsperson/einem Gruppenmitglied auf

Therapieziel

Aufbau einer Beziehung zwischen Jugendlichem und Betreuungsperson, der spontane Angebote von Körperkontakt durch den Jugendlichen zulässt.

Methode

Bereitschaft zu Körperkontakt entsteht aufgrund einer echten, vertrauensvollen Beziehung zwischen Betreuungsperson und Betreutem. Es wird daher nicht versucht, das Anbieten von Körperkontakt mit den Jugendlichen aktiv zu trainieren. Für die Betreuungsperson ist es jedoch wichtig zu wissen, dass sie auf spontane Körperkontaktangebote eines Jugendlichen mit Autismus-Spektrum-Störung in angemessener Weise positiv reagieren sollte. Wenn Menschen mit Autismus Körperkontakt eingehen, so ist dies ein Zeichen, dass sie das Beziehungsangebot der Betreuungsperson annehmen (➤ Abb. 16.2).

Von besonderer Bedeutung ist es, dass der Körperkontakt freundlich beantwortet wird. Beispielsweise kann man das Angebot mit einem freundlichen Satz („Der Gernot ist aber ganz lieb!") oder ebenfalls mit einer netten Geste erwidern. Falsch wäre es, den Körperkontakt abzuwehren, da dies vom Klienten als Zurückweisung aufgefasst würde.

Auf der anderen Seite ist es notwendig, unangemessenen Körperkontakt zu modifizieren.

BEISPIEL

Dazu ein Beispiel: Max begann damit, den Betreuer zu umarmen und fest zu drücken. Dies zeigt eine gute Beziehung zwischen dem Betreuer und dem Jugendlichen. Es wäre nicht sinnvoll, Max diese Art der Zuneigung zu verbieten. Max ist aber groß und stark und kann durchaus auch fest zudrücken. Mit Max wurde daher einerseits ausgemacht, dass er den Betreuer immer erst fragen sollte, ob er ihn jetzt drücken dürfe, und andererseits eine weniger stürmische Liebesbezeugung erarbeitet.

16.3.4 Körperkontakt zulassen lernen

Therapieziel

Ein bestimmtes Maß an Körperkontakt ertragen.

Methode

Beobachtet man, wie Jugendliche mit Autismus mit Körperkontakt umgehen, der von anderen Personen ausgeht, so zeigt sich, dass es zwar einige Jugendliche gibt, die es mit der Zeit sehr gerne mögen, wenn sie von Betreuern oder anderen Gruppenmitgliedern gestreichelt oder sonst wie berührt werden; so manche Jugendlichen wollen aber auf keinen Fall Körperkontakt aufnehmen. Wenn sie berührt werden,

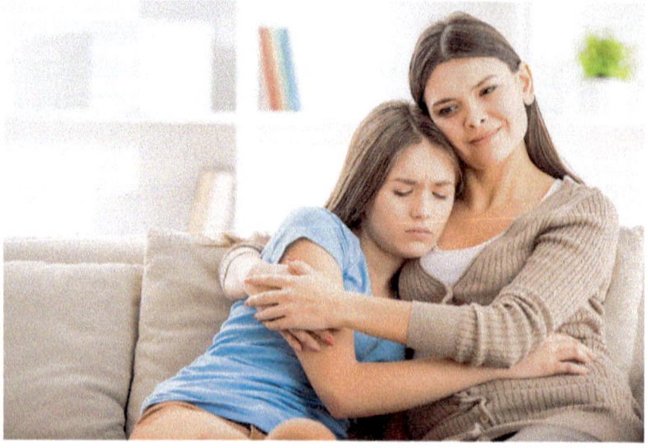

Abb. 16.2 Körperkontakt zulassen lernen. [J808–003]

zucken sie zusammen, rutschen weg oder stehen sogar auf, um sich einen anderen Platz zu suchen. Ziel ist es, bei diesen Jugendlichen eine Veränderung hervorzurufen, sodass sie ein Minimum an Körperkontakt aushalten können, wie er im täglichen Leben immer wieder vorkommt (z. B. überfüllte U-Bahn, auf die Schulter klopfen).

Methode

Diese Übungen werden in Gruppen zu drei Jugendlichen durchgeführt.

- Eisschollenspiel: Die Jugendlichen erhalten zwei zusammengeklebte, große Packpapierbögen. Auf dem Papier können sich alle drei Jugendlichen angenehm aufstellen. Nun wird von diesem großen Papier immer wieder ein Stück abgerissen. Die Jugendlichen versuchen nun, auf dem verbleibenden Stück Papier stehen zu bleiben. Wenn es den Jugendlichen zu nahe wird und sie nicht mehr weiterspielen wollen, wird diese Übung beendet.
- Zwei Jugendliche bilden mit ihren Armen ein großes Loch und der dritte Jugendliche versucht, durch dieses Loch durchzusteigen bzw. durchzukrabbeln.
- Turnübungen, bei denen man die Hände des anderen anfassen muss oder bei denen es zu Berührungen des Rückens oder der Beine kommt. Wichtig ist, dass die Übung sofort abgebrochen wird, wenn erkennbar ist, dass sie dem Betroffenen zu viel wird.

16.3.5 Hilfe leisten

Therapieziel

Anderen Gruppenmitgliedern Hilfe leisten.

Methode

Um das Hilfeverhalten zu unterstützen, werden mit dem Jugendlichen kurze Problemgeschichten durchgelesen, die sich mit dem Thema auseinandersetzen, einem anderen zu helfen. Mit dem Jugendlichen werden verschiedene Handlungsalternativen besprochen und es wird überlegt, wo in seinem Leben ähnliche Situationen aufgetreten sind und wie er gehandelt hat. Wichtig ist, dass der aktuelle Bezug zu seinem unmittelbaren Umfeld hergestellt wird. Im konkreten Fall wurden Situationen in der Tagesstätte gesucht und besprochen, wie man anderen Gruppenmitgliedern helfen könne.

Eine weitere Methode besteht darin, Situationen, in denen Jugendliche einander helfen, im Rollenspiel nachzustellen.

BEISPIEL

Es zeigte sich, dass die Jugendlichen das in den Therapiestunden geübte Hilfeverhalten ganz bewusst im Alltag einsetzten. So konnte beobachtet werden, dass ein Jugendlicher begann, einem Gruppenmitglied, das dazu nicht in der Lage war, die Schuhbänder zu binden. Ein anderer Jugendlicher kümmerte sich beim Spazierengehen sehr liebevoll um ein Gruppenmitglied. Zusammenfassend lässt sich sagen, dass die Beobachtungen des Verhaltens der Jugendlichen im Tagesablauf zeigten, dass die angeführten Methoden dazu beitragen können, Gruppenmitglieder sensibler dafür zu machen, anderen zu helfen.

16.3.6 Theory of Mind: Aufbau von Vorstellungen über das Wissen des anderen

Therapieziel

Sich in eine andere Person hineinversetzen und ihre Handlung verstehen können.

Methode

Der folgende Versuch wurde in Anlehnung an die Arbeiten zur „Theory of Mind" von Wimmer und Perner (1983) entwickelt. Man versteht darunter die subjektiven Theorien, die eine Person über den Bewusstseinsinhalt, vor allem aber über das Wissen anderer Personen, hat. Wie U. Frith (1989) nachwies, besteht ein soziales Handicap von Menschen mit Autismus-Spektrum-Störung darin, dass sie nicht über eine derartige Theorie verfügen.

An einer bestimmten Stelle des Raums befindet sich ein Stoffhase. Ein Mitspieler wird vor die Tür geschickt. Der Jugendliche darf inzwischen den Stoffhasen verstecken. Mit dem Jugendlichen wird besprochen, dass er nun überlegen solle, wo der Mitspieler zu suchen beginnen wird, wenn er zurückkommt: an der Stelle im Raum, wo sich der Hase befunden hatte, oder dort, wo der Jugendliche den Hasen versteckt hat. Die Ergebnisse waren eindeutig. Alle Jugendlichen waren anfangs der Meinung, dass der Mitspieler an dem Ort zu suchen beginnen wird, wo der Hase von ihnen versteckt worden war. Es war keinem Jugendlichen möglich, sich in die vor der Tür wartende Person hineinzuversetzen und zu verstehen, dass diese Person nicht die gleiche Information besitzt wie er selbst.

In der Trainingsphase wird dieses Experiment mit dem Jugendlichen nochmals durchgespielt. Danach wird mit ihm besprochen, dass die Person, die vor der Tür wartet, nicht sehen kann, wo der Hase versteckt ist, und daher nicht weiß, wo sie suchen soll. Anschließend wird der Versuch ein zweites Mal durchgeführt, wobei der Jugendliche selbst vor die Tür geht und die Betreuungsperson im Raum den Hasen versteckt. Wenn der Jugendliche wieder hereinkommt, findet er den Hasen nicht auf Anhieb und beginnt, an falschen Stellen zu suchen. Anschließend wird diese Erfahrung mit ihm besprochen. Durch die eigene Erfahrung fällt es den Jugendlichen leichter, sich in die andere Person hineinzudenken.

Einige Jugendliche erkannten aufgrund der eigenen Erfahrung von selbst, dass ihre Antwort am Anfang des Experiments falsch war, und wussten sogleich die richtige Antwort. Es zeigte sich jedoch, dass kognitiv schwächere Jugendliche in diesem Experiment auch nach der Übung nicht die gewünschte Antwort geben konnten. Bei der Erarbeitung von zutreffenden Vermutungen über den Bewusstseinsinhalt anderer Personen handelt es sich offenbar um eine Aufgabe, die nicht nur eine Überwindung der autistischen Kontaktschranke erfordert, sondern auch gewisse intellektuelle Kompetenzen voraussetzt.

16.3.7 Gesichtsausdruck/Gefühle erkennen

Therapieziel

Gefühle und die damit verbundene Mimik bei sich und anderen erkennen lernen (➤ Abb. 16.3), Sprache mimisch zu unterstützen lernen.

Methode

1. Der Jugendliche soll alle Gefühle, die er kennt, aufzählen. Diese werden auf Karten festgehalten. Wichtig sind vor allem die Gefühle „Freude", „Trauer," „Angst" und „Ärger".
2. Der Jugendliche sollte erklären, in welchen Situationen bei ihm das jeweilige Gefühl aufkommt und wie es ihm selbst dabei geht, wenn er dieses Gefühl erlebt. Von besonderer Bedeutung ist es, dass der Jugendliche überlegt, wie sich dieses Gefühl bei ihm bemerkbar macht. Für die therapeutische Aufarbeitung ist es am günstigsten, wenn die Situation möglichst konkret erinnert wird und der Jugendliche intensiv emotional davon betroffen ist.
3. Der Jugendliche bekommt eine Liste von Eigenschaftswörtern und soll einschätzen, ob diese Situation „angenehme" und „gute" oder „unangenehme" und „schlechte" Gefühle bei ihm hervorruft.
4. Dem Jugendlichen werden Gesichter mit verschiedenen Gefühlsausdrücken vorgelegt. Er wird aufgefordert, die Gefühle zu benennen. Gefühle, die falsch zugeordnet werden, müssen anschließend mit dem Jugendlichen besprochen werden. Auch hier ist es wieder wichtig, den persönlichen Bezug herzustellen und Situationen im Leben des Jugendlichen zu suchen, in denen diese Gefühle aufgetreten sind.

5. Bei der nächsten Übung müssen Zeitwörter, die den Ausdruck eines Menschen beschreiben sollen, Gefühlssituationen zugeordnet werden. Diese Gefühlssituationen sind „Ruhe und Sachlichkeit“, „Glück und Freude“, „Streit und Wut“ und „Unglück und Sorge“. Im ersten Schritt werden die vier Kategorien mit dem Jugendlichen besprochen. Dabei soll der Jugendliche an sich denken und Situationen in seinem Leben finden, wo diese Gefühlszustände bei ihm aufgetreten sind. Erst wenn der Jugendliche zu allen Bereichen einen persönlichen Bezug gefunden hat, bittet man ihn, den einzelnen Gefühlen beschreibende Zeitwörter zuzuordnen. Sollte der Jugendliche eines der Worte nicht kennen, versucht die Betreuungsperson, es zu umschreiben und ein Beispiel (wenn möglich aus der Umwelt und der Erfahrung des Jugendlichen) zu bringen: „Denke daran, als gestern der Otmar Geburtstag gefeiert hat und ein Geschenk bekommen hat. Was du da gehört hast, das war ‚jauchzen‘.“; oder: „Als sich gestern die Anna am Fuß verletzt hat, da hat sie gesagt, wie weh ihr der Fuß tue, sie hat über ihre Schmerzen geklagt.“ Worte, die der Jugendliche nicht kennt, werden erklärt, notiert und am Ende der Stunde sowie in den nächsten Stunden wiederholend besprochen.
6. Der Jugendliche erhält kurze Sätze vorgelesen. Er soll aus einer Liste von Vorschlägen aussuchen, welches Gefühl bei ihm aufkommt, wenn er diesen Satz hört.
7. Es wird besprochen, dass Gefühle in der Mimik eines Menschen sichtbar werden. Dies wird dem Jugendlichen gezeigt. Wichtig ist, dem Jugendlichen vorher zu vermitteln, dass die Betreuungsperson dem Jugendlichen jetzt etwas vorspielt – ähnlich wie in einem Film – und dies nicht „wirklich“ ist. Die Betreuungsperson versucht nun, die Gefühle darzustellen, wobei am Anfang durchaus die Sprache einbezogen werden kann, um das Gefühl noch deutlicher zu machen. Beispielsweise sitzt die Betreuungsperson mit ganz traurigem Gesicht da und sagt: „Leider habe ich meinen Kuschelbären verloren und ich kann ihn nicht mehr finden. Ich habe ihn so gerngehabt. Ach, was mache ich nur ohne meinem Kuschelbären?“ Der Jugendliche kann mitraten, um welches Gefühl es sich jeweils handelt.
8. Der Jugendliche erhält Bilderkarten mit mimischen Äußerungen anderer Menschen und nennt das Gefühl, das er in der mimischen Äußerung zu erkennen glaubt. Zu jedem Gefühl wird überlegt, ob dies ein gutes und angenehmes oder ein schlechtes und unangenehmes Gefühl ist. Hilfreich kann auch hier sein, einen persönlichen Bezug des Jugendlichen zu diesem Gefühl herzustellen, indem Situationen überlegt werden, in denen der Jugendliche selbst dieses Gefühl erlebt hat.
9. Die Bildkarten werden besprochen, auf denen man im Gesicht eines Menschen das Gefühl erkennen kann. Bei jedem Gesicht wird überlegt, woran man erkennt, wie sich diese Person fühlt. Eine Person, die sich freut, hat z. B. große Augen, und ihre Mundwinkel sind hochgezogen. Diese Merkmale können Menschen mit Autismus-Spektrum-Störung helfen, das fehlende Einfühlungsvermögen durch ein Regelsystem zu

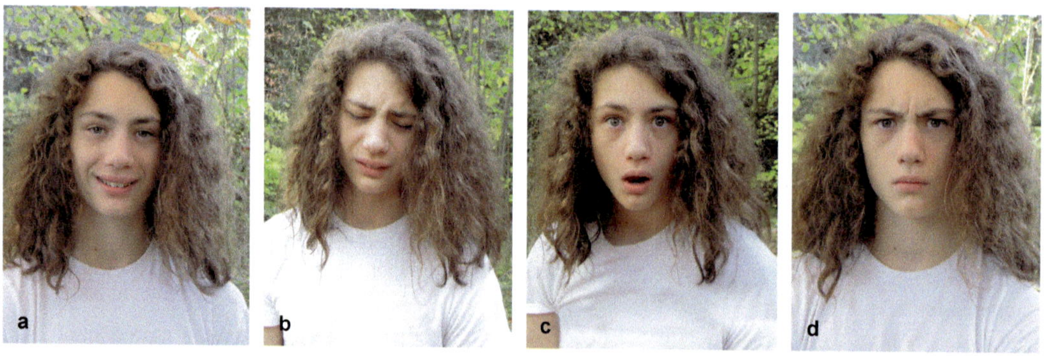

Abb. 16.3 (a–d) Kommunikation funktioniert nur, wenn Gesprächspartner in der Lage sind, die Mimik ihres Gegenübers zu interpretieren (a. freudig/glücklich; b. traurig/verzweifelt; c. ängstlich/erstaunt; d. verärgert/zornig). [M294]

kompensieren. Die Schritte 6 und 7 werden mehrmals wiederholt.

10. Der Jugendliche probiert selbst, ein Gefühl darzustellen, und experimentiert mit seiner Mimik. Er bekommt dazu einen Spiegel zur Verfügung, um sich selbst sehen zu können. Da er die Merkmale der mimischen Äußerungen kennt, versucht er, diese umzusetzen und die verschiedenen (vor allem die vier wichtigsten) Gefühle selbst darzustellen. Die größte Schwierigkeit ist vor allem die bei Menschen mit Autismus oft schwach ausgeprägte bewusst koordinierbare Motorik des Gesichtsbereichs. Hier gilt es, individuell die besten Möglichkeiten zu erkunden und zu üben.
11. Der letzte und sicher auch schwerste Schritt ist es, den Gesichtsausdruck mit der Sprache zu koordinieren. Dies wird in Rollenspielen geübt.

16.3.8 Verschiedene Rollen übernehmen können

Therapieziele

- Sich in andere Personen hineinversetzen können.
- Sich selbst bewusst zu steuern lernen.

Methode

Es werden mehrere Rollenspiele zu verschiedenen Themen gespielt. Wichtig dabei ist es, dass in jedem Rollenspiel ein Realitätsbezug hergestellt werden kann. Die Jugendlichen sollen in diesem Rollenspiel eine reale Situation darstellen. Die Themen sind „Arztbesuch“, „Einkauf“, „Restaurantbesuch“, „Unfall im Haushalt“, „Suche nach der richtigen Adresse“, „Vorstellungsgespräch“ und „Reklamation“.

Am Beginn eines jeden Rollenspiels wird die Situation vorgegeben und die Jugendlichen haben die Aufgabe, vorerst selbst herauszufinden, wie man in dieser Situation handeln könnte. Gemeinsam wird dann durchgesprochen, wie das richtige Verhalten in dieser Situation aussehen könnte. Anfangs werden nur ganz kurze Sequenzen gespielt, mit der Zeit werden diese Sequenzen erweitert, bis ganze Szenen mit den Jugendlichen gespielt werden können.

Es ist darauf zu achten, dass Jugendliche, die Schwierigkeiten mit dem Rollenspiel haben, Rollen aus ihrem realen Leben verkörpern. So übernimmt im Rollenspiel „Arztbesuch“ die Betreuungsperson die Rolle des Arztes und der Jugendliche spielt den Patienten, dessen Rolle er in der Vergangenheit schon selbst erlebt hat. Bei Jugendlichen, die sich sehr schwer in eine Rolle hineinversetzen können, ist es nötig, dass die Betreuungsperson dem Jugendlichen die Rolle vorspielt und der Jugendliche nachspielt, was er sieht.

Geübt wird im Rollenspiel auch der Blickkontakt mit dem Gesprächspartner, Sprechen in ganzen Sätzen und eine Mimik, die mit dem Gesprochenen übereinstimmt. Nach jedem Spiel werden die Jugendlichen differenziert gelobt und die positiven Veränderungen besonders hervorgehoben. Sie können auch selbst reflektieren und erzählen, wie sie das Rollenspiel erlebt haben.

BEISPIEL

Es zeigte sich, dass Rollenspiele den Jugendlichen sehr viel Spaß machten und sie von selbst immer wieder den Wunsch äußerten, spielen zu dürfen. Christoph konnte z. B. im Rahmen dieser Stunden sogar Rollen, die er noch nie selbst verkörpert hatte, sehr gut übernehmen und fantasievoll ausbauen. Seine Erfahrungen aus dem täglichen Leben reichten aus, um ihn in die Lage zu versetzen, die verschiedenen Rollen realitätsgetreu wiederzugeben.

16.3.9 Bewusstes Entspannen

Therapieziel

Sich entspannen lernen.

Methode

Dieses Entspannungstraining enthält sowohl Elemente des autogenen Trainings als auch der progressiven Muskelentspannung. Man geht wie folgt vor:

1. Der Jugendliche nimmt eine lockere und entspannte Sitzhaltung ein.
2. Die Betreuungsperson bittet den Jugendlichen, mit der rechten Hand, so fest er kann, eine Faust zu machen. Nach 5 Sekunden wird der Jugendli-

che angehalten, seine Faust zu öffnen und den Arm ganz locker hängen zu lassen.
3. Das Gleiche macht der Jugendliche mit der linken Hand und mit beiden Händen. Dies wird einige Male wiederholt.
4. Vor den weiteren Übungen ist es wichtig, dass der Jugendliche ganz entspannt und ganz locker auf seinem Sessel sitzt.
5. Der Jugendliche wird gebeten, die Augen zu schließen. Auf die Aufforderung der Betreuungsperson hin beginnt der Jugendliche, tief ein- und auszuatmen. Dabei wird immer darauf geachtet, dass er ruhig und entspannt bleibt.

Die gesamte Übung dauert zwischen 10 und 15 Minuten.

16.3.10 Aggressives Verhalten reduzieren

Therapieziel

Aggressives Verhalten minimieren und Handlungsalternativen bieten.

Methode

Dem Jugendlichen werden kurze Geschichten vorgelesen, in denen Personen in Konflikte geraten und aggressiv handeln. Zusammen mit dem Jugendlichen werden die Vor- und Nachteile eines solchen Verhaltens besprochen und überlegt, wie man in dieser Situation in der Geschichte besser hätte handeln können.

Anschließend werden zusammen mit dem Jugendlichen die häufigsten Situationen gesammelt, in denen er selbst aggressiv handelt. Auch hier werden Vor- und Nachteile des Handelns besprochen, Gründe und Auslöser für das Verhalten gesucht und Alternativen überlegt. Wenn der Jugendliche das richtige Verhalten anwendet und nicht aggressiv handelt, erhält er eine Belohnung. Ein Beispiel soll dies verdeutlichen:

BEISPIEL

Ludwig schlug andere Jugendliche öfter, wenn diese sich nicht den in der Tagesstätte geltenden Regeln entsprechend verhielten. Es wurde mit ihm besprochen, dass es Leute in der Tagesstätte gibt, die schon alle Regeln kennen und auch schon gelernt haben, wie man sich, so wie er, richtig verhält, dass es jedoch auch andere Gruppenmitglieder gibt, die das richtige Verhalten noch üben müssen. Es sei nun wichtig, dass er selbst mithelfe, dass auch die anderen Jugendlichen sich so gut verhalten können wie er. Er wurde gebeten, immer dann den Raum zu verlassen, wenn er sich über das Verhalten eines anderen ärgern müsse.

Für jeden Tag, an dem ihm dies gelingt und er keinen anderen Jugendlichen schlägt, bekommt er einen Stempel auf einer Liste. Bei 5 Stempeln wartet ein kleines Geschenk auf ihn.

Es zeigte sich, dass die beschriebene Methode dazu beitrug, das aggressive Verhalten zu reduzieren.

16.3.11 Selbstaggression beeinflussen

Therapieziele

- Selbst verletzendes Verhalten ausschalten oder minimieren.
- Handlungsalternativen einüben.

Methode

Zu Beginn des Trainingsprogramms war bei zwei Jugendlichen selbst verletzendes Verhalten zu beobachten. Ein Jugendlicher biss sich immer wieder die Lippen und den Unterarm wund, ein anderer scheuerte sich an seiner Hose seinen Handrücken auf. Ziel war es, dieses Verhalten so weit wie möglich auszuschalten.

Eine Methode, die sehr gut von den Jugendlichen angenommen wird, besteht in einem kurzen Entspannungstraining am Anfang der Therapiestunde (Durchführung des Entspannungstrainings ➤ Kap. 16.3.9). Bei einer weiteren Methode soll der Jugendliche erzählen, wie es zu dem selbst verletzenden Verhalten kommt, was geschehen ist, knapp bevor er dieses Verhalten zeigt, und was er dabei gefühlt hat. Im nächsten Schritt ist es nötig, mit dem Jugendlichen zu besprechen, warum sein Verhalten nicht richtig ist (z. B. Blut, Schmerzen, Eitern der Wunden).

Danach wird eine Liste von Handlungsalternativen erstellt, die dem Jugendlichen helfen soll, in der Situation, in der er sich selbst verletzen will, ein anderes, weniger gefährliches Verhalten zu wählen. Dabei werden die verschiedenen Handlungsalternativen gereiht, indem gemeinsam erarbeitet wird, welche die beste sei und welche nicht so gut geeignet sei. Die günstigsten Handlungsalternativen werden anschließend eingeübt.

BEISPIEL

Max erzählte, dass er sich in den Unterarm beiße, wenn er in seinem Zimmer sitze und seine Mitbewohner streiten. Die gemeinsam gefundenen Handlungsalternativen waren: in sein Stofftier zu beißen, sein Stofftier ganz fest zu drücken, auf die Matratze zu schlagen oder, was sicher am sinnvollsten, aber am schwierigsten zu verwirklichen ist, zu seinen Mitbewohnern zu gehen und ihnen zu sagen, dass sie aufhören sollten zu streiten. Es zeigte sich, dass Veränderungen nur sehr langsam möglich waren. Die Handlungsalternativen wurden immer wieder besprochen und in vielen Therapiesitzungen geübt. Erst nach einigen Wochen erzählte Max, dass er die Handlungsalternativen selbstständig ausprobiert habe. Auch seine Mitbewohner berichteten, dass Max schon einige Male zu ihnen gekommen sei und gesagt habe, sie sollten aufhören zu streiten.

Besonders eindrucksvoll ist an diesem Beispiel, dass es dem Jugendlichen im Laufe der Therapie gelang, von der Beeinflussung des Symptomverhaltens zu einer aktiven Beeinflussung der auslösenden Situation fortzuschreiten.

Die einzelnen Bausteine des hier vorgestellten Programms zur Förderung kommunikativer und sozialer Fähigkeiten und Fertigkeiten bei Jugendlichen mit Autismus-Spektrum-Störung lassen sich so miteinander kombinieren, dass ein individuelles Förderprogramm resultiert.

KAPITEL 17

B. Rollett

Nachbetreuung Erwachsener mit Autismus-Spektrum-Störung

Die unterschiedlichen Schweregrade und damit Lernmöglichkeiten von Menschen mit Autismus bringen es mit sich, dass die entwicklungsbegleitende Therapie und die eingesetzten Fördermaßnahmen nicht gleich weit führen. Je nach erreichtem Niveau gestaltet sich die Erwachsenenphase sehr unterschiedlich, und zwar sowohl was berufliche Entwicklungen als auch Möglichkeiten des selbstständigen Wohnens betrifft. Auf die **Berufschancen** angemessen geförderter und in die Arbeitswelt entsprechend ihren Kompetenzen gut integrierbarer Menschen mit Autismus sind wir bereits ausführlicher eingegangen (➤ Kap. 14).

17.1 Wohnen im Erwachsenenalter

Bei sehr schweren Behinderungen wird eine **externe Unterbringung** in einer Spezialeinrichtung nicht zu umgehen sein, es sei denn, dass es der Familie gelingt, in ihrem Rahmen angemessene Lebensbedingungen für beide Teile – den Menschen mit Autismus und die Familie – zu schaffen. Ein gutes Heim für Personen mit Autismus-Spektrum-Störung muss von Fachleuten geleitet sein, die mit den Besonderheiten des autistischen Verhaltens vertraut sind. Der Übergang vom Wohnen zu Hause in eine Institution erfordert sehr viel Feingefühl. Unbedingt erforderlich ist eine entsprechende Vorbereitungszeit.

Ein gutes Heim für Erwachsene mit Autismus erkennt man daran, dass **erfahrene Fachleute** vorhanden sind. Außerdem muss weiterhin ein **effizientes Therapie-** und **Förderprogramm** angeboten werden. Ist das nicht der Fall, verlernen Menschen mit Autismus-Spektrum-Störung sehr rasch vieles von dem, was in vielen Jahren Förderarbeit zu Hause und durch therapeutische Interventionen aufgebaut wurde. Gute Heime arbeiten nach modernen psychologischen und medizinischen Erkenntnissen. Körperliche und andere Strafen sind natürlich verpönt. Dass dies durchaus nicht selbstverständlich ist, gehört leider zu den Erfahrungen, die man bei der Unterbringung von Menschen mit Behinderungen in Heimen gelegentlich machen muss. Programme für die körperliche Ertüchtigung und kognitive Förder- und Trainingsprogramme sorgen in guten Heimen dafür, dass die Entwicklungsarbeit weitergeht. Der Kontakt zur Familie wird nicht unterbunden, sondern gefördert. Gelegentliche Besuche zu Hause werden gut vorbereitet und die Familie wird entsprechend beraten, damit durch die Umstellung keine Rückschritte entstehen.

Wenn ein höheres Kompetenzniveau erreicht werden konnte und die entsprechenden personellen Ressourcen vorhanden sind, können Erwachsene mit Autismus weiter in der eigenen **Familie** oder einer Pflegefamilie betreut werden, ohne diese zu sehr zu belasten. Zur Ergänzung der familiären Betreuung ist jedoch der Besuch einer Tageseinrichtung für die Förderung erwachsener Menschen mit Autismus empfehlenswert, die ähnlich, wie dies in Spezialeinrichtungen für Jüngere der Fall ist, für ein Therapie- und Förderprogramm sorgt. Eine modellhafte Einrichtung dieser Art stellt z. B. die Tagesstätte „Rainman's Home" in Wien dar (www.rainman.at). Leider gibt es noch viel zu wenig derartige Institutionen. Ein Problem entsteht, wenn die familiären Betreuungspersonen selbst pflegebedürftig werden. In diesem Fall muss rechtzeitig für passende andere Unterbringungsmöglichkeiten gesorgt werden.

Therapeutische Wohngemeinschaften haben sich als Alternative zum Leben in der Familie und im Fall gut Geförderter als Übergang zum selbstständigen Wohnen bewährt. In derartigen Wohngemeinschaften können die Bewohner die notwendigen Organisations- und Haushaltsarbeiten weitgehend selbstständig verrichten, es findet aber eine Betreuung durch Fachkräfte statt. Diese sollten mit den besonderen Problemen von Menschen mit Autismus vertraut sein.

Bei guten Voraussetzungen und einer konsequenten Förderung können Erwachsene mit Autismus ein **selbstständiges Leben führen.** Als Eingliederungshilfe in die Erwachsenenwelt haben sich **regelmäßige Beratungsgespräche** mit einer mit den Problemen von Menschen mit Autismus erfahrenen Person sehr bewährt. Man muss immer damit rechnen, dass Fragen oder unerwartete Probleme auftreten, wenn sich den Betroffenen neue Aufgaben im Beruf oder im täglichen Leben stellen. Beispiele: Wie geht man mit einem Strafzettel um? Wie reagiert man auf eine Mieterhöhung? Wie beantragt man einen Lohnsteuerjahresausgleich?

Auch wenn der oder die Betroffene gut damit zurechtkommt, nun allein oder in einer Partnerschaft zu leben, darf man sie nicht ganz aus den Augen verlieren. Ein enger Kontakt mit der Familie und anderen nahestehenden Personen ist notwendig, um bei Schwierigkeiten und Krisen rasch helfen zu können. Jeder Mensch braucht dieses soziale Netzwerk, d. h. Verwandte, Bekannte und Freunde, auf die man sich in guten und bösen Stunden verlassen kann. (Bewusst wird einem das Fehlen dieses Netzwerks oft erst, wenn man durch einen Umzug in einen anderen Wohnort das Beziehungsnetz neu aufbauen muss.) Menschen mit Autismus-Spektrum-Störung haben, auch wenn ihre Therapie erfolgreich war und sie selbstständig leben können, meist noch immer eine gewisse Scheu, auf andere Menschen zuzugehen. Es fällt ihnen daher auch schwer, einen neuen Bekannten- und Freundeskreis aufzubauen. Sollte dies notwendig sein, brauchen sie daher in solchen Situationen ganz besondere Unterstützung (siehe dazu auch die Darstellungen der organisatorischen Probleme und Lösungsmöglichkeiten beim Übergang in das Erwachsenenleben in dem Buch von Freitag, 2008).

17.2 Partnerschaft und Familiengründung

Für jeden jungen Menschen bedeutet das Erlernen des Umgangs mit dem anderen Geschlecht eine gewisse Herausforderung. Jugendliche und junge Erwachsene mit Autismus, die sich schwer mitteilen können, haben damit besondere Probleme. So kann es vorkommen, dass sie freundliche Zuwendung als Verliebtheit missverstehen und enttäuscht sind, wenn sie merken, dass der oder die Betreffende nicht an einer Beziehung bzw. Partnerschaft interessiert ist. Wie wir bereits an anderer Stelle beschrieben haben, kann es zu unangemessenen Formen der Kontaktaufnahme kommen, indem die Betroffenen versuchen, durch körperliche Berührungen der Person, die sie interessiert, Kontakte aufzunehmen; sie sind überrascht, wenn dies als Zudringlichkeit gewertet wird, und gekränkt, wenn darauf Abwehr folgt.

Selbst wenn es sich um Menschen mit einer Autismus-Spektrum-Störung auf hohem Niveau handelt, fehlen ihnen häufig Kenntnisse über die in ihrem sozialen Umfeld beim Umgang mit dem anderen Geschlecht üblichen und akzeptierten Konventionen. So haben sie z. B. auch meist nicht gelernt, wie man „flirtet“, um einen altmodischen Ausdruck zu verwenden, und sie verstehen sich nicht auf die Kunst der zunächst unverbindlichen, spielerischen Beziehungsaufnahme. Wie diese kurze Aufzählung zeigt, brauchen Jugendliche mit Autismus und oft auch noch junge Erwachsene entsprechende Beratungen, die man ihnen anlassbezogen im Rahmen von entsprechenden psychoedukativen Gesprächen zukommen lassen sollte. Im Laufe der typischen jugendlichen Entwicklung geschieht diese Art des Besprechens und Einordnens neuer Lebenserfahrungen entweder in der jugendlichen Gleichaltrigengruppe und unter Freunden und Freundinnen oder, wenn ein tragfähiges Vertrauensverhältnis besteht, mit den Eltern. Wo diese Möglichkeiten ausfallen, was bei Menschen mit Autismus-Spektrum-Störungen in der Regel zutrifft, sollte dafür gesorgt werden, dass Berater und Beraterinnen, die mit den autismusspezifischen Problemen vertraut sind, diese Funktion übernehmen.

Auch wenn sich ein Paar gefunden hat, bedeutet dies nicht nur eine beglückende Erfahrung, sondern auch die Übernahme neuer Aufgaben und Verantwortung. Dafür ist ebenfalls eine taktvolle Beratung und Unterstützung notwendig.

Attwood (2008) hat sich in seinem Ratgeberbuch für Menschen mit einem Asperger-Syndrom ausführlich mit dem Thema des Gelingens von Partnerschaften beschäftigt. Nach unseren Erfahrungen gelten die von ihm beschriebenen Voraussetzungen und Regeln nicht nur für diese Gruppe, sondern allgemein für Menschen mit Autismus, die zu einer Partnerschaft fähig sind.

In literarischer Form hat der Bestsellerautor Graeme Simsion in seinem einfühlsamen, humorvollen Roman „Das Rosie-Projekt" (erschienen 2015 im Fischer-Verlag) beschrieben, wie sich begabte Menschen mit Asperger-Autismus ihre Welt durch ein kompliziertes Regelsystem strukturieren, welche Probleme dabei auftreten und wie es einer liebevollen Partnerin gelingen kann, den Weg aus der autistischen Isolierung zu ebnen.

Partnerbeziehungen funktionieren dann, wenn es beide nicht nur verstehen, sondern auch damit umgehen können, dass es dem oder der anderen schwerfällt, Gefühle zu äußern und Gefühle des anderen zu erkennen und darauf angemessen zu reagieren und dass es daher darauf ankommt, eventuell auftretende Missverständnisse rasch zu klären, Verhaltensweisen, die man als unsensibel oder vielleicht sogar als kränkend erlebt hat, nicht zu ernst zu nehmen, sondern darauf zu vertrauen, dass eine Basis echter Zuneigung und die Bereitschaft, für den anderen da zu sein, existieren.

Unterstützt wird dies durch die Sensibilisierung dafür, dass bei Personen mit Autismus andere Formen existieren, mit denen sie ihre Zuneigung zeigen, z. B. durch freundlich gemeinte Aktionen. So überraschte ein in einer glücklichen Ehe lebender Mann mit Autismus seine Frau und seine Kinder regelmäßig mit liebevoll angefertigten Bastelarbeiten, für die er ein besonderes Geschick hatte.

Ein anderes, häufig genanntes Problem stellt die Neigung von Menschen mit Autismus zu „einsamen Entscheidungen" dar, die unter anderem damit zusammenhängt, dass sie an eingefahrenen Entscheidungsprozeduren festhalten und daher in neuen Situationen auf alte Muster zurückgreifen, ohne den Partner oder die Partnerin um das Einverständnis zu bitten. Dazu kommt ihre eingeschränkte Fähigkeit, Verhandlungen zu führen, was leicht als mangelnde Kooperationsbereitschaft fehlinterpretiert wird. Hier helfen eine entsprechende Aufklärung und die Bereitschaft beider Partner, Verständnis füreinander aufzubringen und bei Problemen entspannt nach gemeinsamen Lösungen zu suchen, wobei eine therapeutische Unterstützung von Vorteil sein kann.

Paradoxerweise gelingen Partnerschaften einerseits dann besonders gut, wenn beide ein eher zurückgezogenes Leben bevorzugen, andererseits aber auch, wenn der sich typisch entwickelnde Teil des Paares besonders hohe soziale Kompetenzen aufweist, die ihn oder sie befähigen, nicht nur die Partnerschaft, sondern auch die Außenbeziehungen in feinfühliger Weise zu „managen".

Im letzten Kapitel dieses Buches wird das Thema Autismus aus fachwissenschaftlicher Perspektive behandelt, wobei insbesondere auf ätiologische und diagnostische Aspekte eingegangen wird.

Wir hoffen, dass es uns gelungen ist, in diesem Buch nicht nur zu zeigen, wie sehr Kinder, Jugendliche und Erwachsene mit Autismus auf Unterstützung angewiesen sind, sondern auch, wie ihr so ungewöhnlich anmutendes Verhalten zu verstehen ist und wie sie ihre Persönlichkeit und ihre besonderen Kompetenzen mithilfe einer systemisch vorgehenden, einfühlsamen Langzeitbegleitung entwickeln können.

Sicher ist dies ein für alle Beteiligten sehr forderndes, anspruchsvolles Unterfangen. Wenn man aber erleben durfte, wie Menschen mit Autismus aus ihrer Isolation heraustreten und an der Welt und dem Zusammenleben in der ihnen möglichen Weise Anteil zu nehmen beginnen, erkennt man, dass es sich lohnt.

KAPITEL 18

G. Spiel, A. Gasser, R. Winkler, U. Kastner-Koller

Autismus in der Fachdiskussion: Diagnostik und Ätiologie

18.1 Einleitende Definition

Die **Autismus-Spektrum-Störung** (ASS) ist das Ergebnis einer pathologischen Entwicklung, als deren Grundlage zentralnervöse Informationsverarbeitungsstörungen und daraus resultierende schwere und tiefgreifende Beeinträchtigungen mehrerer Entwicklungsbereiche gelten. Ein zentrales Merkmal ist die qualitative Beeinträchtigung des Kontakts zur gesamten Umwelt, wobei in besonderer Weise beeindruckend eine Beeinträchtigung der zwischenmenschlichen Interaktion, der nonverbalen und verbalen Kommunikation und der Fantasietätigkeit vorliegt. Wing und Attwood (1987) sprachen in diesem Zusammenhang von einer „autistisch-sozialen Dysfunktion", Lord und Schopler (1987) bezeichneten dieses Kernsymptom als einen Mangel an sozioemotionaler Reziprozität.

Das klinische Erscheinungsbild von Kindern mit einer Autismus-Spektrum-Störung umfasst qualitative Beeinträchtigungen der sozialen Interaktion und der Kommunikation sowie beschränkte, repetitive und stereotype Verhaltensmuster, Interessen und Aktivitäten (Diagnose nach ICD-10, DSM-IV-TR und DSM-5 ➤ Kap. 2). Differenzialdiagnostisch muss die Autismus-Spektrum-Störung von anderen tiefgreifenden Entwicklungsstörungen unterschieden werden. Auch eine umschriebene Entwicklungsstörung der rezeptiven Sprache mit sekundären sozio-emotionalen Problemen muss differenzialdiagnostisch ausgeschlossen werden. Wesentlich erscheint, dass vom autistischen Syndrom reaktive Bindungsstörungen im Säuglingsalter oder in der frühen Kindheit sowie eine Bindungsstörung mit Enthemmung abgegrenzt werden. Diese sind definiert als andauernde Unfähigkeit, soziale Interaktionen herbeizuführen bzw. darauf zu reagieren, oder aber unkritische Distanzlosigkeit als Folge genereller massiver Pflegemängel. Weiterhin sollen eine Intelligenzminderung mit emotionaler Verhaltensstörung oder eine Schizophrenie ausgeschlossen werden.

18.2 Syndromale Beschreibung

Kanner (1943) sah den frühkindlichen Autismus, der auch als Kanner-Syndrom bezeichnet wird, als Prototyp der frühen Kindheitspsychosen an und grenzte ihn von der Gruppe der kindlichen Schizophrenie ab. Die Hauptsymptome dieser Störung waren extreme autistische Abkapselung, zwanghaftes Bestehen auf Gleicherhaltung der Umwelt, massive Sprachstörungen. Phänomenal und unter ätiologischem Gesichtspunkt sind Unterscheidungen notwendig.

18.2.1 Symptomatik und Klassifikation im ICD-10 und DSM-5

Die Klassifikation autistischer Störungen erfolgt im ICD-10 (Dilling, Mombour und Schmidt, 2015) unter F84, tiefgreifende Entwicklungsstörungen: Die zentralen zugrunde liegenden Diagnosekriterien beziehen sich auf (A) qualitative Beeinträchtigungen in den sozialen Interaktionen, (B) qualitative Beeinträchtigungen der Kommunikation, (C) begrenzte, repetitive und stereotype Verhaltensmuster, Interessen und Aktivitäten.

Unter dem Begriff **tiefgreifende Entwicklungsstörungen** wird eine Gruppe von Störungen zusammengefasst, die genetisch/biologische Ursachen haben, in den ersten Lebensjahren auftreten, eine starke Tendenz haben, bis in die Adoleszenz und das Erwachsenenalter zu persistieren, und nahezu alle Lebensbereiche beeinträchtigen. Die Auffälligkeiten scheinen individuelle Charakteristika darzustellen, die durch Umwelteinflüsse nicht sonderlich beeinflusst werden (relative Wirkungslosigkeit von üblichen Erziehungsmethoden).

Ausgehend von den oben beschriebenen drei generellen Kriterien im ICD-10 werden folgende Subkategorien unterschieden:

- Frühkindlicher Autismus (F84.0)
- Atypischer Autismus (F84.1)
- Rett-Syndrom (F84.2)
- Desintegrative Störung des Kindesalters (Heller-Syndrom, F84.3)
- Überaktive Störung mit Intelligenzminderung und Stereotypien (F84.4)
- Asperger-Syndrom (F84.5)

Diese 1992 durch das ICD-10 erfolgte Konzeptualisierung beschrieb ein Störungskonzept, das zur Vereinheitlichung der Diagnose beitrug. Die Einführung des Begriffs tiefgreifende Entwicklungsstörungen blieb jedoch nicht ohne Kritik. Tatsächlich ist bei einem kleineren Teil der Menschen mit Autismus-Spektrum-Störung die Kernsymptomatik spezifisch für die Bereiche soziale Interaktion und stereotypes Verhalten. Beim Asperger-Syndrom bzw. High Functioning Autismus sind Sprache und/oder Intelligenz nicht oder kaum betroffen. Einige der Subkategorien sind unsicher validiert (atypischer Autismus, überaktive Störung mit Intelligenzminderung). Die desintegrative Störung des Kindesalters zeigt einen autismusuntypischen Verlauf und lässt sich eher einer neurologischen Störung zuordnen. Unschärfen ergeben sich in der Abgrenzung zwischen frühkindlichem Autismus auf hohem Funktionsniveau und dem Asperger-Syndrom. In mehreren Studien (z. B. Kamp-Becker u. a., 2010) konnte kein oder kaum ein Unterschied gefunden werden. Die Aufsplittung der Kerndefizite im ICD-10 in Beeinträchtigung der Kommunikation und der sozialen Interaktion erweist sich als inkongruent, kommunikative Mängel und dysfunktionale Sprache bilden sich immer auch in der sozialen Interaktion ab.

Auf diesem Hintergrund kam es bei der Weiterentwicklung des DSM-IV-TR zum DSM-5 (American Psychiatric Association, 2013; deutsche Version: Falkai u. a., 2015) zu einem Paradigmenwechsel von einem multikategorialen Modell zu einem dimensionalen Ansatz (Störungskontinuum/Ausprägungsgrad), die bisher abgegrenzten (Sub)Störungen werden zu **einer** Kategorie der „Autismus-Spektrum-Störung" (Kode 299.00) zusammengefasst.

Aus vormals drei diagnostischen Kriterien werden zwei Domänen:

- **sozial-kommunikative Defizite**
- **begrenzte Interessen und repetitives Verhalten**

!

Klassifikation nach DSM-5

Autismus-Spektrum-Störung (ASS)

Kriterium A: Klinisch relevante, durchgängige Defizite im Bereich *der sozialen Kommunikation und Interaktion.* Folgende Auffälligkeiten **müssen** vorhanden sein:

- Markante Defizite in der nonverbalen und verbalen Kommunikation, die für die soziale Interaktion relevant sind
- Mangel an sozio-emotionaler Gegenseitigkeit
- Unfähigkeit, Beziehungen zu Gleichaltrigen aufzubauen und aufrechtzuerhalten in einer für das geistige Alter angemessenen Art und Weise

Kriterium B: *Begrenzte, repetitive Verhaltensweisen, Interessen und Aktivitäten,* mindestens **zwei** der nachfolgenden Symptome müssen vorliegen.

- Stereotype motorische oder verbale Verhaltensweisen oder ungewöhnliche sensorische Interessen.
- Exzessives Festhalten an Routinen oder ritualisierte Verhaltensweisen; restriktive, intensive Interessen.
- Die Symptome **müssen seit frühester Kindheit** bestehen (können jedoch erst dann deutlich offensichtlich werden, wenn die sozialen Anforderungen ansteigen).

Die Erfassung der Variabilität innerhalb des ASS ist gewährleistet durch

- Schweregrad der ASS Symptome
- Störungsbeginn und klinischen Verlauf
- Kognitive Fähigkeiten (IQ, Sprache)
- In Verbindung mit einer bekannten körperlichen Erkrankung, einer genetischen oder Umweltbedingung
- Komorbide Störungen

Das strenge Alterskriterium wurde aufgelöst (Auffälligkeiten in der frühen Entwicklung statt vor dem drittem Lebensjahr), Besonderheiten in der sensorischen Reizverarbeitung (Hypo- oder Hypersensibilität) fanden als Subkriterium Eingang in den Bereich „begrenztes Interesse und repetitives Verhalten (B)". Außerhalb der Autismus-Spektrum-Störungen wurde die soziale (pragmatische) Kommunikationsstörung als eigenständige Störung, bei der stereotype Verhaltensweisen fehlen, neu konzipiert. Damit fehlt im DSM-5 das Asperger-Syndrom als eigenständige Diagnose, das Rett-Syndrom, dessen Ätiologie bekannt ist, wird nicht mehr dem Autismus-Spektrum zugeordnet.

Die Folgen des DSM-5 für die Diagnosestellung bleiben bei inhomogener Studienlage unklar, die Mehrheit der Studien geht eher von einem Rückgang der Diagnosen aus (Huerta, Bishop, Duncan, Hus und Lord, 2012; Mattila u. a., 2011; Matson und Hattier, 2012; McPartland u. a., 2012). Der Wegfall des Asperger-Syndroms als etablierte Diagnose und als abzugrenzendes, eigenes Störungsbild wird vielerorts kritisiert und auf die Dominanz der für den klassischen frühkindlichen Autismus entwickelten Diagnostikinstrumente (ADOS und ADI-R ➢ Kap. 18.4.3), die zum goldenen Standard erhoben wurden, zurückgeführt. Aus Sicht der Kritiker gibt es zu wenige Studien, die die (vermuteten) charakteristischen Besonderheiten des Asperger-Syndroms mit einem validen Diagnoseinstrument in Abgrenzung zum frühkindlichen Autismus untersucht haben (Ghaziuddin, 2010).

Die veränderten Diagnosekriterien könnten sich auf den Zugang zu Therapieangeboten auswirken, für die Forschung bedeuten sie, dass Studien **vor und nach Einführung des DSM-5 kaum vergleichbar** sein werden.

18.3 Epidemiologie und Komorbidität

Epidemiologische Studien, die zur Prävalenz der autistischen Störung durchgeführt wurden, zeigen sehr unterschiedliche Ergebnisse. In den vergangenen Jahrzehnten fanden Studien steigende Prävalenzraten. Wing (1993) berichtet von einer Prävalenz von 4–5/10 000 für frühkindlichen Autismus, die sorgfältig durchgeführten Studie von Chakrabarti und Fombonne (2005) fand unter Einschluss von Personen mit höherem IQ Prävalenzraten von 62/10 000 für alle tiefgreifenden Entwicklungsstörungen, Baird und Kollegen (2006) fanden eine Prävalenz von 116/10 000. In den Studien des Autism and Developmental Disabilities Monitoring Network in den USA (ADDM) verdoppelt sich die Prävalenz im Zeitraum 2002–2012 auf 146/10 000, also nahezu auf 1,5 % in der Altersgruppe der 8-Jährigen.

Diese Diskrepanz in den Studien und der stetige Anstieg der ASS-Diagnosen lassen sich auf unterschiedliche Definitionen, veränderte diagnostische Kriterien, Verbesserung der diagnostischen Instrumente und bessere Früherkennung durch Kinderärzte sowie Erziehungspersonal zurückführen (ADDM, 2012). Als mögliche andere Faktoren werden steigendes Alter der Eltern und potenzielle Effekte von Umweltfaktoren (z. B. Medikamenteneinnahme während der Schwangerschaft) diskutiert (Van Elst, 2014).

Neben den vielen spezifischen diagnostischen Merkmalen des Autismus treten immer wieder zusätzliche Erkrankungen bzw. Störungen auf. So wird beschrieben, dass 30 % der Patienten mit Autismus auch an zerebralen Anfällen leiden, 2–5 % haben ein fragiles X-Chromosom, und 1–3 % leiden zusätzlich an einer tuberösen Sklerose. Bei Enzymopathien, etwa der Phenylketonurie, oder bei Enzymopathien im Rahmen des Purinstoffwechsels können autistische Syndrome ebenfalls gehäuft vorkommen.

Viele Patienten entwickeln auch andere Verhaltensauffälligkeiten und/oder psychiatrische Symptome. In einer Vielzahl von Studien finden sich zusätzliche Erkrankungen und/oder Symptome als koexistierende Störung, z. B. das hyperkinetische Syndrom, selbstverletzendes Verhalten, Angstzustände (Ando und Yoshimura, 1979; Rutter, Greenfield und Lockyer, 1967). Zur Komorbidität wurde eine Follow-up-Studie bei 66 Patienten mit Autismus in Hongkong (Chung, Luk und Lee, 1990) durchgeführt: 47 % dieser Kinder zeigten eine hyperaktive Störung, 64 % eine Aufmerksamkeitsregulations- und Konzentrationsstörung, 24 % autoaggressives Verhalten, 23 % Angstsymptome, 9 % litten an einer depressiven Verstimmtheit, 44 % zeigten übermäßige Unruhe oder Reizbarkeit, 11 % Schlafprobleme, 8 % Tics. Es sei jedoch darauf hingewiesen, dass in dieser Untersuchung keine allgemeingültigen diagnostischen Kriterien herangezogen wurden. In einer neueren Studie wurden 182 Patienten mit einer diagnostizierten Autismus-Spektrum-Störung auf das Vorhandensein einer Aufmerksamkeitsstörung untersucht (Holtmann, Bölte und Poustka, 2005, 2007). Je ausgeprägter die autistischen Symptome waren, umso stärker war auch die Aufmerksamkeitsproblematik. Diagnostische Konzepte bezüglich der Komorbidität psychiatrischer Erkrankungen enthalten Berichte von unipolaren und bipolaren affektiven Störungen (Ghaziuddin und Tsai, 1991; Gillberg, 1985; Komoto, Usui und Hirata, 1984; Lainhardt und Folstein, 1994; Steingard und Biederman, 1987), Zwangserkrankungen (McDougle, Price und Goodman, 1990; Tsai, 1992), Schizophrenie (Petty, Ornitz, Michelman und Zimmerman, 1984; Volkmar und Cohen, 1991) und Tourette-Syndrom (Barabas und Matthews, 1983; Comings und Comings, 1991; Realmuto und Main, 1982).

Anhand dieser Befunde zeigt sich deutlich, dass die autistische Störung häufig mit anderen psychiatrischen Erkrankungen gekoppelt ist. Um bessere Aussagen bezüglich der Komorbidität psychiatrischer Erkrankungen bei autistischen Störungen treffen zu können, wird es in Zukunft erforderlich sein, objektive, reliabele und valide Testverfahren zu entwickeln. Ausdrücklich wollen wir noch einmal darauf hinweisen, dass es notwendig ist, die Komorbiditäten durch eine im Rahmen einer Kinder- und Jugendpsychiatrie üblichen multiaxialen Diagnostik nach ICD-10 zu erfassen.

18.4 Störungsspezifische Diagnostik

18.4.1 Verfahren zur Diagnostik und Therapie autistischer Störungen

Eine frühzeitige Diagnosestellung der Autismus-Spektrum-Störung ist vor allem für die therapeutische Begleitung der Betroffenen von großer Bedeutung. Vor allem leichter ausgeprägte Autismus-Spektrum-Störungen werden oft sehr spät oder gar nicht erkannt und daher falsch behandelt.

Der diagnostische Prozess für die Erkennung von ASS soll daher die Früherkennung autistischer Symptome bis hin zur Diagnose einer Autismus-Spektrum-Störung umfassen.

Eine zuverlässige Diagnostik der autistischen Störung erfordert die gezielte entwicklungs- und symptomorientierte Befragung der Eltern und eine strukturierte Beobachtung des Verhaltens des betroffenen Kindes oder Jugendlichen. Dazu bedarf es der Anwendung standardisierter Interview- und Beobachtungsverfahren, um die Diagnose zu sichern.

Die Deutsche Gesellschaft für Kinder- und Jugendpsychiatrie, Psychosomatik und Psychotherapie (DGKJP) empfiehlt in ihren Leitlinien zur Diagnostik von Autismus-Spektrum-Störungen bei Kindern und Jugendlichen, dass nach folgendem Stufenkonzept vorgegangen werden soll:

1. Bei Verdacht auf eine Autismus-Spektrum-Störung soll zunächst eine zeitnahe, orientierende Abklärung unter Verwendung von validen, altersspezifischen Screening-Instrumenten vorgenommen werden sowie die Durchführung einer orientierenden klinischen Evaluation erfolgen.
2. Bei Erhärtung des Verdachts soll die Person an eine auf Autismus-Spektrum-Störungen spezialisierte Stelle überwiesen werden, die eine vollständige Diagnostik und Differenzialdiagnostik gewährleisten kann (AWMF, 2016).

18.4.2 Screening-Verfahren

Fragebogen zur sozialen Kommunikation

Der **Fragebogen zur sozialen Kommunikation** (FSK) ist ein aus dem ADI-R abgeleiteter Elternfragebogen. Es handelt sich um die deutsche Fassung des „Social Communication Questionnaire“ (SCQ). Der FSK ist ein Screening-Verfahren, das 40 binär skalierte Items enthält. Er dient der Erfassung von abnormen sozialen Interaktions- und Kommunikationsmustern sowie von stereotypen Verhaltensweisen.

Der FSK wird zur Identifizierung von möglichem Autismus in einem breiten Spektrum von intellektuellen, sozialen und persönlichen Fähigkeiten eingesetzt.

Kurzbeschreibung	
Beurteiler	Eltern, enge Bezugspersonen
Spezifität	Störungsspezifisch: frühkindlicher Autismus, autistisches Spektrum
Altersbereich	Ab 4 Jahren, aktuelle und Lebenszeit-Fassung
Autoren	Bölte und Poustka (2006)
Bezug	Testzentrale, Robert-Bosch-Breite 25, D-37079 Göttingen

Marburger Beurteilungsskala zum Asperger-Syndrom

Die **Marburger Beurteilungsskala zum Asperger-Syndrom** (MBAS) ist ein Screening-Verfahren für autistische Störungen auf hohem Funktionsniveau. Die MBAS zeigt gute Validitätswerte im Vergleich zu einer klinischen Inanspruchnahmepopulation und ist somit ein vielversprechendes Instrument zur Erkennung von hochfunktionalen Autismus-Spektrum-Störungen.

Einsatzbereich: Die MBAS ist ein Instrument für Personen zwischen 6–24 Jahren mit durchschnittlichen kognitiven Fähigkeiten, das helfen soll, Kinder und Jugendliche mit einem Asperger-Syndrom zu identifizieren. Es ist als ein Screening-Verfahren und als Hilfsmittel zur Diagnostik gedacht, das aber auf gar keinen Fall eine genauere psychiatrisch-psychologische Diagnostik ersetzen kann.

Inhalt: Der Fragebogen enthält eine Reihe von Beschreibungen, die durch eine Bezugsperson eingeschätzt werden sollen. Die einschätzende Person sollte nach Möglichkeit täglich mit dem Kind/Jugendlichen zusammen sein und mit dessen üblichem Verhalten vertraut sein.

Der Aufbau und die Fragen dieses Instruments orientieren sich an den diagnostischen Kriterien für das Asperger-Syndrom, die durch die Klassifikationssysteme ICD-10 und DSM-IV-TR festgelegt sind.

Kurzbeschreibung	
Beurteiler	Eltern, enge Bezugspersonen
Spezifität	Störungsspezifisch: hochfunktionale Autismus-Spektrum-Störung
Altersbereich	Personen zwischen 6 und 24 Jahren mit durchschnittlichen kognitiven Fähigkeiten
Autoren	Kamp-Becker, Mattejat, Wolf-Ostermann und Remschmidt (2005)
Bezug	Internet: extras.springer.com/2006/978-3-540-35072-9/daten/2-fragebogen.pdf

18.4.3 Diagnostische Verfahren

Beobachtungsskala für autistische Störungen

Bei der **diagnostischen Beobachtungsskala für autistische Störungen** (ADOS-2) handelt sich um die deutsche Fassung der „Autism Diagnostic Observation Schedule".

Einsatzbereich: Die ADOS-2 ist ein standardisiertes Beobachtungsinstrument, das vier Module enthält, die je nach den sprachlichen, kognitiven und sozial-interaktiven Fertigkeiten des Kindes/Jugendlichen/Erwachsenen eingesetzt werden. Die ADOS-2, die 2015 auf Deutsch erschienen ist, enthält zusätzlich noch ein Kleinkind-Modul (Toddler Module); daneben wurden für die Module 1–3 revidierte Algorithmen entwickelt.

Inhalt: Die ADOS-2 ist ein strukturiertes Verfahren zur Erfassung der Kommunikation, der sozialen Interaktion, des Spielverhaltens und Fantasiespiels mit Gegenständen bei Kindern bzw. Erwachsenen, bei denen entweder eine autistische Störung oder eine andere tiefgreifende Entwicklungsstörung vermutet wird. Es handelt sich um eine strukturierte Rating-Skala der Arten des Umgangs mit dem Untersuchungsmaterial. In Abhängigkeit von Alter und Sprachniveau wird eines von vier Modulen gewählt, um im Zuge gezielt inszenierter spielerischer Elemente, Aktivitäten und Gespräche die Autismusdiagnose sichern zu können. Sie erfolgt anhand der Diagnosekriterien von ICD-10 und DSM-IV. Da es sich um ein anspruchsvolles Verfahren handelt, ist ein Training der Untersuchenden angezeigt.

Kurzbeschreibung	
Beurteiler	Kliniker/innen aufgrund standardisierter Verhaltensbeobachtung
Spezifität	Störungsspezifisch: Frühkindlicher Autismus, autistisches Spektrum
Altersbereich	Anwendbar ab dem 2. Lebensjahr Sprechende und nicht sprechende Kinder, sprechende Jugendliche und Erwachsene
Autoren	Poustka u. a. (2015)
Bezug	Verlag Hans Huber, Hogrefe AG, Bern

18

Diagnostisches Interview für Autismus – Revidiert

Beim **Diagnostischen Interview für Autismus – Revidiert** (ADI-R) handelt sich um die deutsche Fassung des Autism Diagnostic Interview – Revised. Es wird in Klinik und Forschung als standardisiertes Befragungsinstrument zur Erfassung und Differenzialdiagnostik von Störungen des autistischen Spektrums eingesetzt.

Der ADI-R wurde entwickelt, um die Diagnose eines frühkindlichen Autismus gemäß ICD-10 und DSM-IV-TR-Kriterien zu erfassen. Es gibt in der Originalversion nur einen Algorithmus für die Autismus-Diagnose, es wird nicht zwischen verschiedenen Autismus-Spektrum-Störungen unterschieden.

Einsatzbereich: Kinder, Jugendliche und Erwachsene mit Verdacht auf eine Störung aus dem autistischen Spektrum ab einem Entwicklungsalter von 2 Jahren.

Inhalt: Es umfasst 93 Items zur frühkindlichen Entwicklung, zum Spracherwerb und dem möglichen Verlust von sprachlichen Fertigkeiten, verbalen und nonverbalen kommunikativen Fähigkeiten, Spiel- und sozialem Interaktionsverhalten, stereotypen Interessen und Aktivitäten sowie komorbiden Symptomen (Aggression, Selbstverletzung, Epilepsie).

Informanten sind in der Regel die Eltern oder seltener andere Bezugspersonen, die mit der Entwicklung und aktuellen Symptomatik der Betroffenen sehr gut vertraut sind.

Die Auswertung und Interpretation der Ergebnisse erfolgt über die Verrechnung einer Auswahl von Items in einem empirisch generierten diagnostischen Algorithmus, der sich streng an den Richtlinien zur klinischen Klassifikation nach ICD-10 und DSM-IV-TR orientiert.

Das ADI-R verlangt eine gute Vertrautheit mit dem Erscheinungsbild des Autismus und dem differenzierten glossar-basierten Interviewprotokoll. Daher ist eine Einweisung in das Instrument empfehlenswert, die von den Autoren des Verfahrens in Form von Kursen angeboten wird.

Kurzbeschreibung	
Beurteiler	Kliniker/innen aufgrund strukturierter Befragung
Spezifität	Störungsspezifisch: frühkindlicher Autismus, autistisches Spektrum
Altersbereich	Kinder, Jugendliche und Erwachsene
Autoren	Bölte, Rühl, Schmötzer und Poustka (2006)
Bezug	Testzentrale, Robert-Bosch-Breite 25, D-37079 Göttingen

18.5 Ätiologische Modelle

Die Ausreifung zentralnervöser Strukturen gehorcht einem Prinzip, das primär genetisch determiniert ist, wobei der genetische Code physiologischerweise eine Beeinflussung der Hirnentwicklung durch Umweltreize ab einem bestimmten Entwicklungsstand ermöglicht. Soweit bekannt, ist eine derartige Modifikation der Hirnreifung im Sinne eines fördernden Einflusses auf die gewebliche Differenzierung des Gehirns durch Umweltreize erst ab oder unmittelbar vor der Geburt möglich. Schädigende Einflüsse auf die Organentwicklung gibt es jedoch schon ab der frühen Embryogenese.

Im Rahmen dieses Entwicklungsprozesses wird zwischen einer pränatalen, einer perinatalen und einer postnatalen Periode unterschieden, wobei wiederum die pränatale Periode in eine Phase der Embryogenese sowie eine der Fetogenese unterschieden wird. Die primäre Organogenese ist allgemein körperlich sowie die makrospezifische Differenzierung von Hirnstrukturen bis zum Ende des 3. Schwangerschaftsmonats abgeschlossen. Die sekundäre Organogenese, die feine Ausdifferenzierung von Hirnstrukturen, geht – wie schon erwähnt – weit über die pränatale Periode hinaus. Dieser Reifungsprozess hält für unterschiedliche neuronale Funktionseinheiten unterschiedlich lange an, z. T. bis zur Adoleszenz.

Weiterhin sind negative Beeinflussungen dieses Entwicklungsprozesses von Gehirnstrukturen dahingehend zu unterscheiden, ob eine genetische Fehlinformation vorliegt, die vom Beginn an die Organausdifferenzierung limitiert oder sie deviiert oder aber eine Schädigung in der Prä-, Peri- und Postnatalzeit auftritt. Die Assoziation des autistischen Syndroms mit einer Vielzahl von genetisch determinierten Krankheitsbildern und Fehlbildungssyndromen sowie von anderen schädigenden Einflüssen auf die ZNS-Entwicklung wird schon länger behauptet. Wesentlich ist jedoch, ob nachgewiesen werden kann, dass Kinder mit autistischen Syndromen übermäßig häufig solche Entwicklungsstörungen und/oder Schädigungen des Gehirns aufweisen.

Mittlerweile gibt es zu Ätiologie und Genese viele wissenschaftliche Untersuchungen, die sich für das Verständnis von Teilaspekten bzw. Teilbereichen von Autismus als bedeutsam erwiesen haben. Sie stehen vorerst jedoch unvermittelt nebeneinander und lassen sich noch nicht in ein geschlossenes **ätiologisches Modell** integrieren. Ein einfaches Schema, Autismus zu erklären, etwa die Rückführung der Problematik auf einen einzelnen umschriebenen Gendefekt oder aber auf eine singuläre übergeordnete Störung der Wahrnehmungs-/Handlungsfunktion, die zu der relativ uniformen Symptomatik bei den Betroffenen führt, gibt es nicht und ist auch nicht zu erwarten. Aufgrund vielfältiger Befunde geht man inzwischen von einer genetisch/hirnorganisch/hirnfunktionellen Pathogenese des frühkindlichen Autismus aus, wobei aufgrund einer mittlerweile großen Zahl von Zwillings-, Geschwister- und Familienuntersuchungen genetische Ursachen als Ausgangspunkt des idiopathischen Autismus angenommen werden müssen (Poustka u. a., 2008).

Auf molekulargenetischer Ebene konnte kein einzelner biologischer Marker identifiziert werden, auf den die genetische Disposition der für den Autismus typischen Symptomatik zurückgeführt werden könnte. Ebenso bleibt das Zusammenspiel bzw. Wechselspiel mit anderen, möglicherweise für die Ätiologie bedeutsamen Faktoren wie nicht genetisch bedingten Hirnfunktionsstörungen unklar. Die Liste der angeschuldigten schädigenden Einflüsse in der Prä- und Perinatalzeit ist lang. Beweise für zugrunde liegende spezifische prä- und perinatale Ereignisse bei Autismus liegen nicht vor. Die biochemischen Anomalien, Störungen der kognitiven sowie emotionalen Entwicklung und Umweltbedingungen müssten in diesen ätiologisch-konzeptionellen Rahmen integrierbar sein.

Ein Schema zur Formulierung einer vollständigen spezifischen Kausalkette bei Autismus müsste folgende Bereiche als Teilaspekte des Krankheitsbildes berücksichtigen:

- Genetik
- Neuroanatomie
- Neurochemie
- Neurophysiologie

18.5.1 Genetik

Nach derzeitigem Kenntnisstand kann man davon ausgehen, dass der frühkindliche Autismus, aber auch der Asperger-Autismus und der atypische Autismus eine starke genetische Grundlage haben (Übersicht bei Lauritsen und Ewald, 2001). Dazu einige verhaltensgenetische und molekulargenetische Studienbefunde:

Eineiige Zwillinge zeigen eine Konkordanz zwischen 82 und 90 % (Folstein und Rutter, 1977; LeCouteur u. a., 1996). Geschwister von Personen mit Autismus-Spektrum-Störung haben ein Erkrankungsrisiko von rund 3 %; das bedeutet ein 50–100-mal höheres Risiko als in der Durchschnittsbevölkerung (Folstein und Rutter, 1977; Smalley, Asarnow und Spence, 1988). Darüber hinaus zeigen Familienstudien, dass nicht nur das Vollbild der Erkrankung gehäuft vorkommt, sondern auch subklinische autistische Merkmale im Sinne eines breiteren Phänotyps (Bailey u. a., 1998) häufiger als wahrscheinlich zu erwarten wären. Dieser Umstand ist auch ein Hinweis darauf (siehe dazu weiter unten), das Phänomen Autismus unter dem Aspekt einer dimensionalen Betrachtungsweise zu verstehen.

Durch das gemeinsame Vorkommen von Autismus und verschiedenen Chromosomenanomalien, das in mehreren Studien beobachtet wurde, geht man davon aus, dass die Erkrankung durch das Zusammenwirken mehrerer Gene (zumindest 6–10) entsteht. Es handelt sich daher um keine Single-Gene-Erkrankung, die sich nach Mendel-Erbgesetzen vererbt, sondern um eine polygene Vererbung (Risch u. a., 1999). Chromosomenanomalien betreffen am häufigsten die Region 15q11–13, dann 16q23 und 17p11.2 (Gillberg, 1985; Lauritsen und Ewald, 2001). In molekulargenetischen Untersuchungen (Kandidatengene, Genomscreen) wurden mehrere

Genregionen identifiziert, die mit hoher Wahrscheinlichkeit ein Gen enthalten, das für Autismus verantwortlich ist. Im Vordergrund sind dabei die Regionen 7q31–35 und 13p21.3.

In den letzten Jahren haben sich weltweit Forschungszentren zum Autism Genome Project (AGP) zusammengeschlossen, um die genetischen Faktoren des Autismus zu identifizieren. Damit ist es möglich, genetische Studien an großen Stichproben von Personen mit Autismus-Spektrum-Störungen durchzuführen.

18.5.2 Neuroanatomie

Neuroanatomische Untersuchungen des Gehirns bei Kindern mit Autismus sind im Zusammenhang mit Ursachenfragen von besonderer Bedeutung. Einerseits kann man auf autoptisches Material zurückgreifen, andererseits liegen ZNS-Struktur-abbildende Untersuchungen vor.

Die Untersuchung des Gehirns von verstorbenen Kindern mit Autismus zeigte, dass deren Hirngewicht um etwa 100–200 g schwerer war. Das Hirngewicht der überwiegenden Mehrzahl von Erwachsenen mit Autismus hingegen wog 100–200 g weniger. Besonders interessant war jedoch der histoanatomische Befund, bei dem gezeigt werden konnte, dass die Nervenzellen eine geringere Größe hatten und im Gewebe dichter gepackt erschienen. Diese Gewebseigenschaften zeigten sich im Besonderen in der grauen Substanz des limbischen Systems. Histologische Unterschiede fanden sich auch bezüglich des Cerebellums und der Bahnsysteme, in die das Cerebellum integriert ist, etwa derart, dass die Anzahl der Purkinje-Zellen reduziert war, wobei wiederum topische Besonderheiten gefunden wurden, indem die Anzahl der Purkinje-Zellen im Vermis des Kleinhirns nicht reduziert war (Bauman und Kemper, 1994, 1995a, 1995b; auf Widersprüche zu Ergebnissen von MRT-Befunden wird unten eingegangen).

Wesentlich ist festzuhalten, dass eindeutige und leicht ersichtliche morphologische Unterschiede zwischen Patienten mit Autismus und der Kontrollgruppe nicht existieren, sondern dass man mit weitverbreiteten diskreten, mehr quantitativen Veränderungen rechnen muss und dass diese Veränderungen speziell in bestimmten Lokalisationen auftreten. Das histologische Bild unterscheidet sich auch deutlich je nachdem, ob man jüngere oder ältere Patienten untersucht. Die Regionen, in denen man bei Patienten mit Autismus die deutlichsten histoanatomischen Veränderungen sehen kann, sind das limbische System und das cerebelläre System.

In Ergänzung zu den oben angeführten Studien wurde auch versucht, Strukturbesonderheiten des zentralen Nervensystems oder Hinweise auf Hirnschäden bei Kindern mit frühkindlichem Autismus bzw. bei solchen, die vormals so diagnostiziert worden waren, nachzuweisen. Die Neuroradiologie bietet dafür einerseits die kraniale Computertomografie, andererseits – in der jüngsten Zeit – die Magnetresonanztomografie als Methode an. Die mit diesen beiden Methoden erhobenen Befunde waren nicht einheitlich (wie auch die pathologisch-anatomischen Befunde), wobei die untersuchten Kollektive recht unterschiedlich und auch jeweils inhomogen waren.

Häufig diskutiert wurden unübliche Hemisphärenasymmetrien oder makroskopische Besonderheiten im Bereich der hinteren Schädelgrube, jedoch ohne dass derartige Gegebenheiten konstant in allen Studien oder auch nur in der überwiegenden Zahl von Studien nachgewiesen werden konnten. Da die morphologischen Verhältnisse des ZNS durch die Magnetresonanztomografie differenzierter dargestellt werden, wurden sie mit identer Fragestellung durchgeführt, wie dies seinerzeit mithilfe der CT-Untersuchungen der Fall war. Bis jetzt liegen nur einige wenige Berichte vor, die gleichfalls kein einheitliches Resultat erbrachten. Soweit derzeit beurteilbar, scheinen die Ergebnisse darauf hinzuweisen, dass leichtgradige Auffälligkeiten in der Morphologie des Frontallappens, des Parietallappens, des Corpus callosum und im Bereich des Vermis des Cerebellums bei einem Teil der Patienten mit Autismus vorliegen (Courchesne u.a., 1994; Courchesne, Townsend und Saitoh, 1994; Hashimoto u.a., 1995).

18.5.3 Neurochemie

Neurochemische Stoffe sind für die Signalübertragung innerhalb und zwischen Nervenzellen verantwortlich. Über diese Stoffe wird einerseits die Kommunikation im zentralen Nervensystem verwirklicht, andererseits sind sie aber auch bedeutsam für die Entwicklung des Gehirns und die Ausdifferenzierung von Zellen. Sie sind mitverantwortlich für das Phänomen der Apoptose (physiologischer Zelltod). Auf ihrer Funktion beruht das Phänomen des Lernens im Sinne des Herausbildens von engeren Verbindungen zwischen Nervenzellen.

Die Effekte chemischer Substanzen sind in verschiedenen Phasen der Entwicklung unterschiedlich. Vom Serotonin – einem Neurotransmitter – weiß man, dass dieser chemische Übertragungsstoff früh in der Entwicklung die Expressivität der postsynaptischen Serotonin-Rezeptoren stimuliert. Später löst diese Substanz gegenregulatorische Mechanismen aus.

Derzeit ist noch nicht restlos gesichert, welche neurochemischen Substanzen in die Pathogenese des autistischen Syndroms involviert sind respektive das autistische Syndrom entstehen lassen, wobei Serotonin als besonders interessante Substanz für die Forschung gilt.

Dazu ein Beispiel: Der am häufigsten replizierte Befund bei Autismus ist die Serotoninvermehrung in Blutplättchen. Obwohl man die Beziehung zwischen Serotoninkonzentration in Blutplättchen und Serotoninfunktion im ZNS noch nicht vollständig versteht, könnte es doch sein, dass die Veränderungen, die man in den Blutplättchen sieht, einen Marker für eine cerebrale neurochemische Dysfunktion darstellen (Anderson u. a., 1987; Cook u. a., 1994; Schain und Freedman, 1961). Neurochemische Untersuchungen sind als Basis für psychopharmakologische Interventionsformen bedeutsam und unverzichtbar.

18.5.4 Neurophysiologie

Es ist inzwischen unbestritten, dass Autismus mit Dysfunktionen des Zentralnervensystems verknüpft sein muss, da etwa 90 % der Betroffenen Auffälligkeiten haben, die auf neurologische Störungen hinweisen (Steffenburg, 1991). Zur Entschlüsselung dieser organischen Grundlagen werden neuroanatomische (MRT, Gehirn), neurochemische und neurophysiologische (EEG, evozierte Potenziale, funktionelles MRT, SPECT und PET) Untersuchungen durchgeführt. Zusammengefasst zeigen die neurophysiologischen Befunde bei Autismus

- abnormes EEG,
- funktionelle Abweichungen im Frontal- und Temporallappen und im limbischen System.

Ähnlich wie in den neuropsychologischen Untersuchungen zeigen sich auch in der Neurophysiologie heterogene Abnormitäten verschiedener Gehirnareale, in erster Linie im Bereich der emotions- und sozialverhaltensrelevanten Hirnstrukturen, jedoch ohne ein einheitliches, übergeordnetes Muster erkennen zu lassen.

Aus der Vielzahl der Befunde sollen einige bedeutsame Erwähnung finden. In einer ersten Studie konnten Grillon, Courchesne, und Akshoomoff (1989) zeigen, dass exogene Komponenten von akustisch evozierten Potenzialen – wie früher akustisch evozierte Hirnstammpotenziale und akustisch evozierte Potenziale mit mittlerer Latenz – bei nicht retardierten Personen, die vormals die diagnostischen Kriterien für frühkindlichen Autismus erfüllten, unauffällig waren. In den exogenen Komponenten spiegeln sich die Informationsverarbeitungsprozesse, die ein Umweltreiz auslöst.

Diese Ergebnisse weisen darauf hin, dass die dysfunktionalen kognitiven Prozesse beim infantilen Autismus nicht bedingt sind durch anormale sensorische Informationsverarbeitung im Bereich des Hirnstamms und solchen Hirnanteilen nahe dem Hirnstamm, also von Strukturen, die die genannten Komponenten von akustisch evozierten Potenzialen generieren. Im Gegensatz dazu konnten Courchesne, Lincoln, Yeung-Courchesne, Elmasian und Grillon (1989) bei derselben Patientengruppe nachweisen, dass späte endogene Komponenten des evozierten Potenzials geringer bzw. nicht ausgeprägt sind. Diese treten üblicherweise dann auf, wenn ein neuer Stimulus in einer Serie von gewohnten Reizen plötzlich und unvorhergesehen erscheint, die Versuchsperson sich willentlich der Aufgabe zuwendet, den neuen Reiz erwartet und beantwortet.

Es lässt sich somit zeigen, dass die neurophysiologischen Zeichen der Informationsverarbeitung bei Personen mit Autismus-Spektrum-Störung nur dann auffällig sind, wenn Aufmerksamkeits- und Selektionsprozesse unter willentlicher Kontrolle ablaufen. Dies gilt sowohl für die akustische als auch für die optische Modalität.

Bedeutsam ist zusätzlich, dass bei dieser Untersuchungsanordnung komplexe sensorische Informationsverarbeitung, Kodierung und sensorische Gegebenheiten im Sprachsystem oder kognitive Operationen nicht erforderlich waren. Diese unterschiedliche – neurophysiologisch fassbare – Zuwendung und Bewertung einfachster Stimuli ging nicht Hand in Hand mit einer geringen Leistung der Kinder mit Autismus-Spektrum-Störung im Vergleich zu unauffälligen bzw. solchen mit einer Sprachentwicklungsstörung (einer eindimensionalen Entwicklungsstörung). Gefordert war die zuverlässige und umgehende Beantwortung der seltenen, abweichenden und in gewissem Sinn neuen Stimuli.

Bei der Bewertung dieser Ergebnisse ist zweierlei zu bedenken: einerseits, dass es sich um Kinder handelte, die ein relativ hohes Kognitionsniveau aufwiesen, andererseits, dass es um höchst einfache Leistungsanforderungen ging.

Nimmt man die meisten Untersuchungen und die darin replizierten Befunde zusammen, so zeigt sich, dass elementare Wahrnehmungsfunktionen und auch elementare motorische Funktionen beim Autismus intakt sind, die Integration von Wahrnehmungselementen zueinander, aber auch mit motorischen Funktionen und der Transfer zu und weg von mentalen Repräsentanzen schlechter gelingt. Studien der Okulomotorik beim Autismus zeigten, dass die kortikale Kontrolle von Augenbewegungen beeinträchtigt ist, die von fronto-striatalen und parietal-neuronalen Netzwerken abhängen, wohingegen elementare okulovestibulare Reflexe intakt bleiben.

18

Neuere Untersuchungen zu ereigniskorrelierten Potenzialen (ERP) unterstreichen die Auffälligkeiten in der Verarbeitung akustischer (z. B. Kemner, Verbaten, Cuperus, Camfferman und Van Engeland, 1995) und visueller Reize (z. B. Hoffenaar und Hoeksma, 2002) bei Autismus. Bedeutsame Untersuchungen gab es in den vergangenen Jahren zur Gesichtererkennung (Critchley u. a., 2000; Hubl u. a., 2003) und zu den Spiegelneuronen (Oberman u. a., 2005).

Beim Autismus scheint die dafür relativ spezifische Hirnregion für das Gesichtererkennen, der Gyrus fusiformis (Brodmann-Areal 19), unteraktiviert zu sein und es scheinen stattdessen Hirnregionen, die bei neurotypischen Personen für die Entschlüsselung von unbelebten Objekten zuständig sind, kompensierend überaktiviert zu werden. „Spiegelneurone" sind eine Klasse von Nervenzellen im präfrontalen Cortex, die für Imitation und Einfühlungsvermögen wichtig zu sein scheinen, ihre Funktion dürfte beim Autismus gestört sein (vgl. etwa Williams, Waiter, Gilchrist, Perrett und Murray, 2006).

Untersuchungen weisen außerdem auf Defekte im Einfühlungsvermögen, im Erkennen von basalen Gefühlen und in der Fähigkeit zum Imitationslernen hin und stellen somit eine Verbindung zur neuropsychologischen Theorie der *Theory of Mind* her. Kritisch muss festgehalten werden, dass die Studien z. T. widersprüchlich und kaum repliziert sind (Poustka u. a., 2008).

Einen besonderen Stellenwert kommt dem EEG im Bereich Autismus, auch aufgrund der häufigen Komorbidität mit Epilepsie, zu. 27 % der Wach-EEG-Ableitungen zeigen Abnormitäten, ⅔ davon epilepsiehinweisende Potenziale (Reinhold, Molloy und Manning-Courtney, 2005). Sie treten als Komorbidität insbesondere bei Intelligenzminderung und Epilepsie auf. Beim Wach-EEG zeigt sich kein typisches Muster für Autismus, interessanterweise auch keine Korrelation mit dem Schweregrad der Kernsympomatik (Poustka u. a., 2008).

Zunehmend wurden in den vergangenen Jahren auch Nachtschlaf-EEG-Ableitungen bei Schlafstörungen (Einschlafprobleme, vermehrtes nächtliches Erwachen, verminderte Schlafdauer) durchgeführt, die überproportional häufig eine atypische Schlafarchitektur mit Vermehrung von Leichtschlafstadien und vermindertem REM-Schlaf zeigten (Limoges, Mottron, Bolduc, Berthiaume und Godbout, 2005).

18.6 Neuropsychologische Aspekte

Die Neuropsychologie ist jener Wissenschaftszweig, der bei der Untersuchung kognitiver Prozesse stets Vorstellungen über die cerebralorganischen Grundlagen kognitiver Aktivitäten zumindest konzeptionell mitberücksichtigt. Unter diesem Aspekt sind kognitive Funktionen wenigstens teilweise als höhere Hirnfunktionen aufzufassen. Es gibt jedoch kognitive Dimensionen, die beim derzeitigen Wissensstand nur schwerlich auf bekannte cerebralorganische und funktionale Entsprechungen zurückzuführen sind. Der neuropsychologische Ansatz bei der Untersuchung kognitiver Prozesse ist nur für bestimmte Aspekte der Kognition, nicht aber im Allgemeinen – im Sinne eines übergeordneten Ganzen – zu realisieren. Je komplexer die kognitive Leistung – etwa bei Denkvollzügen –, desto unbefriedigender ist die Inbeziehungsetzung dieser Vorgänge zu materiell funktionellen Entsprechungen im Zentralnervensystem und desto allgemeiner und unexakter sind die diesbezüglichen Erklärungsansätze. Unter der Annahme einer inneren Struktur solcher komplexen kognitiven Vorgänge können jedoch Elemente oder Elementgruppen solcher Funktionssysteme im Gegensatz zur Gesamtfunktion sehr wohl neuropsychologisch untersucht und interpretiert werden (Spiel und Spiel, 1989).

Neuropsychologische Untersuchungen können zwar Einblicke in die Problematik bei Autismus vermitteln, aber kein vollständiges Erklärungsmodell anbieten.

Beim Autismus werden im Wesentlichen Besonderheiten der folgenden Bereiche als zugrunde liegende psychologische Korrelate autistischen Verhaltens erforscht:

- kognitive Entwicklung,
- Wahrnehmung und Aufmerksamkeit,
- Intelligenzstruktur,
- Sprachentwicklung,
- exekutive Funktionen,
- Störungen der Theory of Mind,
- schwache zentrale Kohärenz.

18.6.1 Kognitive Entwicklung

Das Forschungsgebiet **kognitive Entwicklung** und daraus resultierende Verhaltenscharakteristika sind sehr weitreichend und umfassen eine beeindruckende Menge an Forschungsarbeit über Wahrnehmungs- und Aufmerksamkeitsprozesse, intellektuelle Funktionen und Sprachprozesse. Im Mittelpunkt dieser Arbeiten stehen die Bemühungen, einige syndrom-spezifische kognitive Probleme, von denen sich die autistische Störung ableiten lässt, zu beschreiben. Es sei jedoch bereits jetzt darauf hingewiesen, dass die einzelnen kognitiven Bereiche oft eng miteinander verknüpft und diagnostisch nur schwer zu trennen sind, vor allem dann, wenn man hierarchische Modelle der Kognition, Wahrnehmung und Aufmerksamkeit annimmt.

18.6.2 Wahrnehmung und Aufmerksamkeit

Grundlegend für die intellektuellen Funktionen, einschließlich der Sprache und der sozialen Fertigkeiten, ist die Fähigkeit, die Umweltstimuli präzise wahrzunehmen und die Aufmerksamkeit so zu richten, dass – funktional – Beachtetes von nicht zu Beachtendem getrennt wird. Aus den Befunden zur Intelligenz von Kindern mit einer Autismus-Spektrum-Störung geht unter anderem hervor, dass die Informationsverarbeitung beeinträchtigt ist. So scheinen sie eine konkrete und einfache Wahrnehmungsorganisation zu bevorzugen und vornehmlich visuomotorische Leistungen zu erbringen (Kusch und Petermann, 1991).

Prior (1984) betont als Besonderheit der ungewöhnlichen Reaktionen von Kindern mit Autismus, dass diese bestimmte Stimuli in ihrer Umgebung gar nicht wahrzunehmen scheinen, auf andere jedoch in einer bevorzugten, idiosynkratischen und inkonsequenten Weise reagieren, wobei Hypersensibilität und Hyposensibilität abwechselnd ein und demselben Reiz gegenüber auftreten. Weiter wurde beobachtet, dass sie eher auf Geschmacks-, Geruchs- und Tastreize reagieren als auf visuelle und auditive Reize.

Eine Untersuchung von Lovaas (Lovaas und Schreibman, 1971) konnte zeigen, dass Kinder mit Autismus nicht nur Defizite bei der Organisation und Kategorisierung von Reizen haben, sondern in ihrer Wahrnehmung überselektieren. Die Überselektion besteht in Form einer Aufmerksamkeitsstörung, bei der diese Kinder nur einen sehr geringen Teil der zur Verfügung stehenden Informationen aufnehmen.

Zum Nachweis der Reiz-Überselektivitäts-Hypothese, betreffend die Wahrnehmung von Kindern mit Autismus, führte Lovaas eine Reihe von Lernexperimenten durch, in denen sich zeigte, dass sie nur auf einen bestimmten Teil aus einer Gesamtheit reagieren. In dem Experiment lernten Kinder mit Autismus oder mit geistiger Behinderung sowie sich neurotypisch entwickelnde Kinder, auf das Auftreten eines komplexen Reizes zu reagieren.

Nachdem die Kinder dies gelernt hatten, wurden die einzelnen Komponenten (akustische, visuelle und taktile) vorgegeben. Während Kinder mit Autismus vorwiegend nur auf eine der Komponenten reagierten, reagierten Kinder mit geistiger Behinderung vorwiegend auf zwei und typisch sich entwickelnde Kinder auf alle drei Komponenten.

Das Phänomen der Wahrnehmungseinschränkung tritt nicht nur dann auf, wenn verschiedene Sinnesmodalitäten verwendet werden (z. B. Lovaas, Litrownik und Mann, 1971), sondern auch dann, wenn komplexe simultane Reizmuster nur im visuellen Bereich gegeben sind (z. B. Koegel und Wilhelm, 1973; Schreibman, 1975) oder innerhalb der auditiven Modalität auftauchen (Reynolds, Newsom und Lovaas, 1974; Schreibman, Kohlenberg und Britten, 1986). Die überselektive Reaktionsart vieler Kinder mit Autismus wurde mit den Schwierigkeiten in Zusammenhang gebracht, die die Kinder beim Lernen neuer Diskriminierungen, bei der Generalisierung angeeigneten Verhaltens, bei sozialer Anerkennung sowie beim Transfer von Stimuli und beim Beobachtungslernen haben (siehe Lovaas, Koegel und Schreibman, 1979).

Zusammenfassend fand Lovaas (1977) somit, dass Kinder mit Autismus in einer Lernsituation scheinbar irrelevanten Objekten eine besondere Bedeutung beimessen und/oder nur eine Komponente eines Reizes beachten und von dieser die Reaktion mehr oder weniger abhängig machen. Es ist offensichtlich, dass sich ein solches Defizit gravierend auf das Lernen auswirkt, da unmittelbar mit dem Lernen die Fähigkeit verbunden ist, gleichzeitig auf mehrere Aspekte reagieren zu können. Lovaas folgert daraus, dass es aus der Unfähigkeit, sich auf mehrere Komponenten eines Reizes zu konzentrieren, zu einem Defizit in der Sprachentwicklung, im Abstraktionsvermögen und in der sozialen Interaktion kommt und ein stereotypes Lernverhalten entwickelt wird.

Obwohl die Überselektierung von Stimuli in vielen Studien und in zahlreichen Labors untersucht wurde, ist darauf hinzuweisen, dass sie nicht ein für den Autismus spezifisches Phänomen darstellt, da einerseits einige Kinder mit Autismus keine Überselektion aufweisen, andererseits bei einigen sich neurotypisch entwickelnden Kindern durchaus eine Überselektierung zu bemerken ist (Lovaas u. a., 1979). Die Überselektierung scheint vielmehr eher eine Folge der Entwicklungsstufe und damit des Entwicklungsalters und nicht spezifisch verbunden mit einer bestimmten Diagnose zu sein.

In der aktuellen Literatur werden die Aufmerksamkeitsdefizite und Besonderheiten der Informationsverarbeitung von Personen mit Autismus unter dem Aspekt diskutiert, dass Menschen mit Autismus generell Probleme mit der executive function haben, also mit der effizienten Planung und Steuerung von Handlungen (Ozonoff und Strayer, 1997). Dazu ist nicht nur ein Aufschieben unmittelbarer Bedürfnisse erforderlich, sondern auch eine flexible Steuerung der Aufmerksamkeit und ein Wechsel des Aufmerksamkeitsfokus. Viele Untersuchungen belegen, dass Personen mit Autismus sich über längere Zeit auf bestimmte einfache Reize konzentrieren und über einen längeren Zeitraum eine gleichbleibende Leistung zeigen können, wobei ihnen dies bei visuellen Informationen besser gelingt als bei akustischen (Lincoln, Dickstein, Courchesne, Elmasian und Tallal, 1992; Pascualvaca, Fantie, Papageorgiou und Mirsky, 1998).

Deutliche Schwierigkeiten haben sie allerdings, sobald die Aufgabe einen Wechsel des Aufmerksamkeitsfokus erfordert. Dies gilt im Besonderen für soziale Situationen. Personen mit Autismus gelingt es nicht, mit einem Kommunikationspartner einen Aufmerksamkeitsfokus zu teilen (vgl. Charman u. a., 1997).

Sich neurotypisch entwickelnde Kinder erwerben diese Fähigkeit, die eine wesentliche Quelle für Lernerfahrungen im sozialen Kontext darstellt, in der zweiten Hälfte des 1. Lebensjahrs. Mithilfe der geteilten Aufmerksamkeit kommuniziert das Kind schon vorsprachlich durch Blicke, Gesten und Laute sein Interesse an bestimmten Reizen und wird vom Gegenüber auf bestimmte Reize hingewiesen, die interessant und wichtig sein könnten (vgl. Kastner-Koller und Deimann, 2000). Fehlende **joint attention** (gemeinsamer Aufmerksamkeitsfokus) gilt als ein Kernsymptom des Autismus und zählt zu den wenigen Indikatoren, die eine Früherkennung zulassen (Baron-Cohen, Allen und Gillberg, 1992).

Wilhelm und Lovaas (1976) verglichen in diesem Zusammenhang das Verhalten von Kindern, die sich in ihrem IQ unterschieden. Die Kinder, in drei Gruppen aufgeteilt, sollten auf drei simultane Teile eines komplexen Stichworts einer Diskriminierungsaufgabe reagieren. Die Gruppe mit einem niedrigen IQ reagierte im Durchschnitt auf 1,6 Hinweise, die Gruppe mit einem mittleren IQ auf 2,1

Hinweise und die Gruppe mit einem hohen IQ auf alle 3 Hinweise. Diese Ergebnisse treffen auf die Untersuchung sowohl sich neurotypisch entwickelnder als auch von Kindern mit Behinderung zu. Daraus folgt, dass die Anzahl simultaner Stimuli, die die Reaktionen kontrollieren, ein Entwicklungsphänomen darstellt (Eimas, 1969; Fischer und Zeaman, 1973; Hale und Morgan, 1973; Olson, 1971).

Während vielleicht angenommen wird, dass die Untersuchungen im Bereich der Wahrnehmungs- und Aufmerksamkeitsstörungen von Kindern mit Autismus einige sehr wichtige Hinweise zum Verständnis für die Reaktionen dieser Kinder auf ihre Umgebung liefern, ist nicht gewiss, ob dieses Verhalten ein für den Autismus charakteristisches Merkmal darstellt. Während die oben genannten Störungen tatsächlich Auswirkungen auf manche kognitive Bereiche haben könnten, ist der tatsächliche Grund für die kognitiven Störungen nicht bekannt. Lediglich bekannt ist, dass die Wahrnehmungs- und Aufmerksamkeitseigenheiten schon in sehr frühem Alter auftreten (z. B. Prior und Gayzago, 1974), und es würde nicht verwundern, wenn sie entweder Konsequenzen der Ätiologie des autistischen Verhaltens wären oder aber in der Ätiologie eine funktionale Rolle spielen würden.

18.6.3 Intelligenz

Kanner (1943) war der Meinung, dass Kinder mit Autismus mindestens über eine normale, vielleicht sogar eine überdurchschnittliche intellektuelle Kapazität verfügen. Er begründet dies mit der normalen physischen Erscheinung, der wachen, intelligent aussehenden Physiognomie sowie den z. T. ungewöhnlichen Talenten in Bereichen wie Musik, Mathematik oder Zeichnen. Tatsächlich verteilt sich die Intelligenz über das gesamte Spektrum der Intelligenzbereiche. Aktuellere Untersuchungen weisen darauf hin, dass bei mehr als 55 % der Menschen mit Autismus-Spektrum-Störung eine unterdurchschnittliche kognitive Begabung (IQ < 85) vorliegt (Baird u. a. 2006; Yeargin-Allsopp u. a. 2003). In einer Überblicksarbeit konnte aufgezeigt werden, dass 40 % der Menschen mit Autismus eine deutliche geistige Behinderung aufweisen, 30 % eine milde bis moderate Beeinträchtigung der Intelligenz zeigen und 30 % der Betroffenen über eine durchschnittliche Intelligenz verfügen (Fombonne, 2003). Lediglich bei 3 % ließ sich eine überdurchschnittliche Intelligenz (IQ > 115) feststellen (Charman u. a., 2011). Außerdem konnte in mehreren Untersuchungen gezeigt werden, dass Mädchen mit Autismus im Durchschnitt häufiger eine Intelligenzminderung aufweisen als Jungen (Lord und Schopler, 1987; Wiggins u. a. 2014; Lai u. a. 2014).

Zwischen 7 % (Creak, 1963) und 20 % (Rutter, 1970) der Kinder mit Autismus entwickeln bis zum Alter von 18 Jahren zerebrale Krampfanfälle. Diese Kinder und Jugendlichen sind fast immer jene mit den stärksten Retardierungen und den schwersten Beeinträchtigungen (Bailey, Phillips und Rutter, 1996; DeMyer, Churchill, Pontius und Gilkey, 1971, DeMyer u. a., 1974).

Einschränkend ist zu sagen, dass eine Intelligenzdiagnostik bei Kindern mit Autismus nur erschwert durchgeführt werden kann, weil aufgrund des mangelnden Interesses, der mangelnden Motivation und der Verhaltensauffälligkeiten die Testergebnisse verfälscht sein können. Hinzu kommt, dass aufgrund der gravierenden Sprachauffälligkeiten sprachgebundene Tests nur begrenzt einsetzbar sind.

Während einige Forscher (z. B. Kanner, 1943) die mangelnde intellektuelle Leistungsfähigkeit von Kindern mit Autismus eher als eine sekundäre Folge der Störungen im Sozialverhalten und nicht als eine direkte Folge einer intellektuellen Störung sehen, existiert eine Fülle von Daten, die besagen, dass die mangelnde Leistungsfähigkeit auf ein tatsächliches Defizit und nicht auf andere Faktoren zurückzuführen sei. Geht man davon aus, dass die mangelnde intellektuelle Leistungsfähigkeit eine Folge der sozialen Beeinträchtigung ist, müssten alle Kinder mit Autismus eine Intelligenzminderung aufweisen. Wie jedoch vorher beschrieben, erreichen 20 % der Kinder mit Autismus einen IQ, der in den Normbereich fällt, was als Argumentation gegen diese Annahme herangezogen wird. Wenn man davon ausgeht, dass mangelnde intellektuelle Leistungsfähigkeit ein Sekundärsymptom des Autismus sei, so würde ein Nachlassen der autistischen Symptome automatisch eine Verbesserung des IQ nach sich ziehen. Aus Untersuchungen sehen wir jedoch, dass dies nicht der Fall ist (Hemsley u. a., 1978; Rutter,

1983; Rutter und Bartak, 1973; Rutter, Yule, Berger und Hersov, 1977).

Weiter könnte angenommen werden, dass die kindliche Leistungsfähigkeit wegen mangelnder Motivation oder vielleicht wegen Negativismus (z. B., das Kind weiß die Antwort, weigert sich jedoch, diese zu sagen) als gering eingeschätzt werden könnte. Clark und Rutter (1977) fanden jedoch, dass die Leistungen der Kinder im Zusammenhang mit dem tatsächlichen Schwierigkeitsgrad der Aufgaben korrelierten. Sie konnten jedoch nicht nachweisen, dass der Negativismus ein typisches Merkmal war, das die Leistungen determinierte. Da viele Kinder mit Autismus nicht die erforderlichen sprachlichen Fähigkeiten haben, versuchte man die intellektuelle Kapazität mittels nonverbaler Tests zu erfassen. Auch solche Tests zeigten, dass die Mehrheit dieser Kinder eine mentale Retardation aufweist.

Betrachtet man testpsychologische Befunde, die mittels Hamburg-Wechsler-Intelligenztests für Kinder bzw. der Wechsler-Intelligence-Scale for Children (WISC-R) erhoben wurden, so zeigt sich ein auffallend inhomogenes Leistungsprofil, wobei es zu großen interindividuellen Leistungsschwankungen in den einzelnen Untertests kommt (Frith, 1989; Happé, 1994; Venter, Lord und Schopler, 1992).

Weiter zeigt sich aber auch mit einer erstaunlichen Regelmäßigkeit ein charakteristisches Leistungsprofil in dem Sinn, dass Kinder mit frühkindlichem Autismus in einigen Subtests besonders schlecht abschneiden, während sie in anderen Subtests relativ gute Ergebnisse erzielen. Beschrieben werden intraindividuell schlechte Leistungen in den Subtests „Allgemeines Verständnis" und „Bilderordnen" sowie gute Ergebnisse in den Subtests „Mosaiktest" und „Figurenlegen" (Shah und Frith, 1993). Frith (1989) interpretiert diese Ergebnisse als einen Mangel an zentraler Kohärenz. Sie geht davon aus, dass bei Kindern mit Autismus eine partialisierte Reizwahrnehmung vorliegt, die den Gesamtzusammenhang zugunsten des Einzelreizes vernachlässige.

In einer Untersuchung zur Intelligenzstruktur von Personen mit Autismus (Rühl, Werner und Poustka, 1995) konnten die Ergebnisse von Frith (1989) weitgehend bestätigt werden. Auch in dieser Studie fand man, dass Personen mit Autismus ein offenbar spezifisches Profil in Bezug auf ihre intelligenzdiagnostisch erfassten kognitiven Funktionen aufweisen. Gemessen mit Intelligenztests (HAWIE bzw. HAWIK-R), konnten unabhängig vom Intelligenzniveau und vom Geschlecht parallele Untertestprofile beobachtet werden. Auch hier fand man relative Stärken in den Subtests „Allgemeines Wissen" sowie im abstrakt-räumlichen Denken und relative Schwächen im „Allgemeinen Verständnis" und im „Bilderordnen". Die Autoren versuchten die „Theorie der mangelnden zentralen Kohärenz" von Frith (1989) weiterzuverfolgen und gehen davon aus, dass Patienten mit Autismus den Gesamtzusammenhang bei der Reizwahrnehmung zugunsten des Details zu vernachlässigen scheinen. Dies erklärt die gelegentlich zu beobachtenden besonderen Fähigkeiten und Spezialbegabungen von Menschen mit Autismus, aber auch, warum diese Personen Schwierigkeiten mit der kontextabhängigen Reizverarbeitung haben, also der Einordnung von Reizen in einen Gesamtzusammenhang.

18.6.4 Sprache

Sprachliche Besonderheiten stellen ein charakteristisches Merkmal des Autismus dar. Neben visuellen Wahrnehmungsproblemen fanden Norbury und Bishop (2002) Defizite im Textverständnis bei gut begabten (high functioning) Personen mit Autismus, verglichen mit der neurotypischen Kontrollgruppe bzw. Probanden mit umschriebenen Sprachstörungen. Von Interesse ist, ob sie primäre bzw. sekundäre Merkmale eines allgemeinen kognitiven Defizits darstellen oder aber auch auf einige andere, nicht kognitive Faktoren zurückzuführen sind. Rutter (1983) machte einen grundlegenden kognitiven Defekt für die speziellen Sprachdefizite des Autismus verantwortlich. Er geht davon aus, dass bei Kindern mit Autismus ein kognitiver Defekt vorliegt, der sowohl die Sprache wie auch die Folgerichtigkeit des Denkens und die Abstraktion beeinflusst.

In einer klassischen Studie verglichen Bartak, Rutter und Cox (1975) eine Gruppe von Kindern mit Autismus mit einer Gruppe von Kindern mit einer Dysphasie, um zu erforschen, welche Aspekte der kognitiven Dysfunktion spezifisch für den Autismus sind. Der Vergleich ergab verschiedene interessante Ergebnisse. Am wichtigsten erscheint, dass sich die beiden Gruppen in Bezug auf nonverbales Schlussfolgern und syntaktische Sprachfähigkeiten nicht signifikant unterschieden. Die Forscher schlossen daraus, dass der Autismus nicht durch einen allgemeinen Defekt in der visuell-räumlichen Wahrnehmung, Artikulation oder einen grammatikalischen Sprachdefekt charakterisiert werden kann. Dies bedeutet, dass eine rezeptive Sprachstörung allein für die Erklärung des autistischen Störungsbilds nicht ausreicht.

In der Untersuchung zeigten sich verschiedene Unterschiede zwischen Kindern mit einer Dysphasie und Kindern mit Autismus. Kinder mit Autismus zeigten ein mangelndes Sprachverständnis, hatten Probleme, während der Denkprozesse verbale Fähigkeiten einzusetzen, hatten Schwierigkeiten mit Fantasiespielen und Schwierigkeiten im Gebrauch und Verstehen von Gesten. Signifikant war auch das Ergebnis, dass Kinder mit Autismus im Gegensatz zu Kindern mit einer Dysphasie besondere Sprachabnormalitäten wie z. B. Echolalie aufwiesen. Im Gegensatz dazu waren die Kinder mit einer Dysphasie weniger verhaltensgestört, sozial reifer und aufgeschlossener als die Kinder mit Autismus. Bartak und Kollegen (1975) folgerten daraus, dass eine schwere Sprachentwicklungsstörung allein nicht der Grund für den Autismus sein könne und dass der Autismus eine Störung repräsentiere, die sowohl durch Sprachabnormalitäten als auch durch schwere, generalisierte kognitive Defizite charakterisiert sei.

Bei etwa der Hälfte der Kinder mit frühkindlichem Autismus entwickelt sich in Abhängigkeit vom Ausmaß der intellektuellen Minderbegabung keine sinnvolle Sprache (Steinhausen, 2010). Der Rest fällt durch eine deutlich verzögerte Sprachentwicklung mit charakteristischen Besonderheiten wie Echolalie und Problemen mit der pronominalen Umkehr auf. Die Gesamtprävalenz von Sprachentwicklungsstörungen bei Autismus-Spektrum-Störungen wird von Levy u. a. (2010) mit 63 % angegeben.

Aus Untersuchungen zur Sprachentwicklung sprachfähiger Kinder mit Autismus geht hervor, dass die phonologischen und syntaktischen Fähigkeiten sich relativ unbeeinträchtigt entwickeln. Auch das semantische Wissen von Kindern mit Autismus entspricht dem von sich neurotypisch entwickelnden Kindern mit gleichem Entwicklungsstand (Tager-Flusberg, 1993; Lord und Paul, 1997). Das Hauptmerkmal der Sprachstörung liegt in der Störung der pragmatischen sprachlichen Kompetenz (Kastner-Koller und Deimann, 2000; Lord und Paul, 1997).

Kinder mit Autismus sind nicht in der Lage, ihre Gesprächsführung den sozialen Gegebenheiten anzupassen und adäquat auf eine Mitteilung zu reagieren. Sie sind ebenso wenig imstande, von der Zuhörerrolle zur Sprecherrolle zu wechseln und bestimmte Vorannahmen bezüglich des Gesprächsinhalts zu berücksichtigen. So fällt es ihnen schwer einzuschätzen, welches Thema den Gesprächspartner interessieren könnte und wie viel Information er benötigt, um einem Gespräch folgen zu können. Diese fehlende kommunikative Kompetenz zeigt sich bei Kindern mit Autismus schon im prälinguistischen Stadium. Die Vokalisationen der Säuglinge sind für den Kommunikationspartner schwer verständlich (Lord und Paul, 1997). Die Kinder fallen bereits in einem sehr frühen Alter durch eine mangelnde joint attention, fehlende Blicksteuerung und fehlendes symbolisches Spiel auf. Sie setzen Gesten und Blicke nicht für kommunikative Zwecke ein (also um etwa eine Bezugsperson auf interessante Objekte hinzuweisen), sondern nur für imperative Zwecke, um ein Spielzeug oder ein anderes Objekt, das sie haben wollen, zu bekommen. Symbolisches Spiel fehlt bei den meisten Kindern mit Autismus; wenn es auftritt, ist es sehr eingeschränkt und wenig kreativ (Charman u. a., 1997).

Echolalie, ein weiteres häufiges Symptom von Kindern mit Autismus, ist eine durch Wortwiederholungen und Wiederholungen von Sätzen anderer charakterisierte Sprachanomalie. Man unterscheidet zwischen unmittelbarer und verzögerter Echolalie. Wenn man z. B. ein Kind mit Autismus fragt: „Möchtest du einen Keks?“, wiederholt es die Frage. In diesem Fall handelt es sich um die unmittelbare Echolalie. Bei verzögerter Echolalie wiederholt das Kind ein gehörtes Wort oder einen Satz erst Stunden oder Tage später.

Einige Forscher (z. B. Baltaxe und Simmons, 1975; Fay, 1969; Schreibman u. a., 1986) meinen, dass es sich bei der Echolalie um den Versuch einer Kommunikation handelt, die auf der phonematischen Ebene basiert. Wie Mesibov und Dawson (1986) sowie Prior (1984) betonen, scheinen die Kinder, anstatt von gehörten Äußerungen Gebrauch zu machen, eine einzige Formulierung für die Bezeichnung verwandter Situationen oder Ereignisse zu verwenden. So antwortete z. B. ein Junge, wann immer er eine negative Antwort geben wollte, mit „Nein danke". Fragte man ihn z. B., ob es regne, antwortete er mit „Nein danke".

Prizant und Duchan (1981) sehen in der Echolalie einen Versuch der Kommunikation, der einer Entwicklungsstufe entspricht, auf der akustische Signale gestalthaft oder episodisch verarbeitet werden. Besonders auffällig ist die Sprache der Kinder mit Autismus in Bezug auf prosodische Aspekte wie Intonation, Betonung und Rhythmus. Baltaxe und Kollegen (1981) betonen die Unfähigkeit von Kindern mit Autismus, prosodische, das heißt sprachmelodische Aspekte in der Sprachwahrnehmung zu nutzen und im Sprachgebrauch einzusetzen. Personen mit Autismus erkennt man noch im Erwachsenenalter an ihrer monotonen Prosodie (Tager-Flusberg, 1997).

Baron-Cohen, Tager-Flusberg und Cohen (1993) gehen davon aus, dass es sich bei der Störung der Sprache und Kommunikation um eine Störung handelt, die es den Kindern mit Autismus nicht erlaubt, zu erkennen bzw. zu berücksichtigen, was eine andere Person denkt, weiß, fühlt oder beabsichtigt, dass also diese Kinder nicht in der Lage sind, eine Theory of Mind zu entwickeln. Unter Theory of Mind versteht man eine mentalistische Alltagspsychologie (Frith, 1989), nämlich die Fähigkeit, anderen Intentionen und Motive zuzuschreiben, bestimmte Gefühle bei ihnen festzustellen oder zu unterscheiden, ob sie mit dem eigenen Gefühlszustand übereinstimmen oder nicht. Kinder mit Autismus haben Schwierigkeiten, Motive, Intentionen oder Gefühle anderer Personen wahrzunehmen bzw. sie richtig zu interpretieren. Diese Ergebnisse wurden in einer Vielzahl von Studien bestätigt (Baron-Cohen, 1992; Baron-Cohen, Leslie und Frith, 1985; Leslie, 1987; Hobson, 1993).

18.6.5 Exekutive Funktionen

Exekutive Funktionen umfassen eine recht uneinheitliche Gruppe kognitiver Funktionen höherer Ordnung, die im Dienste der zielgerichteten Handlungsplanung und Selbststeuerung stehen und sich möglicherweise grundlegend von intellektuellen Funktionen unterscheiden.

Ergebnisse mehrerer Studien seit Beginn der 1980er-Jahre zeigen, dass Menschen mit Autismus offenbar Probleme haben, ihr Handeln systematisch zu steuern, auch wenn sie intellektuell gut begabt sind (Szatmari, Offord, Siegel, Finlayson und Tuff, 1990).

Exekutive Funktionen werden von Aufmerksamkeitsregulation, Arbeitsgedächtnis, Planen, Flexibilität und Impulskontrolle beeinflusst.

Untersucht werden die exekutiven Funktionen z. B. mithilfe des Wisconsin-Card-Sorting-Tests (prüft Störungen der Flexibilität), Turm-von-Hanoi-Aufgaben (prüfen Planen und Arbeitsgedächtnis) oder dem STROOP-Test (Aufmerksamkeitsregulation). Auch wenn die exekutiven Funktionen im Bereich Autismus ausführlich untersucht sind, bleibt unklar, in welchem Ausmaß die Störungen der Unterfunktionen bedeutsam sind. Zudem treten exekutive Störungen zwar bei Personen mit Autismus-Spektrum-Störungen auf, sind aber nicht für Autismus spezifisch (Liss, Fein, Allen, Dunn und Feinstein, 2001).

18.6.6 Theory of Mind

Theory of Mind bezeichnet die Fähigkeit, die Welt aus dem Blickwinkel des anderen zu sehen, sich in die Vorstellungen, Gedanken, Gefühle, Pläne, Strategien, Intentionen eines anderen einfühlen zu können (Happé und Frith, 1996), erraten können, was in anderen vorgeht, welche Gefühle ausgedrückt werden, ob sich jemand verstellt, täuscht oder interessiert ist.

Menschen mit Autismus gelingt es weder, eigene Gefühle und Vorstellungen auszudrücken, noch verfügen sie über die Empathie, die es ihnen ermöglichen würde, andere zu verstehen. Ein Mangel von Theory of Mind führt in weiterer Folge zu Fehlinterpretationen sozialer Situationen und komplexeren menschlichen Verhaltens.

In einer Studie untersuchten Baron-Cohen, Tager-Flusberg und Cohen (1993), ob Kinder mit Autismus über eine Theory of Mind verfügen. Sie kamen zum Ergebnis, dass diese Kinder Schwierigkeiten haben, Motive, Intentionen oder Gefühle anderer Personen wahrzunehmen bzw. sie richtig zu interpretieren. Diese Ergebnisse wurden von einer Vielzahl nachfolgender Studien bestätigt (Baron-Cohen, 1992; Baron-Cohen u. a., 1985; Leslie, 1987; Hobson, 1993).

Tests zur Einschätzung solcher Defizite verwenden Aufgaben, die das Erkennen von Täuschungen und die Fähigkeit, sich in die Perspektive eines anderen hineinversetzen zu können, untersuchen (False-belief-Tests). Die Anwendung von False-belief-Tests bei Menschen, die ein Autismussyndrom aufweisen, zeigt, dass bei den Aufgaben zur Erkennung von „Täuschungen erster Ordnung" (eine fälschliche Annahme über einen Zustand) 80 % der Probanden Probleme haben, bei Aufgaben zur Erkennung von Täuschungen zweiter Ordnung (eine fälschliche Annahme über die Annahmen eines anderen) 100 % dazu nicht in der Lage sind. Diese Ergebnisse sind im Vergleich zur Kontrollgruppe, aber auch im Vergleich zu Kindern mit Trisomie 21 höchst auffällig (Baron-Cohen u. a., 1999).

Die Störung der Theory of Mind korreliert mit dem Ausmaß der Beeinträchtigung der sozialen Kommunikationsfähigkeit und ist abhängig von Alter, Intelligenz, Sprache und exekutiven Funktionen. Sie ist nicht autismusspezifisch, sondern auch für eine Reihe von anderen kinderpsychiatrischen Störungen zutreffend.

18.6.7 Schwache zentrale Kohärenz

Ausgehend von klinischen Falldarstellungen und neuropsychologischen Untersuchungen, in deren Rahmen der Embedded Figures Test und der Mosaiktest aus dem Wechsler-Intelligenztest eingesetzt wurden, formulierte Frith (1989) die **Theorie der schwachen zentralen Kohärenz.** Wahrnehmungen, Emotionen und Denken werden beim Menschen unter normalen Bedingungen durch zentrale Kohärenz bestimmt, d. h., Informationen werden automatisch in einen kontextuellen Zusammenhang eingebunden, wodurch ein Bezugssystem höherer Ordnung entsteht.

Diese zentrale Kohärenz ist bei Menschen mit Autismus gestört. Im Wechsler-Intelligenztest erbringen Personen mit Autismus signifikant bessere Leistungen im Mosaiktest, der das Nachbauen von Mustern verlangt, bzw. im Test Figurenlegen, der aus Puzzles besteht, jedoch signifikant schlechtere Leistungen im Test Bilderordnen, in dem es um die Herstellung eines folgerichtigen Handlungsablaufs in sozialen Kontexten geht.

Das Konzept der schwachen zentralen Kohärenz würde erklären, warum Personen mit Autismus Details zwar genauer wahrnehmen als sich neurotypisch entwickelnde Menschen, Zusammenhänge jedoch schlechter erfassen (Happé, 1994). Die allgemeine Gültigkeit dieser Theorie für den Autismus ist allerdings noch nicht geklärt (Mottron, Burack, Iarocca, Bellevielle und Enns, 1999).

In den vergangenen Jahren wurde eine Vielzahl von empirischen Forschungsarbeiten publiziert, die zu einer Erweiterung und Konkretisierung des Konzepts führten (Happé und Frith, 2006). Die Datenlage spricht dafür, dass Menschen mit ASD eine Überlegenheit bei umschriebenen Wahrnehmungsprozessen zeigen und keine Defizite bei globalen Prozessen. Solche globalen Prozesse gelingen durch explizite diesbezügliche Aufgaben und spezifisch-förderliche Untersuchungsbedingungen. Dieses Phänomen ist nicht auf eine Störung der exekutiven Funktionen zurückzuführen und unabhängig von Störungen sozialer Kognition.

!

Zusammenfassend kann gesagt werden, dass die beim Autismus diskutierten neuropsychologischen Theorien Einblicke in Teilbereiche autistischen Verhaltens geben, jedoch kein ätiologisches Modell erkennen lassen. Sie sind neurobiologischen Korrelaten nicht sicher zuzuordnen.

18.7 Psychosoziale Rahmenbedingungen

Kanner (1943) hielt das Zusammenarbeiten genetischer und milieureaktiver Faktoren als entscheidend für die Entstehung des frühkindlichen Autismus. In seinen frühen Arbeiten beschrieb er die Eltern von Kindern mit Autismus als kühl, unsensibel, formell, introvertiert und distanziert.

Auf Kanners Beobachtungen folgte eine Vielzahl von Theorien, die eine Verbindung zwischen familiärem Umfeld und Autismus annahmen. Einige der spezifischen Faktoren, die in diesen Theorien als Ursache für Autismus angenommen wurden, sind elterliche Abweisung, Reaktionen der Kinder auf eine Abweichung der elterlichen Persönlichkeitscharakteristik, aber auch allgemein Zerfall der Familie, Familienstress, geringer Ansporn und nicht funktionierende Kommunikation (Cantwell, Baker und Rutter, 1987; Cox, Rutter, Newman und Bartak, 1975).

Tinbergen und Tinbergen (1972) gingen davon aus, dass für die Entwicklung des Autismus eine Wechselwirkung zwischen organischer Prädisposition und Persönlichkeit der Eltern bedeutsam ist. Die Autoren nahmen an, dass ein extrem überempfindliches und ängstliches Kind Eltern hat, die nicht einfühlsam genug sind, um das Kind vor seinen Ängsten und Stresssituationen zu beschützen. Wegen der Intensität der Ängste und des Unvermögens der Eltern, diese zu lindern, werden diese Ängste auf andere Stimuli generalisiert, was zu dem autistischen Störungsbild führt.

Rimland wandte sich bereits 1964 gegen eine rein psychogenetische bzw. soziogenetische Theorie der Ätiologie des Autismus, wie sie vor allem vonseiten der Psychoanalyse vertreten wurde. Schon die Tatsache, dass die meisten Eltern von Kindern mit Autismus auch neurotypisch entwickelte Kinder haben, lässt vermuten, dass die Beziehungsstörung nicht so gravierend und generell sein kann, dass sie als alleinige Ursache für die Entstehung des frühkindlichen Autismus angesehen werden kann.

Es sei auch darauf hingewiesen, dass abweichendes Verhalten der Eltern auch als Reaktion auf die Anomalie des Kindes verstanden werden kann und nicht umgekehrt. Überdies handelt es sich beim Autismus um eine so schwere Störung, dass sie nicht durch die oben beschriebenen Verhaltensweisen der Eltern erklärt werden kann. Diese würden allenfalls zu einer leichteren Schädigung führen. Trotzdem gibt es natürlich Einflüsse der Eltern, die jedoch nicht ursächlich, sondern modulierend auf den Krankheitsverlauf wirken.

Es sei ausdrücklich festgehalten, dass sozialgenetische Hypothesen für die Entstehung des Autismus aus heutiger Sicht nicht zu belegen sind. Diese Thesenbildungen führten leider zu einem Phänomen, das auch als **blaming the mother** bezeichnet wurde, mit inadäquater Schuldzuschreibung speziell an die Adresse von Müttern.

18.8 Synopsis

Entsprechend den Forderungen an eine nosologische Klassifikation in der Kinder- und Jugendneuropsychiatrie (Spiel und Spiel, 1987) wird ein tieferes Verständnis des frühkindlichen Autismus gefordert, wobei im diagnostischen Prozess Folgendes Berücksichtigung finden muss:

- die klinische Symptomatologie/Syndromatologie,
- die Wertigkeit ätiologischer Determinanten genetischer, zerebralorganisch läsioneller, sozialer und auf Beziehungsstrukturen rückführbarer Art,
- die Wertigkeit der Kombination ätiologischer Faktoren,
- deren entwicklungsbezogenes Auftreten,
- die Dauer der deviierenden Faktoren,
- der dysfunktionale Entwicklungsprozess selbst mit der Annahme der eigenen Dynamik,
- die Struktur des sich Entwickelnden und der Strukturwandel der Entwicklungsdimensionen,
- die Struktur in den verschiedenen Entwicklungsepochen beschreibt das Affizierbare. Der ab da mögliche Strukturwandel lässt die ausgelöste deviante Entwicklung abschätzen, weiter bedingt die gegebene Struktur die Möglichkeiten pathologischer Reaktionsausformungen,
- das Faktum, dass eine solche dysfunktionale Entwicklung des Individuums auch die jeweiligen Umweltadressaten verändert, sodass diese wiederum nicht in idealer Weise regieren und agieren.

Unter diesen Gesichtspunkten wurde immer wieder in dieser Darstellung darauf hingewiesen, dass bei aller vordergründigen Einheitlichkeit des psychopathologisch fassbaren Syndroms Autismus eine beträchtliche Variabilität besteht, und zwar einerseits, was die Symptomzusammensetzung bei den verschiedenen Kindern anbelangt, andererseits, was die Ausprägung einzelner Symptome oder Gruppen von Symptomen betrifft. Das Nichtberücksichtigen dieses Umstands erschwert das Verständnis, sind doch häufig die Patientengruppen, die untersucht wurden, nicht vergleichbar. Im Besonderen ist zu berücksichtigen, ob ein autistisches Syndrom verbunden mit geistiger Behinderung vorliegt oder eine durchschnittliche Intelligenzausprägung gegeben ist.

Mindestens genauso bedeutsam ist es zu berücksichtigen, ob sensorische Deprivationen, ein- oder mehrdimensionale kognitive Entwicklungsbeeinträchtigungen zusätzlich vorliegen bzw. ob das autistische Syndrom von einer paroxysmalen Hirnfunktionsstörung im Sinne einer Epilepsie oder einer anderen organischen Erkrankung begleitet wird.

Was die Wertigkeit ätiologischer Determinanten angeht, so war diese Darstellung darauf ausgerichtet, genetisch bedingte Hirnfunktionsstörungen in den Vordergrund zu stellen. Bedeutsam ist, dass die Ergebnisse der Forschung bezüglich der biologischen Grundlagen des Autismus Vorstellungen nahelegen, die eine Störung des Entwicklungs- und Entfaltungsprozesses von Beginn an annehmen. Wie schon einleitend dargelegt, wird Autismus als das Ergebnis einer pathologischen Entwicklung angesehen: einem Ausbleiben der Bildung primärer Strukturen des sich entwickelnden Individuums und der Hintanhaltung eines physiologischen Strukturwandels von Entwicklungsdimensionen.

Da Entwicklung nicht gleichzusetzen ist mit Reifung, sondern zusätzlich abhängig ist vom Austausch mit der Umwelt, ist nicht nur die Erreichbarkeit des Kindes mit Autismus beeinträchtigt (aufgrund nicht gebildeter Grundstrukturen), sondern es reagiert auch nicht in „idealer Weise“ auf seine Lebensumwelt.

Die Vorstellungen über grundlegende Theorien oder Modelle des autistischen Erlebens bzw. die damit verbundenen Funktionsweisen sind uneinheitlich und z. T. vage. Die formale Pathogenese, die Relation verschiedener beteiligter verursachender Mechanismen oder der Symptomengruppen bleibt zumeist beschreibend und kann daher kaum kausal interpretiert werden. Unter Annahme einer inneren Struktur komplexer kognitiver Aktivität können zwar deren Elemente oder Elementgruppen mit neuropsychologischen bzw. neurophysiologischen Gegebenheiten in Bezug gesetzt werden. Neurophysiologische Untersuchungsergebnisse können aber niemals ein Ersatz für ein komplexes entwicklungspsychopathologisches Modell sein. Solche Ergebnisse sollten sich jedoch kompatibel in derartige Modellvorstellungen einfügen lassen.

Es war nicht zuletzt das Anliegen dieser Darstellung, von den neurobiologischen Grundlagen her die Rahmengegebenheiten für die Entwicklung eines die Entwicklungsdimensionen berücksichtigenden kognitionspsychologischen Modells anzugeben. Ein solches Modell muss früheste Entwicklungsstufen des Individuums bzw. deren Ausbleiben einbeziehen, muss sich mit Annahmen über primäre Strukturgegebenheiten des menschlichen Werdens auseinandersetzen, muss hinterfragen, ob die Unterscheidung von kognitiver und sozialer Entwicklungslinie für die frühe Entwicklungsphase adäquat ist, ob nicht vielmehr generelle Entwicklungsdeterminanten beeinträchtigt sind, die sich auf Relationen zu und zwischen Objekten (allgemein-sozial) beziehen.

Anhang

Literaturverzeichnis

Agin, M. C., Geng, L. F., Nicholl, M. J. (2004). The late talker. What to do if your child isn't talking yet. New York: St. Martin's Press.

Ahnert, L. (2010). Wie viel Mutter braucht ein Kind? Heidelberg: Spektrum Akademischer Verlag.

Ainsworth, M. D. S., Blehar, M. C., Waters, E., Wall, S. N. (1978). Patterns of attachment: A psychological study of the strange situation. Hillsdale, NJ: Erlbaum.

Alberto, A. A., Troutman, A. C. (2003). Applied behaviour analysis for teachers. (6th edition). Hillsdale, NJ: Merrill Prentice Hall.

American Psychiatric Association (2013). Diagnostic and statistical manual of mental disorders (5th ed.). Arlington, VA: American Psychiatric Publishing.

American Psychiatric Publishing. Amorosa, H. (2010). Epidemiologie. In Noterdaeme, M., Enders, A. (Hrsg.), Autismus-Spektrum-Störungen (ASS). Stuttgart: Kohlhammer.

Anderson, G. M., Freedman, D. X., Cohen, D. J., Volkmar F. R., Hoder, E. L., McPhedran, P., Young, J. R. (1987). Whole blood serotonin in autistic and normal subjects. Journal of Child Psychology, Psychiatry and Allied Disciplines, 28, 885–900.

Ando, H., Yoshimura, I. (1979). Effects of age on communication skill levels and prevalence of maladaptive behaviors in autistic and mentally retarded children. Journal of Autism and Developmental Disorders, 9, 83–93.

Arnett, J. J. (2000). Emerging adulthood: A theory of development from the late teens through the twenties. American Psychologist, 55, 469–480.

Arnett, J. J. (2015). Emerging Adulthood: The winding Road from the late Teens through the Twenties (2nd edition). New York: Oxford University Press.

Asperger, H. (1944). Die „Autistischen Psychopathen" im Kindesalter. Archiv für Psychiatrie und Nervenkrankheiten 117, 76–136.

Assumpcao, F. (1998). Brief report: A case of chromosome 22 alteration associated with autistic syndrome. Journal of Autism and Developmental Disorders, 3, 253–256.

Attwood, T. (2008). Ein ganzes Leben mit dem Asperger-Syndrom: Alle Fragen und Antworten (Originalarbeit erschienen 2007). Stuttgart: MVS Medizinverlag.

Autism and Developmental Disabilities Monitoring Network United States (2016 April). Prevalence and Characteristics of Autism Spectrum Disorder Among Children Aged 8 Years – Surveillance Summaries.

Autism Research Institute (2003). More proof of dramatic results of intensive early intervention reported. Autism Research Review International, 17(3), 1–2, San Diego, CA: ARI Publ. 6.

Autism Research Institute (2006). Parent ratings of behavioral effects of biomedical interventions. Autism Research Review International, San Diego, CA: ARI Publ. 34.

AWMF (2016). Interdisziplinäre S3-Leitlinie der DGKJP und der DGPPN sowie der beteiligten Fachgesellschaften, Berufsverbände und Patientenorganisationen. Autismus-Spektrum-Störungen im Kindes-, Jugend- und Erwachsenenalter. www.awmf.org

Ayres, A. J. (1989). Sensory integration and praxis tests. Los Angeles, Western Psychological Services.

Ayres, A. J., Robbins, J. (2005). Sensory integration and the child: Understanding hidden sensory challenges. Los Angeles, CA: Western Psychological Services.

Bailey, A., Luthert, P., Dean, A. (1998). Autism: The phenotype in relatives. Journal of Autism and Developmental Disorders, 28, 369–392.

Bailey, A., Luthert, P., Dean, A., Harding, B., Janota, I., Montgomery, M., Lantos, P. (1998). A clinicopathological study of autism. Brain, 121, 889–905.

Bailey, A., Phillips, W., Rutter, M. (1996). Autism: Towards an integration of clinical, genetic, neuropsychological, and neurobiological perspectives. Journal of Child Psychology and Psychiatry, 37, 89–126.

Baird, G., Simonoff, E., Pickles, A., Chandler, S., Loucas, T., Meldrum, D., Charman, T. (2006). Prevalence of disorders of the autism spectrum in a population cohort of children in South Thames: The special needs and autism project (SNAP). Lancet, 368, 210–215.

Baird, G., Simonoff, E., Pickles, A., Chandler, S., Loucas, T., Meldrum, D., Charman, T. (2006): Prevalence of disorders of the autism spectrum in a population cohort of children in South Thames: the Special Needs and Autism Project (SNAP), The Lancet, 368, 9531, S. 210–215. DOI: 10.1016/S0140–6736(06)69041–7.

Baltaxe, H. A., Elliott, L. P., Gensini, G. G., Greene, D. G., Judkins, M. P., Kemp, H. G., Sosa, J. A. (1981). The society for cardiac angiography: Its purpose, efforts, and goals. Catheterization and Cardiovascular Interventions, 7, 217–224.

Baltaxe, H. A., Simmons, J. Q. (1975). Language in childhood psychosis: A review. Journal of Speech and Hearing Disorders, 30, 439–458.

Bandura, A. (1977). Social learning theory. Englewood Cliffs, NJ: Prentice-Hall.

Banik, B. (2009). Bewegung, Spiel und Sport. In Bölte, S. (Hrsg.), Autismus. Spektrum, Ursachen, Diagnostik, Intervention, Perspektiven (S. 420–430). Bern: Huber.

Barabas, G., Matthews, W. S. (1983). Coincident infantile autism and Tourette syndrome: A case report. Journal of Autism and Developmental Disorders, 13, 280–281.

Baron-Cohen, S. (1992). Debate and argument: On modularity and development in autism. A reply of Burack. Journal of Child Psychology and Psychiatry, 33, 623–629.

Baron-Cohen, S., Allen, J., Ginsberg, C. (1992). Can autism be detected at 18 months? The needle, the haystack, and the CHAT. British Journal of Psychiatry, 161, 839–843.
Baron-Cohen, S., Leslie, A. M., Frith, U. (1985). Does the autistic child have a theory of mind? Cognition, 21, 37–46.
Baron-Cohen, S., Ring, H. A., Wheelwright, S., Bullmore, E. T., Brammer, M. J., Simmons, A., Williams, S. C. R. (1999). Social intelligence in the normal and autistic brain: An MRI study. European Journal of Neuroscience, 11, 1891–1898.
Baron-Cohen, S., Tager-Flusberg, H., Cohen, D. J. (1993) (Eds.). Understanding other minds: Perspectives from autism. Oxford: Oxford University Press.
Bartak, L., Rutter, M., Cox, A. (1975). A comparative study of infantile autism and specific development receptive language disorders. I. The children. British Journal of Psychiatry, 126, 127–145.
Bauman, M. L., Kemper, T. L. (1994). Neuroanatomic observations of the brain in autism. In Bauman, M. L., Kemper, T. L. (Eds.), The neurobiology of autism (pp. 119–145), Baltimore: John Hopkins University Press.
Bauman, M. L., Kemper, T. L. (1995a). Brain weight in autism: Unexpected change with age. Unpublished data.
Bauman, M. L., Kemper. T. L. (1995b). Quantitative analysis of Purkinje cell numbers in the vermis in autism as compared with controls. Unpublished data.
Baumrind, D. (1971). Current patterns of parental authority. Developmental Psychology Monograph, 4 (No. 1, Pt. 2).
Baxter, A. J., Brugha, T. S., Erskine, H. E., Scheurer, R. W., Vos, T., Scott, J. G. (2015). The epidemiology and global burden of autism spectrum disorders. Psychological Medicine, 45(03), 601–613.
Bellini, S., Akullian, J. (2007). A meta-analysis of video modeling and video self-modeling interventions for children and adolescents with autism spectrum disorders. Exceptional Children, 73(3), 264–287.
Bernard-Opitz, V. (2009a). Applied Behavior Analysis (ABA)/Autismusspezifische Verhaltenstherapie (AVT). In Bölte, S. (Hrsg.), Autismus. Spektrum, Ursachen, Diagnostik, Intervention, Perspektiven (S. 242–259). Bern: Huber.
Bernard-Opitz, V. (2009b). Videomodellierung. In Bölte, S. (Hrsg.), Autismus. Spektrum, Ursachen, Diagnostik, Intervention, Perspektiven (S. 316–320). Bern: Huber.
Bölte, S. (2009). Computer- und Informationstechnik. In Bölte, S. (Hrsg.), Autismus. Spektrum, Ursachen, Diagnostik, Intervention, Perspektiven (S. 400–410). Bern: Huber.
Bölte, S. (2011). Psychobiosoziale Intervention bei Autismus. Der Nervenarzt, 82(5), 590–596.
Bölte, S., Poustka, F. (2002). Intervention bei autistischen Störungen: Status quo, evidenzbasierte, fragliche und fragwürdige Techniken. Zeitschrift für Kinder- und Jugendpsychiatrie und Psychotherapie, 30(4), 271–280.
Bölte, S., Poustka, F. (2006). Fragebogen zur sozialen Kommunikation (FSK). Deutsche Fassung des Social Communication Questionnaire (SCQ) von Rutter, M., Bailey, A., Lord, C. Bern: Huber.
Bölte, S., Rühl, D., Schmötzer, G., Poustka, F. (2006). Diagnostisches Interview für Autismus – Revidiert. Deutsche Fassung des Autism Diagnostic Interview – Revised von Michael Rutter, Ann Le Couteur und Catherine Lord. Bern: Huber.
Bondy, A. S., Frost, L. A. (1994). The picture exchange communication system. Focus on Autism and Other Developmental Disabilities, 9(3), 1–19.
Bondy, A. S., Frost, L. A. (2001). The picture exchange communication system. Behavior Modification, 25(5), 725–744.
Bowlby, J. (1969). Attachment and loss (Vol. 1). London: Hogarth Press.
Brazelton, T. B. (1973). Neonatal behavioral assessment scale. Philadelphia: Lippincott.
Bryson, S. E., Clark, B. S., Smith, I. M., (1988). First report of a Canadian epidemiological study of autistic syndroms. Journal of Child Psychology and Psychiatry, 29, 433–446.
Burchard, F. (1988). Verlaufsstudie zur Festhaltetherapie – Erste Ergebnisse bei 85 Kindern. Praxis der Kinderpsychologie und Kinderpsychiatrie, 37(3), 89–98.
Cantwell, D. P., Baker, B. L., Rutter, M. (1978). Family factors. In Rutter, M., Schopler, E. (Eds.), Autism: A reappraisal of concepts and treatment (pp. 269–296). New York: Plenum Press.
Chakrabarti, S., Fombonne, E. (2005). Pervasive developmental disorders in preschool children: Confirmation of high prevalence. American Journal of Psychiatry, 162(6), 1133–1141.
Charman, T., Swettenham, J., Baron-Cohen, S., Cox, A., Baird, G., Drew, A. (1997). Infants with autism: An investigation of empathy, pretend play, joint attention, and imitation. Developmental Psychology, 33, 781–789.
Carr, A. (2015). The handbook of child and adolescent clinical psychology: A contextual approach. Routledge.
Chung, S. Y., Luk, S. L., Lee, P. W. H. (1990). A follow-up study of infantile autism in Hong Kong. Journal of Autism and Developmental Disorders, 20, 221–232.
Clark, P., Rutter, M. (1977). Compliance and resistance in autistic children. Journal of Autism and Childhood Schizophrenia, 7, 33–48.
Comings, D. E., Comings, B. G. (1991) Clinical and genetic relationship between autism, pervasive development disorder and Tourette syndrome: A study of 19 cases. American Journal of Medical Genetics, 39, 180–191.
Cook, E. H., Fletcher, K. E., Wainwright, M., Marks, N., Yan, S.-Y., Leventhal, B. L. (1994). Primary structure of the human platelet serotonin 5-HT_{2A} receptor: Identity with frontal cortex serotonin 5-HT_{2A} receptor. Journal of Neurochemistry, 63, 465–469.
Cordes, R., Cordes, H. (2009). Elterntraining/Frühe Intervention. In Bölte, S. (Hrsg.), Autismus. Spektrum, Ursachen, Diagnostik, Intervention, Perspektiven (S. 301–315). Bern: Huber.
Courchesne, E., Lincoln, J. A., Yeung-Courchesne, R., Elmasian, R., Grillon, C. (1989). Pathophysiologic findings in nonretarded autism and receptive developmental

language disorder. Journal of Autism und Developmental Disorders, 19(1), 1–17.
Courchesne, E., Saitoh, O., Yeung-Chourchesne, R., Press, G.A., Lincoln, A.J., Haas, R.H., Schreibman, L. (1994). Abnormalities of cerebellar vermian lobules VI und VII in patients with infantile autism: Identification of hypoplastic subgroups by MR imaging. American Journal of Roentgenology, 162, 123–130.
Courchesne, E., Townsend, J., Saitoh, O. (1994). The brain in infantile autism: Posterior fossa structures are abnormal. Neurology, 44, 214–223.
Cox, A., Rutter, M., Newman, S., Bartak, L. (1975). A comparative study of infantile autism and specific developmental receptive language disorder: II. Parental characteristics. British Journal of Psychiatry, 126, 146–159.
Creak, M. (1963). Childhood psychosis: A review of 100 cases. British Journal of Psychiatry, 109, 84–89.
Critchley, H.D., Daly, E.M., Bullmore, E.T., Williams, S.C., Van Amelsvoort, T., Robertson D.M., Murphy, D.G. (2000). The functional neuroanatomy of social behaviour: Changes in cerebral blood flow when people with autistic disorder process facial expressions. Brain, 123, 2203–2212.
Crossley, R. (1997). Remediation of communication problems through facilitated communication training: A case study. International Journal of Language and Communication Disorders, 32(1), 61–70.
Dalferth, M. (2004). Berufliche Förderung, erfolgreiche Beschäftigung und soziale Integration junger Menschen aus dem autistischen Spektrum. autismus. Zeitschrift des Bundesverbands „Hilfe für das autistische Kind", 57(4), 4–11.
Dalferth, M. (2005). Der Übergang ins Arbeitsleben. Hoffnungsvolle Ergebnisse eines Forschungsprojektes. In autismus Deutschland e.V. Bundesverband zur Förderung von Menschen mit Autismus (Hrsg.), Autismus im Wandel – Übergänge sind Herausforderung (S. 160–171). Hamburg: autismus Deutschland e.V.
Delano, M.E. (2007). Video modeling interventions for individuals with autism. Remedial and Special Education, 28(1), 33–42.
DeMyer, M.K., Alpern, G.D., Barton, S., DeMyer, W.E., Churchill, D.W., Hingtgen, J.N., Kimberlin, C. (1972). Imitation in autistic, early schizophrenic and non-psychotic subnormal children. Journal of Autism and Childhood Schizophrenia, 2, 264–287.
DeMyer, M.K., Barton, S., Alpern, G.D., Kimerlin, C., Allen, J., Yang, E., Steele, R. (1974). The measured intelligence of autistic children. Journal of Autism and Childhood Schizophrenia, 4, 42–60.
DeMyer, M.K., Churchill, D.W., Pontius, W., Gilkey, K.M. (1971). A comparison of five diagnostic systems for childhood schizophrenia and infantile autism. Journal of Autism and Childhood Schizophrenia, 1, 175–189.
Deutsche Gesellschaft für Kinder- und Jugendpsychiatrie, Psychosomatik und Psychotherapie (DGKJP) (2016). Autismus- Spektrum- Störungen im Kindes-, Jugend- und Erwachsenenalter. AWMF.
Diestelberger, A., Zöttl, T. (1999). Autismus – Struktur und Genese. Kriterien zur Beurteilung der Arbeit mit Autisten. Wien: Rainman's Home.
Dillenburger, K., Keenan, M., Kerr, K.P. (2014). Eltern als Therapeuten von Kindern mit Autismus-Spektrum-Störungen: Selbständigkeit fördern mit Applied Behaviour Analysis. Stuttgart: Kohlhammer Verlag.
Dilling, H., Mombour, W., Schmidt, M.H. (Hrsg.) (2015). ICD-10. Internationale Klassifikation psychischer Störungen (10., aktualisierte Auflage). Bern: Hogrefe.
Dodd, S. (2011). Autismus (2. Auflage). München: Elsevier.
Döpfner, M., Lehmkuhl, G., Petermann, F., Poustka, F., Sven-Bölte, S., Feineis-Matthews, S. (2003). Autistische Störungen. Göttingen: Hogrefe.
Ehlers, S., Gillberg, C. (1993). The epidemiology of Asperger's syndrome: A total population study. Journal of Child Psychology and Psychiatry and Allied Disorders, 34, 1327–1350.
Eimas, P. (1969). Multiple-cue discrimination learning in children. Psychological Record, 19, 417–424.
Eysenck, H.J. (1947). Dimensions of personality. London: Routledge & Kegan Paul.
Falkai, P., Wittchen, H.- U., Döpfner, M., Gaebel, W., Maier, W., Rief, W., Zaudig, M. (Hrsg.) (2015). Diagnostisches und Statistisches Manual Psychischer Störungen DSM-5® (deutsche Ausgabe). Göttingen: Hogrefe.
Fay, W.H. (1969). On the basis of autistic echolalia. Journal of Communication Disorders, 2, 38–47.
Fay, W.H. (1979). Personal pronouns and the autistic child. Journal of Autism and Developmental Disorders, 9, 247–260.
Feineis-Matthews, S., Schlitt, S. (2009). Umschriebene Verhaltenstherapeutische Maßnahmen. In Bölte, S. (Hrsg.), Autismus. Spektrum, Ursachen, Diagnostik, Intervention, Perspektiven (S. 229–241). Bern: Huber.
Fischer, M.A., Zeaman, D. (1973). An attention-retention theory of retarded discrimination learning. In Ellis, N.R. (Eds.), International review of research in mental retardation (Vol. 6) (pp. 169–256). New York: Academic Press.
Folstein, S., Rutter, M. (1977). Genetic influences and infantile autism. Nature, 265, 726–728.
Fombonne, E. (2003): The epidemiology of pervasive developmental disorders. T.E.N.S, 1, 29–36.
Freitag, C.M. (2008). Autismus-Spektrum-Störungen. München: Reinhardt.
Frith, U. (1989). Autism. Explaining the enigma. Oxford: Blackwell Publishing.
Gabriels, R.L., Pan, Z., Dechant, B., Agnew, J.A., Brim, N., Mesibov, G. (2015). Randomized controlled trial of therapeutic horseback riding in children and adolescents with autism spectrum disorder. Journal of the American Academy of Child & Adolescent Psychiatry, 54(7), 541–549.
Galperin, P.J. (1973). Die Psychologie des Denkens und die Lehre von der etappenweisen Ausbildung geistiger Handlungen. In Budilowa, E.A., Schorochwa, E.W. u.a., Untersuchungen des Denkens in der Sowjetischen Psychologie (S. 81–119). Berlin: Volk & Wissen.

Gasser, A. (1991). Anstrengungsvermeidungsverhalten in der Schule unter besonderer Berücksichtigung der vorschulischen Fördermaßnahmen. Unveröffentlichte Diplomarbeit, Universität Wien.

Ghaziuddin, M. (2010). Should the DSM-V drop Asperger syndrome? Journal of Autism and Developmental Disorders, 40, 1146–1148.

Ghaziuddin, M., Tsai, L. (1991). Depression in autistic disorder. British Journal of Psychiatry, 159, 721–723.

Gillberg, C. (1985). Asperger's syndrome and recurrent psychosis – a case study. Journal of Autism and Developmental Disorders, 15, 389–397.

Gillberg, C. (1989). Chromosomal disorder and autism. Journal of Autism and Developmental Disorders, 28, 415–525.

Gillberg, C. (2002). A Guide to Asperger Syndrome. Cambridge University Press

Gittler, G. (2013). Persönlichkeits- und Differentielle Psychologie. Wien: Facultas.

Goin-Kochel, R. P., Myers, B. J., Mackintosh, V. H. (2007). Parental reports on the use of treatments and therapies for children with autism spectrum disorders. Research in Autism Spectrum Disorders, 1(3), 195–209.

Gordon, T. (1979). Familienkonferenz. Hamburg: Hoffmann & Campe.

Goswami, U. (2001). So denken Kinder: Einführung in die Psychologie der kognitiven Entwicklung. Bern: Hans Huber.

Gray, C., White, A. L. (2002). My social stories book. London, UK: Kingsley Publishers.

Gray, C. (1994, übersetzt ins Deutsche: 2011, Kind, P.). Comic Strip Gespräche. Illustrierte Interaktionen – Wie man Schülern mit Autismus und ähnlichen Beeinträchtigungen Konversationsfähigkeiten vermitteln kann. Texas: Future Horizons.

Grillon, C., Courchesne, E., Akshoomoff, N. (1989). Brainstem and middle latency auditory evoked potentials in autism and developmental language disorder. Journal of Autism and Developmental Disorders, 19(2), 255–269.

Grimm (2012). Störungen der Sprachentwicklung. Grundlagen-Ursachen-Diagnose-Intervention-Prävention. Hogrefe: Göttingen.

Grossmann, K. E., Grossmann, K. (1991). Attachment quality as an organizer of emotional and behavioral responses in a longitudinal perspective. In Parkes, C. M., Stevenson-Hinds, J., Marris, P. (Eds.), Attachment across the life cycle (pp. 93–114). London: Tavistock.

Guthrie, W., Swineford, L. B., Wetherby, A. M., Lord, C. (2013). Comparison of DSM-IV and DSM-5 factor structure models for toddlers with autism spectrum disorder. Journal of the American Academy of Child and Adolescent Psychiatry, 52, 797–805.

Hale, G. A., Morgan, J. S. (1973). Developmental trends in children's component selection. Journal of Experimental Child Psychology, 15, 302–314.

Happé, F. G. E. (1994). Wechsler IQ profile and theory of mind in autism. Journal of Child Psychology and Psychiatry, 35, 1461–1471.

Happé, F. G. E., Frith, U. (1996). The neuropsychology of autism. Brain, 119, 1377–1400.

Happé, F. G. E., Frith, U.(2006): The Weak Coherence Account: Detail-focused Cognitive Style in Autism Spectrum Disorders. In: Journal of Autism and Developmental Disorders, Vol. 36, No. 1. January 2006. DOI 10.1007/s10803-005-0039-0

Harstad, E. B., Fogler, J., Sideridis, G., Weas, S., Mauras, C., Barbaresi, W. J. (2015). Comparing diagnostic outcomes of autism spectrum disorder using DSM-IV-TR and DSM-5 criteria. Journal of Autism and Developmental Disorders, 45(5), 1437–1450.

Hashimoto, T., Tayama, M., Murakawa, K., Yoshimoto, T., Miyazaki, M., Harada, M., Kuroda, Y. (1995). Development of the brainstem and cerebellum in autistic patients. Journal of Autism and Developmental Disorders, 25, 1–18.

Heckhausen, J., Heckhausen, H., (2010), Motivation und Entwicklung. In Heckhausen, J., Heckhausen, H., (Hrsg.), Motivation und Handeln. Heidelberg: Springer.

Hemsley, R., Howlin, P. A., Berger, M., Hersov, L., Holbrook, D., Rutter, M., Yule, W. (1978). Training autistic children in a family context. In Rutter, M., Schopler, E. (Eds.) Autism: A reappraisal of concepts and treatment (pp. 378–411) New York: Plenum Press.

Herbrecht, E., Bölte, S. (2009). Training sozialer Fertigkeiten. In Bölte, S. (Hrsg.), Autismus. Spektrum, Ursachen, Diagnostik, Intervention, Perspektiven (S. 333–344). Bern: Huber.

Hewett, F. M. (1964). Teaching reading to an autistic boy through operant conditioning. The Reading Teacher, 17, 613–618.

Hippler, K. (2005). Kinder mit Asperger-Syndrom: Zwischen Übersehen-Werden und Diagnoseboom, Pädiatrie & Pädologie, 4, 24–32.

Hippler, K. (2003). The life course of individuals with Asperger Syndrome. A qualitative follow-up and group study on adults formerly diagnosed by Hans Asperger and Lorna Wing in Austria and Great Britain. Dissertation, Universität Wien.

Hippler, K., Klicpera, C. (2003). A retrospective analysis of the clinical case records of „autistic psychopaths" diagnosed by Hans Asperger and his team at the University Children's Hospital, Vienna. Phil. Trans. Royal Society, 358, 291–301.

Hippler, K., Klicpera, C. (2005). Hans Asperger und „seine Kinder" – eine retrospektive Untersuchung des Spektrums der „autistischen Psychopathie" anhand von Wiener Krankenakten. Zeitschrift für Kinder- und Jugendpsychiatrie und Psychotherapie, 33(1), 35–47.

Hobson, R. P. (1993). Understanding persons: The role of affect. In Baron-Cohen, S., Tager-Flusberg, H., Cohen, D. J. (Eds.), Understanding minds: Perspectives from autism (pp. 204–227). Oxford: Oxford University Press.

Hoffenaar, P. J., Hoeksma, J. B. (2002). The structure of oppositionality: Response dispositions and situational aspects. Journal of Child Psychology and Psychiatry, 43, 375–385.

Holtmann, M., Bölte, S., Poustka, F. (2005). ADHD, Asperger syndrome and high-functioning autism. Journal of the American Academy of Child and Adolescence Psychiatry, 44, 11–15.

Holtmann, M., Bölte, S., Poustka, F. (2007). Attention deficit hyperactivity disorder symptoms in pervasive developmental disorders: Association with autistic behavior domains and coexisting psychopathology. Psychopathology, 40, 172–177.

Hubl, D., Bölte, S., Feineis-Matthews, S., Lanfermann, H., Federspiel, A., Strik, W., … Dierks, T. (2003). Functional imbalance of visual pathways indicates alternative face processing strategies in autism. Neurology, 61, 1232–1237.

Huerta, H., Bishop, S. L., Duncan, A., Hus, V., Lord, C. (2012). Application of DSM-5 criteria for autism spectrum disorder to three samples of children with DSM-IV diagnoses of pervasive developmental disorders. American Journal of Psychiatry, 169, 1056–1064.

Irblich, D., Renner, G. (Eds.). (2009). Diagnostik in der klinischen Kinderpsychologie: Die ersten sieben Lebensjahre. Göttingen: Hogrefe.

Irlen, H., Lass, M. J. (1989). Improving reading problems due to symptoms of scotopic sensitivity syndrome using Irlen lenses and overlays. Education, 109(4).

Irlen, H. (2005). Reading by the colors: Overcoming dyslexia and other reading disabilities through the Irlen method. New York: Penguin.

Jacobsen P. (2005). Understanding how Asperger children and adolescents think and learn. Creating manageable environments for AS-Students. London, Philadelphia: Jessica Kingsley Publishers.

Joseph, L., Soorya, L., Thurm, A. (2015). Autism Spectrum Disorder (Advances in Psychotherapy – Evidence-Based Practice series, Vol. 29). Göttingen: Hogrefe.

Kamp-Becker, I., Bölte, S. (2011). Autismus (Vol. 3567). München: UTB.

Kamp-Becker, I., Mattejat, F., Wolf-Ostermann, K., Remschmidt, H. (2005). Marburger Beurteilungsskala zum MBAS. Zeitschrift für Kinder- und Jugendpsychiatrie und Psychotherapie, 33, 15–26.

Kamp-Becker, I., Smidt, J., Ghahreman, M., Heinzel-Gutenbrunner, M., Becker, K., Remschmidt, H. (2010). Categorical and dimensional structure of autism spectrum disorders: The nosologic validity of Asperger syndrome. Journal of Autism & Developmental Disorders, 40, 921–929.

Kanner, L. (1943). Autistic disturbances of affective contact. Nervous Child, 2, 217–250.

Kastner-Koller, U., Deimann, P. (2000). Sprachentwicklung bei Kindern mit autistischem Syndrom. In Grimm, H. (641–661). Göttingen: Hogrefe.

Kastner-Koller, U., Deimann, P. (2012). Wiener Entwicklungstest (WET). Göttingen: Hogrefe.

Kemner, C., Verbaten, M. N., Couperus, J. M., Camfferman, G., van England, H. (1995). Auditory event-related brain potentials in autistic children and three different control groups. Biology Psychiatry, 38(3), 150–165.

Kern, J. K., Fletcher, C. L., Garver, C. R., Mehta, J. A., Grannemann, B. D., Knox, K. R., … Trivedi, M. H. (2011). Prospective trial of equine-assisted activities in autism spectrum disorder. Alternative Therapies in Health and Medicine, 17(3), 14–20.

Koegel, R. L., Wilhelm, H. (1973). Selective responding to the components of multiple visual cues by autistic children. Journal of Experimental Child Psychology, 15, 442–453.

Kohlberg, L. (1996). Die Psychologie der Moralentwicklung. Frankfurt am Main: suhrkamp.

Kolvin, I., Ounsted, C., Roth, A. (1971). Studies in childhood psychoses, V. Cerebral dysfunction and childhood psychoses. British Journal of Psychiatry, 118, 407–414.

Komoto, J., Usui, S., Hirata, J. (1984). Infantile autism and affective disorder. Journal of Autism and Developmental Disorders, 14, 81–84.

Kusch, M., Petermann, F. (1991). Entwicklung autistischer Störungen (2. erweiterte Auflage). Bern: Huber.

Lai, M., Lombardo, M. V., Auyeung, B., Chakrabarti, B., Baron-Cohen, S. (2014): Sex/Gender Differences and Autism: Setting the Scene for Future Research. In: Journal of the American Academy of Child & Adolescent Psychiatry, 54, 11–24. DOI: 10.1016/j.jaac.2014.10.003

Lainhardt, J. E., Folstein, S. E. (1994). Affective Disorders in people with Autism. A review of published cases. Journal of Autism and Developmental Disorders, 24, 587–601.

Lang, R., Koegel, L. K., Ashbaugh, K., Regester, A., Ence, W., Smith, W. (2010). Physical exercise and individuals with autism spectrum disorders: A systematic review. Research in Autism Spectrum Disorders, 4(4), 565–576.

Lang, R., O'Reilly, M., Healy, O., Rispoli, M., Lydon, H., Streusand, W., … Didden, R. (2012). Sensory integration therapy for autism spectrum disorders: A systematic review. Research in Autism Spectrum Disorders, 6(3), 1004–1018.

Lauritsen, M. B., Ewald, H. (2001). The genetics of autism. Acta Psychiatrica Scandinavia, 103, 411–427.

Lauth, G., Grünke, M., Brunstein, J. (Hrsg.) (2014). Interventionen bei Lernstörungen. Göttingen: Hogrefe.

Lechmann, C., Diepers-Pérez, I., Grass, H., Pfeiffer, F. (2009). Das Picture Exchange Communication System (PECS). In Bölte, S. (Hrsg.), Autismus. Spektrum, Ursachen, Diagnostik, Intervention, Perspektiven (S. 375–386). Bern: Huber.

Le Couteur, A., Bailey, A., Goode, S., Pickles, A., Robertson, S., Gottesman I., Rutter, M. (1996). A broader phenotype of autism: The clinical spectrum in twins. Journal of Child Psychology and Psychiatry, 37, 785–801.

Leontjev, A. N. (1977). Tätigkeit, Bewusstsein, Persönlichkeit. Stuttgart: Klett.

Leslie, A. M. (1987). Pretense and representation: The origins of theory of mind. Psychological Review, 94, 412–426.

Levy, E., Giarelli, E., Lee, L., Schieve, L. A., Kirby, R. S., Cunniff, C., u. a. (2010): Autism Spectrum Disorder and Co-occurring Developmental, Psychiatric, and Medical Conditions Among Children in Multiple Populations of the United States. Journal of Developmental & Behavioral Pediatrics 31 (4), 267–275.

Limoges, E., Mottron, L., Bolduc, C. Berthiaume, C., Godbout, R. (2005). Atypical sleep architecture and the autism phenotype. Brain, 128, 1049–1061.

Lincoln, A. J., Dickstein, P., Courchesne, E., Elmasian, R., Tallal, R. (1992). Auditory processing abilities in non-retarded adolescents and young adults with developmental receptive language disorder and autism. Brain and Language, 43, 613–622.

Liss, M., Fein, D., Allen, D., Dunn, M., Feinstein, C., Morris, R., ... Rapin, I. (2001). Executive functioning in high-functioning children with autism. Journal of Child Psychology and Psychiatry and Allied Disciplines, 42(2), 261–270.

Lord, C., Paul, R. (1997). Language and communication in autism. In Cohen, D. J., Volkmar, F. R. (Eds.), Handbook of autism and pervasive developmental disorders (2nd ed.) (pp. 195–226). New York: John Wiley & Sons.

Lord, C., Schopler, E. (1987). Neurobiological implications of sex differences in autism. In Schopler, E., Mesibov, G. B. (Eds.), Neurobiological issues in autism (pp. 191–211). New York: Plenum Press.

Lotter, V. (1966). Epidemiology of autistic conditions in young children. I. Prevalence. Social Psychiatry, 1, 124–137.

Lovaas, O. I. (1977). The autistic child. New York: Irvington.

Lovaas, O. I. (1981). Teaching developmentally disabled children. The ME-Book. Austin, TX: Pro-Ed.

Lovaas, O. I. (1987). Behavioral treatment and normal educational and intellectual functioning in young autistic children. Journal of Consulting and Clinical Psychology, 55(1), 3–9.

Lovaas, O. I., Koegel, R. L., Schreibman, L, (1979). Stimulus overselectivity in autism: A review of research. Psychological Bulletin, 86, 1236–1254.

Lovaas, O. I., Koegel, R. L., Simmons, J. Q., Long, J. S. (1973). Some generalization and follow-up measures on autistic children in behavior therapy. Journal of Applied Behavior Analysis, 6(1), 131–165.

Lovaas, O. I., Litrownik, A., Mann, R. (1971). Response latencies to auditory stimuli in autistic children engaged in self-stimulatory behavior. Behaviour Research and Therapy, 9, 39–49.

Lovaas, O. I., Schreibman, L. (1971). Stimulus overselectivity of autistic children in a two-stimulus situation. Behaviour Research and Therapy, 9, 305–310.

MacDuff, G. S., Krantz, P. J., McClannahan, L. E. (2001). Prompts and prompt-fading strategies for people with autism. In Maurice, C., Green, C., Foxx, R. M. (Eds.), Making a difference: Behavioral intervention for autism (pp. 37–50). Austin, TX: PRO-ED.

Martinius, J. (1974). Der neuropsychologische Ansatz zum Verständnis des frühkindlichen Autismus. Zeitschrift für Kinder- und Jugendpsychiatrie, 2, 187–199.

Martinius, J. (1984). Autistische Syndrome. In Nissen, G., Eggers, Ch., Martinius, J. (Hrsg.). Kinder- und Jugendpsychiatrische Pharmakotherapie (S. 264–270). Berlin: Springer.

Mash, E., Wolfe, D. (2012). Abnormal child psychology. Belmont, CA: Cengage Learning.

Matson, J. L., Hattier, M. A. (2012). How does relaxing the algorithm for autism affect DSM-V prevalence rates? Journal of Autism and Developmental Disorders, 42, 1549–1556.

Matson, J. L., Kozlowski, A. M., Hattier, M. A., Horovitz, M., Sipes, M. (2012). DSM-IV vs DSM-5 diagnostic criteria for toddlers with autism. Developmental Neurorehabilitation, 15(3), 185–190.

Mattila, M. L., Kielinen, M., Linna, S. L., Jussila, K., Ebeling, H., Bloiqu, R., Joseph, R. M., Moilanen, I. (2011). Autism spectrum disorders according to DSM-IV-TR and comparison with DSM-5 draft criteria: An epidemiological study. Journal of the American Academy of Child & Adolescent Psychiatry, 50, 583–592.

Matzies-Köhler, M. (2014). Sozialtraining für Menschen im Autismus-Spektrum (AS): Ein Praxisbuch. Stuttgart: Kohlhammer.

McCashen, W., Masman, K. (2005). The Strengths Approach. Victoria: St Luke's Innovative Resources.

McCoy, K., Hermansen, E. (2007). Video modeling for individuals with autism: A review of model types and effects. Education and Treatment of Children, 30(4), 183–213.

McDougle, C. J., Price, L. H., Goodman, W. K. (1990). Fluvoxamine treatment of coincident autistic disorder and obsessive-compulsive disorder: A case report. Journal of Autism and Developmental Disorders, 20, 537–543.

McEachin, J. J., Smith, T., Lovaas, O. I. (1993). Long-term outcome for children with autism who received early intensive behavioral treatment. American Journal of Mental Retardation, 97, 359–359.

McPartland, J. C., Reichow, B., Volkmar, F. R. (2012). Sensitivity and specificity of proposed DSM-5 diagnostic criteria for autism spectrum disorder. Journal of the American Academy of Child & Adolescent Psychiatry, 51, 368–383.

Meltzoff, A. N., Moore, M. K. (1983). Newborn Infants Imitate Adult Facial Gestures. Child Development, 54, 702–709.

Menze, J. (2015). ASS Autismus-Spektrum-Störung. Ein Ratgeber für Eltern, Therapeuten und Pädagogen. Idstein: Schulz-Kirchner.

Mesibov, G. B., Dawson, G. D. (1986). Pervasive developmental disorders and schizophrenia. In Reisman, J. M. (Ed.), Behavior disorders in infants, children, and adolescents (1st ed.). New York: Random House.

Mesibov, G. B., Shea, V., Schopler, E. (2004). The TEACCH approach to autism spectrum disorders. New York: Springer Science & Business Media.

Mottron, L., Burack, J. A., Iarocca, G., Belleville, C., Enns, T. (2003). Locally oriented perception with intact global processing among adolescents with high-functioning autism: evidence from multiple paradigms. Journal of Child Psychology and Psychiatry and Allied Disciplines, 44(6), 904–913.

Muchitsch, E. (1990). Autistische Kinder – Kinder mit Zukunft. In Amt für Jugend und Familie der Stadt Wien (Hrsg.), Autistische Kinder – Kinder mit Zukunft. Wien: Jugend & Volk.

Mühlig, S., Jacobi, F. (2011). Psychoedukation. In Wittchen, H.-U., Hoyer, J. (Hrsg.), Klinische Psychologie und Psychotherapie (2. Auflage) (S. 477–490). Berlin, Heidelberg: Springer.

Murray, S., Noland, B. (2012). Video modeling for young children with autism spectrum disorders: A practical guide for parents and professionals. London, UK: Jessica Kingsley Publishers.

Nathanson, D. E. (1998). Long-term effectiveness of dolphin-assisted therapy for children with severe disabilities. Anthrozoös, 11(1), 22–32.

Niebuhr-Siebert, S., Chilla, S., Spracherwerb. In Niebuhr-Siebert, S., Wiecha, U. (Hrsg.), Kindliche Sprach-, Sprech-, Stimm- und Schluckstörungen (S.13–33). München: Elsevier.

Nissen, G. (1980). Autistische Syndrome. In Harbauer, H., Lempp, R., Nissen, G., Strunk, P. (Hrsg.): Lehrbuch der speziellen Kinder- und Jugendpsychiatrie (S. 428–443). Berlin: Springer.

Nissen, G. (1986). Psychische Störungen im Kindes- und Jugendalter. Berlin: Springer.

Nissen, G. (1989). Autistische Syndrome. In Eggers, C., Lempp, R., Nissen, G., Strunk, P.: Kinder- und Jugendpsychiatrie (S. 518–534). Berlin: Springer.

Norbury, C. F., Bishop, D. V. M. (2002). Inferential processing and story recall in children with communication problems: A comparison of specific language impairment, pragmatic language impairment and high functioning autism. Int. Journal of Language and Communication Disorders, 37, 227–251.

Noterdaeme, M. (2009). Komorbidität und Differenzialdiagnose. In Bölte, S. (Hrsg.), Autismus. Spektrum, Ursachen, Diagnostik, Intervention, Perspektiven (S. 46–64). Bern: Huber.

Nußbeck, S. (2009). Umstrittene und alternative Therapien. In Bölte, S. (Hrsg.), Autismus. Spektrum, Ursachen, Diagnostik, Intervention, Perspektiven (S. 444–464). Bern: Huber.

Oberman, L. M., Hubbard, E. M., McCleery, J. P., Altschuler, E. L., Ramachandran, V. S., Pineda, J. A. (2005). EEG evidence for mirror neuron dysfunction in autism spectrum disorders. Cognitive Brain Research, 24, 190–198.

Österreichisches Institut für Berufsförderung (Hrsg.) (1987). Berufslexikon 1. Wien: Eigenverlag.

O'Haire, M. E. (2013). Animal-assisted intervention for autism spectrum disorder: A systematic literature review. Journal of Autism and Developmental Disorders, 43(7), 1606–1622.

O'Haire, M. E., Guérin, N. A., Kirkham, A. C., Daigle, C. L. (2015). Animal-Assisted Intervention for Autism Spectrum Disorder. HABRI Central Briefs, 1(6), e1–8.

Olson, D. R. (1971). Information-processing limitations of mentally retarded children. American Journal of Mental Deficiency, 75, 478–486.

Olweus, D. (1993). Bullying in schools: What we know and what we can do. Oxford: Blackwell.

Olweus, D., Limber, S. P. (2007). Olweus bullying prevention program. Center City, MN: Hazelden.

O'Reilly, M., Cook, L., Karim, K. (2012). Complementary or controversial care? The opinions of professionals on complementary and alternative interventions for Autistic Spectrum Disorder. Clinical Child Psychology and Psychiatry, 17(4), 602–615.

Ozonoff, S., Strayer, D. L. (1997). Inhibitory function in nonretarded children with autism. Journal of Autism and Developmental Disorders, 27(1), 59–77.

Paivio, A. (1979). Imagery and verbal processes. New York: Psychology Press.

Papousek, H., Papousek, M. (1987). Melodies in motherese in tonal and nontonal languages: Mandarin Chinese, Caucasian American and German. In ERIC Dodument ED 292555 PS 017229. Ressources in Education Urbana: Clearing House on Early Childhood Education.

Pascualvaca, D. M., Fantie, B. D., Papageorgiou, M., Mirsky, A. F. (1998). Attentional capacities in children with autism: Is there a general deficit in shifting focus? Journal of Autism and Developmental Disorders, 28, 467–478.

Petty, L. K., Ornitz, E. M., Michelmann, J. D., Zimmerman, E. G. (1984). Autistic children who become schizophrenic. Archives of General Psychiatry, 41, 129–135.

Piaget, J. (2000). Psychologie der Intelligenz (deutsche Ausgabe, 10. Auflage). Rieden: Klett-Cotta.

Poustka, F., Bölte, S., Feineis-Matthews, S., Schmötzer, G. (2008). Autistische Störungen. Leitfaden Kinder- und Jugendpsychotherapie (2. aktualisierte Auflage). Göttingen: Hogrefe.

Poustka, L., Poustka, F. (2009). Psychopharmakologie. In Bölte, S. (Hrsg.), Autismus. Spektrum, Ursachen, Diagnostik, Intervention, Perspektiven (S. 387–399). Bern: Huber.

Poustka, L., Rühl, D., Feineis-Matthews, S., Bölte, S., Poustka, F., Hartung, M. (2015). Diagnostische Beobachtungsskala für Autistische Störungen – 2 (ADOS-2). Deutschsprachige Fassung der Autism Diagnostic Observation Schedule – 2 von Lord, C., Rutter, M., DiLavore, P. C., Risi, S., Gotham, K., Bishop, S. L. (Module 1–4) und Lord, C., Luyster, R. J., Gotham, K., Guthrie, W. (Kleinkind-Modul). Göttingen: Hofgrefe.

Prekop, I. (1984). Zur Festhaltetherapie bei autistischen Kindern. Der Kinderarzt, 15, 798–802, 952–953, 1043–1052, 1170–1175.

Prior, M. (1984). Developing concepts of childhood autism: The influence of experimental cognitive research. Journal of Consulting and Clinical Psychology, 52, 4–16.

Prior, M., Gajzago, C. (1974). Recognition of early signs of autism. Medical Journal of Australia, 8, 183.

Prizant, B. M., Duchan, J. F. (1981). The functions of immediate echolalia in autistic children. Journal of Speech and Hearing Disorders, 46, 241–249.

Realmuto, G. M., Main, B. (1982). Coincidence of Tourette's disorder and infantile autism. Journal of Autism and Developmental Disorders, 12, 367–372.

Reinhold, J. A., Molloy, C. A., Manning-Courtney, P. (2005). Electroencephalogram abnormalities in children with autism spectrum disorders. Journal of Neuroscience Nursing, 37(3), 136–138.

Remschmidt, H. (2002). Autismus. Erscheinungsformen, Ursachen, Hilfen. München: C. H. Beck.
Remschmidt, H., Schulte-Körne, G. (2004). Neuropsychologie von tiefgreifenden Entwicklungsstörungen. In Lautenbacher, S., Gauggel, S. (Hrsg.), Neuropsychologie psychischer Störungen (S. 339–366). Berlin: Springer.
Reynolds, B. S., Newsom, C. D., Lovaas, O. I. (1974). Auditory overselectivity in autistic children. Journal of Abnormal Child Psychology, 2, 253–263.
Rimland, B. (1987). In defense of Ivar Lovaas. Autism Research Review, 1, 3.
Rimland, B. (1988). New evidence of autistic brain defect reported. Autism Research Review, 2, 1.
Rimland, B. (1992). Let's teach the kids to read. Autism Research Review, 6(3), 3.
Rinck, M., Becker, E. S. (2011). Lernpsychologische Grundlagen. In Wittchen, H.-U., Hoyer, J. (Hrsg.), Klinische Psychologie & Psychotherapie (S. 107–127). Berlin: Springer.
Risch, N., Spiker, D., Lotspeich, L., Nouri, N., Hinds, D., Hallmayer, J., … Myers, R. M. (1999). A genomic screen of autism: Evidence for a multilocus etiology. American Journal of Human Genetics, 65, 493–507.
Ritvo, E. R., Spence, M. A., Freeman, B. J., Mason-Frothers, A., Mo, A., Marazita, M. L. (1985). Evidence for autosomal recessive inheritance in 46 families with multiple incidences of autism. American Journal of Psychiatry, 142, 187–192.
Rollett, B. (1987). Kinder, die nicht geboren werden wollen: Frühsozialisation und Autismus. In Fedor-Freybergh, P. (Hrsg.): Pränatale und perinatale Psychologie und Medizin (S. 93–105). München: Saphir.
Rollett, B. (1992). How do expert teachers view themselves? In Oser, F. K., Dick, A., Patry, J. L. (Eds.), Effective and responsible teaching. The new synthesis. (pp. 278–290). San Francisco: Jossey-Bass.
Rollett, B. (1997). Lernen und Lehren: eine Einführung in die pädagogische Psychologie und ihre entwicklungspsychologischen Grundlagen (Vol. 2). Wien: WUV-Universitätsverlag.
Rollett, B. (2006). Anstrengungsvermeidung. In Rost, D. H. (Hrsg.), Handwörterbuch Pädagogische Psychologie (S. 14–20). Weinheim: Beltz.
Rollett, B. (2017). Die Eltern und ihr autistisches Kind: Herausforderungen und Bewältigungen. Vortrag, 6. Autismusforum, Wien.
Rollett, B., Felinger, M., Lauscher, K. (1999). Bericht über das vom Bundesministerium für Wissenschaft und Verkehr geförderte Forschungsprojekt „Entwicklung der Kommunikationsfähigkeit von autistischen Personen". Wien: Institut für Psychologie.
Rollett, B., Bartram, M. (1998). Anstrengungsvermeidungstest. Weinheim: Beltz.
Rollett, B., Kastner-Koller, U. (1986). Familieninteraktionstraining mit autistischen Kindern. Kurzfassung der Projektergebnisse. Wien: Institut für Psychologie.
Rollett, B., Kastner-Koller, U. (1990). Familieninteraktionstraining für autistische Kinder. Abschlußbericht. Wien: Institut für Psychologie.
Rollett, B., Werneck, H. (1993). Die Bedeutung der Rollenauffassung junger Eltern für den Übergang zur Elternschaft. Unveröffentlichter Forschungsbericht. Wien: Institut für Psychologie.
Rollett, B., Werneck, H. (2016). Familienentwicklung im Lebenslauf: Emerging Adulthood – familiäre und individuelle Bedingungen erfolgreichen Erwachsenwerdens. Unveröffentlichter Forschungsbericht. Wien: Fakultät für Psychologie.
Rothbart, M. K. (2007). Temperament, development and personality. Current Directions in Psychological Science, 16(4), 207–212.
Rühl, D., Werner, K., Poustka, F. (1995). Untersuchungen zur Intelligenzstruktur autistischer Personen. Zeitschrift für Kinder- und Jugendpsychiatrie, 23, 95–103.
Rutter, M. (1970). Autistic children: Infancy to adulthood. Seminars in Psychiatry, 2, 435–450.
Rutter, M. (1983). Cognitive deficits in the pathogenesis of autism. Journal of Child Psychology and Psychiatry and Allied Disciplines, 24, 513–531.
Rutter, M., Bartak, L., (1973). Special educational treatment of autistic children: A comparative study: II. Follow-up findings and implications for services. Journal of Child Psychology and Psychiatry, 14, 241–270.
Rutter, M., Greenfeld, D., Lockyer, L. (1967). A five to fifteen year follow-up study of Infantile Psychosis: II. Social and behavioral outcome. British Journal of Psychiatry, 113, 1183–1199.
Rutter, M., Yule, W., Berger, M., Hersov, L. (1977). An evaluation of a behavioural approach to the treatment of autistic children. London, England: Final Report to the Department of Health and Social Security.
Sallows, G. O., Graupner, T. D (2005). Intensive behavioral treatment for children with autism: Four-year outcome and predictors. American Journal of Mental Retardation, Vol. 110(6), 417–438.
Saß, H., Wittchen, H. U., Zandig, M., Hauben, J. (2003). Diagnostisches und Statistisches Manual Psychischer Störungen – Textrevision (DSM-IV-TR). Göttingen: Hogrefe.
Schain, R. J., Freedman, D. X. (1961). Studies on 5-hydroxyindole metabolism in autistic and other mentally retarded children. J. Pediatrics, 578, 315–320.
Schell, R. E., Hall, E. (1984). Developmental Psychology Today. New York: Random House.
Schopler, E. (1965). Early infantile autism and receptor processes. Archives of General Psychiatry, 13(4), 327–335.
Schopler, E., Lansing, M., Waters L. (1987). Übungsanleitungen zur Förderung autistischer und entwicklungsbehinderter Kinder (0–6 Jahre). In Schopler, E. u. a. (Hrsg), Förderung autistischer und entwicklungsbehinderter Kinder. Dortmund: Verlag Modernes Lernen.
Schopler, E., Mesibov, G. B. (Eds.). (2013). Learning and cognition in autism. New York: Springer Science & Business Media.
Schreibman, L. (1975). Effects of within-stimulus and extrastimulus prompting on discrimination learning in autistic children. Journal of Applied Behavior Analysis, 8, 91–112.

Schreibman, L., Kohlenberg, B., Britten, K. R. (1986). Differential responding to content and intonation components of a complex auditory stimulus by nonverbal and echolalic autistic children. Analysis and Intervention in Developmental Disabilities, 6, 109–125.

Schroer, R. J., Phelan, M. C., Michaelis, R. C., Crawford, E. C., Skinner, S. C., Cuccaro, M., ... Stevenson, R. E. (1998). Autism and maternally derived aberrations of chromosome 15q. American Journal of Medical Genetics, 76, 327–336.

Schüle, K., Deimel, H. (1990). Gesundheitssport und Sporttherapie – eine begriffliche Klärung. Gesundheitssport und Sporttherapie, 1(6), 3.

Schwing, R., Fryszer, A. (2016). Systemische Beratung und Familientherapie – kurz, bündig, alltagstauglich. Göttingen: Vandenhoeck & Ruprecht.

Seligman, M. E., Csikszentmihalyi, M. (2000). Positive psychology: An introduction. American Psychologist, 55(1), 5.

Shaffer, D. R., Kipp, K. (2013). Developmental Psychology: Childhood and Adolescence. Wadsworth: Belmont.

Shah, A., Frith, U. (1993). Why do autistic individuals show superior performance on the block design task? Journal of Child Psychology and Psychiatry and Allied Disciplines, 34, 1351–1364.

Shipley-Benamou, R., Lutzker, J. R., Taubman, M. (2002). Teaching daily living skills to children with autism through instructional video modeling. Journal of Positive Behavior Interventions, 4(3), 166–177.

Silani, G., Bird, G., Brindley, R., Singer, T., Frith, U., Frith, C. (2008). Levels of emotion awareness and autism: an fMRI study. Social Neuroscience, 3 (2):97–112. doi: 10.1080/17470910701577020

Sinzig, J. (2015). Autismus-Spektrum-Störungen. Monatsschrift Kinderheilkunde, 163(7), 673–680.

Skinner, B. F. (1954). The science of learning and the art of teaching. Harvard Educational Review, 24, 86–97.

Smalley, S. L., Asarnow, R. F., Spence, M. A. (1988). Autism and genetics. A decade of research. Archives of Genetic Psychiatry, 45, 953–961.

Smith, B. (1987). Dolphin plus and autistic children. Psychological Perspectives, 18, 386–393.

Smith, I. C., Reichow, B., Volkmar, F. R. (2015). The effects of DSM-5 criteria on number of individuals diagnosed with autism spectrum disorder: A systematic review. Journal of Autism and Developmental Disorders, 45(8), 2541–2552.

Smith, T., Eikeseth, S., Klevstrand, M., Lovaas, O. I. (1997). Intensive behavioral treatment for preschoolers with severe mental retardation and pervasive developmental disorder. American Journal on Mental Retardation, 3, 238–249.

Smith, T., Mruzek, D. W., Mozingo, D. (2015). Sensory Integration Therapy. In Foxx, R. M., Mulick, J. A. (Eds.), Controversial therapies for autism and intellectual disabilities: Fad, fashion, and science in professional practice (pp. 247–269). New York: Routledge.

Sowa, M., Meulenbroek, R. (2012). Effects of physical exercise on autism spectrum disorders: A meta-analysis. Research in Autism Spectrum Disorders, 6(1), 46–57.

Spiel, W., Spiel, G. (1987). Kompendium der Kinder- und Jugendneuropsychiatrie. München: UTB, Große Reihe, Ernst Reinhardt-Verlag.

Steingard, R., Biederman, J. (1987). Lithium responsive manic-like symptoms in two individuals with autism and mental retardation. Journal of the American Academy of Child and Adolescent Psychiatry, 26, 932–935.

Steinhausen, H.-C. (2006; 2010; 2016). Psychische Störungen bei Kindern und Jugendlichen. Lehrbuch der Kinder- und Jugendpsychiatrie. München: Elsevier.

Steffenburg, S. (1991). Neuropsychiatric assessment of children with autism: A population-based study. Developmental Medicine and Child Neurology, 33, 495–511.

Stumpf, E. (2016). Konzepte und Wirksamkeit der Delfintherapien. Kindheit und Entwicklung, 25(2), 100–113.

Sugai, G., White, W. J. (1986). Effects of using object selfstimulation as a reinforcer on the prevocational work rates of an autistic child. Journal of Autism and Developmental Disorders, 16, 459–471.

SVA (Schweizerischer Verein der Eltern autistischer Kinder und weiterer am Autismus Interessierter) (Hrsg.) (1987). Wer hilft uns heraus ... aus dem Schneckenhaus? Burgdorf: Haller+Jenzer AG.

Swedo, S. E., Baird, G., Cook, E. H., Happé, F. G., Harris, J. C., Kaufmann, W. E., ... Piven, J. (2012). Commentary from the DSM-5 workgroup on neurodevelopmental disorders. Journal of the American Academy of Child & Adolescent Psychiatry, 51, 347–349.

Sydow, K. v., Retzlaff, R., Beher, S., Schweitzer, J. (2007). Die Wirksamkeit der systemischen Therapie/Familientherapie. Göttingen: Hogrefe.

Symalla, R., Feilbach, T. (2009). Der TEACCH-Ansatz. In Bölte, S., Autismus. Spektrum, Ursache, Diagnostik, Intervention, Perspektiven (S. 273–287). Bern: Huber.

Szatmari, P., Offord, D. R., Siegel, L. S., Finlayson, M. A., Tuff, L. (1990). The clinical significance of neurocognitive impairments among children with psychiatric disorders: diagnosis and situational specificity. Journal of Child Psychology and Psychiatry, 31(2), 287–299.

Tager-Flusberg, H. (1993). What language reveals about the understanding of mind in children with autism. In Baron-Cohen, S., Tager-Flusberg, H., Cohen, D. J. (Eds.), Understanding other minds: Perspectives from autism. Oxford: Oxford University Press.

Tager-Flusberg, H. (1997). Language acquisition and theory of mind: Contributions from the study of autism. In Adamson, L. B., Romski, M. A. (Eds.), Communication and language acquisition: Discoveries from atypical development (pp. 133–158). Baltimore, MD: Paul Brookes Publishing.

Tinbergen, E. A., Tinbergen, N. (1972). Early childhood autism: An ethological approach. In Advances in Ethology, 10, Supplement to Journal of comparative Ethology. Berlin/Hamburg, Germany: Verlag Paul Pany.

Tobin, K. (1986). Effects of teacher wait time on discourse characteristics in mathematics and language art classes. American Educational Research Journal, 2, 191–200.

Tomatis, A. (1990). Der Klang des Lebens. Reinbek: Rowohlt.

Tsai, L. Y. (1992). Diagnostic issues in high-functioning autism. In Schopler, E., Mesibov, G. B. (Eds.), High-functioning individuals with autism (pp. 11–40). New York: Plenum Press.

Tuckermann, A., Häußler, A., Lausmann, E. (2014). Herausforderung Regelschule. Unterstützungsmöglichkeiten für Schüler mit Autismus-Spektrum-Störungen im lernzielgleichen Unterricht. Dortmund: Borgmann Media.

UNESCO (1994). Final Report: World conference on special needs education: Access and quality. Paris: UNESCO.

Van Elst, L. T. (2014). Erhöht die SSRI-Einnahme in der Schwangerschaft das Autismusrisiko? Info Neurologie & Psychiatrie, 16(2), 16–17.

Venter, A., Lord, C., Schopler, E. (1992). A follow-up study of high-functioning autistic children. Journal of Child Psychology and Psychiatry, 33, 489–507.

Visalli, H., McNasser, G., Johnstone, L., Lazzaro, C. A. (1997). Reducing high-risk interventions for managing aggression in psychiatric settings. Journal of Nursing Care Quality, 11, 54–61.

Volkmar, F. R., Cohen, D. J. (1991). Comorbid association of autism and schizophrenia. American Journal of Psychiatry, 148, 1705–1707.

Vygotsky, L. S. (1985/1987). Ausgewählte Schriften (Bde. 1–2): Köln: Pahl-Rugenstein.

Webb, J. T., Meckstroth, E. A., Tolan, S. S. (1985). Hochbegabte Kinder, ihre Eltern, ihre Lehrer. Ein Ratgeber. Bern: Huber.

Weber, G., Zeilinger, E. (2006). Die Unterstützungs-Intensitäts-Skala der AAIDD (ab 16 Jahren), unveröffentlichte deutsche Version, Universität Wien.

Weissensteiner, G. (1987). Belastende Faktoren in der Frühsozialisation autistischer Kinder. Unveröffentlichte Dissertation. Universität Wien.

Wiggins, L. D.; Piazza, V.; Robins, D. L. (2014): Comparison of a broad-based screen versus disorder-specific screen in detecting young children with an autism spectrum disorder, Autism, 18 (2), 76–84. DOI: 10.1177/1362361312466962.

Wilhelm, H., Lovaas, O. I. (1976). Stimulus overselectivity: A common feature in autism and mental retardation. American Journal of Mental Deficiency, 81, 227–241.

Williams, J. H. Waiter, G. D., Gilchrist, A., Perrett, D. I., Murray, A. D. (2006). Neural mechanisms of imitation and 'mirror neuron' functioning in autistic spectrum disorder. Neuropsychologia, 44, 610–621.

Wing, L. (1993). The definition and prevalence of autism. A review. European Child and Adolescent Psychiatry, 2, 61–74.

Wing, L., Attwood, A. (1987). Syndroms of autism and atypical development. In Cohen, D. J., Connellan, A. M., Paul, R. (Eds.), Handbook of autism and pervasive development disorders (pp. 3–19). New York: Wiley.

Wing, L., Gould, J. (1979). Severe impairments of social interaction and associated abnormalities in children: epidemiology and classification. Journal of Autism and Developmental Disorders, 9, 11–29.

Wirtz, M. A. (Hrsg.) (2014). Dorsch – Lexikon der Psychologie. Bern: Verlag Hogrefe Verlag.

Woltering, S., Lishak, V., Elliott, B., Ferraro, L., Granic, I. (2015). Dyadic attunement and physiological synchrony during mother-child interactions: An exploratory study in children with and without externalizing behavior problems. Journal of Psychopathology and Behavioral Assessment, 37(4), 624–633.

Wright, H., Young, R., Edwards, J., Abramson, R., Duncan, J. (1986). Fragile X syndrome in a population of autistic children. Journal of the American Academy of Child Psychiatry, 25(5), 641–644.

Yatawara, C. J., Einfeld, S. L., Hickie, I. B., Davenport, T. A., Guastella, A. J. (2016). The effect of oxytocin nasal spray on social interaction deficits observed in young children with autism: a randomized clinical crossover trial. Molecular psychiatry, 21(9), 1225.

Yeargin-Allsopp, M., Rice, C., Karapurkar, T., Doernberg, N., Boyle, C., Murphy, C. (2003): Prevalence of Autism in a US Metropolitan Area, JAMA, 289 (1). DOI: 10.1001/jama.289.1.49.

Internetadressen

Das Internet bietet zahlreiche Informationen über das große Gebiet der Hilfe für autistische Menschen.

Informationsseiten zu Autismus-Spektrum-Störungen

- MentalHelp.net: www.mentalhelp.net
- Früherkennung von Autismus: www.autismus-frueherkennung.de
- Informationen und Hilfe rund um autistische Störungen: www.autismus1.de
- Autismus-Kultur – Für ein glückliches Leben im Autismus-Spektrum: www.autismus-kultur.de

Vereine und Organisationen

- Autismus Deutschland e. V. (Bundesverband zur Förderung von Menschen mit Autismus): www.autismus.de
- Verein „Aspies" e. V. (Selbsthilfeorganisation): www.aspies.de
- Autismus-Forum-Deutschland – Das Selbsthilfeforum: www.autisten-kinder.de
- Autismus – Wir Eltern, Die Online-Zeitschrift von Eltern für Eltern autistisch behinderter Kinder: www.autismus-wir-eltern.de
- Auties e. V. & Enthinderungsselbsthilfe von Autisten für Autisten (und Angehörige): www.auties.net bzw. autisten.enthinderung.de
- Einzigartig eigenartig e. V. – Verein zur Förderung und Integration von Kindern, Jugendlichen und Erwachsenen aus dem autistischen Spektrum und angrenzender Gebiete: www.einzigartig-eigenartig.de
- Verein akku – Autismus, Kunst und Kultur e. V.: www.akku-ev.org
- Wissenschaftliche Gesellschaft Autismus-Spektrum: www.wgas-autismus.org
- Autismus-Forschungs-Kooperation: www.autismus-forschungs-kooperation.de
- Autismus in der Schweiz: www.autismus.ch und www.autismusschweiz.ch
- Rainman's Home, Wien, Österreich: www.rainman.at
- Dachverband Österreichische Autistenhilfe, Wien, Österreich: www.autistenhilfe.at
- Autistenzentrum Arche Noah, Wien, Österreich: www.autismus.at
- Autism News of Orange County and the Rest of the World: www.autismnewsoc.org
- Autism Research Institute: www.autism.com
- Autism Network International: www.autreat.com
- Independent Living on the Autistic Spectrum (InLv): www.inlv.demon.nl/inlv-historic.html

Therapie

- Autismus Therapie-Ambulanz Niederrhein: www.autismus-online.de
- Frühe, intensive Verhaltenstherapie nach Ivar Lovaas: www.earlyautismprojekt.de/index.html
- Informationsseite zur ABA-Therapie: www.autismusaba.de
- TEACCH in Deutschland: www.autea.de und www.team-autismus.de
- Internetseite der Begründerin von Social Stories, Carol Gray: carolgraysocialstories.com

Materialien und praktische Hilfen

- Symbolkarten für Arbeitsabläufe und Arbeitsmaterialien: www.do2learn.org
- Mit Symbolkarten werden verschiedene Geschichten erzählt: www.symbolworld.org
- Unterrichtsmaterialien zum Bestellen: www.kleine-wege.de
- Time-timer und diverse Weiterbildungsanbebote im ASS-Bereich: www.step-by.ch

Berufsmöglichkeiten und Integration

- Auticon: www.auticon.de
- Specialisterne: at.specialisterne.com
- Bust Out – Integrationsdienste für Menschen mit Autismus: www.schulbegleitung.de
- Integrationszentrum Maut: www.m-aut.de

Spiel- und Lernmaterialien für die Praxis

Spielzeugliste

- **Bälle** verschiedene Hersteller
- **Bausteine** bunte Holzbausteine, z. B. Kidoh, Brio, Heros, Duplo (Lego)
- **Stapelbecher** Fisher Price
- **Farbensteckbrett** PlanToys
- **Formensteckbrett** Haba
- **Formenwürfel/Steckwürfel** Ravensburger
- **Halbkugeln aus Holz**
- **Lernbär**
- **Perlen:** z. B. Bambini-Perlen, Fädelspielzeug, Fädelraupe (Selecta, Haba)
- **Plastikbuchstaben** Edumero
- **Ringpyramide** Brio, „Mein buntes Türmchenspiel" (Noris)
- **Rutschauto** z. B. Fisher Price
- **Sandwanne**
- **Kinetischer Sand** z. B. Goliath, Kinetic Sand
- **Steck-Spiele** Haba (Holz-Steckspiel), Lena (Mosaik-Steckperlen), Quercetti (FantaColor)
- **Klettermax/Kletterspecht**
- **Tütenkasper** Kersa
- **Übungsrahmen** zum Knüpfen, z. B. Ravensburger Kosmos
- **Würfelpyramide** z. B. Abacusspiele
- **Bilderlotto**
  - Bilderlotto (Noris)
  - Lotto Primo (Selecta)
  - Bilderlotto (Selecta)
  - Differix (Ravensburger)
- **Lern- und Regelspiele**
  - Klecksolino (Selecta)
  - Quips (Ravensburger)
  - Colorama (Ravensburger)
  - Picco Contrario (Selecta)
  - Kofferpacken (Ravensburger)
  - Mensch ärgere dich nicht (Schmidt)
  - Bildgeschichten: Ein Tag mit Flo (Schubi)
  - Tastspiele: z. B. Meine ersten Spiele – Fühlen und Tasten (Haba)
  - Tempo, kleine Schnecke (Ravensburger)
  - 4 erste Spiele (Ravensburger)
  - Was gehört zusammen? (Noris)
  - Was passt zusammen? (Ravensburger)
- **Mal- und Zeichenzubehör**
  - dicke Filzstifte, Wachsmalkreiden (Jolly, Pelikan)
  - Papier, Karton, Buntpapier
  - Malbücher (Mein schönstes Malbuch, Tessloff Verlag; Mein erstes dickes Malbuch, arsedition)
  - Tafel
- **Memory** Junior-Memory, Kinder-Memory (Ravensburger)
- **Puzzle**
  - Legeleisten (Ravensburger)
  - Rahmenpuzzles (Ravensburger)
  - Holzpuzzles (Ravensburger, Selecta)
  - Puzzles mit bestimmten Themen (z. B. auf dem Bauernhof, im Straßenverkehr, im Laden, Ravensburger)
- **Zubehör für Rollenspiele**
  - Handpuppen (z. B. Kersa)
  - Puppen mit Ausstattung (z. B. Gewand, Fläschchen, Bürste, Puppenbett) – verschiedene Hersteller
  - Teddys – verschiedene Hersteller
  - Lebensmittelpackungen im Miniaturformat, Zubehör für Kaufmannsladen (z. B. Tanner)
  - Spieltelefon (Fisher Price)

Trainingsprogramme für die Vorschule und den Schulanfang

- **Klipp-Klapp-LÜK**
  - Figuren, Formen, Farben
  - Lauter Tiere
  - Alles Spielsachen
- **Mini-LÜK** Arbeitshefte und Kontrollgeräte zu folgenden Gebieten:
  - Übungen für Vorschulkinder 1–4
  - Ich lerne lesen 1 und 2
  - Erstlesen 1 und 2
  - Rechtschreibung

- **LÜK** Arbeitshefte und Kontrollgeräte zu folgenden Gebieten:
  - Bambino-LÜK – Tine, Tom und Taps zu Hause (Bildgeschichten)
  - Rechtschreibung
  - Konzentrationsübungen (Programm wird laufend erweitert; Westermann Verlag)
- **LÜK und Mini-LÜK** Mathematik in der Volksschule:
  - Rechnen im Zahlenraum bis 12
- **Fernsehserie Sesamstraße** (Programm wird laufend erweitert; inzwischen gibt es die Puppe Julia mit Autismus)

Bücher für die Praxis

- Wimmelbilderbücher: großformatige Bilderbücher, in denen auf jeder Seite Alltagszenen aus einer gemeinsamen Umgebung dargestellt werden (z. B. Zoo, Bauernhof, Stadt, Schwimmbad); u. a. vom F. X. Schmid Verlag, Ravensburg
- Bilderbücher mit einzelnen Abbildungen auf jeder Seite: Meine ersten Sachen, Katze, Hund und noch viel mehr, Erste bunte Bilder; alle vom Ravensburger Verlag, Ravensburg
- Bilderbücher, die Tätigkeiten, Eigenschaften und Gegensätze darstellen: Entdecke die Gegensätze, Coppenrath Verlag, Münster
- Bilderbücher mit Themenschwerpunkten: Reihe „Allererstes Wissen“, z. B. „Auf dem Bauernhof“, „Bei uns im Dorf“, „Rundherum in meiner Stadt“, „Die Uhr und die Zeit“, „Die Jahreszeiten“, Reihe „Wieso? Weshalb? Warum?“, alle Ravensburger Verlag, Ravensburg
- Bücher mit Fingerspielen, Kinderreimen und -liedern: „Zehn kleine Krabbelfinger“ (Kösel-Verlag, München), „Das ist der Daumen … der schüttelt die Pflaumen“ (Ravensburger Verlag, Ravensburg), „Das große Buch der Kinderreime“ (Bassermann Verlag, München)
- Sachbücher: Reihe „Wieso? Weshalb? Warum?“, Ravensburger Verlag, Ravensburg
- Kinderlexika, z. B. Bertelsmann Verlag, Gütersloh

Spielmittelausstattung für die Schuleingangsphase

In Anlehnung an Hartmann, W., Neugebauer, R., Rieß A. (1988). Spiel und elementares Lernen. Wien: Österreichischer Bundesverlag, S. 58–61.

Die Liste der Spielmaterialien wurde aktualisiert.

Rollenspiel

Plüschtiere: 1 oder 2 Kuscheltiere, z. B. Bär oder Katze

Handpuppen

- Kasperl
- Hexe
- Gretel
- Krokodil
- Zauberer
- Clown
- Bühne für das Handpuppenspiel, z. B. eigene Herstellung aus Karton, Fernsehrahmen oder Schnur mit Vorhang

Rollenspielsets

- Arztkoffer
- Feuerwehr
- Aufstellfiguren aus Holz, z. B. Menschen, Tiere, Fahrzeuge
- Kinderpost

Aufstellungsspielzeug aus Holz

- Ergänzung der Holzschienenbahn z. B. durch Zuggarnituren, Schienen und Weichen

Puppen und Zubehör

- Babypuppe, 65 cm
- Puppe, 52 cm
- Puppentragetasche oder Buggy
- Gitterbett aus Holz
- Puppenkleider
- Babyflasche
- Kochherd und Kochgeschirr
- Speise- und Kaffeeservice
- Kochlöffelset, Schöpfergarnitur
- Nudelwalker
- Essbesteck
- Besen und Kehrschaufelset

Verkleidungsmaterial

- Karnevalskostüme
- Alte Kleider, Hüte, Schuhe, Taschen, Modeschmuck

Bauen und Konstruieren

- Große Holzklötze natur
- Lego Grundkasten und Ergänzungspackung „Räder"
- Lego Straßenplatten und Fahrzeuge und Figuren
- evtl. Lego Sammelkasten/Schaukasten zur Aufbewahrung
- Plastikcontainer zur Aufbewahrung von Konstruktionsmaterial
- Lego Ergänzungspackungen, z. B. Grundelemente, Dachsteine, Fenster und Türen, kleine und große Räder, Leuchtsteine, Bau- und Straßenplatten

Lern- und Regelspiele

Wahrnehmungsdifferenzierung

- Verschiedene Puzzles bis zu 40 Teilen
- Einige Puzzles 40–80 Teile (evtl. einige Puzzles bis 150 Teile)
- Lotto, z. B. Blumenlotto, Tierlotto
- Blinde Kuh; Ravensburger Verlag, Ravensburg
- Differix; Ravensburger Verlag, Ravensburg
- Gleich-Ungleich; Piatnik, Wien
- Bilderdomino
- Schnipp-Schnapp
- Hör genau; Piatnik, Wien
- Quartette, z. B. Bauernhof oder Tierkinder; ASS Altenburger, Altenburg

Gedächtnis

- Memory
- Erstes Quartett; z. B. Amigo, Dietzenbach oder ASS Altenburger, Altenburg
- Clown; Ravensburger Verlag, Ravensburg
- 4 gewinnt; Hasbro, Pawtucket (USA)
- E-Lektor Quiz Champion; Clementoni (Deutschland), Frechen

Lesen
- Audiodigitales Lernsystem Tiptoi; Ravensburger Verlag, Ravensburg
- Lesehexe; Haba, Bad Rodach
- Wort für Wort; Ravensburger Verlag, Ravensburg
- Silbenspaß; Ravensburger Verlag, Ravensburg
- Lese-Memory; Ravensburger Verlag, Ravensburg

Mathematik
- Rechenkapitän; Ravensburger Verlag, Ravensburg
- 1, 2, 3 – Drachenrechnerei; Haba, Bad Rodach
- Rechenpiraten; Haba, Bad Rodach
- Rechenkönig; Haba, Bad Rodach
- 1×1 Obelisk; Ravensburger Verlag, Ravensburg
- Das Taschengeld-Spiel; Schmidt, Berlin

Soziales Verhalten
- Zusammen spielen – nicht gegeneinander. 150 Kooperative Spiele für Kinder. Orlick, T.; Mühlheim an der Ruhr: Verlag an der Ruhr

Strategie- und Würfelspiele
- Spielesammlung, z. B. Schmidt, Berlin oder Noris, Fürth

Geschicklichkeit
- Packesel; Schmidt, Berlin
- Mikado; verschiedene Hersteller
- Klickado; Schmidt, Berlin
- Knetmasse
- Kegelspiel

Zeitliche Einordnung wichtiger Entwicklungsschritte von Kindern

Für jeden Entwicklungsschritt gibt es einen Zeitpunkt, zu dem er **im Durchschnitt auftritt,** aber auch einen Streubereich, der eine zwar entwicklungsgemäße, aber vergleichsweise eher frühere bzw. eher spätere Entwicklung anzeigt. Die Angaben in der Tabelle beziehen sich auf das **durchschnittliche** Auftreten der Phänomene.

Lebensalter	Entwicklungsschritte
ca. zwei Monate	• Auftreten des „sozialen Lächelns" (erste undifferenzierte Kontaktaufnahme; das Kind lächelt jede Person an, die sich mit zugewandtem Gesicht lächelnd über das Bett beugt)
ca. vier Monate	• Auftreten der Auge-Hand-Koordination; gezieltes Greifen nach Objekten wird möglich; spielendes Üben verschiedener motorischer und sinnesbezogener Funktionen im „Funktionsspiel" • Beginn des Aufbaus einer Wahrnehmungswelt
ca. acht Monate	• Auftreten des „Fremdelns" und der „Achtmonatsangst"; da das Kind nun zwischen Familienangehörigen bzw. vertrauten Personen und Fremden unterscheiden kann, lehnt es Letztere ab • Gut funktionierende „Objektpermanenz"; das Kind zeigt durch Suchverhalten, dass es weiß, dass Objekte, die man vor seinen Augen versteckt hat, nicht für immer verschwunden sind
ca. ein Jahr	• Beginn des Sprechens; Auftreten von ersten Wörtern (Einwortsätze) • Erkennen der eigenen Person im Spiegel • Hochziehen und Stehen
Zweites Lebensjahr	• Gehen lernen, Interesse am selbstständigen Erkunden der Wohnung • Sprachentwicklung; mit ca. 18 Monaten wird die „50-Wort-Marke" erreicht (das Kind kann ca. 19 bis 20 Worte sprechen und insgesamt ca. 50 Worte verstehen) • Anschließend erfolgt die „Benennungssexplosion" (auch als „Word Spurt" bezeichnet); rasches Erlernen von ca. 200 Wörtern; Auftreten von „Zwei-Wort-Sätzen" (wenn diese Entwicklung bis zum Beginn des 3. Lebensjahres nicht aufgetreten ist, sollte eine diagnostische Abklärung erfolgen) • Erlernen einfacher Regeln: Was ist erlaubt, was ist nicht erlaubt? • Freude am „Selbermachen". Erlernen des selbstständigen Essens und erster selbstständiger Körperpflegehandlungen • Bereitschaft, in einfachster Weise beim Aufräumen zu helfen (z. B. einen Baustein unter Anleitung in die richtige Kiste zu legen) • Auftreten des Konstruktionsspiels (z. B. Würfel stapeln, Sandspiele) und des symbolischen Spiels (z. B. so tun, als ob man den Teddybären füttert), die Vorstellungswelt entwickelt sich
Drittes Lebensjahr	• Auftreten der Trotzphase (engl.: The Terrible Two); Das Kind beginnt, eigenständige Pläne zu fassen und zu versuchen, sie bei den Erziehungspersonen durchzusetzen; dabei kann es zu teils heftigen Konflikten (Temper Tantrums) kommen; im Zuge dieser Auseinandersetzung lernt das Kind, sich selbst als eigenständige Person aufzufassen und das Wort „Ich" zu gebrauchen; wenn es die Eltern verstehen, diese Entwicklung in konstruktive Bahnen zu lenken, lernt das Kind, in Konfliktsituationen mit den Eltern Verhandlungen durchzuführen und Kompromisse zu schließen • Echte Sauberkeitserziehung wird möglich, zunächst gelingt das Saubersein am Tag, wesentlich später auch in der Nacht; bei Mädchen erfolgt die Entwicklung ca. ein halbes Jahr früher als bei Jungen (Wichtig: Auch eine ganze Reihe sich typisch entwickelnder Kinder haben lange Zeit Probleme mit der Sauberkeitserziehung; die Diagnose einer Störung in diesem Bereich wird daher erst ab 5 Jahren gestellt)

Lebensalter	Entwicklungsschritte
Beginn des vierten Lebensjahrs	• Allgemeine Beruhigung, erste Konsolidierung der sich entwickelnden Persönlichkeit • Erkennen des eigenen Geschlechts und der damit verbundenen Rolle (wobei noch die Vorstellung bestehen kann, dass man sein Geschlecht auch ändern könnte)
Viertes Lebensjahr	• Spaß an komplexeren Rollenspielen (z. B. Vater-Mutter-Kind) • Erstes Auftreten eines einfachen Gütemaßstabs in Wettbewerbssituationen („Wer mit einer Aufgabe schneller fertig wird, hat es besser gemacht")
Beginn des fünften Lebensjahrs	• Abschluss der Sprachentwicklung bezüglich der gängigen Alltagssprache, die nun gut beherrscht wird
Fünftes Lebensjahr	• Freude an (einfacheren) Regel- und Gesellschaftsspielen und an kreativen Fantasiespielen; Aufbau einer inneren Fantasiewelt, in der man tagträumen kann (Wichtig: Diese können negativ entgleisen, sodass es zu Ängsten vor Monstern und Ähnlichem kommt; es können auch vermehrt schlechte Träume auftreten); insgesamt entwickelt sich eine eigene „innere Welt", in der man zu Hause ist (im Englischen als „Mind" bezeichnet) • In der Folge entwickelt das Kind auch ein Verständnis dafür, was andere Menschen wissen können und denken, es kommt zu der Entwicklung einer „Theory of Mind" • Erste Ansätze einer Selbstbewertung des eigenen Verhaltens (z. B. sich selber loben, ermuntern oder trösten können)
Sechstes Lebensjahr	• Zunehmendes Interesse an schulischen Inhalten (z. B. den eigenen Namen schreiben können, Freude am Zählen und Lösen einfachster Rechenaufgaben); die Vermittlung dieser Inhalte muss in spielerischer Form erfolgen, schulmäßiges Lernen ist noch nicht angesagt • Freude an komplexeren Regel- und Gesellschaftsspielen
Mit ca. sechs Jahren	• Entwicklung der Bereitschaft, auch fremdgestellte Aufgaben, die einen nicht unbedingt sehr interessieren, motiviert zu erledigen • Systematischer Erwerb des Schreibens, Lesens und Rechnens wird möglich • Die Leistungsmotivation ist voll entwickelt, sodass Wettbewerb ein Thema wird; eine günstige Entwicklung der Leistungsmotivation ist durch „Hoffnung auf Erfolg", eine ungünstige durch ständige „Furcht vor Misserfolg" gekennzeichnet • Es kommt zu stabileren Freundschaften • Auftreten der „Moral des braven Kinds" (moralisch gut ist, was einem Lob von einer wichtigen Bezugsperson einbringt)
Sechstes und siebtes Lebensjahr	• Erkennen der Unterschiede zwischen Fantasie und Wirklichkeit • Logisches (formales) Denken wird möglich, es sind aber noch konkrete Veranschaulichungen notwendig
Achtes bis zehntes Lebensjahr	• Die Selbstständigkeit im Handeln und die Differenziertheit des Denkens nehmen weiter zu. Ersetzen des impulsiven Denkstils der jüngeren Kinder („ erst handeln und dann nachdenken") zunehmend durch einen reflexiven Denkstil (erst denken, dann handeln); hier muss allerdings angemerkt werden, dass diese Entwicklung bei Kindern mit einem bestimmten Störungsbild (ADHS) nicht auftritt • Ersetzen der „Moral des braven Kinds" durch verbindliche Regeln, die für alle, auch die Erwachsenen, gelten (Recht und Ordnung – Moral), Gerechtigkeit wird daher zu einer wichtigen Forderung, die man an Erwachsene stellt (Beispiel: Versprochen ist versprochen und wird auch nicht gebrochen)
Elftes Lebensjahr	• Auftreten des abstrakten (formalen) Denkens; Denkaufgaben können nun auch ohne Anschauungshilfen gelöst werden • Entwickeln der Fähigkeit, über das Funktionieren des eigenen Gedächtnisses und des eigenen Denkens nachzudenken und daraus Schlüsse für Verbesserungen der eigenen Leistungen zu ziehen • Die Gleichaltrigengruppe erhält zunehmende Bedeutung; dies kann längerfristig zu Konflikten mit den Eltern Anlass geben

Lebensalter	Entwicklungsschritte
Zehntes bis fünfzehntes Lebensjahr *(Pubertät)*	• Entwicklung der Geschlechtsreife (bei Mädchen ca. 1,5 Jahre früher als bei Jungen), das andere Geschlecht wird wichtig • Beginn der Ablösung von den Eltern • Erste Überlegungen zur Berufswahl
Spätes Jugendalter *(16–18 Jahre)*	• Aufbau einer neuen Ich-Identität • Zunehmende Eigenverantwortlichkeit • Berufsausbildung oder Fortsetzung der schulischen Ausbildung • Erlernen des Umgangs mit dem anderen Geschlecht, erste feste Paarbeziehungen
Ab dem neunzehnten Lebensjahr	• Beginnendes Erwachsenenalter, es handelt sich um die Vorbereitungszeit auf ein selbstständiges, von den Eltern unabhängiges Leben

Sachregister